U0332825

国家古籍出版

专项经费资助项目

100种珍本古医籍校注集成

黄帝内经灵枢集注

清·张志聪　集注

矫正强　王玉兴　王洪武　校注

中医古籍出版社

图书在版编目（CIP）数据

黄帝内经灵枢集注／（清）张志聪集注；矫玉强等校注．－北京：中医古籍出版社，2012.6

（100种珍本古医籍校注集成）

ISBN 978 - 7 - 80174 - 793 - 8

Ⅰ.①黄…　Ⅱ.①张…②矫…　Ⅲ.①灵枢经 - 注释　Ⅳ.①R221.2

中国版本图书馆 CIP 数据核字（2009）第 240890 号

100 种珍本古医籍校注集成

黄帝内经灵枢集注

清·张志聪　集注

矫正强　王玉兴　王洪武　校注

责任编辑　郑　蓉

封面设计　陈　娟

出版发行　中医古籍出版社

社　　址　北京东直门内南小街 16 号（100700）

印　　刷　北京金信诺印刷有限公司

开　　本　850mm×1168mm　1/32

印　　张　17.75

字　　数　334 千字

版　　次　2012 年 6 月第 1 版　2012 年 6 月第 1 次印刷

书　　号　ISBN 978 - 7 - 80174 - 793 - 8

定　　价　32.00 元

《100种珍本古医籍校注集成》专家委员会

主　任　曹洪欣

副主任　崔　蒙　柳长华

委　员　（按姓氏笔画为序）

马继兴　王玉兴　王者悦　王振国

朱建平　伊广谦　刘从明　刘宏岩

刘国正　刘保延　李经纬　邱德文

余瀛鳌　郑金生　孟庆云　黄龙祥

黄璐琦　常　暖　梁　峻　梁菊生

蒋力生　裘　俭　潘桂娟　薛清录

《100种珍本古医籍校注集成》编委会

名誉主编　房书亭

主　　编　刘从明

副 主 编　郑　蓉　　杜杰慧　　郝恩恩

编　　委　（按姓氏笔画为序）

于　峥　　王小岗　　王洪武　　王　梅

王惠君　　朱力平　　刘恩顺　　刘　婷

许　霞　　孙志波　　杨　健　　李成龙

李志庸　　李艳艳　　李德杏　　吴炳银

邱　功　　张效霞　　张　磊　　陈　曦

庞连晶　　郑　玲　　贾小凡　　贾萧荣

徐小鹏　　黄　涛　　黄　鑫　　曹　瑛

阚湘苓

序 一

中医药是中华民族的瑰宝，在我国各族人民长期的生产生活实践和与疾病作斗争中逐步形成并不断丰富发展，为中华民族的繁衍昌盛做出了重要贡献。作为中国特色医药卫生体系的重要组成部分，至今仍在维护人民健康中发挥着独特作用。中医药天地一体、天人合一、天地人和、和而不同的思想基础，整体观、系统论、辨证论治的指导原则，以人为本、大医精诚的核心价值，不仅贯穿于中医药对生命、健康和疾病的认知理论和防病治病、养生康复的临床实践，而且深刻地体现了中华民族的认知方式、价值取向和审美情趣，具有超前性和先进性。随着健康观念变化和医学模式转变，中医药越来越显示出其宝贵价值、独特优势和旺盛的生命力。

中医药古籍作为保存和传播中医药宝贵遗产的知识载体，记载了几千年来医药学家防病治病的临床经验、方药研究成果和医学理论体系，是不可再生的珍贵资源，是中医药学继承、发展、创新的源泉，具有重要的历史、文化和科学价值。但是由于种种原因，中医药古籍的保护、整理与利用状况令人担忧。这些珍贵的典籍有的流失海外，国内已不存；有的尘封闭锁，不为人所知所用；有的由于多年的自然侵蚀和保管条件缺乏而面临绝本的危险。抢救和保护好这些珍贵的历史文化遗产已刻不容缓。

国家十分重视中医药古籍的保护、整理和利用。《国务院关于扶持和促进中医药事业发展的若干意见》明确指出，要做好中医药继承工作，开展中医药古籍普查登记，建立综合信息数据库和珍贵古籍名录，加强整理、出版、研究和利用，为做好中医药古籍保护、整理和利用工作指明了方向。近年来，国家中医药管理局系统组织开展了中医药古籍文献整理研究。中国中医科学院在抢救珍贵的中医药孤本、善本古籍方面开展了大量工作，中医古籍出版社先后影印出版了大型系列古籍丛书、珍本医书、经典名著等，在中医古籍整理研究及出版方面积累了丰富的经验。此次，中医古籍出版社确立"100 种珍本古医籍整理出版"项目，组织全国权威的中医药文献专家，成立专门的选编工作委员会，多方面充分论证，重点筛选出学术价值、文献价值、版本价值较高的 100 种亟待抢救的濒危版本进行校勘整理和出版，对于保护中医药古籍，传承祖先医学财富，更好地为中医药临床、科研、教学服务，弘扬中医药文化都具有十分重要的意义。衷心希望中国中医科学院、中医古籍出版社以整理研究高水平、出版质量高标准的要求把这套中医药古籍整理出版好，使之发挥应有的作用。也衷心希望有更多的专家学者能参与到中医药古籍的保护、整理和利用工作中来，共同为推进中医药继承与创新而努力。

中华人民共和国卫生部副部长
国家中医药管理局局长　王国强
中 华 中 医 药 学 会 会 长

2010 年 1 月 6 日

2

序 二

中医药学以临床疗效为基础，在累代实践、认识的观察链条中凝结着珍贵的生命科学知识。这些知识记载在中医药古籍文献中，如震惊世界科技界并获 1992 年中国十大科技成就奖之一的青蒿素就是受距今 1600 多年前晋代医家葛洪《肘后备急方》中记载启示研制成功的。因此可以说，中医药学的创新离不开古医籍文献。换句话说，中医药古籍文献是中医药学发展的源头活水。要想很好地发掘利用中医古文献，其前提就是对其进行整理研究。然而，大量古医籍未得到应有的整理和出版，中医古籍中蕴藏的丰富知识财富未得到充分的研究与利用，极大地影响了中医学的继承发展以及特色优势的保持与发挥。为使珍贵中医典籍保存下来，并以广流传，服务于中医临床、科研及教学，中医古籍的整理、研究及出版具有非常意义。

《国务院关于扶持和促进中医药事业发展的若干意见》指出，中医药（民族医药）是我国各族人民在几千年生产生活实践和与疾病作斗争中逐步形成并不断丰富发展的医学科学，为中华民族繁衍昌盛做出了重要贡献，对世界文明进步产生了积极影响。新中国成立特别是改革开放以来，党中央、国务院高度重视中医药工作，中医药事业取得了显著成就。但也要清醒地看到，当前中医药事业发展还面临不少问题，不能适应人民群众日益增长的健康需求。意见明确提出："做好中医药继承工作。开展中医药古籍普查登记，建立综合信息数据库和珍贵古籍名录，加强整理、出版、研究和利用。"

中医古籍出版社承担的"100 种珍本古医籍整理出版项目"，是集信息收集、文献调查、鉴别研究、编辑出版等多方面工作为一体的系统工程，是中医药继承工作的具体实施。其主要内容是经全国权威的中医文献研究专家充分论证，重点筛选出学术价值、文献价值、版本价值较高的100 种亟待抢救的濒危版本、珍稀版本中医古籍以及中医古籍中未经近现代整理排印的有价值的，或者有过流传但未经整理或现在已难以买到的本子，进行研究整理，编成中医古籍丛书或集成，进而出版，使古籍既得到保护、保存，又使其发挥作用。该项目可实现 3 项功能，即抢救濒危中医古籍，实现文献价值；挖掘中医古籍中的沉寂信息，盘活中医药文献资料，并使其展现时代风貌，实现学术价值；最充分地发挥中医药古代文献中所蕴含的能量，为中医临床、科研及教学服务，实现实用价值。

当前，中医药事业正处在战略发展机遇期，愿"100 种珍本古医籍整理出版项目"顺利进行，为推动中医药事业持续健康发展、弘扬中华文化作出应有的贡献。

中国中医科学院首席研究员 曹洪欣

2011 年 3 月 6 日

4

校注说明

　　《灵枢经》是我国现存最早的一部中医古典医籍，大致成书于战国至西汉之间，一般认为它是《黄帝内经·素问》的姊妹篇，原书分为九卷，后世卷数多有更改。

　　《黄帝内经灵枢集注》是继明代马莳之后出现的又一部注释佳作，此本系清代康熙初年钱塘张志聪等集体创作，故谓之"集注"。张志聪治学严谨，且精于医理，他于侣山堂书斋，召集其同道与生徒"讲论其中，参考经论，辨其是非"，在吸收马注的基础上，"集同学诸公，举《灵枢》诠释之"，写成《黄帝内经灵枢集注》。其特点为"以经解经"，因其集众人之智慧而成，故注释质量较高，在研究《内经》的诸书中颇有影响。

　　此次点校所用版本，是以清康熙十一年壬子（1672年）刻本《黄帝内经灵枢集注》为底本，清光绪十六年庚寅（1890年）刻本为主校本，民国曹炳章辑《中国医学大成》本和人民卫生出版社《灵枢经》（1963年）为参校本。

　　本次点校，以标明句读、方便通读为主要目的，故只作点校，而对书中医理内容一般不作考证、注释。校勘方法以对校、本校、他校为主，慎用理校。凡底本与校本内容不同，而底本较优或相近者，不作校改，仍保持底本原貌。凡底本与校本内容不同，显系底本讹误者，亦不改原文，而是在校语中表明意见。如："虽遇裂风暴雨"，"裂"疑当作"烈"。

对底本内容不改动、不删节、不改编，保持底本原貌，原书为竖排版，现改为横排，原方位词"左"或"右"均相应径改作"下"或"上"。繁体字、异体字、俗字改为通行简化字者，不出校注。对于个别常用字，作一些修改，如："藏府"则径改作"脏腑"。难字、僻字以及易于误解的字，均注音并予简要注释，注音采用汉字拼音法。全书添加了现行标点符号，以利阅读。书中附图，均依原文给出。

另外，在点校之初还曾得到林超、宋媛、苏畅、饶子超、柳威等医师的大力协助，在此表示衷心感谢。

校注者

序

先儒有云：经传而经亡，非经亡也，亡于传经者之精而以粗求之，深而以浅视之，之失其旨归也。夫《灵》、《素》之为烈于天下也，千百年于兹矣。然余尝考《汉·艺文志》曰：《黄帝内经》一十八卷，而《灵枢》居其九，《素问》亦居其九。昔人谓先《灵枢》而后《素问》者何也？盖以《素问》为世人病所由生也。病所生而弗慎之，则无以防其流，故篇中所载阴阳寒暑之所从，饮食居处之所摄，五运生制之所由胜复，六气时序之所由逆从，靡弗从其本而谨制之，以示人维持，而生人之患微矣。若《灵枢》为世人病所由治也。病既生而弗治之，则无以通其源，故本经所论营卫血气之道路，经脉脏腑之贯通，天地岁时之所由法，音律风野之所由分，靡弗借其针而开导之，以明理之本始，而惠世之泽长矣。是《灵枢》、《素问》为万世所永赖，靡有息也。故本经曰：人与天地相参，日月相应，而三才之道大备。是以人气流行上应日，行于二十八宿之度。又应月之盈亏，以合海水之消长，且以十二经脉脏腑，外合于百川汇集之水，咸相符也。故本经八十一篇，以应九九之数。合三才之道，三而三之，成九九八十一篇，以

1

起黄钟之数。其理广大，其道渊微，传竹帛而使万世黎民不罹灾眚之患者，孰不赖此经也哉？乃自皇甫士安类为《甲乙针经》，而玄台马氏又专言针而昧理，俾后世遂指是经为针传而忽之，而是经几为赘旒矣。余悯圣经之失传，惧后学之沿习，遂忘愚昧，《素问》注疏告竣，复借同学诸公，举《灵枢》而诠释之。因知经意深微，旨趣层折，一字一理，确有指归，以理会针，因针悟证，殚心研虑，鸡鸣风雨，未敢少休，庶几借是可告无罪乎！俾后之人读《素问》而严病之所以起，读《灵枢》而识病之所以瘳，则脏腑可以贯通，经脉可以出入，三才可以合道，九针可以同法。察形气可以知生死寿夭之源，观容色可以辨邪正美恶之类，且也因九针而悟洛书之妙理，分小针而并识河图之微情，则前民用而范围不过者，大易之传统乎是矣。则利民生而裁成不遗者，坟典之传亦统乎是矣。敢以质之天下后世之同学者，亦或有以谅余之灌溉也夫。

康熙壬子癸夏钱塘张隐庵书于西冷怡堂

目　　录

卷 之 一

清·钱塘　张志聪隐庵集注
同学　张文启开之参订
门人　张兆璜玉师校正

九针十二原第一

黄帝问于岐伯曰：余子万民，养百姓，而收其租税，余哀其不给，而属有疾病。余欲勿使被毒药，无用砭石，欲以微针通其经脉，调其血气，荣其逆顺，出入之会。令可传于后世，必明为之法，令终而不灭，久而不绝，易用难忘，为之经纪。异其篇章，别其表里，为之终始。令各有形，先立《针经》，愿闻其情。岐伯答曰：臣请推而次之，令有纲纪，始于一，终于九焉。按：《本纪》帝经土设井，立步制亩，艺五谷，养万民，而收其租税，设有疾病，则不能力田以供余食矣。故帝欲立九针、微针之法，传于后世，令终而不灭焉。毒药，所以攻疾也。砭石，所以泄邪也。二者皆攻泻之法。微针能通调血气者也。逆顺出入者，皮肤经脉之血气，有逆顺之行，有出入之会。盖人秉天

1

地之气所生，阴阳血气，参合天地之道，运行无息，少有留滞，则为疾病，故帝以天地人之道而立九针，用九针之法，以顺人之阴阳血气，而合于天道焉。明其理则易用，持于心则难忘。经，径。纪，维也。按：篇名《九针》，而帝曰微针，伯曰小针，是九针之外，又立小针也。九针者，圣人起天地之数，始于一而终于九，九而九之，九九八十一，以起黄钟之数。用九针而合小针者，以阳数五，阴数五，五位相得，而各有合，以应河图之数也。帝继伏羲、神农氏而作，即以两仪、四象、河图、奇偶之数，用法于针，所以修身治国平天下，盖国以民为本也。请言其道。小针之要，易陈而难入。粗守形，上守神。神乎神，客在门。未睹其疾，恶知其原？刺之微，在迟速。粗守关，上守机。机之动，不离其空。空中之机，清静而微。其来不可逢，其往不可追。知机之道者，不可挂以发。不知机道，叩之不发。知其往来，要与之期。粗之暗乎，妙哉！工独有之。往者为逆，来者为顺，明知逆顺，正行无问，迎之夺之，恶得无虚？追而济之，恶得无实？迎之随之，以意和之，针道毕矣。易陈难入者，易言而难著于人也。粗守形者，守皮脉肉筋骨之刺。上守神者，守血气之虚实而行补泻也。神乎神，甚赞其得神之妙。门者，正气出入之门。客在门者，邪循正气出入之所也。未睹其何经之疾，恶知其受病之原？言当先察其邪之所在而取之也。迟速，用针出入之疾徐也。粗守关者，守

2

四肢之关节。上守机者，守其空而当刺之时，如发弩机之速也。不离其空者，乘空而发也。夫邪正之气，各有盛衰之时，宜补宜泻，当静守其空中之微，不可差之毫发，如其气方来，乃邪气正盛，邪气盛则正气大虚，不可乘其气来即迎而补之，当避其邪气之来锐。其气已往，则邪气已衰，而正气将复，不可乘其气往，追而泻之，恐伤其正气，在于方来方去之微，而发其机也。《离合真邪论》曰：侯邪不审，大气已过，泻之则真气脱，脱则不复，邪气复至而病益蓄。故曰其往不可追，此之谓也。是以其来不可逢，其往不可追，静守于来往之间而补泻之，少差毫发之间则失矣。粗工不知机道，叩之不发，补泻失时，则血气尽伤，而邪气不下。知其往来者，知邪正之盛衰，要与之可取之期而取之也。粗工之暗，而良工独知之，是故工之所以异也。若气往则邪正之气虚小，而补泻之为逆。气来则形气邪气相平而行补泻为顺。是以明知顺逆正行无间，知往来所处之时而取之也。迎而夺之者，泻也。故恶得无虚，追而济之者，补也。故恶得无实，迎之随之，以意和之，针道毕矣。

凡用针者，虚则实之，满则泄之，宛陈则除之，邪胜则虚之。《大要》曰：徐而疾则实，疾而徐则虚。言实与虚，若有若无；察后与先，若存若亡；为虚为实，若得若失。所谓虚则实之者，气口虚而当补之也。满则泄之者，气口盛而当泻之也。宛陈则除之者，去脉中之蓄血也。邪胜则虚之者，言诸经有盛者，皆泻其邪也。徐而疾则实者，徐内而疾出也。疾而徐则虚者，疾内而徐出也。言实与虚，若有若无者，实者有气，虚者无气也。察后与先，若亡若存者，言气之虚实，补泻之先后也。察其气之以下与常存也，为虚为实。若得若失者，言补者佖然若有得也，泻则怳然若有失也。此以上论小针之法。

虚实之要，九针最妙。补泻之时，以针为之。泻曰必持内之，放而出之，排阳得针，邪气得泄。按而引针，是谓内温，血不得散，气不得出也。补曰随之，随之意，若妄之。若行若按，如蚊虻止，如留而还，去如弦绝，令左属右，其气故止。外门已闭，中气乃实，必无留血，急取诛之。持针之道，坚者为宝。正指直刺，无针左右。神在秋毫，嘱意病者，审视血脉，刺之无殆。方刺之时，必在悬阳，及与两卫。神属勿去，知病存亡。血脉者，在腧横居，视之独澄，切之独坚。九针之名，各不同形：一曰镵针，长一寸六分；二曰员针，长一寸六分；三曰锃针，长三寸半；四曰锋针，长一寸六分；五曰铍针，长四寸，广二分半；六曰员利针，长一寸六分；七曰毫针，长三寸六分；八曰长针，长七寸；九曰大针，长四寸。镵针者，头大末锐，去泻阳气。员针者，形如卵形，揩摩分间，不得伤肌肉，以泻分气；锃针者，锋如黍粟之锐，主按脉勿陷，以致其气；锋针者，刃三隅，以发锢疾；铍针者，末如剑锋，以取大脓；员利针者，尖如氂，且员且锐，中身微大，以取暴气；

4

毫针者，尖如蚊虻喙，静以徐往，微以久留之，而养以取痛痹；长针者，锋利身薄，可以取远痹；大针者，尖如梃，其锋微员，以泻机关之水也。九针毕矣。此节论九针之法，盖首篇统论小针及九针之道。是以前后论小针，而详释于《小针解》中。此节论九针，故详释于《九针论》内，而《小针解》中不与也。虚实之要，九针最妙，为其各有所宜也。补泻之时，以针为之者，与气开合相得也。排阳得针者，排针而得阳气也，得其正气，则邪气去矣。内温者，针下热也，谓邪气去而正气不出也。此论泻邪而养其正也。随之者，追而济之也。之，往也。若妄之者，虽追之而若无有所往。若行若按，如蚊虻止，如留而还也。去如弦绝者，疾出其针也。令左手按痏，右手出针，其正气故得止于内，而外门已闭，中气乃实矣。此补正运邪之法，故必无留血。设有留血，急取而诛之。坚者，手如握虎也。正指直刺者，义无邪下，欲端以正也。神在秋毫，审视病者，静志观病患，无左右视也。悬阳，心也。心藏神，方刺之时，得之于心，则神属于病者，而知病之存亡矣。经云：取血于荣，取气于卫，卫气行阳行阴者也。故于两卫间以取阴阳之气。《卫气行篇》曰：是故谨候气之所在而刺之，是谓逢时。在于三阳，必候其气在阳分而刺之；病在于三阴，必候其气在阴分而刺之。腧，经腧也。《刺节真邪篇》曰：六经调者，谓之不病。一经上实下虚而不通者，此必有横络盛加于大经，令之不通，视而泻之，此所谓解结也。故有血络横在于经腧者，当视之独清，切之独确而去之也。九针者，有九者之名，有九者之形，各随其所宜而用之。九针之论毕矣。

夫气之在脉也，邪气在上，浊气在中，清气在下，故针陷脉则邪气出，针中脉则浊气出，针太深则邪气反沉，病益。故曰：皮肉筋脉，各有所处，病各有所宜，各不同形，各以任其所宜。无实无虚，损不足而益有余，是谓甚病。病益甚，取五脉者死，取三脉者恇。夺阴者死，夺阳者狂，针害毕矣。此复论小针刺邪之法，而并论其要害焉。风雨寒暑之中人也高，故邪气在上也。水谷入胃，其精气上注于肺，浊溜于肠胃，寒温不适，饮食不节，病生于肠胃，故浊气在中也。清湿地气之中人也，必从足始，故清气在下也。陷脉，额颅之脉，显陷于骨中，故针陷脉，则阳之表邪去矣。中脉，足阳明之合，三里穴也，针太深则邪气反沉者，言浮浅之病，不欲深刺也。深则邪气从之入，故曰反沉也。皮肉筋骨，各有所处者，言经络各有所主也，故病各有浅深之所宜。形有皮肉筋脉之不同，各随任其所宜而刺之。无实实，无虚虚，若损不足而益有余，则病益甚矣。五脉，五脏诸阴之脉也。如中气不足，则血脉之生原已虚，再大泻其诸阴之脉，是虚于中而脱于外也。三脉，三阳之脉。恇，怯也。言尽泻三阳之气，令病患怯然不复也。夺阴者死，言取人之五里五往者也。《玉版篇》曰：迎之五里，中道而止，五至而已，五往而脏之气尽矣。夺阳者狂，正言取之五里而或夺其阳也。此论

6

针之为害毕矣。张开之曰：取尺之五里，取皮肤阳分之气血也。而曰夺阴者，谓阳分之气血，生于五脏之阴也。病在中气不足，而大泻诸阴之脉者死。谓诸阴之脉，生于中焦之阳明，阳生于阴而阴生于阳也。

刺之而气不至，无问其数。刺之而气至，乃去之，勿复针。针各有所宜，各不同形，各任其所为。刺之要，气至而有效。效之信，若风之吹云，明乎若见苍天，刺之道毕矣。此言刺之效，以得气为要也。上文言病各有所宜，此言针各有宜，而有大小长短之形不同，各任其所宜而用之也。若风之吹云，明乎若见青天，邪散而正气光明也。

黄帝曰：愿闻五脏六腑所出之处。岐伯曰：五脏五腧，五五二十五腧，六腑六腧，六六三十六腧。经脉十二，络脉十五，凡二十七气，以上下。所出为井，所溜为荥，所注为输，所行为经，所入为合。二十七气所行，皆在五腧也。此言用针者，当知脏腑经脉之血气生始出入。夫荣卫气血，皆生于胃腑水谷之精，荣行脉中，卫行脉外；血行脉中，气行脉外。然脉内之血气，从络脉而渗灌于脉外；脉外之气血，从络脉而溜注于脉中，外内出入相通也。五脏内合五行，故其腧五；六腑外合六气，故其腧六。盖六气生于五行而有二火也。经脉十二，六脏六腑之经脉也。络脉十五，脏腑之十二大络及督脉之长强，任脉之尾翳，脾之大包。凡二十七脉之血气，出入于上下手足之间，所出为井，所溜为荥，所注为输，所行为经，所入为合，此二十七气之所行，皆在于五腧。盖十二经脉之血气，本于五脏五行之所生而脉外皮肤之气血，出于五脏之大络，溜注于荥输，而与脉内之血气，相合于肘膝之间，此论脏腑经脉之血气出入。眉批：二十七气，行于上下五俞，从络旁而入于中，与二十七气相合。水谷所生之血气从大络而出于皮肤，复从五俞而注于经脉，故曰：二十七气所行皆在五俞也。六腑以原经相合，亦为五俞。

　　节之交，三百六十五会。知其要者，一言而终，不知其要，流散无穷。所言节者，神气之所游行出入也，非皮肉筋骨也。此言刺节者，当知神气之所出入也。神气者，真气也，所受于天，与谷气并，而充身者也。故当知其要，一言而终，不知其要，流散无穷，此络脉之渗灌诸节，非皮肉筋骨也。眉批：血者，神气也。二十七气，三百六十五会，总属血气之流行，故曰：知其要者，一言而终。

　　睹其色，察其目，知其散复；一其形，听其动静，知其邪正。右主推之，左持而御之，气至而去之。此言上工睹五色于目，知色之散复，即知病之散复矣。知其邪正者，知论虚邪与正邪之风也。右主推之，左持而御之者，言持针而出入也。气至而去之者，言补泻气调而去之也。眉批：风乃天之正气，四时有之。

　　凡将用针，必先诊脉，视气之剧易，乃可以治也。五脏之气，已绝于内，而用针者反实其外，是谓重竭。重竭必死，其死也静。治之者，辄反其气，取腋与膺，五脏之气已绝于外，而用针者反实其内，是

8

谓逆厥。逆厥则必死，其死也躁。治之者反取四末。此言用针者，必先诊脉，视五脏之气剧易，乃可以治也。所谓五脏之气已绝于内者，脉口气内绝不至，反取其外之病处，与阳经之合，有留针以致阳气，阳气至则内重竭，重竭则死矣。无气以动，故静。此言五脏之阴，生于中焦之阳，故外致其阳，则内重竭矣。五脏之气，已绝于外者，脉口气外绝不至，反取其四末之输，有留针以致其阴气，阴气至则阳气反入，入则逆，逆则死矣。其死也，阴气有余，故躁。此言阴内而阳外，阳气内入，则为逆矣。

刺之害中而不去则精泄，害中而去则致气。精泄则病益甚而恇，致气则生为痈疡。此言取气之太过不及，而皆能为害也。夫气生于精，故刺之害中，病而不去其针，则过伤其气而致泄其生原，故病益甚而恇。刺之害中，而即去其针，邪未尽而正气未复，则致气留聚而为痈疡。《痈疽篇》曰：经脉流行不止，与天同度，与地合纪，天宿失度，日月薄蚀，地经失纪，水道流溢，血脉荣卫，周流不休，气血不通，故为痈肿。盖荣卫气血运行于外内上下之不息也。是以首篇与第八十一篇始终论精气之生始出入，若阴阳不调，血气留滞，则为痈疡矣。

五脏有六腑，六腑有十二原，十二原出于四关，四关主治五脏。五脏有疾，当取之十二原。十二原者，五脏之所以禀三百六十五节气味也。五脏有疾也，应出十二原。十二原各有所出，明知其原，睹其应而知五脏之害矣。阳中之少阴，肺也，其原出于太渊，太渊二。阳中之太阳，心也，其原出于大陵，大陵二。阴中之少阳，肝也，其原出于太冲，太冲二。阴中之至阴，脾也，其原出于太白，太白二。阴中之太阴，肾也，其原出于太溪，太溪二。膏之原，出于鸠尾，鸠尾一。肓之原，出于脖胦，脖胦一。凡此十二原者，主治六腑五脏之有疾者也。胀取三阳，飧泄取三阴。肓，音荒。此论气味所生之津液，从脏腑之膏肓，外渗于皮肤络脉，化赤为血，荣于经俞，注于脏腑，外内出入之相应也。津液者，水谷气味之所生也。中焦之气，蒸津液，化其精微，发泄于腠理，淖泽注于骨，补益脑髓，润泽皮肤，是津液注于三百六十五节，而渗灌于皮肤肌腠者也。溢于外则皮肉膏肥，余于内则膏肓丰满。盖膏者脏腑之膏膜，肓者肠胃之募原也。气味所生之津液，从内之膏肓，而淖泽于外，是以膏肥之人，其肉淖而皮纵缓，故能纵腹垂腴，外内之相应也。《痈疽》章曰：中焦出气如露，上注溪谷而渗孙脉。津液和调，变化而赤为血。血和则孙脉先满溢，乃注于络脉，皆盈乃注于经脉。阴阳已张，因息乃行，行有经纪，周有道理，与天合同，不得休止。夫溪谷者，皮肤之分肉，是津液外注于皮肤，从孙络化赤，而注于脏腑之原经，故曰：十二原者，五脏之所以禀三百六十五节气味也。四关者，两肘两腋，两髀两腘，皆机关之室，真气之所

10

过，血络之所游行者也。十二原出于四关，四关主治五脏者。谓脏合腑，而腑有原，原有关，而关应脏，脏腑阴阳相合，外内出入之相通也，故曰明知其原，睹其应，而知五脏之害矣。肝、心、脾、肺、肾，内之五脏也。阳中之少阴，阴中之少阳，五脏之气也。故脏腑有病，取之经脉之原。眉批：本经凡取经脉，则曰：太渊、大陵之类；凡取脉外之气，则曰：少阳、太阳、少阴、太阴。胀取三阳，飧泄取三阴，此病在三阴三阳之气而取之气也。此节论血气生始出入之原，故篇名《九针十二原》，谓九针之道与阴阳血气之相合也。

今夫五脏之有疾也，譬犹刺也，犹污也，犹结也，犹闭也。刺虽久犹可拔也，污虽久犹可雪也，结虽久犹可解也，闭虽久犹可决也。或言久疾之不可取者，非其说也。夫善用针者，取其疾也，犹拔刺也，犹雪污也，犹解结也，犹决闭也。疾虽久犹可毕也。言不可治者，未得其术也。闭，音卞，搏也。张开之曰：百病之始生也，皆生于风雨寒暑，阴阳喜怒，饮食居处，大惊卒恐，则血气分离，阴阳破散，经络厥绝，脉道不通。夫风雨寒暑，大惊卒恐，犹刺犹污，病从外入者也。阴阳喜怒，饮食居处，犹结犹闭，病由内生者也。千般疢难，不出外内二因，是以拔之雪之，仍从外解，解之决之，从内解也。知斯二者，病虽久，犹可毕也。言不可治者，不得其因也。张玉师曰：污在皮毛，刺在肤肉，结在血脉，闭在筋骨。

11

刺诸热者，如以手探汤；血寒清者，如人不欲行。阴有阳疾者，取之下陵三里，正往无殆，气下乃止，不下复始也。疾高而内者，取之阴之陵泉；疾高而外者，取之阳之陵泉也。寒热风雨，寒暑外袭也。故刺诸热者，如以手探汤，谓热在皮肤，所当浅取之也。寒清者，内因之虚寒，宜深取之，静以守气，故如人不欲行也。阴有阳疾者，阳邪而入于内也。下陵三里，在膝下三寸。足阳明之经，阳明之主阖也。正往无殆，气下乃止，使即从下解也。疾高而内者，里阴之病见于上也。阴陵泉乃太阴之经，太阴之主开也。使在内之病，从开而上出也。盖言阳病之入于内者，即从下解，阴病之出于上者，即从外解也。疾高而外者，外邪高而病在外之下也。阳陵泉乃少阳之经，少阳之主枢也。盖邪在高而欲下入于内，故使从枢外出，勿使之内入也。玉师曰：疾高而取阴之陵泉，阳之陵泉，应司天在泉，上下相通，从气而上出也。眉批：疾高而外，即《伤寒论》所谓邪高痛下。

本输第二

黄帝问于岐伯曰：凡刺之道，必通十二经络之所终始，络脉之所别处，五输之所留，六腑之所与合，四时之所出入，五脏之所溜处，阔数之度，浅深之状，高下所至。愿闻其解。按：经脉之终始，手之三阳，从手走头；足之三阳，从头走足；足之三阴，从足走腹；手之三阴，从腹走手。始于肺而终于肝，常荣无已，终而复始，此血气循行之终始也。本篇论五脏六腑之脉，皆出于指井，溜于荥，注于输，行于经，入于合，从四肢而通于脏腑，此经脉之终始也。眉批：脏腑之血气，从大络而外注于皮肤，复从指井而内注于血脉。故曰：必通络脉之所别处。络脉之所别处者，脏腑之经别大络，与经脉缪处，通血脉于孙络，渗出于皮肤者也。五脏之所留，六腑之所与合，谓五脏之五俞，六腑之六俞也。四时之所出入，血气随四时之气，而生长收藏也。五脏之所溜处，谓五脏之血气，溜于脉中，变见于气口，五脏之气血，溜于脉外，从五里而变见于尺肤。此五脏之血气，溜于皮肤经脉之外内者也。阔数，宽窄也。夫经脉有三百六十五穴会，络脉有三百六十五穴会，孙络亦有三百六十五穴会，经脉宽大，孙络窄小，故有阔数之度也。浅深者，络浅而经深也。高下所至者，血气之上下循行也。眉批：十二脏腑之脉，出于井者，非经脉之贯通，是以十二经脉止，论至肘膝而止。

岐伯曰：请言其次也。肺出于少商，少商者，手大指端内侧也，为井木。溜于鱼际，鱼际者，手鱼也，为荥。注于太渊，太渊鱼后一寸，陷者中也，为输。行于经渠，经渠，寸口中也，动而不居为经。入于尺泽，尺泽，肘中之动脉也，为合。手太阴经也。次，序也。井者木上有水，乃淡渗皮肤之血，从井木而溜于脉中，注于输，行于经，动而不居，行至于肘膝而与经脉中之血气相合者也，肺、心、肝、脾、肾，内之五脏也；胆、胃、大肠、小肠、三焦、膀胱，内之六腑也。手、足太阴、少阴、太阳、少阳，外之经气也。肺出于少商者，谓脏腑之血气，从大络而注于孙络皮肤之间，肺脏所出之血气，从少商而合于手太阴之经也，少商在手大指内侧，去爪甲如韭叶许为井木。眉批：太阴主秋，金之不及，故名少商。余名之义各有所取。上古如韭叶，今时如大米许。鱼际在大指下，高起之白肉际，为荥火，有如鱼腹，因以名之。太渊在鱼后陷中，为输土；经渠寸口中动脉，为经金；尺泽在肘中，为合水。

心出于中冲，中冲，手中指之端也，为井木。溜于劳宫，劳宫，掌中中指本节之内间也，为荥。注于大陵，大陵，掌后高骨之间，方下者也，为输。行于间使，间使之道两筋之间，三寸之中也，有过则至，无过则止，为经。入于曲泽，曲泽，肘内廉下陷者之中也，屈而得之，为合。手少阴也。眉批：此节与《邪客》节合看。手少阴心脉也，中冲包络之经也。心主血而包络主脉，君相之相合也。心出于中冲者，心脏所出之血气，渗于皮肤之间，从中冲之井，而行于手厥阴之经也。间使者，君相间行之使道，如心脏之血气，有过于包络之中则至，无过于包络之脉中则止，谓止于经处，而不行过于肘中，与包络之血脉相合，乃自入于手少阴之经也。故始曰心，末复曰手少阴也。然其中皆手厥阴心主包络之五输。盖血者，心神之化，心与包络，血脉相通，心脏所出之血气，间行于手少阴之经，手厥阴之

14

经也。眉批：至止于间使之经处。

　　肝出于大敦，大敦者，足大指之端，及三毛之中也，为井木。溜于行间，行间，足大指间也，为荥。注于太冲，太冲，行间上二寸，陷者之中也，为输。行于中封，中封，内踝之前一寸半，陷者之中，使逆则宛，使和则通，摇足而得之，为经。入于曲泉，曲泉，辅骨之下，大筋之上也，屈膝而得之，为合。足厥阴也。踝，胡瓦切。后同。宛，郁也。所行为经者，如经行之道路，所以通往来之行使，故所行之血气厥逆，则郁滞其间而不行，如往来之血气相和，则通行于经脉中矣。玉师曰：此二句，证明脉内之气血，从井而行于合。眉批：往来者，经脉中之血气，从合而行于井所溜之气血，从井而行于合。

　　脾出于隐白，隐白者，足大指之端内侧也，为井木。溜于大都，大都，本节之后，下陷者之中也，为荥。注于太白，太白，腕骨之下也，为输。行于商丘，商丘，内踝之下，陷者之中也，为经。入于阴之陵泉，阴之陵泉，辅骨之下，陷者之中也，伸而得之，为合。足太阴也。夫天气在上，水泉在下，地居于中，脾为阴中之至阴，而主坤土。不曰阴陵泉，而曰阴之陵泉，谓地下之泉水也。眉批：泉在地之中。

　　肾出于涌泉，涌泉者，足心也，为井木。溜于然谷，然谷，然骨之下者也，为荥。注于太溪，太溪，内踝之后跟之骨上，陷者中也，为输。行于复溜，复

15

溜，上内踝二寸，动而不休，为经。入于阴谷，阴谷，辅骨之后，大筋之下，小筋之上也，按之应手，屈膝而得之，为合。足少阴经也。地下之泉水，天一之所生也，故少阴之始出，名曰涌泉。复溜者，复溜于地中，故合穴曰阴谷。愚错综释穴名者，以明人合天地阴阳，五运六气之道，如经穴之部位分寸，须详考《铜人》图像，即顺文添注，无补于事，反为赘瘤，至于刺之留呼，灸之壮数，更不可执一者也。

膀胱出于至阴，至阴者，足小指之端也，为井金。溜于通谷，通谷，本节之前外侧也，为荥。注于束骨，束骨，本节之后陷者中也，为输。过于京骨，京骨，足外侧大骨之下，为原。行于昆仑，昆仑在外踝之后，跟骨之上，为经。入于委中，委中，腘中央，为合，委而取之。足太阳也。太阳之上，寒水主之，故所出为至阴。至阴者，盛水也。肺者，天也。水中之生阳，上合于天，水随气而运行于肤表，是以首论肺与膀胱，应司天在泉之气，运行之无息也。通谷，通于肾之然谷，昆仑，水之发源，星宿海也。眉批：故曰：怯然少气者，是水道不行，形气消索矣。

胆出于窍阴，窍阴者，足小指次指之端也，为井金。溜于侠溪，侠溪，足小指次指之间也，为荥。注于临泣，临泣，上行一寸半，陷者中也，为输。过于丘墟，丘墟，外踝之前下，陷者中也，为原。行于阳辅，阳辅，外踝之上，辅骨之前，及绝骨之端也，为

16

经。入于阳之陵泉，阳之陵泉，在膝外陷者中也，为合，伸而得之。足少阳也。五脏合五行，六腑应六气，六气之中有二火，故多火之原，而原附于经也。五脏之输出于井木者，五脏合地之五行。眉批：地之五行，应天之四时，天之六气，应地之三阴三阳。《六微旨论》曰：初者，地气也。岁半以下，地气主之。以应生长化收藏之气，故从木火土金水而顺行。六腑之腧，出于井金者，六腑应天之六气，六气生于阴而初于地，故从秋冬而春夏，此阴阳逆顺之气也。按：本经八十一篇，凡论阴阳血气，上下表里，左右前后，皆逆顺而行，若顺则反逆矣。秦越人曰：阴井乙木，阳井庚金，阳井庚者，乙之刚也，阴井乙，乙者，庚之柔也。乙为木，故言阴井木也，庚为金，故言阳井金也。余皆仿此。

胃出于厉兑，厉兑者，足大指内次指之端也，为井金。溜于内庭，内庭，次指外间也，为荣。注于陷谷，陷谷者，上中指内间，上行二寸，陷者中也，为输。过于冲阳，冲阳，足跗上五寸，陷者中也，为原，摇足而得之。行于解溪，解溪，上冲阳一寸半，陷者中也，为经。入于下陵，下陵膝下三寸胻骨外三里也，为合。复下三里三寸，为巨虚上廉，复下上廉三寸，为巨虚下廉也。大肠属上，小肠属下，足阳明胃脉也。大肠小肠，皆属于胃，是足阳明也。《阴阳离合论》曰：未出地者，命曰阴中之阴；已出地者，命曰阴中之阳。太阳根起于至阴，名曰阴中之阳；阳明根起于厉兑，名曰阴中之阳；少阳根起于窍阴，名曰阴中之少阳。是三阳之气，皆生于阴而出于地，自下而升，从足而上，无分手与足也。以手足之六经，合三阳之气，而后有手足之分焉。然论手足之六经，非三阳之气也，故曰六腑皆出足之三阳，上合于手者也。黄载华曰：大肠小肠，受盛胃腑水谷之余，济泌别汁，而生津液，故皆属于胃。是以大肠受胃腑之经气，而属于巨虚上廉，小肠属巨虚下廉。

三焦者，上合手少阳，出于关冲。关冲者，手小指次指之端也，为井金。溜于液门，液门，小指次指之间也，为荥。注于中渚，中渚，本节之后陷者中也，为输。过于阳池，阳池，在腕上陷者之中也，为原。行于支沟，支沟，上腕三寸两骨之间，陷者中也，为经。入于天井，天井，在肘外大骨之上，陷者中也，为合，屈肘乃得之。三焦下输在于足大指之前，少阳之后，出于腘中外廉，名曰委阳，是太阳络也，手少阳经也。三焦者，足少阳太阴之所将，太阳之别也，上踝五寸，别入贯腨肠，出于委阳，并太阳之正，入络膀胱，约下焦，实则闭癃，虚则遗溺，遗溺则补之，闭癃则泻之。黄载华曰：三焦为决渎之府，故下输出于太阳之络，入络膀胱，约下焦，气闭则癃，气虚则遗溺。三焦之主气也，三焦之气，出于肾，游行于上中下，而各归其部，出于手少阳之经，故曰：三焦者，上合手少阳。夫直行者为经，斜络者为络，此太阳

18

之别络，间于足少阳太阴之间，故曰：少阳太阴之所将太阳之别也。马元台曰：腨肠即足腹。

手太阳小肠者，上合手太阳，出于少泽。少泽，小指之端也，为井金。溜于前谷，前谷在手外廉，本节前陷者中也，为荥。注于后溪，后溪者，在手外侧本节之后也，为输。过于腕骨，腕骨在手外侧腕骨之前，为原。行于阳谷，阳谷在锐骨之下，陷者中也，为经。入于小海，小海在肘内大骨之外，去端半寸，陷者中也，伸臂而得之，为合。手太阳经也。黄载华曰：大肠小肠，皆属于胃，出于阳明之巨虚上下廉，故曰：手太阳小肠者，上合手太阳。

大肠上合手阳明，出于商阳，商阳大指次指之端也，为井金。溜于本节之前二间，为荥。注于本节之后三间，为输。过于合谷，合谷在大指歧骨之间，为原。行于阳溪，阳溪在两筋间，陷者中也，为经。入于曲池，在肘外辅骨陷者中，屈臂而得之，为合。手阳明也。是谓五脏六腑之腧，五五二十五腧，六六三十六腧也。六腑皆出足之三阳，上合于手者也。张开之曰：大肠小肠，皆属于胃，三焦出于足太阳之络，而上合于手少阳之经，故六腑皆出于足之三阳，上合于手者也。夫身半以上为天，身半以下为地，六腑出于足之三阳者，本于足而出于地也。眉批：三阴三阳外应天之六气，内合于十二经脉。手之三阳，其原在足，故曰：大肠上合手阳明。盖五脏六腑，十二经脉，外受三阴三阳之气而合于经脉者也。六腑外合六气，六气止合六经。

缺盆之中，任脉也，名曰天突。一次任脉侧之动脉，足阳明也，名曰人迎。二次脉，手阳明也，名曰扶突。三次脉，手太阳也，名曰天窗。四次脉，足少阳也，名曰天容。五次脉，手少阳也，名曰天牖。六次脉，足太阳也，名曰天柱。七次脉，颈中央之脉，督脉也，名曰风府。腋内动脉手太阴也，名曰天府。腋下三寸手心主也，名曰天池。手足十二经脉，合于三阴三阳，三阴三阳，天之六气也，运行于地之外，脏腑雌雄相合，地之五行也，内居于天之中。本篇论三阴三阳之经气，从四方而内荣于脏腑，应天气之贯乎地中，此复论三阳之脉，循序而上于颈项，应阳气之出于地外。任督二脉，并出于肾，主通先天之阴阳，手太阴、心主，并出于中焦，主行后天之气血。阴阳血气，又从下而上，中而外也。玉师曰：经脉应地之经水，上通于天，故有天突、天窗、天容、天牖、天柱、天府、天池及风府之名。眉批：天突，星名。

刺上关者，呿不能欠，刺下关者，欠不能呿，刺犊鼻者，屈不能伸，刺两关者，伸不能屈。呿，音区。呿，大张口貌。欠，撮口出气也。上关即客主人穴，系足少阳经。刺上关者，必开口有空，故呿不能欠。下关足阳明经穴，必合口乃得之，故刺下关者，欠不能呿。犊鼻系足阳明胃经穴，必屈足以取之，故屈不能伸。眉批：手足阴阳之经气，升降出入于上下四旁，应天地之屈伸开合。两关系手厥阴经之内关，必伸手以取之，故伸不能屈。

20

夫口者，元气出入之门户。手足者，阴阳之上下也。呿欠者，应开阖之变。屈伸者，应往来之不穷。孔子曰：屈伸相感，而利生焉。

足阳明，挟喉之动脉也，其俞在膺中。手阳明，次在其输外，不至曲颊一寸。手太阳当曲颊，足少阳在耳下曲颊之后，手少阳出耳后，上加完骨之上，足太阳挟项大筋之中发际。前节论三阳之经气，从下而上，此复论从上而下，所谓阳气者，上行极而下也。《动输篇》曰：足之阳明胃气上注于肺，其悍气上冲头者，循咽，上走空窍，循眼系，入络脑，出颏下客主人，循牙车，合阳明，并下人迎。此阳明之气，从下而上，至于脑，复从上而下，合阳明之经，从人迎而下于膺胸之输，而三阳之气，亦复循次而在其输外，此阳气之上下，以应天气之升降也。阴尺动脉在五里，五输之禁也。此论脏腑之阴阳血气，循手太阴阳明之经，从内而外，外而内，往来逆顺之不息也。尺动脉，手太阴之两脉口。五里，手阳明之经穴，在肘上三寸。五输，五脏之井荥输经合也。夫五脏之血气，行于脉中者，变见于手太阴之两脉口，五脏之气血，从经别而行于脉外者，循手阳明，变见于尺肤，手太阴脉中之血气，从指腕而行于肘臂。手阳明脉外之气血，从臂肘而行于尺肤，往来逆顺于皮肤经脉之外内。盖手太阴主周身之气而朝百脉，手阳明乃其腑也。腑为阳，故行气血于脉外，脏为阴，主行血气于脉中。充于周身皮肤经脉之血气，往来逆顺之不息者，从手太阴阳明始也。是以迎之五里，中道而止，若五往而取之，则五输之血气皆绝，故曰尺动脉在五里，五输之禁也。谓尺中所动之气血，从五里之脉外而来者也。上节论阳气之上下，以应天气之升降。此论血气之出入，以应天地之精水，布云气于天下，复通贯于地中。按：皮肤之气血，从手足之指井溜注于脉中，而合于肘膝间，故曰尺动脉在五里，五输之禁也。

肺合大肠，大肠者，传道之腑。心合小肠，小肠者，受盛之腑。肝合胆，胆者，中精之腑。脾合胃，胃者，五谷之腑。肾合膀胱，膀胱者，津液之腑也。少阳属肾，肾上连肺，故将两脏。三焦者，中渎之腑也，水道出焉，属膀胱，是孤之腑也，是六腑之所与合者。盛，叶成。道，同导。此论六脏六腑阴阳相合。藏货物曰府。六腑受盛水谷，传化糟粕，受藏精汁，故名曰腑。大肠者，传道之官，变化出焉，故为传道之腑。小肠者，受盛之官，化物出焉，故为受盛之腑。胆主藏精汁，故为中精之腑。胃为仓廪之官，主受纳水谷，故为五谷之腑。膀胱者，州都之官，津液藏焉，故为津液之腑。少阳，三焦也。《水热穴论》曰：肾者，至阴也。至阴者，盛水也。肺者，太阴也。少阴者，冬脉也。故其本在肾，其脉在肺，皆积水也。是一肾配少阳而主火，一肾上连肺而主水，故肾将两脏也。三焦之脉，出于中胃，入络膀胱，约下焦而主决渎，故为中渎之腑，水道出焉，而下属膀胱。夫三焦者，少阳之气，水中之生阳

22

也。手厥阴包络之相火，出于右肾，归于心下之包络而为一脏，三焦为之腑，是两肾以膀胱为腑，三焦归于中胃，为包络之腑，故为孤之腑也。夫两肾者，主天一之水，地二之火，分而论之，犹两仪也，故少阳属肾，肾上连肺而为两脏。眉批：肾上连肺而皆积水，水上通于天也。合而论之，阴阳相贯，水火互交，并主藏精而为生气之原，故皆以膀胱为腑，三焦上合包络，而为孤之腑也。再按：三焦乃少阳之气，发于肾脏，游行于上下，通会于腠理，乃无形之气也。上焦出胃上口，中焦亦并胃中，下焦者，别回肠，此三焦所归之部署也。故《平脉篇》曰：三焦不归其部，上焦不归者，噫而酢吞；中焦不归者，不能消谷引食；下焦不归者，则遗溲。是三焦之气，生于肾脏，而归于中胃之间。本经论三焦所出之处，即《平脉篇》所归之部署也。本无形之气，故能游行出入，归于有形之部，故为一腑而有经穴也。手厥阴包络之气，地二之阴火也，发原于肾脏，而归于包络，包络正在心下，包裹心主所生之血，为君主之相，代君行血于脉中，其气本于肾，心下有形之包络，亦所归之部署也。故以先天之气论之，则少阳属肾，肾将两脏。以后天有形之脏腑论之，包络正在心下，三焦居中胃之间，而为一脏一腑也。眉批：此节止论五脏所合之六腑名。本篇论十二经脉之所出，从井而入于合，盖自外而内也。玉师曰：故止论五输，而不及通体之经脉。盖过肘膝则为经脉之血气矣。

　　春取络脉诸荥，大经分肉之间，甚者深取之，间者浅取之。夏取诸输，孙络肌肉皮肤之上，秋取诸合，余如春法，冬取诸井诸输之分，故深而留之。此四时之序，气之所处，病之所舍，脏之所宜。转筋者，立而取之，可令遂已。痿厥者，张而刺之，可令立快也。此论阴阳气血，又随四时之生长收藏，而浅深出入者也。春时天气始开，人气在脉，故宜取络脉。夏气在孙络，长夏气在肌肉，故宜取孙络肌肉皮肤之上。此春夏之气，从内而外也。秋气降收，故如春法，盖复从孙络而入于络脉也。冬气收藏，故欲深而留之。此四时出入之序，人气之所处，病之所舍，五脏应五时之所宜也。春取荥，夏取输，秋取合，冬取井，皆从子以行母气也。转筋者，病在筋。痿者，两臂不举。厥者，两足厥逆也。张者，仰卧而张大其四肢。立之张之，应天地之上下四旁，四时之气，得以往来流行而无阻滞矣。故伸舒其四体，则筋脉血气之厥逆者，可令立快也。此言人之气血，随四时之气流行，阻则为挛厥之病，故当伸舒四体，以顺四时之气焉。

小针解第三

所谓易陈者，易言也。难入者，难著于人也。粗守形者，守刺法也。上守神者，守人之血气有余不足，可补泻也。神客者，正邪共会也。神者，正气也。客者，邪气也。在门者，邪循正气之所出入也。未睹其疾者，先知邪正何经之疾也。恶知其原者，先

24

知何经之病，所取之处也。刺之微在数迟者，徐疾之意也。粗守关者，守四肢而不知血气正邪之往来也。上守机者，知守气也。机之动不离其空中者，知气之虚实，用针之徐疾也。空中之机，清静以微者，针以得气，密意守气勿失也。其来不可逢者，气盛不可补也。其往不可追者，气虚不可泻也。不可挂以发者，言气易失也。扣之不发者，言不知补泻之意也。血气已尽而气不下也。知其往来者，知气之逆顺盛虚也。要与之期者，知气之可取之时也。粗之暗者，冥冥不知气之微密也。妙哉！工独有之者，尽知针意也。往者为逆者，言气之虚而小，小者逆也。来者为顺者，言形气之平，平者顺也。明知逆顺，正行无间者，言知所取之处也。迎而夺之者，泻也。追而济之者，补也。所谓虚则实之者，气口虚而当补之也。满则泄之者，气口盛而当泻之也。宛陈则除之者，去血脉也。邪胜则虚之者，言诸经有盛者皆泻其邪也。徐而疾则实者，言徐内而疾出也。眉批：内，叶讷。疾而徐则虚者，言疾内而徐出也。言实与虚，若有若无者，言实者有气，虚者无气也。察后与先，若存若亡者，言气之虚实，补泻之先后也，察其气之已下与常存也。为虚为实，若得若失者，言补者必然若有得也，泻则恍然若有失也。夫气之在脉也，邪气在上者，言邪气之中人也高，故邪气在上也。浊气在中者，言水谷皆入于胃，其精气上注于肺，浊溜于肠胃，言寒温不适，

25

饮食不节，而病生于肠胃，故命曰浊气在中也。清气在下者，言清湿地气之中人也，必从足始，故曰清气在下也。针陷脉则邪气出者，取之上，针中脉则邪气出者，取之阳明合也。针太深则邪气反沉者，言浅浮之病，不欲深刺也。深则邪气从之入，故曰反沉也。皮肉筋脉，各有所处者，言经络各有所主也。取五脉者死，言病在中气不足，但用针尽大泻其诸阴之脉也。取三阳之脉者，唯言尽泻三阳之气，令病人恇然不复也。夺阴者死，言取尺之五里五往者也。夺阳者狂，正言也。睹其色，察其目，知其散复，一其形，听其动静者，言上工知相五色于目，有知调尺寸小大缓急滑涩，以言所病也。知其邪正者，知论虚邪与正邪之风也。右主推之，左持而御之者，言持针而出入也。气出而去之者，言补泻气调而去之也。调气在于终始一者，持心也。节之交三百六十五会者，络脉之渗灌诸节者也。所谓五脏之气已绝于内者，脉口气内绝不至，及取其外之病处，与阳经之合，有留针以致阳气，阳气至则内重竭，重竭则死矣。其死也，无气以动故静。所谓五脏之气，已绝于外者，脉口气外绝不至，反取其四末之输，有留针以致其阴气，阴气至则阳气反入，入则逆，逆则死矣。其死也，阴气有余故躁。所以察其目者，五脏使五色循明，循明则声章，声章者，则言声与平生异也。必，音弼。张开之曰：此解小针之义，而九针之论不与焉。必，满也。恍，惚

26

也。所以察其目者，承上文而言也。目色者，五脏之血色；声章者，五脏之气也。五色循明，则声章者血气之相应也。言声与平生异者，散败之声也。盖言五脏之气已绝于内，不宜重取之阳；五脏之气已绝于外，不宜再取之阴。阴阳外内相资，宜藏而不宜尽章著于外也。

邪气脏腑病形第四

黄帝问于岐伯曰：邪气之中人也奈何？岐伯答曰：邪气之中人高也。黄帝曰：高下有度乎？岐伯曰：身半以上者，邪中之也。身半以下者，湿中之也。故曰：邪之中人也无有常，中于阴则溜于腑，中于阳则溜于经。此篇论脏腑阴阳色脉气血，皮肤经脉外内相应，能参合而行之，可为上工。邪气者，风雨寒暑，天之邪也。故中人也高。湿乃水土之气，故中于身半以下，此天地之邪。中于人身，而有上下之分。然邪之中人，又无有恒常，或中于阴，或中于阳，或溜于腑，或入于脏。

黄帝曰：阴之与阳也，异名同类，上下相会，经络之相贯，如环无端，邪之中人，或中于阴，或中于阳，上下左右，无有恒常，其故何也？岐伯曰：诸阳之会，皆在于面。中人也，方乘虚时，及新用力，若饮食汗出，腠理开而中于邪，中于面则下阳明，中于项则下太阳，中于颊则下少阳，其中于膺背两胁，亦

27

中其经。黄帝曰：其中于阴奈何？岐伯答曰：中于阴者，常从臂胻始。夫臂与胻，其阴皮薄，其肉淖泽，故俱受于风，独伤其阴。黄帝曰：此故伤其脏乎？岐伯答曰：身之中于风也，不必动脏，故邪入于阴经，则其脏气实，邪气入而不能客，故还之于腑。故中阳则溜于经，中阴则溜于腑。胻，音行。此论皮肤之气血，与经络相通，而内连脏腑也。阴之与阳者，谓脏腑之血气。虽有阴阳之分，然总属一气血耳，故异名而同类。上下相会者，标本之出入也。眉批：本、标、出、入，详《卫气篇》。经络之相贯，谓荣血之循行。从手太阴出注手阳明，始于肺而终于肝，从肝复上注于肺，环转之无端也。上下左右，头面手足也，或在于头面而中于阳，或在臂胻而中于阴，故无有恒常也。诸阳之会，皆在于面者，精阳之气，皆上于面而走空窍也。中于面则下阳明，中于项则下太阳，中于颊则下少阳，此手足三阳之络，皆循项颈而上于头面。膺背两胁者，复循头项而下于胸胁肩背也。眉批：中于面，中于项，照应一次脉，二次脉。膺背两胁，照应足阳明，其腧在膺中。手阳明，次在其腧外。照应三阴之经脉，从手足之五输而入于五脏。此三阳络脉所循之处。外之皮肤，即三阳之分部。邪之客于人也，必先舍于皮毛。留而不去，入舍于络脉。下者，谓三阳皮部之邪，下入于三阳之经，故曰中于阳则溜于经。臂胻者，手臂足胻之内侧，乃三阴络脉所循之处。外侧为阳，内侧为阴。其阴皮薄，其肉淖泽，故中于阴者，尝从臂胻始。始者，始于三阴之皮部，而入于三阴之络脉也。《缪刺篇》曰：

邪之客于形也，必先舍于皮毛，留而不去，入舍于孙脉；留而不去，入舍于络脉；留而不去，入舍于经脉，内连五脏，散于肠胃。盖五脏之脉，属脏络腑；六腑之脉，属腑络脏。脏腑经脉之相通也。夫血脉为阴，五脏之所主也。故邪入于经，其脏气实，邪气入而不能客，故还之于腑，散于肠胃，阳明居中土，为万物之所归，邪归于阳明之肠胃，而无所复传矣。眉批：玉师曰：溜于经者。经，隧也。经隧者，五脏六腑之大络也。胃腑所生之血气，从大络而出于皮毛，邪中于阴，中于阳皆在皮毛之分部。是以阴阳之邪，从大络而入于肠胃，不入脏腑之经脉而于脏于腑也。详《素问·缪刺篇》、本经《玉版论》。

黄帝曰：邪之中人脏奈何？岐伯曰：愁忧恐惧则伤心，形寒寒饮则伤肺，以其两寒相感，中外皆伤，故气逆而上行。有所堕坠，恶血留内，若有所大怒，气上而不下，积于胁下则伤肝，有所击仆，若醉入房，汗出当风则伤脾，有所用力举重，若入房过度，汗出浴水，则伤肾。黄帝曰：五脏之中风奈何？岐伯曰：阴阳俱感，邪乃得往。黄帝曰：善哉！此论脏气伤而邪中于脏也。夫邪中于阴而溜腑者，脏气实也。脏气者，神气也。神气内藏，则血脉充盛，若脏气内伤，则邪乘虚而入矣。风为百病之长，善行而数变，阴阳俱感，外内皆伤也。本经云：八风从其虚之乡来，乃能病人，三虚相搏，则为暴病卒死。此又不因内伤五脏而邪中于脏也。故圣人避风如避矢石焉。上节论内养神志，下节论外避风邪。

黄帝问于岐伯曰：首面与身形也，属骨连筋，同血合于气耳。天寒则裂地凌冰，其卒寒，或手足懈惰。然而其面不衣，何也？岐伯答曰：十二经脉三百六十五络，其血气皆上于面而走空窍，其精阳气上走于目而为睛；其别气走于耳而为听；其宗气上出于鼻而为臭；其浊气出于胃，走唇舌而为味。其气之津液，皆上熏于面，而皮又厚，其肉坚，故天热甚寒，不能胜之也。此论脏腑经络之气血，渗于脉外而上注于空窍也。属骨连筋者，谓首面与形身之筋骨，血气相同也。眉批：脏气有街。夫太阴为阴中之至阴，在地主土，在人属于四肢，天寒则裂地凌冰，其卒寒，或手足懈惰，此脾土之应地也。其血气皆上于面，天热甚寒，不能胜之，谓阴阳寒暑之气，皆从下而上，身半以上之应天也。夫十二经脉三百六十五络之血气，始于足少阴肾，生于足阳明胃，主于手少阴心，朝于手太阴肺。精阳气者，心肾神精之气，上走于目而为睛。别气者，心肾之气，别走于耳而为听也。眉批：心肾开窍于耳。宗气者，胃腑所生之大气，积于胸中，上出于肺以司呼吸，故出于鼻而为臭。浊气者，水谷之精气，故出于胃，走唇舌而为味。气之津液，上熏于面者，津液随气上行，熏肤泽毛而注于空窍也。夫肺主皮而属天，脾主肉而应地，皮厚肉坚，天之寒热不能胜之，人气之胜天也。此章论头面为诸阳之会，是以三阳之脉，上循于头，然阴阳寒热之气，皆从下而升于上，故复论诸脉之精气焉。眉批：九窍为水注之气。

30

黄帝曰：邪之中人，其病形何如？岐伯曰：虚邪之中身也，洒淅动形，正邪之中人也，微先见于色，不知于身，若有若无，若亡若存。有形无形，莫知其情。黄帝曰：善哉！此论人气与天气之相合也。风寒暑湿燥火，天之六气也，而人亦有此六气，是以正邪之中人也，微见于色。色，气色也。中于气，故微见于色，不知于身，若有若无，若亡若存。夫天之六气，有正有邪，如虚邪之中于身也，洒淅动形。虚者，八正之虚邪；形者，皮肉筋脉之有形。此节论天地之气，中于人也。有病在气而见于色者，有病在形而见于脉者，有病在气而见于尺肤者，有病在形而见于尺脉者，有病在气而应于形者，有病在形而应于气者，邪之变化，无有恒常，而此身之有形无形，亦莫知其情，故能参合而行之者，斯可为上工也。玉师曰：天之正气，而偏寒偏热，偏湿偏燥，故曰正邪。

黄帝问于岐伯曰：余闻之，见其色，知其病，命曰明；按其脉，知其病；命曰神；问其病，知其处，命曰工。余愿闻见而知之，按而得之，问而极之，为之奈何？岐伯答曰：夫色脉与尺之相应也，如鼓桴影响之相应也，不得相失也。此亦本末根叶之出候也，故根死则叶枯矣。色脉形肉不得相失也，故知一则为工，知二则为神，知三则神且明矣。黄帝曰：愿卒闻之。岐伯答曰：色青者，其脉弦也；赤者，其脉钩也；黄者，其脉代也；白者，其脉毛；黑者，其脉

31

石。见其色而不得其脉，反得其相胜之脉则死矣。得其相生之脉则病已矣。此论色脉与尺之相应，如桴鼓影响，不得相失者也。夫精明五色者，气之华也。乃五脏五行之神气，而见于色也。脉者，荣血之所循行也。尺者，谓脉外之气血，循手阳明之络，而变见于尺肤。脉内之血气，从手太阴之经而变见于尺寸。此皆胃腑五脏所生之气血，本末根叶之出候也。形肉，谓尺肤也。知色脉与尺之三者，则神且明矣。青黄赤白黑，五脏五行之气色也。弦钩代毛石，五脏五行之脉象也。如影响之相应者也。故色青者其脉弦，色赤者其脉钩，见其色而得脉之相应。犹坤道之顺承天也，如色青而反见毛脉，色赤而反见石脉，此阴阳五行之反胜故死。如色青而得石脉，色赤而得代脉，此色生于脉，阳生于阴。得阳生阴长之道，故其病已矣。

黄帝问于岐伯曰：五脏之所生，变化之病形何如？岐伯答曰：先定其五色、五脉之应，其病乃可别也。黄帝曰：色脉已定，别之奈何？岐伯曰：调其脉之缓、急、大、小、滑、涩，而病变定矣。黄帝曰：调之奈何？岐伯答曰：脉急者，尺之皮肤亦急；脉缓者，尺之皮肤亦缓；脉小者，尺之皮肤亦减而少气；脉大者，尺之皮肤亦贲而起；脉滑者，尺之皮肤亦滑；脉涩者，尺之皮肤亦涩。凡此变者，有微有甚。故善调尺者，不待于寸；善调脉者，不待于色。能参合而行之者，可以为上工。上工十全九，行二者为中

32

工，中工十全七，行一者为下工，下工十全六。此论五脏所生之病，别其变化，先当调其五色五脉。色脉已定，而后调其尺肤与尺寸之脉。夫尺肤之气血，出于胃腑，水谷之精，注于脏腑之经隧。而外布于皮肤，寸口尺脉之血气，出于胃腑，水谷之精，荣行于脏腑经脉之中，变见于手太阴之两脉口，皆五脏之血气所注。故脉急者，尺之皮肤亦急；脉缓者，尺之皮肤亦缓，如桴鼓之相应也。故善调尺者，不待于寸口之脉；善调脉者，不待于五者之色，能参合而行之，斯可为上工矣。夫数始于一奇二偶，合而为三，三而两之成六，三而三之成九，此三才三极之道也。生于一而成于十，阴阳相得而各有合，此河图之数也。知者知天地阴阳始终变化之道，故能全九十之大数。水数成于六，火数成于七，水即是精血，火即是神气，中工仅知血气之诊，故能全水火之成，下工血气之诊，亦不能全知矣。故曰：能参合而行之者，可以为上工。行者，谓色脉应天地阴阳之理数，贤者则而行之。眉批：血气行于经脉皮肤之外内，逆从出入，乃本经之大纲。尺外而脉内，脉内而色外，此言知外即知内，知内即知外矣。曰九、曰七、曰六是非治人之数矣。

黄帝曰：请问脉之缓、急、大、小、滑、涩之病形何如？岐伯曰：臣请言五脏之病变也。心脉急甚者为瘛疭，微急为心痛引背，食不下。缓甚为狂笑。微缓为伏梁，在心下。上下行时唾血。大甚为喉吤，微大为心痹引背，善泪出；小甚为善哕，微小为消瘅。滑甚为善渴，微滑为心疝引脐，小腹鸣。涩甚为瘖，

33

微涩为血溢，维厥，耳鸣，颠疾。哕，音海，如车鸾声而有节。此论五脏各有六者之变病，本于寒热血气之不和，与外受邪气，内伤忧恐之不同也。缓急大小滑涩，阴阳寒热血气之纲领也。下章曰：诸急多寒，缓者多热，大者多气少血，小者血气皆少，滑者阳气盛，微有热；涩者多血少气，微有寒。心为火脏，故寒甚则为瘛疭，盖手足诸节，神气之所游行出入，寒伤神气，故瘛疭也。微急为心痛引背，盖甚则心脏之神气受伤，微则薄于宫城之分也。食气入胃，浊气归心，心气逆，故食不下。缓甚则心气有余，心藏神，神有余则笑不休。伏梁，乃心下有余之积，故微主邪，薄于心下也。心主血，热则上溢而时唾血也。喉吤者，喉中吤然有声。宗气积于胸中，上出喉咙，以贯心脉而行呼吸，心气盛，故喉中有声也。心气微盛，则逆于心下，而为心痹引背。行于上则心精随气上凑于目而泪出矣。心脏虚则火土之气弱，故为善哕。哕，呃逆也。夫五脏主藏精者也，五脏之血气皆少，则津液枯竭，而为消瘅。消瘅者，三消之证，心肺主上消，脾胃主中消，肝肾主下消也。滑则阳气盛而有热，盛于上则善渴，微在下则少腹当有形也。心主言，心气少，故为瘖。血多，故溢于上也。维，四维也。心为阳中之太阳，阳气少，故手足厥冷也。南方赤色，入通于心，开窍于耳。心气虚，故耳鸣颠疾。按：《金匮要略》曰：五脏病各有十八，合为九十病，盖一脏有六变，三六而变引十八病。玉师曰：缓急大小滑涩，五脏之六变也。五六而变为三十，三而三之，合为九十，惟

34

智者明之，故曰：上工十全九。眉批：寒热乃本身中阴阳水火之气化。

肺脉急甚为癫疾，微急为肺寒热，怠惰咳唾血，引腰背胸，若鼻息肉不通。缓甚为多汗，微缓为痿瘘，偏风，头以下汗出不可止。大甚为胫肿，微大为肺痹，引胸背，起恶日光。小甚为泄，微小为消瘅。滑甚为息贲上气，微滑为上下出血。涩甚为呕血，微涩为鼠瘘，在颈支腋之间。下不胜其上，其应善痠矣。贲，音奔。痠，音酸。肺主清金而畏寒，寒甚则为癫疾，所谓重阴则癫也。肺寒热者，皮寒热也。寒在皮毛，故微急也。肺主气，怠惰咳唾血，引腰背胸，鼻若有息肉而气不通，皆肺气虚寒之所致。缓则热甚，故多汗。肺热叶焦，则为痿也。鼠瘘，寒热病也，其本在脏，其末在脉。肺主百脉，是以微缓之有热，微涩之有寒，皆为鼠瘘在颈腋之间。本经曰：偏枯，身偏不用，病在分腠之间。盖病在皮肤为肺寒热，病在血脉为寒热鼠瘘，在分腠则为偏风。肺主周身之气而朝百脉也。腠理开，故头以下汗出不可止。头以下者，颈项胸背之间，肺之外部也。大主多气少血，气盛于下，则为胫肿。微盛于上，则为肺痹引胸背，盖气从下而上也。日光，太阳之火，阴血少，故恶日光，金畏火也。小则气血皆虚而为泄，肺与大肠为表里也。微小则为消瘅，肺主津水之生原也。滑主阳气盛，故为息贲上气，微则上下出血，血随气行者也。涩主多血少气，血多气少，则血留不行，故为呕血。痠者，阴寒而痠削不能行，肺主气而发原在

35

下，少气有寒，则下不胜其上矣。眉批：肾为本，肺为末。

肝脉急甚者为恶言，微急为肥气，在胁下，若覆杯。缓甚为善呕，微缓为水瘕痹也。大甚为内痈，善呕衄，微大为肝痹，阴缩，咳引小腹。小甚为多饮，微小为消瘅。滑甚为㿉疝，微滑为遗溺。涩甚为溢饮，微涩为瘈挛筋痹。瘕，音颓。肝主语，在志为怒，肝苦急，故急甚为恶言。微急为肥气在胁下，若覆杯，皆有余之气也。食气入胃，散精于肝。缓主多热，热则肝气逆，故善呕。水瘕痹者，亦食饮之所积也。本经曰：喜怒不测，饮食不节，阴气不足，阳气有余，荣气不行，乃发为痈。大主肝气盛，盛则郁怒而不得疏达，故为内痈。呕衄，肝气逆于上也。阴缩，肝气逆于下也。肝脉抵少腹，上注肺，咳引小腹者，经气逆于上下也。小者，血气皆少，少则木火盛，故多饮，及为消瘅也。滑主气盛而热，故为㿉疝。肝主疏泄，肝气盛而热，故遗溺也。溢饮者，饮留于四肢，则经脉阻滞，故脉涩。肝气虚而有寒，故为瘈挛筋痹，肝主筋也。

脾脉急甚为瘛疭，微急为膈中，食饮入而还出，后沃沫。缓甚为痿厥，微缓为风痿，四肢不用，心慧然若无病。大甚为击仆，微大为疝气，腹里大，脓血在肠胃之外。小甚为寒热，微小为消瘅。滑甚为㿉癃，微滑为虫毒蚘蝎腹热。涩甚为肠㿉，微涩为内㿉，多下脓血。蚘，音回，同蛔。瘛者，急而收引。疭者，纵而懈弛。脾主四肢，故急甚为瘛疭。脾有寒不能运化

36

饮食，故为膈中，食饮入而还出，后沃沫。盖不能游溢津液，上归于肺，四布于皮毛，故涎沫之从口出也。痿厥风痿，皆四肢瘫痪而不为所用，甚则从中而病见于外，微则病在外而不及于中，故心慧然若无病也。大乃太过之脉。脾为孤脏，中央土以灌四旁，太过则令人四肢不举，故为击仆，若击之而仆地也。疝气，腹里大，脓血在肠胃之外，皆有余之积聚也。寒热者，血气虚也。脾虚而不能为胃行其津液，故为消瘅。脾为阴湿之土，湿热则为疝瘕，为小便闭癃，湿热则生虫也。脾气虚而有寒，则为肠澼，多血少气，故下脓血也。

肾脉急甚为骨癫疾，微急为沉厥奔豚，足不收，不得前后。缓甚为折脊。微缓为洞，洞者食不化，下嗌还出。大甚为阴痿，微大为石水，起脐以下至小腹，腄腄然，上至胃脘，死不治。小甚为洞泄，微小为消瘅。滑甚为癃㿉，微滑为骨痿，坐不能起，起则目无所见。涩甚为大痈，微涩为不月，沉痔。肾为阴脏而主骨，阴寒太甚，故为骨癫疾。肾为生气之原，正气虚寒，则为沉厥。虚气反逆，故为奔豚，阴寒在下，故足不收。肾开窍于二阴，气虚不化，故不得前后也。督脉属肾贯脊，缓则督脉懈弛，故脊折也。戊癸合而化生火土，以消入胃之食饮。肾气缓，故食不化而还出也。阴痿者，阴器痿而不举。石水，肾水也，上至胃脘，水泛而土败也。肾气虚则为洞泄，精血不足则为消瘅。肾有热，则为小便闭癃，为睾丸肿㿉，骨痿，坐不能起，热伤肾气也。目无所见，热伤骨精也。血气皆始于肾，涩则血气阻滞，故为大痈。气血不行，故为女子不月，为沉痔。

黄帝曰：病之六变者，刺之奈何？岐伯答曰：诸急者多寒，缓者多热，大者多气少血，小者血气皆少，滑者阳气盛，微有热，涩者多血少气，微有寒。是故刺急者，深内而久留之；刺缓者，浅内而疾发针，以去其热；刺大者，微泻其气，无出其热；刺滑者，疾发针而浅内之，以泻其阳气而去其热；刺涩者，必中其脉，随其逆顺而久留之，必先按而循之，已发针，疾按其痏，无令其出血，以和其脉。诸小者，阴阳形气俱不足，勿取以针，而调以甘药也。内，叶讷。写，去声。痏，音委。六变者，五脏之所生，变化之病形，有缓急大小滑涩之六脉，此缘阴阳血气寒热之不和，而变见于脉也。寒气收劲，故脉急，热气散弛，故脉缓。宗气荣气行于脉中，卫气行于脉外，故大主多气。如血气皆少，则脉小也，阳气盛而微有热，则脉行滑利，气少则脉行涩滞，血随气行者也。深内而久留之者，俟阳气至而针下热也，浅内而疾发针者，去其热也。气盛者微泻其气，无出其血，使阴阳血气之和调也。滑者，疾发针而浅内之，泻脉外之阳热也。涩者，必中其脉，随其逆顺而久留之，调经脉外内之血气也。必先按而循之，致脉外之气也。疾按其痏，无令其出血，以和其脉。无令皮肤之血出，使脉外之气以和于脉中也。夫针者，

38

所以调阴阳血气之不和，若血气皆少者，必须调以甘药，非针之可能资生也。按：刺涩者曰：必中其脉，要知刺急刺缓，取脉外之气也。刺大刺滑，泻脉外之阳，以和脉内之血也。刺涩者必中其血。随其逆顺，必先按而循之，调脉内之血，以致脉外之气也。勿取以针，调以甘药者，血气之生于阳明也，当知血气乃胃腑水谷之精。有行于皮肤之外者，有行于经脉之内者，外内贯通，环转不息。故善调尺者，不待于寸；善调脉者，不待于色。能参合而行之，可为上工。上工者，知阴阳血气之终始出入者也。

黄帝曰：余闻五脏六腑之气，荥输所入为合，令何道从入？入安连过？愿闻其故。岐伯答曰：此阳脉之别入于内，属于腑者也。按：脏腑之十二经脉，出于指井者，受皮肤之气血，溜于荥，注于输，入于肘膝而为合。故帝问五脏六腑之气，荥输所入为合，令何道从入？入安连过？谓从荥输所入为合之气血，从何道而入？入安所连而为合，安所行过而相连？帝总问五脏六腑者，盖欲访明脏之五输，腑之六输，所出所入之原流。然此已论于《本输篇》内，故伯止答六腑之合，皆在于足之原因。再按：脉外之卫气，出于足之阳明。上冲于头面，散行于三阳，脉外之气血，从手阳明之五里，布散于肤表，是手足诸阳之气，皆从上而下，复从足指井入于脉中，从足而交于手。故曰：六腑之经脉，皆出于足之三阳，上合于手也。此阳气之出于地中，运行于天表，复从下而贯于地脉经水之中。

黄帝曰：荥输与合，各有名乎？岐伯答曰：荥输治外经，合治内腑。黄帝曰：治内腑奈何？岐伯曰：取之于合。黄帝曰：合各有名乎？岐伯答曰：胃合于三里，大肠合入于巨虚上廉，小肠合入于巨虚下廉，三焦合入于委阳，膀胱合入于委中央，胆合入于阳陵泉。黄帝曰：取之奈何？岐伯答曰：取之三里者低跗取之。巨虚者，举足取之。委阳者，屈伸而索之。委中者，屈而取之。阳陵泉者，正竖膝予之。齐下，至委阳之阳取之。取诸外经者，揄申而从之。揄，音于，引也，抒也。此申明三阳之气，外合于三阳之经，三阳之经，内合于六腑也，所谓太阳、少阳、阳明者，三阳之气也。运行于脉外，与六腑之经脉相合，脉外之气与经脉合于荥输之间。是以荥输治外经，治在外之经脉也，脉内之血气，与三阳之气，合于肘膝之间，是以合治内腑，盖脉中之血气，六腑之所出也。三里巨虚，皆足阳明之经。巨虚上下廉，乃手太阳阳明之合。故取三里者，低跗取之，以足经之在下也。巨虚者，举足取之，欲其伸舒于上也。委阳者，足太阳之经，三焦之合，屈伸而索之者，索三焦之气，往来于上下也。膀胱主水，故屈而取之，少阳属木，故竖膝予之，使木气之条达也。齐下，至委阳之阳取之者，谓胆与三焦，总属少阳之气也。盖言在经脉，则有手足之分，合于三阴三阳之气，又无分手与足也。取诸外经者，取五脏六腑之荥输也。揄申而取之者，伸舒其四体，使经脉之流通也。帝始问五脏六腑之荥输，伯止答六腑之合，而未言取诸外经，君臣反复问答，盖以详明阴阳血气之出入，经脉外内之贯通。

黄帝曰：愿闻六腑之病。岐伯答曰：面热者足阳明病，鱼络血者手阳明病，两跗之上脉坚陷者足阳明病，此胃脉也。此复申明脉外之气血，从手足阳明之所出也。卫气者，乃阳明之悍气，上冲于头，循目眦耳前，散行于三阳，复循牙车，合阳明，并下人迎，合于颔脉，注足阳明，以下行至跗上，故曰：面热者，足阳明病，盖以征卫气之悍热太过，而上行于面也。两跗之上，脉坚陷者，足阳明病，盖以征阳明之气，合于颔脉。以下行至跗上也。阳明之气，下合于胃脉，故曰：此胃脉也。夫五脏六腑之经脉，外合于六气，则为阳明、为太阳、为太阴；内合于脏腑，则为胃脉、为心脉、肾脉也。盖脏腑之气，内合五行，五行外合于六气者也。胃腑所出之血气，别走于脉外者，注脏腑之大络，从大络而外渗于孙络皮肤，循手阳明之经，大会于尺肤以上鱼，犹脉内之血气，大会于手太阴之尺寸也。故曰：鱼络血者，手阳明病，盖以征脉外之气血，大会于手阳明也。是以帝问六腑之病，而伯先答手足之阳明，然后论及六腑，盖以申明脉外之气血，出于手足之阳明也。本经多因病假针，以明阴阳血气之生始出入，脏腑经脉之外内贯通。学人识之无忽。眉批：阳明之气，乃阳明之悍气，卫气也。

大肠病者，肠中切痛，而鸣濯濯，冬日重感于寒即泄，当脐而痛，不能久立，与胃同候，取巨虚上

41

廉。大肠者，传道之官，故病则肠中切痛而鸣濯濯。阳明秉清金之气，故冬日重感于寒即泻。当脐而痛，大肠主津液，津液者，淖泽注于骨，故病而不能久立也。大肠属胃，故与胃同候，取胃经之巨虚上廉。

胃病者，腹䐜胀，胃脘当心而痛，上支两胁，膈咽不通，食饮不下，取之三里也。腹者肠胃之郭郭，胃脘在鸠尾内，正当心处，故病则腹䐜胀，胃脘当心而痛。上支，心肺之分；两胁，肝之分也。食饮入胃，散精于肝，浊气归心，输布于肺，胃病则气逆而不能转输，是以上支两胁，膈咽不通，食饮不下，当取之三里也。

小肠病者，小腹痛，腰脊控睾而痛，时窘之后，当耳前热，若寒甚，若独肩上热甚，及手小指次指之间热，若脉陷者，此其候也。手太阳病也，取之巨虚下廉。睾，音皋，阴丸也。小肠病者，谓病小肠之腑气也。小肠名赤肠，为受盛之腑，上接于胃，下通大肠，从阑门济泌别汁而渗入膀胱，其气与膀胱相通，是以小腹痛，腰脊控睾而痛，时窘之后，当耳前热者，病腑气而痛窘之后，则入于手之经脉矣。手太阳之脉，起于小指之端，循臂出肩解，上颊入耳中，至目眦。脉陷者，此太阳之经脉病也。故首提曰小肠病，末结曰手太阳病，是腑气之从下而上，合于手太阳之经，故当取之巨虚下廉。

三焦病者，腹气满，小腹尤坚，不得小便，窘急，溢则水留即为胀，候在足太阳之外大络，大络在太阳少阳之间，亦见于脉，取委阳。三焦者，下约膀胱，为决渎之腑，病则气不输化，是以腹气满而不得小便也。不得小便，则窘急而水溢于上，留于腹中而为胀，候在足太阳经外之大络。大络在太阳少阳经脉之间，其脉亦见于皮部，当取之委阳。此言六腑之气，皆从足三阳之别络，而通于经脉者也。开之曰：按足三阳之脉，循于足者，亦皆系支别。

膀胱病者，小腹偏肿而痛，以手按之，即欲小便而不得，肩上热，若脉陷，及足小指外廉，及胫踝后皆热，若脉陷，取委中央。踝，叶瓦，去声。膀胱者，津液之腑，气化则出。腑气病，故小腹肿痛，而不得小便也。肩上足小指外廉，及胫踝后，乃足太阳经脉之所循，若热而脉陷，此病腑而及于经矣，故当取委中之中央。

胆病者，善太息，口苦，呕宿汁，心下澹澹，恐人将捕之，嗌中吤吤然数唾。在足少阳之本末，亦视其脉之陷下者灸之。其寒热者，取阳陵泉。胆病则胆气不升，故太息以伸出之。口苦呕宿汁者，胆汁也。心下澹澹，恐人将捕之者，胆气虚也。嗌中吤吤然数唾者，少阳之脉病也。足少阳经脉之本在下，其末在颈嗌之间，宜灸之以起陷下之脉气。其寒热者，少阳之枢证也，当以经取之，少阳之经气，外内出入者也。

黄帝曰：刺之有道乎？岐伯答曰：刺此者必中气穴，无中肉节，中气穴则针游于巷。中肉节则皮肤痛，补泻反则病益笃。中筋则筋缓，邪气不出，与其真相搏，乱而不去，反还内著，用针不审，以顺为逆

43

也。中，去声。著，音着。气穴者，腑气所注之经穴，故中气穴则针游于巷，即《气穴论》之所谓游针之居，言针入有间，恢恢乎有余地矣。此言腑邪之从经脉而出于气穴，即上章面热者足阳明病，鱼络血者手阳明病，谓腑气之从经脉而出于皮肤也。皮肉筋骨，脉外之气分也。若中肉节，即皮肤痛，中筋则筋缓，邪气不出，与其真气相乱而不去。反还内著，言刺皮肉筋骨，使腑邪不能从气穴而出，元真之气，反内著而与邪相乱，盖言脉外之气血，合于经脉，而复通于内腑，即上章所谓两跗之上，脉坚陷者足阳明病。余故曰：本经多因病假针，以明阴阳血气之生始出入，宜顺而不宜逆也。张开之曰：有邪处泻邪，无邪处补正。邪在经脉而不在肉节，故当泻气穴以去之。反补其肌腠之元真，则真气入而与邪相搏，故曰：补泻反，则病益笃。

根结第五

岐伯曰：天地相感，寒暖相移，阴阳之道，孰少孰多？阴道偶，阳道奇。发于春夏，阴气少，阳气多，阴阳不调，何补何泻？发于秋冬，阳气少，阴气多，阴气盛而阳气衰，故茎叶枯槁，湿雨下归，阴阳相移，何泻何补？奇邪离经，不可胜数，不知根结，五脏六腑，折关败枢，开阖而走，阴阳大失，不可复取，九针之玄，要在终始，故能知终始，一言而毕，不知终始，针道咸绝。奇，音箕。此章论三阴三阳之气，主开、主阖、主枢，乃无形之气，出入于外内，而合于有形之经也。夫人之阴阳，应天之六气。天之六气，合于四时。春夏主阳，故发于春夏，阴气少，阳气多。秋冬主阴，故发于秋冬，阳气少，阴气多。发者，谓人之阴阳开阖，应天地之四时，是以春夏人迎微大，秋冬寸口微大，如是者是为平人。奇邪离经者，邪不入于经，流于大络而生奇病，言邪之变易，不可胜数也。根结者，六气合六经之本标也。开阖枢者，脏腑阴阳之六气也。终始者，经脉血气之始终也。

　　太阳根于至阴，结于命门。命门者，目也。阳明根于厉兑，结于颡大，颡大者，钳耳也。少阳根于窍阴，结于窗笼，窗笼者，耳中也。太阳为开，阳明为阖，少阳为枢。故开折则肉节渎而暴疾起矣，故暴病者，取之太阳，视有余不足。渎者，皮肤宛焦而弱也。阖折则气无所止息而痿疾起矣，故痿疾者，取之阳明，视有余不足，无所止息者，真气稽留，邪气居之也。枢折即骨繇而不安于地，故骨繇者取之少阳，视有余不足，骨繇者，节缓而不收也。所谓骨繇者摇故也，当穷其本也。繇，与皋、陶字同音。太阳太阴为开，阳明厥阴为阖，少阳少阴为枢者，三阴三阳之气也。太者气之盛，故主开。阳明者，两阳合明，厥阴者，两阴交尽，故主阖。少者初生之气，故主枢。此阴阳之六气，内合脏腑，外合六经，应司天在泉之气，运行环转之不息，而复通贯于地道经水之中，外内出入者也。夫外合于六经，有循经而合者，如伤寒之病，在六气相传，虽见六经之证，而气不入于经也。有入于经而合者，根结是也。根者，经气相合而始生。结者，经气相将而归结于命门窗笼之间，复从此而出于气街，走空窍而仍行于脉外也。命门者，太阳为水火生命之原。目窍，乃经气所出之门也。颡大者，颃颡也，在上腭之中，两耳之间，故曰钳耳。窗笼者，耳中也，如窗之通气于上也。此三阳之气，随经而归结于此，复出于气街也。行于气分，故能为开、为阖、为枢，出入于形身脏腑之外内，开阖如户扉，枢犹转纽，舍枢则不能开阖，舍开阖则无从运枢，此三阳之气，互相出入于经脉皮肤，形身脏腑之外内者也。太阳之气主皮肤，故开折则肉节渎而暴疾起矣。宗气者，阳明之所生，上出于喉以司呼吸，而行于四肢，故阖折则气无所止息而痿疾起矣。少阳主骨，故枢折则骨节缓而不收也。《阴阳离合论》曰：太阳根起于至阴，名曰阴中之阳。阳明根起于厉兑，名曰阴中之阳。少阳根起于窍阴，名曰阴中之少阳。三阴三阳之气，皆从阴而生，自下而上，故当穷其本也。玉师曰：三阳之气，循经而出于气街，上于面而走空窍。太阳精阳之气，上走于目而为睛；少阳之别气，走于耳而为听；阳明之宗气，上出于鼻而为臭。目之开阖，耳之听闻，鼻之呼吸，是三阳之气，上走于空窍，而为开阖枢也。宗气者，阳明之所生，上出于肺，以司呼吸。颃颡者，鼻之内窍，通于喉咙，故颃颡不开，则洞涕不收，是阳明之气，上

46

出于鼻而为臭。_{眉批：}阴中初生之阳，阳中始生之阴，在阴阳外内之间，故主枢。诸脉皆上系于目。

太阴根于隐白，结于太仓。少阴根于涌泉，结于廉泉。厥阴根于大敦，结于玉英，络于膻中。太阴为开，厥阴为阖，少阴为枢。故开折则仓廪无所输膈洞，膈洞者，取之太阴，视有余不足，故开折者，气不足而生病也。阖折则气绝而喜悲，悲者取之厥阴，视有余不足。枢折则脉有所结而不通，不通者取之少阴，视有余不足，有结者皆取之不足。太仓者，舌本也。脾为仓廪之官，其脉连舌本，散舌下，使之迎粮，故结于舌本，名曰太仓。_{眉批：}太阴标在背腧与舌本。廉泉任脉穴，在喉上四寸中央，任脉发原于肾，故结于肾之廉泉。《卫气篇》曰：厥阴标为背俞，是玉英当在背俞之间。络于膻中者，肝脉贯膈也。脾为仓廪之居，故开折则气不足而为膈洞。膈者，上不开而不受纳。洞者，下关折而飧泄也。厥阴为两阴交尽，阴尽而一阳始生，故阖折则生气绝而喜悲。一阳之气发于肾，脏志不舒，故喜悲也。少阴主脉，故枢折则脉有所结而不通。不通者，取之少阴，视有余不足，有结者皆取之不足。盖有余者，邪结之有余；不足者，正气之不足。通其正气，则结自解矣。按：《九针篇》：缺盆之中，任脉也。颈中央之脉，督脉也。腋内动脉，手太阴也。腋下三寸，手心主也。盖手太阴心主，出于胸气之街，少阴厥阴，从任督二脉，出于头气之街也。玉师曰：廉泉、玉英，上液之道也。玉英，谓唇内之龈交。盖肾脏之精液，一从任脉

47

而出于舌下之廉泉，一从脊骨髓空而上通于脑。脑空在脑后三分，颅际锐骨之下，一在龈基下，一在项后伏骨下，一在脊骨上空，在风府上，是骨之精髓，从脊骨上空，上通于脑，而下渗于龈基，督脉循于脊骨，厥阴肝脉，与督脉上会于巅而下玉英。英，饰也，谓齿白如玉饰也。眉批：《卫气篇》曰：手太阴之标，在腋内动也。舌下有津出于廉泉，以舌抵齿亦有津出于玉英也。三阳之后应接手足三阴，此简脱也。详第五十二《卫气》章。

足太阳根于至阴，溜于京骨，注于昆仑，入于天柱，飞扬也。足少阳根于窍阴，溜于丘墟，注于阳辅，入于天容，光明也。足阳明根于厉兑，溜于冲阳，注于下陵，入于人迎，丰隆也。手太阳根于少泽，溜于阳谷，注于少海，入于天窗，支正也。手少阳根于关冲，溜于阳池，注于支沟，入于天牖，外关也。手阳明根于商阳，溜于合谷，注于阳溪，入于扶突，偏历也。此所谓十二经者，盛络皆当取之。上章统论三阴三阳之气，合于六经，根于下而结于上，此复分论三阳之气，入于手足之经，皆循颈项而上出。故曰：此十二经者，盛络皆当取之。盖气留于脉络，则络盛，取而泻之，使三阳之气，仍上出于脉外也。飞扬、光明、丰隆、支正、外关、偏历，在经穴合穴两者之间。夫曰所入为合者，谓脉外之气血，从井而溜于脉中，至肘膝而与脉内之血气相合，故曰：脉入为合。此论三阳之气，从井而入于脉中，上入于颈项之天柱、天容、人迎、天窗、天牖、扶突，而上出于头面，与血气之溜于荥，注

48

于输，行于经，入于合者之不同，故另提曰：飞扬、光明、丰隆、支正，盖以分别阳气与荣血，出入于经脉外内之不同也。是以所论一次脉二次脉者，谓手足之十二经脉，皆从四肢之五输而归于中，复从中而上出颈项。此章论三阴三阳之气，合于六经而复出于脉外，五十二篇论荣气，七十一篇论宗气，盖三阴三阳荣气宗气，相将而行于经脉皮肤，形身脏腑，外内出入，环转无端，是以数篇辞句相同，而所论者各别。学者分而论之，合而参之。人之阴阳血气，有形无形，应天地之五运六气，寒暑往来，如桴鼓应响之相合也。

一日一夜五十营，以营五脏之精，不应数者，名曰狂生。所谓五十营者，五脏皆受气。持其脉口，数其至也，五十动而不一代者，五脏皆受气；四十动一代者，一脏无气；三十动一代者，二脏无气；二十动一代者，三脏无气；十动一代者，四脏无气；不满十动一代者，五脏无气。予之短期，要在终始。所谓五十动而不一代者，以为常也。以知五脏之期。予之短期者，乍数乍疏也。首数字，去声。次数字，上声。末数字，叶朔。予、与同。此言三阴三阳之气，外循于经脉，内荣于五脏，五脏主藏精者也。气营五脏之精，五脏皆以受气，精气之相合也。夫五脏生于五行，五行之气，本于十干合化，是以五脏五十动而不一代者，以为常也。代者，止而不还也。乍数乍疏者，死脉见也。要在终始者，大要在《终始篇》之生于六气，而死于六经也。眉批：以五

49

十候脏气者，五脏之气自为而至于手太阴也。此言脏腑之气行于十二经脉，外合三阴三阳，期生曰十，乃阴数之周。

黄帝曰：逆顺五体者，言人骨节之大小，肉之坚脆，皮之厚薄，血之清浊，气之滑涩，脉之长短，血之多少，经络之数，余已知之矣，此皆布衣匹夫之士也。夫王公大人，血食之君，身体柔脆，肌肉软弱，血气慓悍滑利，其刺之徐疾浅深多少，可得同之乎？岐伯答曰：膏粱菽藿之味，何可同也？气滑即出疾，其气涩则出迟，气滑则针小而入浅，气涩则针大而入深，深则欲留，浅则欲迟。以此观之，刺布衣者，深以留之，刺大人者，微以徐之，此皆因气慓悍滑利也。此言三阴三阳，本于五谷、五畜、五菜、五味之所生也。逆顺五体者，谓三阴三阳之气，出入于皮肤经脉之外内，交相逆顺，而行有疾有徐也。夫行于脉外之皮薄肉脆者则行疾，皮厚肉坚者则行迟，行于脉中之血清脉短者则出疾，血浊脉长者则出迟，此因有形之皮肉血脉而疾迟也。然又有因于无形而为之疾迟者，气之滑涩也。膏，谓膏肥之厚味；粱，稻也。王公贵人，美其食，厚其味，则肌肉柔弱，血气滑利而行疾。山野之人，啜菽茹藿，则其气涩而行迟。此贵贱所秉之气不同，而气生于味也。黄载华曰：皮厚肉坚，血气和缓者，多寿。皮薄肉弱，血气慓悍者，少寿。王公大人，膏粱厚味，则身体柔脆，肌肉软弱，血气慓悍滑利，不若田野之人，饮食淡薄之多寿也。此勉富贵之人，当节饮食，不宜过于厚味。眉批：此假王公布衣以明三阴三阳行于脉外，如卫气之出

50

入疾徐，人之多卧少卧。肌肉软弱，血气慓悍，形与气不相任矣。病气者，阴阳血气之为病也。此虽分别形气病气，然重在病气之有余不足。

黄帝曰：形气之逆顺奈何？岐伯曰：形气不足，病气有余，是邪胜也，急泻之。形气有余，病气不足，急补之。形气不足，病气不足，此阴阳气俱不足也，不可刺之，刺之则重不足，重不足则阴阳俱竭，血气皆尽，五脏空虚，筋骨髓枯，老者绝灭，少者不复矣。形气有余，病气有余，此谓阴阳俱有余也。当泻其邪，调其虚实。故曰：有余者泻之，不足者补之，此之谓也。故曰刺不知逆顺，真邪相抟。满而补之，则阴阳四溢，肠胃充郭，肝肺内膜，阴阳相错，虚而泻之，则经脉空虚，血气竭枯，肠胃僻辟，皮肤薄著，毛腠夭膲，予之死期。故曰：用针之要，在于知调阴与阳。调阴与阳，精气乃光，合神与气，使神内藏。故曰：上工平气，中工乱脉，下工绝气危生。故曰：下工不可不慎也。必审五脏变化之病，五脉之应，经络之实虚，皮之柔粗，而后取之也。形气，谓皮肉筋骨之形气。病气，谓三阴三阳之经气，为邪所病也。病气之有余不足者，阴阳血气之实虚也。邪气胜者急泻之，血气虚者急补之。刺者，所以取气也。故阴阳气俱不足者，不可刺之。血气皆尽，五脏空虚者，血气之内荣于五脏也。筋骨髓枯者，血气之外濡于筋骨也。阴阳俱有余者，当泻其邪，调其虚实。盖邪之所凑，其正必虚，故当泻其邪，而兼调正气之虚实也。满而补之，则阴阳四溢，溢于外也。肠胃充郭，肝肺内膜，溢于内也。外内皆溢，则阴阳相错矣。偄，虚怯也。辟，僻积也。血气盛则充肤热肉，血独盛则澹渗皮肤，生毫毛，经脉空虚，血气竭枯，是以肠胃偄辟，皮肤薄著，毛腠夭膲，而可与之死期矣。调阴与阳，精气乃光，阴阳精气之相合也。合形与气，使神内藏，形气为神之外固也。言能调其阴阳，则精神形气外华而内藏矣。夫三阴三阳之经气，有因于外邪所伤者，有因于五脏之病而变应于脉者，故当审其外内虚实而调之，斯可为上工也。

寿夭刚柔第六

黄帝问于少师曰：余闻人之生也，有刚有柔，有弱有强，有短有长，有阴有阳，愿闻其方。此章论人秉天地阴阳而生，在天为气，在地成形，形与气相任则寿，不相任则夭。刚柔，阴阳之道也。立天之道曰阴与阳，立地之道曰柔与刚，是故阴中有阴，阳中有阳，内有阴阳，外亦有阴阳。玉师曰：强弱短长，即如四时有寒暑，昼夜有长短。盖人与万物，皆禀此天地阴阳之形气，与时相应，故各有刚柔长短之不同。

少师答曰：阴中有阴，阳中有阳，审知阴阳，刺之有方，得病所始，刺之有理，谨度病端，与时相应，内合于五脏六腑，外合于筋骨皮肤。是故内有阴阳，外亦有阴阳。在内者五脏为阴，六腑为阳。在外者，筋骨为阴，皮肤为阳。故曰：病在阴之阴者，刺阴之荥输；病在阳之阳者，刺阳之合；病在阳之阴者，刺阴之经；病在阴之阳者，刺络脉。故曰：病在阳者名曰风，病在阴者名曰痹，阴阳俱病命曰风痹。病有形而不痛者，阳之类也；无形而痛者，阴之类也。无形而痛者，其阳完而阴伤之也，急治其阴，无攻其阳；有形而不痛者，其阴完而阳伤之也，急治其阳，无攻其阴。阴阳俱动，乍有形，乍无形，加以烦心，命曰阴胜其阳，此谓不表不里，其形不久。夫阳者，天气也，主外；阴者，地气也，主内。然天地阴阳之气，上下升降，外内出入，是故内有阴阳，外亦有阴阳。皮肉筋骨，五脏六腑，外内相合，与时相应者也。五脏为阴，六腑为阳，在内之阴阳也；筋骨为阴，皮肤为阳，在外之阴阳也。病在阴之阴者，病内之五脏，故当刺阴之荥输。病在阳之阳者，病在外之皮肤，故当刺阳之合，谓六腑外合于皮肤，故当取腑经之合穴也。病在阳之阴者，病在外之筋骨，故当刺阴之经，谓五脏外合于筋骨，故当取阴之经也。病在阴之阳者，病在内之六腑，故当刺络脉。故曰病在阳者名曰风，病在阴者名曰痹，盖风者天之阳气，痹者人之阴邪，阴阳俱病，名曰风痹，外内之相合也。有形者，皮肉筋骨之有形；无形者，五脏六腑之气也。病有形而不痛者，病在外之阳也。病无形而痛者，气伤痛也。阴完阳完者，脏腑阴阳

53

之气不伤也。夫天地者，万物之上下也。动静者，天地之体用也。水火者，阴阳之征兆也。天气下降，气流于地，地气上升，气腾于天，天地之气交也。离中有虚，坎中有满，水火之相济也。如阴阳俱动，乍有形，乍无形，乃阴阳之不表不里矣。心为阳而主火，水为阴而居下，加以烦心，此阴胜其阳矣。阴阳外内不交，水火上下相克，此天地阴阳之气不调，故其形不久，形气之相应也。开之曰：针合天地人三才之道，此篇论人，合天地阴阳，故用针以调其不和。经中大义，当于针病之外求之。眉批：痹者，寒湿之邪。本经曰：痒者，阳也。痛者，阴也。下文曰：气伤则病脏。天气主外，地气主内。此阴中有阴，阳中有阳也。刺络脉者，取之于合。

黄帝问于伯高曰：余闻形气病之先后，外内之应奈何？伯高答曰：风寒伤形，忧恐忿怒伤气。气伤脏，乃病脏；寒伤形，乃应形；风伤筋脉，筋脉乃应。此形气内外之相应也。黄帝曰：刺之奈何？伯高答曰：病九日者，三刺而已。病一月者，十刺而已。多少远近，以此衰之。久痹不去身者，视其血络，尽出其血。黄帝曰：外内之病，难易之治奈何？伯高答曰：形先病而未入脏者，刺之半其日；脏先病而形乃应者，刺之倍其日。此月内难易之应也。此论外因之病，从外而内，内因之病，从内而外，形气外内之相应也，风寒者，外受之邪，故病形；忧恐忿怒，在内之气，故病脏。夫外为阳，内为阴，病九日者，病发于阳，故用三之奇；病一月者，病发于阴，故用十之偶，此以针

54

之奇偶，应病之阴阳也。出络血者，通地之脉道也，形先病而未入脏者，病发于阳，而未入于里也，故刺三时而可愈矣。脏先病而形乃应者，病发于阴，而出于外也，刺之倍其日而愈矣。夫病发于阴而出于外者易愈，留于内者难已，故刺有十日者，有倍其日而刺两日者，此一月之病在内者，有难易之应也。

黄帝问于伯高曰：余闻形有缓急，气有盛衰，骨有大小，肉有坚脆，皮有厚薄，其以立寿夭奈何？伯高答曰：形与气相任则寿，不相任则夭。皮与肉相果则寿，不相果则夭。血气经络胜形则寿，不胜形则夭。黄帝曰：何谓形之缓急？伯高答曰：形充而皮肤缓者则寿，形充而皮肤急者则夭。形充而脉坚大者顺也，形充而脉小以弱者气衰，衰则危矣。若形充而颧不起者骨小，骨小则夭矣。形充而大肉䐃坚而有分者肉坚，肉坚则寿矣；形充而大肉无分理不坚者肉脆，肉脆则夭矣。此天之生命，所以立形定气，而视寿夭者，必明乎此立形定气，而后以临病人，决死生。黄帝曰：余闻寿夭，无以度之。伯高答曰：墙基卑，高不及其地者，不满三十而死；其有因加疾者，不及二十而死也。黄帝曰：形气之相胜，以立寿夭奈何？伯高答曰：平人而气胜形者寿；病而形肉脱，气胜形者死，形胜气者危矣。颧，音权。䐃，音窘。度，入声。此论人秉天地阴阳，生成此形气，有寿夭之不同也。任，当也。果，成也。此天之生命，立形定气，故形与气相任

55

则寿，不相任则夭。夫人皮应天，人肉应地，故皮与肉相果则寿，不相果则夭。形谓皮肉筋骨，血气经络，应经水气脉，通贯于地中，故胜形则寿，不胜形则夭。人之形气，天命所生。皮肤缓者，天道之元亨也，是以缓则寿而急则夭。脉乃精血神气之所游行，故形充而脉坚大者为顺，脉小以弱者，荣卫宗气俱衰，衰则危矣。夫肾秉先天之阴阳而主骨。颧乃肾之外候，故颧不起者骨小，骨小则夭，此先天之气薄也。脾主地而主肉，肉坚者寿，不坚者夭，此后天之土基有厚薄也。此天之生命，所以立形定气而视寿夭者，必明乎此。先立形定气，而后以临病人，决死生。《天年篇》曰：以母为基，以父为楯。人之寿百岁者，使道隧以长，墙基高以方。墙基者，面部之四方也。地，地阁也。墙基卑，高不及地者，四方之平陷也，此人秉母气之薄，盖坤道之成形也。《天年篇》曰：人生三十岁，五脏大定。不满三十而死者，不能终地之五行也。其有因加疾者，不及二十而死，不能终地之生数也。平人气胜形者寿，谓地基固宜博厚，而气更宜胜形，盖万物资始于天，而天包乎地之外也。病而形肉脱，气胜形者，邪气胜也。形胜气者，正气脱也。

　　黄帝曰：余闻刺有三变，何谓三变？伯高答曰：有刺营者，有刺卫者，有刺寒痹之留经者。黄帝曰：刺三变者奈何？伯高答曰：刺营者出血，刺卫者出气，刺寒痹者内热。黄帝曰：营卫寒痹之为病奈何？

伯高答曰：营之生病也，寒热少气，血上下行。卫之生病也，气痛时来时去，怫忾贲响，风寒客于肠胃之中。寒痹之为病也，留而不去，时痛而皮不仁。忾，音戏。夫形舍气，气归形，形气之相任也。然下焦所藏之精水，中焦所生之荣卫，所以温分肉，充皮肤，濡筋骨，利关节，水随气而运行于肤表，环转无端，如营卫留阻，水道不行，则形气消索矣。故刺有三变，变者，使之运行而变化也。荣之血，卫之气，道之出行于外，寒之痹，使之热散于内。夫营卫血气，主出入于外内，故病则止上下行，而为寒热气痛矣。若怫忾贲响，此乃风寒客于肠胃之中，盖以分别营卫之生病。寒痹之为病，本于自生，非外因之邪也。痹者，闭也。寒痹者，寒水之为病也。肾为水脏而主骨，在外者皮肤为阳，筋骨为阴，病在阴者名曰痹。留而不去，时痛而皮不仁者，谓肾脏寒水之痹，痛在于外合之骨，而及于皮之不仁，病从内而外也。玉师曰：风寒客于肠胃之中，照应"病而形肉脱，气胜形者"句，盖本篇先论秉气之寿夭，后复论病气之寿夭。然病气有二：一因于风寒之病气，所谓气胜形者是也。一因于营卫稽留，水道不行之病气，所谓形胜气者是也。

黄帝曰：刺寒痹内热奈何？伯高答曰：刺布衣者，以火焠之。刺大人者，以药熨之。黄帝曰：药熨奈何？伯高答曰：用醇酒二十斤，蜀椒一斤，干姜一斤，桂心一斤，凡四种皆㕮咀清酒中。用绵絮一斤，

57

细白布四丈，并纳酒中。置酒马矢煴中，盖封涂，勿使泄。五日五夜，出布绵絮曝干之，干复渍，以尽其汁。每渍必晬其日，乃出干。干，并用滓与绵絮，复布为复巾，长六七尺，为六七巾。则用之，生桑炭炙巾，以熨寒痹所刺之处，令热入至于病所。寒，复炙巾以熨之，三十遍而止。汗出以巾拭身，亦三十遍而止。起步内中，无见风。每刺必熨，如此病已矣，此所谓内热也。矢、屎同。煴，音氲。晬，音岁。痹者，留而不行也。寒痹者，肾脏寒水之气也。夫人秉先天之水火，以化生五行，肾受天一之精气，而交通于四脏，如水火不济，五行不交，则留而为寒痹矣。故以火焠之者，以火益水也。夫肺主皮毛，饮酒者先行皮肤，先充络脉，用醇酒者，使肺肾之相通者。蜀椒形色像心，皮红子黑，具中虚之象，用蜀椒者，使心肾之相通也。脾为阴中之至阴，干姜主理中之君品，用干姜者，使脾肾之相通也。桂为百木之长，用桂心者，使肝肾之相通也。蚕食桑而成绵，三者皆白，肺之品也。用绵絮一斤，白布四丈，十遍者，使在地之阴邪，从天表以终散，所谓热于内而使之外散也。夫王公大人，固不可以火焠，而布衣独不可以药熨乎？此盖假大人布衣，以明脏腑相通，阴阳交互，是以治法之有通变也。学者当体法先圣之用意周密，取法精微，不可图安苟简也。眉批：一本“白布四丈”下尚有注一节，今钞补之：白布四丈，取痹气四布于皮毛也。马乃午之火畜，煴于马矢中者，取子午相通之义也。天地之数不离于五，人亦应之，五日五夜五行之气旋转矣。复布为复巾者，以布为夹囊，注药于

58

内。六七者，水火之成数也。三十遍者，阴数周也。汗出以巾拭身亦三十遍而止者，使阴气之外通于皮毛也。玉师曰：此节照应病而形肉脱，形胜气者危。盖本篇先论形气，后论病气，皆有寿夭之分焉。夫荣卫不行则形肉脱矣。寒水为痹，则生气渐灭而形胜气矣。两乃阴数之终，一分乃生阳之始。张开之曰：上古用分两品数，汤丸散剂，各有精义。君一臣二，奇之制也。君二臣四，偶之制也。君二臣三，奇之制也。君二臣六，偶之制也，近者奇之，远者偶之。汗者不以奇，下者不以偶，近而奇偶，制小其服，远而偶奇，制大其服，大则数少，小则数多，多则九之，少则二之，此品数奇偶多少之有法也。凡治中土者，多用五数，欲下行者，多用三数，欲从阴而上升，有用至一两一分者。又如芫花、乱发，熬如鸡子，石脂、戎盐，大如弹丸，此分两用法之精微也。夫理中者用丸，行散者用散，行于脏腑经络皮肤者用汤。又如抵当丸、陷胸丸、干姜散、败酱散之类。捣为丸、为散，而复以水煎服，此汤、丸、散剂之各有所取也。

官针第七

凡刺之要，官针最妙。九针之宜，各有所为，长短大小，各有所施也，不得其用，病弗能移。疾浅针深，内伤良肉，皮肤为痛；病深针浅，病气不泻，支为大脓。病小针大，气泻太甚，疾必为害；病大针小，气不泄泻，亦复为败。失针之宜，大者泻，小者不移，已言其过，请言其所施。病在皮肤无常处者，取以镵针于病所，肤白勿取。病在分肉间，取以圆针于病所。病在经络痼痹者，取以锋针。病在脉气少，当补之者，取之锃针于井荥分输。病为大脓者，取之铍针。病痹气暴发者，取以圆利针。病痹气痛而不去者，取以毫针。病在中者，取以长针。病水肿不能通关节者，取以大针。病在五脏固居者，取以锋针，泻于井荥分输，取以四时。官，法也。九针之法，有大小长短之制，有浅深补泻之宜，有三五九十二刺之法，各有所施也。如不得其用，病勿能移，而反为害焉。

　　凡刺有九，以应九变。一曰输刺，输刺者，刺诸经荥输脏输也。二曰远道刺，远道刺者，病在上取之下，刺腑输也。三曰经刺，经刺者，刺大经之结络经分也。四曰络刺，络刺者，刺小络之血脉也。五曰分刺，分刺者，刺分肉之间也。六曰大泻刺，大泻刺者，刺大脓以铍针也。七曰毛刺，毛刺者，刺浮痹皮肤也。八曰巨刺，巨刺者，左取右，右取左。九曰焠刺，焠刺者，刺燔针则取痹也。输、腧、俞互用。焠，音萃。燔，音烦。上节论针有九者之宜，此论刺有九者之变。一曰输刺，刺五脏之经输，所谓荥输治外经也。远道刺者，病在上而取下之合穴，所谓合治六腑也。盖手足三阳之脉，其原皆在足，而上循于颈项也。大经者，五脏六腑之大络也。邪客于皮毛，入舍于孙络，留而不去，闭结不通，则流溢于大经之分，而生奇病，故刺大经之结络以通之。络刺者，见于皮肤之小络也。分刺者，分

60

肉之间，溪谷之会，亦有三百六十五穴会，邪在肌肉者取之。大泻刺者，泻大脓血也。毛刺者，邪闭于皮毛之间，浮浅取之，所谓刺毫毛无伤皮，刺皮无伤肉也。巨刺者，邪客于十二经别，宜巨刺之，左取右，右取左也。焠刺者，燔针劫刺，以取筋痹也。大经刺、巨刺，详《素问·缪刺论》。

凡刺有十二节，以应十二经。一曰偶刺，偶刺者，以手直心若背，直痛所，一刺前，一刺后，以治心痹，刺此者傍针之也。二曰报刺，报刺者，刺痛无常处也，上下行者，直内，无拔针，以左手随病所按之，乃出针复刺之也。三曰恢刺，恢刺者，直刺傍之，举之前后，恢筋急，以治筋痹也。四曰齐刺，齐刺者，直入一，旁入二，以治寒气小深者。或曰三刺，三刺者，治痹气小深者也。五曰扬刺，扬刺者，正内一，旁内四而浮之，以治寒气之博大者也。六曰直针刺，直针刺者，引皮乃刺之，以治寒气之浅者也。七曰输刺，输刺者，直入直出，稀发针而深之，以治气盛而热者也。八曰短刺，短刺者，刺骨痹，稍摇而深之，致针骨所，以上下摩骨也。九曰浮刺，浮刺者，傍入而浮之，以治肌急而寒者也。十曰阴刺，阴刺者，左右率刺之，以治寒厥，中寒厥，足踝后少阴也。十一曰傍针刺，傍针刺者，直入傍刺各一，以治留痹久居者也。十二曰赞刺，赞刺者，直入直出，数发针而浅之出血，是谓治痈肿也。眉批："傍"当作

61

"旁"，古通用。节，制也。言针有十二节制，以应十二经也。偶刺者，一刺胸，一刺背，前后阴阳之相偶也。傍取之，恐中伤心气也。报刺者，刺痛无常处，出针而复刺，故曰报刺。恢，大之也。前后恢荡其筋之急，以治筋痹也。齐刺者，中正以取之，故直入一以取中，傍入二以为佐，故又曰三刺，治寒痹小深者也。扬刺者，从中而发扬于四旁也。直刺者，以毫针刺在皮毛，得气而直竖也。输刺者，直入直出，如转输也。短刺者，用短针深入而至骨。所以便上下摩之而取骨痹也。浮刺者，傍入而浮浅也。阴刺者，刺少阴之寒厥也。傍针刺者，直刺傍刺，治留痹之久居者也。赞，助也。数发针而浅之出血，助痈肿之外散也。按十二刺中，独提少阴者，少阴主先天之阴阳水火，五运六气之生原也。

　　脉之所居，深不见者刺之，微内针而久留之，以致其空脉气也。脉浅者勿刺，按绝其脉乃刺之，无令精出，独出其邪气耳。此言经脉内合五行之化运，外应六气之司天，用针者不可不知也。夫经脉内连脏腑，外合六气。五脏内合五行，应五运之在中，命曰神机，而主出入；六气旋转于外，命曰气立，而主升降。六气之司天在泉，应人之精水，随气而运行于肤表。故脉之所居，深不见者，内连五脏也，微内针而久留之，以致其空脉气者，致五脏之神气，运行于外也。脉浅者，见于皮肤之脉，外合于六气也，精水随气行于肤表，故脉浅者勿刺，按绝其脉乃刺之，是使六气运行，而无令精出也。玉师曰：致五脏之神机，非荣卫血气，故曰空脉气。

62

所谓三刺则谷气出者，先浅刺绝皮，以出阳邪；再刺则阴邪出者，少益深绝皮，致肌肉未入分肉间也；已入分肉之间，则谷气出。故刺法曰：始刺浅之，以逐邪气而来血气；后刺深之，以致阴气之邪；最后刺极深之，以下谷气，此之谓也。故用针者，不知年之所加，气之盛衰，虚实之所起，不可以为工也。此申明三阴三阳之气，运行于皮表也。谷气者，通会于肌腠之元真，脾胃之所主也，故曰谷气。阴邪阳邪者，谓邪在阴阳之气分也。少益深绝皮，致肌肉未入分肉间者，在皮肉相交之间，仍在皮之绝处，未入于分肉也。盖言三阴三阳之气，运行于皮表，以应天之六气，故用针者，不知年之所加，气之盛衰，虚实之所起，不可以为工也。年之所加者，六气之加临；气之盛衰者，五运之气有太过不及也。运有太少，气有盛衰，则人之虚实，所由起矣。眉批：此假邪以明阴阳之气在于皮表。

凡刺有五，以应五脏。一曰半刺，半刺者，浅内而疾发针，无针伤肉，如拔毛状，以取皮气，此肺之应也。二曰豹文刺，豹文刺者，左右前后针之，中脉为故，以取经络之血者，此心之应也。三曰关刺，关刺者，直刺左右尽筋上，以取筋痹，慎无出血，此肝之应也。或曰渊刺，一曰岂刺。四曰合谷刺，合谷刺者，左右鸡足，针于分肉之间，以取肌痹，此脾之应也。五曰输刺，输刺者，直入直出，深内之至骨，以取骨痹，此肾之应也。此言五脏之气，外合于皮脉肉筋

63

骨，五脏主中，故取之外合而应于五脏也。夫血者，神气也。故五脏之神机，运行于血脉，以应五运之化。五脏之气，外合于皮肉筋骨，以应天之四时。玉师曰：九宜九变，应地之九野九州，人之九脏九窍，十二节应十二月，三刺应三阴三阳。五刺应五行五时，针道配天地人，而人合天地者也。

本神第八

黄帝问于岐伯曰：凡刺之法，必先本于神。血、脉、营、气、精神，此五脏之所藏也，至于淫泆，离脏则精失，魂魄飞扬，志意恍乱，智虑去身者，何因而然乎？天之罪与？人之过乎？何谓德气生精、神、魂、魄、心、意、志、思、智、虑？请问其故。岐伯答曰：天之在我者德也，地之在我者气也，德流气薄而生者也。故生之来谓之精，两精相搏谓之神，随神往来者谓之魂，并精而出入者谓之魄。所以任物者谓之心，心有所忆谓之意，意之所存谓之志，因志而存变谓之思，因思而远慕谓之虑，因虑而处物谓之智。故智者之养生也，必顺四时而适寒暑，和喜怒而安居处，节阴阳而调刚柔，如是则僻邪不至，长生久视。此言人之德气，受天地之德气所生，以生精气魂魄志意智虑。故智者能全此神智，以顺天地之性，而得养生之道焉。德者所得乎天，虚灵不昧，具众理应万事者也。

目之视，耳之听，鼻之臭，口之味，手之舞，足之蹈，在地所生之形气也。乾知大始，坤作成物，德流气薄而生者也。《决气篇》曰：常先身生是谓精。盖未成形而先受天一之精，故所生之来谓之精。《平人绝谷篇》曰：神者，水谷之精气也。盖本于先天所生之精，后天水谷之精而生此神。故曰两精相搏谓之神。火之精为神，水之精为精，肝为阳脏而藏魂，肺为阴脏而藏魄，故魂随神而往来，魄并精而出入。心为君主之官，神明出焉。天地之万物，皆吾心之所任，心有所忆者意也，意之所存者志也，志有所变者思也，思有所慕者虑也，虑有所处者智也。此皆心神之运用，故智者顺承天地之性，而得养生之道也。

是故怵惕思虑者则伤神，神伤则恐惧，流淫而不止。因悲哀动中者，竭绝而失生。喜乐者，神惮散而不藏。愁忧者，气闭塞而不行。盛怒者，迷惑而不治。恐惧者，神荡惮而不收。此承上文而言思虑志意，皆心之所生，是以思虑喜怒悲忧恐惧，皆伤其心藏之神气。

心怵惕思虑则伤神，神伤则恐惧自失，破䐃脱肉，毛悴色夭，死于冬。此分论七情伤五脏之神志。思虑，脾之情也，如心因怵惕思虑，则伤心藏之神。神伤则不能主持，而恐惧自失矣。脾主土而主肌肉，肺主气而主皮毛，肉之膏肥曰䐃。色者，气之华也。䐃肉者，地所成之形也。毛色者，天所生之气也。破䐃脱肉，毛

65

悴色夭，天地所生之命绝矣。死于冬者，五行之气，死于四时之胜克也。开之曰：心思虑伤神者，脾志并于心也。余脏同。

脾忧愁而不解则伤意，意伤则悗乱，四肢不举，毛悴色夭，死于春。悗，音闷。忧愁，肺之情也。如脾因忧愁不解，则伤脾脏之意，意伤则悗乱而四肢不举，盖意乃心之所生，而脾主四肢也。

肝悲哀动中则伤魂，魂伤则狂忘不精，不精则不正，当人阴缩而挛筋，两胁骨不举，毛悴色夭，死于秋。悲哀，肺之情也，如肝因悲哀动中，则伤肝脏所藏之魂，魂伤则狂忘不精，盖肝者将军之官，谋虑出焉。肝志伤，则不能处事精详矣。胆为中正之官，决断出焉，脏气伤，则腑志亦不正而无决断矣。肝主筋而脉络阴器，阴缩筋挛，胁骨不举，情志伤而及于形也。玉师曰：胆附于肝，脏腑相通，惟肝胆最为亲切。

肺喜乐无极则伤魄，魄伤则狂，狂者意不存，人皮革焦，毛悴色夭，死于夏。喜乐，心之情也。如肺因喜乐无极，则伤肺脏之魄，魄伤则狂，狂者意不存，意者心之发，盖喜乐无极，则神亦惮散而不存矣。肺主皮毛，故人皮革焦。

肾盛怒而不止则伤志，志伤则喜忘其前言，腰脊不可以俯仰屈伸，毛悴色夭，死于季夏。怒者，肝之情也，如肾盛怒不止，则伤肾藏之志，志伤则喜忘其前言。夫神志相合，喜忘者，神志皆伤也。腰者肾之府，故腰脊不可以俯仰屈伸。夫脾志并于心，肺志并于脾，肝志并于肾，乃子气并于母也。肺志并于肝，心志并于肺，受所不胜之相乘也。《平脉篇》曰：水行乘火，金行乘木，名曰纵。水行乘金，火行乘木，名曰逆。盖母乘子者顺，子乘母者逆也。相生者顺，相克者逆，逆则伤矣。

　　恐惧而不解则伤精，精伤则骨酸痿厥，精时自下。是故五脏主藏精者也，不可伤，伤则失守而阴虚，阴虚则无气，无气则死矣。是故用针者，察观病人之态，以知精神魂魄之存亡，得失之意，五者已伤，针不可以治之也。恐伤肾，故恐惧不解，则伤肾脏之精，肾主骨，故精伤则骨酸痿厥。精时自下者，脏气伤而不能藏也。火之精为神，水之精为志。上节论伤肾脏之志，此论伤肾脏之精，盖魂魄智意，本于心肾精神之所生，故首言怵惕思虑者则伤神，末言恐惧而不解则伤精。神生于精，而精归于神也。夫水谷入胃，津液各走其道，酸先入肝，苦先入心，甘先入脾，辛先入肺，咸先入肾，五脏主藏水谷之精者也。神气生于精，故五脏之精不可伤，伤则失守而阴虚，阴虚则神气绝而死矣。是故用针者，察观病人之态，以知精神魂魄之存亡，意之得失。如五者已伤，针不可以治之矣。故当顺天之性，以调养其精气神焉。玉师曰：恐惧不解则伤精，先天之精也。五脏主藏精者，后天水谷之精也。神气皆生于精，故曰阴虚则无气。

肝藏血，血舍魂，肝气虚则恐，实则怒。脾藏荣，荣舍意，脾气虚则四肢不用，五脏不安，实则腹胀，经溲不利。心藏脉，脉舍神，心气虚则悲，实则笑不休。肺藏气，气舍魄，肺气虚则鼻塞不利少气，实则喘喝胸盈仰息。肾藏精，精舍志，肾气虚则厥，实则胀，五脏不安。必审五脏之病形，以知其气之虚实，谨而调之也。此言五脏之气，各有虚有实，而见证之不同也。五脏各有所藏，五志各有所舍，如五志受伤，则有五志之病，如脏气不平，则见脏气之证，故必审五脏之病形，以知其气之虚实也，肝者将军之官。故气虚则恐，气实则怒。脾主四肢，故虚则四肢不用。土灌四脏，是以五脏不安。腹乃脾土之郛郭，故实则腹胀，经溲不利者，不转输其水也。夫神慈则悲，喜为心志，故心气虚则悲，盛实则笑不休。肺主气以司呼吸，故肺气虚则鼻塞不利，少气。实则喘喝胸满而不得偃息也。肾为生气之原，故虚则手足厥冷。肾者，胃之关也，故实则关门不利而为胀矣，此五脏之气，各有太过不及，而不得安和，当审其所见之气而调之也。

终始第九

凡刺之道，毕于终始，明知终始，五脏为纪，阴阳定矣。阴者主脏，阳者主腑，阳受气于四末，阴受气于五脏。故泻者迎之，补者随之，知迎知随，气可令和。和气之方，必通阴阳，五脏为阴，六腑为阳。传之后世，以血为盟，敬之者昌，慢之者亡，无道行私，必得天殃。此篇论人之脏腑阴阳，经脉气血，本于天地之所生，有始而有终也。《五运行论》曰：东方生风，风生木，木生酸，酸生肝。南方生热，热生火，火生苦，苦生心。夫风寒暑湿燥热，天之六气也；木火土金水，地之五行也。天食人以五气，地食人以五味，是天之六气，化生地之五行五味，五行五味，以生人之五脏。五脏内合六腑，以应地之五行，外合六经，以应天之六气。故曰：明知终始，五脏为纪，谓人之五脏，本于五行之化也。请言终始，经脉为纪，平与不平，天道毕矣。谓人之经脉，应天之六气也。末结曰：太阳之脉，其终也戴眼反折。太阴终者，腹胀不得息，是人之阴阳血气，始于地之五行，天之六气所生，而终于地之六经，天之六气也。故曰：其生五，其数三，谓生于五行，而终于三阴三阳之数也。阴者主脏，阳者主腑，脏腑阴阳之相合也。阳受气于四末，阳受天气于外也。阴受气于五脏，阴受地气于内也。故泻者迎之，迎阴气之外出也。补者随之，追阳气之内交也。故曰：知迎知随，气可令和，和气之方，必通阴阳。眉批：终始者，始于五脏，次于经脉，终于六气，盖五脏内生六经，六经外合六气，然五脏又本于六气之所生，故曰：人生于地，悬命于天。土主四末，四末者胃脘之阳。

　　谨奉天道，请言终始。终始者，经脉为纪，持其脉口人迎，以知阴阳有余不足，平与不平，天道毕矣。所谓平人者不病，不病者，脉口人迎应四时也，上下相应而俱往来也。六经之脉不结动也，本末之，寒温之，相守司也，形肉血气，必相称也，是谓平人。少气者，脉口人迎俱少，而不称尺寸也。如是者，则阴阳俱不足，补阳则阴竭，泻阴则阳脱。如是者，可将以甘药，不可饮以至剂。如是者弗灸，不已者，因而泻之，则五脏气坏矣。谨奉天道，请言终始者，谓阴阳经脉应天之六气也。夫血脉本于五脏五行之所生，而外合于阴阳之六气，有生始而有经终。故曰：终始者，经脉为纪也。持其脉口人迎，以知阴阳有余不足，平与不平，盖诊其脉以候其气也。应四时者，春夏之气从左而右，秋冬之气从右而左，是以春夏人迎微大，秋冬气口微大，是谓平人。上下相应者，应天之六气，上下环转，往来不息。六经之脉，随气流行不结动也。本末者，有本标之出入。寒温者，应寒暑之往来，各相守司也。形肉血气，谓脉外之血气，与六经之脉必相称也。脉口人迎，以候三阴三阳之气，是以少气者，脉口人迎俱少，尺以候阴，寸以候阳。不称尺寸者，阴阳气虚，而又应于尺寸之脉也。甘药者，调胃之药，谓三阴三阳之气，本于中焦胃腑所生，宜补其生气之原，道之流行，故不可饮以至剂，谓甘味太过反留中也。弗灸者，谓阴阳之气不足于外，非经脉之陷下也。因而泻之，则五脏气坏者，六气化生五行，五行上呈六气，五六相得而各有合也。眉批：天之五色经于五方之分，而化生五行终始之道，以五脏为纪而始于天，故曰：谨奉天道，请言终始。《脉要始终篇》：始于五脏终于六经。明知终始，五脏为纪，自内而外也。先察

70

人迎，气口，后治经脉，自外而内也。脉口人迎与尺寸分开看。阳明太阴主后天，故在一二之后。多厥阴二字以明十二经中止有六气，曰寸口、曰脉口、曰气口，言气在寸脉之上口也。气口者，三阴所出之气人迎胃脉也。言阴阳六气始于先天之阴，生于胃脘之阳。太阴为之行气于三阴。阳明者，表也，亦为之行气于三阳。

人迎一盛，病在足少阳，一盛而躁，病在手少阳。人迎二盛，病在足太阳，二盛而躁，病在手太阳。人迎三盛，病在足阳明，三盛而躁，病在手阳明。人迎四盛，且大且数，名曰溢阳，溢阳为外格。脉口一盛，病在足厥阴，厥阴一盛而躁，在手心主。脉口二盛，病在足少阴，二盛而躁，在手少阴。脉口三盛，病在足太阴，三盛而躁，在手太阴。脉口四盛，且大且数者，名曰溢阴，溢阴为内关，内关不通，死不治。人迎与太阴脉口，俱盛四部以上，命曰关格，关格者与之短期。左为人迎，右为气口，以候三阴三阳之气。圣人南面而立，前曰广明，后曰太冲，左东而右西，天道右旋，地道左迁，故以左候阳而右候阴也。躁者阴中之动象，盖六气皆由阴而生，从地而出，故止合足之六经。其有躁者在手，以合六脏六腑，十二经脉，盖十二经脉，以应三阴三阳之气，非六气之分手与足也。外格者，谓阳盛于外，而无阴气之和。内关者，阴盛于内，而无阳气之和。关格者，阴关于内，阳格于外也。开之曰：脉口，太阴也。人迎，阳明也。盖脏气者，不能自至于手太阴，必因于胃气，乃至于手太阴，是左右皆属太阴，而皆有阳明之胃气，以阳气从左而右，

71

阴气从右而左，故以左候三阳，右候三阴，非左主阳而右主阴也。阴中有阳，阳中有阴，是为平人。若左独主阳，右独主阴，是为关阴格阳之死候矣。

人迎一盛，泻足太阳，而补足厥阴，二泻一补，日一取之，必切而验之，疏取之上，气和乃止。人迎二盛，泻足太阳，补足少阴，二泻一补，二日一取之，必切而验之，疏取之上，气和乃止。人迎三盛，泻足阳明而补足太阴，二泻一补，日二取之，必切而验之，疏取之上，气和乃止。脉口一盛，泻足厥阴而补足少阳，二补一泻，日一取之，必切而验之，疏而取上，气和乃止。脉口二盛，泻足少阴，而补足太阳，二补一泻，二日一取之，必切而验之，疏取之上，气和乃止。脉口三盛，泻足太阴，而补足阳明，二补一泻，日二取之，必切而验之，疏而取之上，气和乃止。所以日二取之者，阳明主胃。大富于谷气，故可日二取之也。人迎与脉口俱盛三倍以上，命曰阴阳俱溢，如是者不开，则血脉闭塞，气无所行，流淫于中，五脏内伤。如此者，因而灸之，则变易而为他病矣。补泻者，和调阴阳之气平也。阳二泻而阴一泻者，阳常有余而阴常不足也。阳补二而阴补一者，阳可盛而阴不可盛也，故溢阳不曰死，溢阴者死不治矣。必切而验之者，切其人迎气口，以验三阴三阳之气也。"疏"当作"躁"，谓一盛而躁，二盛而躁，当取手之阴阳也。阳明主胃，大富于谷气，故可日二取之。盖三阴

72

三阳之气，乃阳明水谷之所生也。人迎与脉口俱盛，命曰阴阳俱溢，盖阴盛于内则阳盛于外矣，阳盛于左则阴盛于右矣。如是者，若不以针开之，则血脉闭塞，气无所行，流溢于中，则内伤五脏矣。夫盛则泻之，虚则补之，陷下则灸之，此阴阳之气，偏盛不和，非陷下也，故灸之则生他病矣。

凡刺之道，气调而止，补阴泻阳，音气益彰，耳目聪明，反此者气血不行。此言三阴三阳之气，从五脏之所生。故曰明知终始，五脏为纪。凡刺之道，气调而止，谓阴阳之气偏盛，刺之和调则止矣。然又当补阴泻阳，补阴者，补五脏之里阴；泻阳者，导六气之外出。《六节藏象论》曰：五气入鼻，藏于心肺，上使五色修明，音声能彰。《顺气篇》曰：五者，音也。音主长夏，是补其脏阴，则心肺脾脏之气和，而音声益彰矣。肝开窍于目，肾开窍于耳，肝肾之气盛，则耳目聪明矣。补其脏阴，导其气出，则三阴三阳之气和调，而无偏盛之患矣。夫阴阳血气，本于胃腑五脏之所生。胃者，水谷血气之海也，海之所以行云气者天下也，胃之所出气血者经隧也。经隧者，五脏六腑之大络也。故不补阴泻阳，则气血不行。

所谓气至而有效者，泻则益虚，虚者脉大如其故而不坚也。坚如其故者，适虽言故，病未去也。补则益实，实者脉大如其故而益坚也。夫如其故而不坚者，适虽言快，病未去也。故补则实，泻则虚，痛虽不随针，病必衰去。必先通十二经脉之所生病，而后可得传于终始矣。故阴阳不相移，虚实不相倾，取之其经。此言补泻三阴三阳之气，必俟经脉和调。所谓终始者，经脉为纪也。泻者，泻其盛而益其虚也。坚，实也。虚者，脉大如其故而不坚也。若坚如其故者，适虽言故已和调，而所生之病未去也。补者，所以益实也。实者，脉大如其故而益坚也。夫如其故而不坚者，适虽言快，乃阴阳之气和而快，然经脉之病未去也。盖始在三阴三阳之是动，渐及于经脉之所生，故所谓气至而有效者，针在三阴三阳之气分，经脉虽不随针，而经脉之病必衰去，经气之相应也。故必先通十二经脉之所生病，而后可传于终始矣。故阴阳不相移，虚实不相倾，言阴阳之气，无虚实之倾，移则当取之其经。所谓不虚不实，以经取之，盖言阴阳之气已无虚实，则脉应和调矣。脉不调者所生病也，故当取之其经。故曰：脉大如其故者，谓阴阳之气，已如其故而无盛虚。坚不坚者，经脉所生之病尚未平也。开之曰：先为是动，后病所生，此因气以及经。

凡刺之属，三刺至谷气，邪僻妄合，阴阳易居，逆顺相反，沉浮异处，四时不得，稽留淫泆，须针而去。故一刺则阳邪出，再刺则阴邪出，三刺则谷气至，谷气至而止。所谓谷气至者，已补而实，已泻而虚，故已知谷气至也。邪气独去者，阴与阳未能调而病知愈也。故曰：补则实，泻则虚，痛虽不随针，病

74

必衰去矣。此承上文而言去阴阳偏盛之邪，又当调其经脉也。谷气者，荣卫血气生于水谷之精，谓经脉之气也。阳邪阴邪者，阴阳偏盛之气也。盖因邪僻妄合于气分，使阴阳之气不和而易居也。逆顺者，谓皮肤之气血，从臂肘而行于手腕之前，经脉之血气，从指井而行于手腕之后，病则逆顺相反矣。浮沉异处者，阴阳之气与经脉不相合也。四时不得者，不得其升降浮沉也。此因邪僻淫泆于阴阳之气分，而致经脉之不调也。故一刺则阳邪出，再刺则阴邪出，而阴阳之气调矣。三刺则谷气至，而经脉之血气和矣。故已补其三阳之虚，则阳脉实矣。已泻其三阴之实，则阴脉虚矣。已补其三阴之虚，则阴脉实矣。已泻其三阳之实，则阳脉虚矣。故已知谷气至而脉已调矣。如气分之邪独去，而阴与阳之经脉，虽未能调，而病知愈也，故曰补则实，泻则虚，痛虽不随针，病必衰去矣。按《官针篇》曰：先浅刺绝皮以出阳邪，再刺则阴邪出者少益深绝皮，致肌肉未入分肉间也。已入分肉之间，则谷气出，盖在皮肤分腠之间，以致谷气不在脉也。故曰痛虽不随针，谓针在皮肤，而痛应于脉，非针在脉而痛于脉也。开之曰：经脉之血气，水谷之所生也。病在三阴三阳之气，故补之泻之，则阴阳之气和而经脉未调也。谷气至而后经脉和调，故曰凡刺之属三。

眉批：脉内之气升浮而出，脉外之气降沉而入，即下文春气在毛，冬气在筋骨。

　　阴盛而阳虚，先补其阳，后泻其阴而和之。阴虚而阳盛，先补其阴，后泻其阳而和之。此复论调和经脉之阴阳，所谓盛则泻之，虚则补之者，调和三阴三阳之气也。不虚不实以经取之者，谓阴阳之气已调，无虚实之偏僻，而经所不调者，又当取之于经也。夫经脉之血气，本于脏腑所生，故当先补其正虚，而后泻其邪实。开之曰：前节论调气而经脉不调，上节论在皮肤以致谷气，此节论取之其经。

三脉动于足大指之间，必审其实虚。虚而泻之，是谓重虚，重虚病益甚。凡刺此者，以指按之，脉动而实且疾者，疾泻之，虚而徐者则补之，反此者病益甚。其动也，阳明在上，厥阴在中，少阴在下。此篇论三阴三阳之气，本于五脏五行之所生，而五脏之气，生于后天水谷之精，始于先天之水火，盖水生木而火生土金也。以上数节，论三阴三阳之气，候于人迎气口，谓本于阳明水谷之所生，从五脏之经隧，出于皮肤而见于尺寸，此复论五行之气，本于先天之肾脏，下出于胫气之街，散于皮肤，复从下而上。本经《动腧篇》曰：冲脉者，十二经之海也，与少阴之大络，起于肾，下出于气街，循阴股内廉，斜入腘中，循胫骨内廉，并少阴之经，下入内踝之后，入足下。其别者，斜入踝，出属跗上，入大指之间，注诸络以温足胫，是先天水火之气，下出于胫气之街，故阳气起于足五指之表，阴气起于足五指之里，此水火阴阳之气，出气街而散于足五指也。其别者，斜入踝，出属跗上。入大指之间，是先天之水火，化生五行之气，随冲脉与少阴之大络，注于足大指之间，而复上行。故少阴在下者，谓天一之水，地二之火，厥阴在中者，谓天三之木，阳明居中土，而主秋金之气，阳明在上者，谓地四生金，天五生土也。此言五脏五行之气，生于中焦之阳明，始于下焦之少阴，其上行者，出于阳明，而走尺肤，其下行者，出于少阴，而动于足大指之间。

膺腧中膺，背腧中背。肩膊虚者，取之上。重舌，刺舌柱以铍针也。手屈而不伸者，其病在筋。伸而不屈者，其病在骨。在骨守骨，在筋守筋。夫皮肉筋骨，五脏之外合，脉外之气分也。此承上文而言五行之气，从足上行，如有虚者取之。取者，谓迎其气之外出也。胃腧在膺中，脾腧在膺旁，肺腧在背肩，心之窍在舌，肝之气在筋，肾之气在骨，是五脏之气虚者，各随其所在而取之。玉师曰：此论脉外之气，故在心止言舌而不言脉。本篇重在五行六气之生始出入，故篇名《终始》，而论刺则曰虚者取之，曰以铍针也，曰在骨守骨，在筋守筋，读者味之，其义自得。张开之曰：上节曰少阴在下，阳明在上，谓数之始于一而终于五，气从下而上也。此节先言膺腧，而末言其病在骨，谓数之成于五而归于一，复从上而下也。

补须一方实，深取之，稀按其痏，以极出其邪气；一方虚，浅刺之，以养其脉，疾按其痏，无使邪气得入。邪气来也紧而疾，谷气来也徐而和。脉实者，深刺之，以泄其气；脉虚者，浅刺之，使精气无得出，以养其脉，独出其邪气。刺诸痛者，其脉皆

77

实。此论身形之应四方也。一方实，深取之；一方虚，浅刺之。脉实者深刺之，脉虚者浅刺之，此论四方之虚实也。经云：气伤痛。诸痛者，其脉皆实，言四方之气归于中央而为实也。

故曰：从腰以上者，手太阴阳明皆主之；从腰以下者，足太阴阳明皆主之。手太阴阳明主天，足太阴阳明主地。身半以上为天，身半以下为地。故者承上文而言，言人之形气，生于六合之内。应天地之上下四旁，故曰天地为生化之宇。

病在上者下取之，病在下者高取之，病在头者取之足，病在腰者取之腘。此言形身之上下，应天地之气交。《六微旨论》曰：天气下降，气流于地；地气上升，气腾于天。上下相召，升降相因。是以病在上者下取之，病在下者高取之，因气之上下升降也。《邪客篇》曰：天圆地方，人头圆足方以应之。病在头者取之足，以头足之应天地。病在腰者取之腘，以肾藏膀胱之水气应天泉之上下也。夫谨奉天道，请言终始，知血气之生始出入，应天地之五运六气，上下四旁，天道毕矣。眉批：上篇论四方，此论上下。

病生于头者，头重；生于手者，臂重；生于足者，足重；治病者先刺其病所从生者也。上节论上下之气交，此论天地之定位。头以应天，足以应地，手足应四旁，盖天地四方之气，各有所生之本位。故生于头者头重，生于足者足重，随其所生而取之。重者守而不动也。开之曰：前节论四方之气流行，故有一方实，一

78

方虚，如金行乘木，则东方实而西方虚矣。此论上下四方之定位，故生于手者臂重，生于足者足重。

春气在毛，夏气在皮肤，秋气在分肉，冬气在筋骨，刺此病者，各以其时为齐。故刺肥人者，以秋冬之齐，刺瘦人者，以春夏之齐。此言三阴三阳之气，应天地之四时。皮肉筋骨，脉外之气分也，阴阳之气始于肤表，从外而内，与经脉之出入不同，故春气在毛，夏气在皮肤，秋气在分肉，冬气在筋骨。盖始于皮毛而入于筋骨，自外而内也。肥人之皮肤湿，分肉不解，气留于阴久，故刺肥人者，以秋冬之齐深取之也。瘦人之皮肤滑，分肉解，气留于阳久，故刺瘦人者，以春夏之齐浅取之也。齐者，与时一之也。开之曰：首六句论四时，谓气之从外而入，后四句论肥瘦，谓气之从内而出，盖六气虽运行于肤表，然本于内之所生。男应略曰：从外而内，天之气也。从内而生，人之气也。人与天地相合，故或从外，或从内，外内出入者也。眉批：经脉之血气随春气外出。

病痛者阴也，痛而以手按之不得者阴也，深刺之。病在上者阳也，病在下者阴也。痒者阳也，浅刺之[1]。此论表里上下之阴阳。夫表为阳，里为阴。身半以上为阳，身半以下为阴。病在阳者名曰风，故痒者阳也，病在皮肤之表阳也。病在阴者名曰痹，痹者痛也，

---

① 浅刺之："浅刺之"至"阴阳水火之生数"原脱，今据光绪本补。

故病痛者阴也。以手按之不得者，留痹之在内也。此言表里之为阴阳也，病在上者为阳，病在下者为阴，以形身之上下分阴阳也。

病先起阴者，先治其阴而后治其阳；病先起阳者，先治其阳而后治其阴。此承上文而言表里上下阴阳之气，交相贯通，故有先后之分焉。《内经》云：阳病者上行极而下，阴病者下行极而上。从内之外者，先调其内；从外之内者，先治其外。

刺热厥者，留针反为寒；刺寒厥者，留针反为热。刺热厥者，二阴一阳；刺寒厥者，二阳一阴。所谓二阴者，二刺阴也；一阳者，一刺阳也。此论寒热之阴阳厥逆也。刺热厥者留针，俟针下寒，乃去针也。刺寒厥者留针，俟针下热，乃去针也。二阴一阳，二阳一阴者，谓寒热阴阳之气，互相交通，故不独取阳而独取阴也。开之曰：一二者，阴阳水火之生数。

久病者，邪气入深，刺此病者，深内而久留之，间日而复刺之，必先调其左右，去其血脉，刺道毕矣。内、讷同。间，去声。人之卫气，昼行于阳，夜行于阴，应天道之绕地一周，昼明夜晦。病久者，邪气入深，邪与正争，则气留于阴，间日而后出于阳，是以间日复刺之者，俟气至而取之也。左右者，阴阳之道路也。经脉者，所以行血气而荣阴阳也。此篇论终始之道，本于五行六气，五行应神机之出入，六气应天道之右旋，行针之士，能顺上下之运行，调左右之间气，去血脉之宛陈，刺道毕矣。

凡刺之法，必察其形气，形肉未脱，少气而脉又躁。躁厥者，必为缪刺之，散气可收，聚气可布。深居静处，占神往来，闭户塞牖，魂魄不散。此言针刺之法，必察其病者之形气，占其精神，而后乃行针也。形肉未脱，形气相得也。夫气生于下，脉从足而手。少气者，气聚于下也。躁者，阴之动象，厥逆也。脉又躁厥者，血气不调和，而反躁逆于上也。缪刺者，左刺右，右刺左，阳取阴，阴取阳，和其血气，调其阴阳，使经脉之散气可收，在下之聚气可布。深居静处，养其气也。闭户塞牖，无外其志也。魂魄不散，精神内守也。此言治病者，必使病人之血气调和，精神内守，而后可以行针。

专意一神，精气之分，毋闻人声，以收其精，必一其神，令志在针，浅而留之，微而浮之，以移其神，气至乃休。男内女外，坚拒勿出，谨守勿内，是谓得气。此言医者当自守其神，令志在针也。夫肾主藏精，开窍于耳，精气之分，惑于听闻，是以毋闻人声，以收其精，必一其神，令志在针，神志之专一也。浅而留之，微而浮之，以移其病者之神，候针下之气至而休，盖以己之精神，合病者之神气也。男为阳，女为阴，阳在外，故使之内，阴在内，故引之外，谓和调外内阴阳之气也。坚拒其正气，而勿使之出；谨守其邪气，而勿使之入，是谓得气。

凡刺之禁：新内勿刺，已刺勿内。已醉勿刺，已刺勿醉。新怒勿刺，已刺勿怒。新劳勿刺，已刺勿劳。已饱勿刺，已刺勿饱。已饥勿刺，已刺勿饥。已渴勿刺，已刺勿渴。大惊大恐，必定其气，乃刺之。乘车来者，卧而休之，如食顷乃刺之。出行来者，坐而休之，如行十里顷乃刺之。凡此十二禁者，其脉乱气散，逆其荣卫，经气不次，因而刺之，则阳病入于阴，阴病出于阳，则邪气复生，粗工勿察，是谓伐身。形体淫泆，乃消脑髓，津液不化，脱其五味，是谓失气也。此论刺有十二禁也。内者入房也，新内则失其精矣。酒者，热谷之液，其气慓悍，已醉则气乱矣。肝主藏血，怒则气上，新怒则气上逆，而血妄行矣。烦劳则神气外张，精气内绝矣。《脉要精微论》曰：饮食未进，经脉未盛，络脉调匀，血气未乱，故乃可诊有过之脉，是以已饱勿刺。《平脉篇》曰：谷入于胃，脉道乃行，水入于经，其血乃成，是又已饥勿刺，已渴勿刺也。惊伤神，恐伤精，故必定其气乃刺之，则存养其气神矣。久坐伤肉，故乘车来者卧而休之。久行伤筋，故出行来者坐而休之。凡此十二禁者，其脉乱气散，荣卫逆行，经气不次，因而刺之，则阳病入于阴，阴病出于阳，邪气复生，是谓戕伐其身，而形体淫泆矣。脑为精髓之海，津液者，补益脑髓，润泽皮肤，濡养筋骨，犯此禁者，则津液不化，而脑髓消铄矣。五味入口，藏于肠胃，味有所藏，以养五气，气和而生，津液相成，神乃自生。针刺之道，贵在得神致气，犯此禁者，则脱其五味所生之神气，是谓失气也。

太阳之脉，其终也，戴眼反折，瘛疭，其色白绝皮，乃绝汗，绝汗则终矣。少阳终者耳聋，百节尽纵，目系绝，目系绝一日半则死矣。其死也，色青白乃死。阳明终者，口目动作，喜惊妄言色黄，其上下之经盛而不行则终矣。少阴终者，面黑齿长而垢，腹胀闭塞，上下不通而终矣。厥阴终者，中热嗌干，喜溺心烦，甚则舌卷卵上缩而终矣。太阴终者，腹胀闷，不得息，气噫善呕，呕则逆，逆则面赤，不逆则上下不通，上下不通则面黑皮毛燋而终矣。闷、闭同。此归结终始之道，始于五行，而终于六气也。太阳之脉，起目内眦，上额交巅，从巅入络脑，还出别下项，挟脊抵腰中。太阳乃津液之府，而为诸阳主气，血气绝而不能荣养筋脉，则筋脉急而戴眼反折也，精明五色者，气之华也。太阳之气主皮毛，气绝于皮，则色白而绝汗出也。少阳之脉，起目锐眦，入耳中。耳聋者，少阳之脉绝也。少阳主骨，百节尽纵，少阳之气绝也。少阳属肾，肾藏志，目系绝者志先死，志先死则一日半死矣。阳明之脉，起于鼻，交頞中，入齿中，还出挟口环唇，下交承浆。口目动作者，阳明之经气欲绝也。喜惊妄言色黄，阳明之神气外出也。上下经者，谓手足阳明之经。盛者盛于外而绝于内也。夫阳明太阴之言上下者，谓从腰以上，手太阴阳明皆主之，从腰以下，足太阴阳明皆主之，

83

上下之经盛而不通则终者，天地阴阳之气，不交而绝也。少阴之脉，属肾络膀胱，上贯肝膈，入肺中，从肺出络心。腹胀闭塞者，少阴之脉绝不通也。面黑者，气色外脱也。齿长者，骨气不藏也。上下不通者，水火不交也。夫少阴之言上下者，少阴之上，君火主之，谓水火阴阳之气绝也。厥阴之脉，循阴股，入毛中，通阴器，循喉咙，入颃颡，舌卷卵缩，厥阴之脉绝也。厥阴从中见少阳之火化，中热嗌干心烦者，化气上出也。肝主疏泄，喜溺者，肝气下泄也。太阴之脉，上阴股，入腹上膈，挟咽连舌本，散舌下，复从胃注心中，太阴之脉绝不通，是以腹胀不得息，太阴之气，上走心为噫气。噫善呕，呕则逆，逆则面赤者，从胃而心，心而外脱也。夫上逆于心则见此证，如不逆，则手足二经皆绝，而上下不通矣。上下不通，则土败而水气乘之，而色黑矣。手太阴之气绝，而皮毛夭燋矣。此六气终而经脉绝也。盖气终则脉终，脉绝则气绝，譬如人之兄弟，生则俱生，急则俱死矣。夫经脉本于脏腑五行之所生，而外合阴阳之六气，故首言终始之道，五脏为纪，末结六经之终，谓生于五行而终于六气也。张开之曰：神在天为风，风生木，木生肝，是天之六气，化生地之五行，五行生五脏，五脏生六经，六经合六气，盖原本于天之六气所生，故终于六经，而复归于天也。眉批：阳气者，柔则养筋。一日半者，二日之间。

卷 之 二

清·钱塘　张志聪隐庵集注
同学　尚纲御公参订
门人　金绍文西铭校正

经脉第十

雷公问于黄帝曰：禁服之言，凡刺之理，经脉为始，营其所行，制其度量，内次五脏，外别六腑，愿尽闻其道。黄帝曰：人始生，先成精，精成而脑髓生，骨为干，脉为营，筋为刚，肉为墙，皮肤坚而毛发长，谷入于胃，脉道以通，血气乃行。雷公曰：愿卒闻经脉之始生。黄帝曰：经脉者，所以能决死生，处百病，调虚实，不可不通。此篇论脏腑十二经脉之生始出入，营血营行脉中，六气合于脉外，始于手太阴肺，终于足厥阴肝，周而复始，循度环转之无端也。人始生先成精者，本于先天水火之精气而先生两肾，脑为精髓之海，肾精上注于脑而脑髓生。骨为干者，骨生于水脏，如木之干也。营者，犹营舍之所以藏血气也。筋为刚者，言筋之强劲也。肉为墙者，肉生于土，犹城墙之外卫也。皮肤坚而毛发长，血气之充盛也。此言皮肤脉肉筋骨，乃五脏之外合，本于先天之精气也。谷入于胃，脉道以通，血气乃行，言荣卫气血，生于后天水谷之精也。愚按：血气之生始出入，阴阳之离合盛衰，非神灵睿圣，焉能洞鉴隔垣？《灵》、《素》二经，叙君臣咨访，盖欲证明斯道，永垂金石，然隐微之中，惟帝所洞察，故复指示于臣僚云。西铭曰：《营气篇》论营血之生始循行，亦出于帝论。眉批：《易·系》曰：动静有常，刚柔断矣。太阳主筋，太阳为诸阳之首。

肺手太阴之脉，起于中焦，下络大肠，还循胃口，上膈属肺，从肺系横出腋下，下循臑内，行少阴心主之前，下肘中，循臂内上骨下廉，入寸口，上鱼，循鱼际，出大指之端；其支者，从腕后直出次指内廉，出其端。是动则病肺胀满，膨膨而喘咳，缺盆中痛，甚则交两手而瞀，此为臂厥。是主肺所生病者，咳，上气喘渴，烦心胸满，臑臂内前廉痛厥，掌中热。气盛有余，则肩背痛风寒，汗出中风，小便数而欠；气虚则肩背痛寒，少气不足以息，溺色变。为此诸病，盛则泻之，虚则补之，热则疾之，寒则留之，陷下则灸之，不盛不虚，以经取之。盛者寸口大三倍于人迎，虚者则寸口反小于人迎也。眉批：者字宜味。曰肺曰脉者，乃有形之脏腑经脉。曰太阴者，无形之六气也。血脉内生于脏腑，外合于六气，以脉气分而论之。病在六气者，见于人迎气口，病在气而不在脉也。

86

病在脏腑者，病在内而外见于脏腑所主之尺寸也。合而论之，脏腑经脉，内合五行，外合六气，五六相得而各有合也。故曰：肺手太阴之脉，概脏腑经脉阴阳之气而言也。此篇论荣血营行脉中，始于手太阴肺，终于足厥阴肝，腹走手而手走头，头走足而足走腹，环转无端，终而复始。六脏之脉属脏络腑，六腑之脉属腑络脏，脏腑相连，阴阳相贯，先为是动，后及所生。是动者，病在三阴三阳之气，而动见于人迎气口，病在气而不在经，故曰盛则泻之，虚则补之，不盛不虚，以经取之。谓阴阳之气偏盛，浅刺绝皮，益深绝皮，以泻阴阳之盛，致谷气以补阴阳之虚，此取皮腠之气分，而不及于经也。如阴阳之气，不盛不虚，而经脉不和者，则当取之于经也。所生者，谓十二经脉，乃脏腑之所生，脏腑之病，外见于经证也。夫是动者，病因于外；所生者，病因于内。凡病有因于外者，有因于内者，有因于外而及于内者，有因于内而及于外者，有外内之兼病者。本篇统论脏腑经气，故曰肺手太阴之脉，曰是动，曰所生，治病者当随其所见之证，以别外内之因，又不必先为是动，后及所生，而病证之毕具也。膈者，胸内之膈肉，前连鸠尾，后连脊之十一椎。胸旁肋下谓之腋，膊内肱处谓之臑。臑尽处为肘，肘以下为臂廉侧也。寸口，两寸尺之动脉处。鱼际，掌中大指下高起之白肉，有如鱼腹，因以为名。荣气之道，内谷为实，谷入于胃，乃传之肺。故肺脉起于中焦之胃脘，下络大肠，还循胃口，而复上膈属肺，横出腋下之中府、云门，下循臑内，历天府、侠白，行于少阴心主之前，下肘中，抵尺泽，循臂骨之下廉，历孔最、列缺，入寸口之经渠、太渊，以上鱼，出大指端之少商，其旁而支行者，从列缺分行于腕后，循合谷上行于食指之端，以交于手阳明大肠经之商阳。是动则病肺胀，膨膨而喘咳，缺盆中痛。瞀，目垂貌，甚则交两手而瞀，此为臂气厥逆之所致。盖三阴三阳之气，各循于手足之经，气逆于外，而病见于内也。所生者，肺脏所生之病，而外见于经证。夫五行之气，五脏所主，而六腑为之合，故在脏则曰主肺、主脾、主心、主肾、主肝，在腑则曰主津、主液、主气、主血、主骨、主筋，此皆脏腑所生之病，而外见于经证也。是主肺所生之病，故咳嗽上气，渴而烦心。肺主气而为水之生原，肺乃心之盖也。胸满臑臂痛，掌中热，皆经脉所循之部而为病也。气之盛虚者，谓太阴之气也。肺俞在肩背，因气而痛于俞，所谓气伤痛也。溺色变者，气虚而不化也。夫三阴三阳之气，本于阳明胃腑所生，从手阳明之五里，而散行于肤表，肺主气而外生皮毛，是以手太阴与手足阳明，论气之盛虚，其余诸经略而不论也。夫三阴三阳之气，有因于本气之盛虚，有因于外感风寒，以致气之盛者，故提于十二经之首。曰风寒汗出中风，盖以申明三阴三阳之气在表，而合于天之六气也。为此是动所生诸病，盛则泻之，虚则补之，热则疾出其针以泻其热，寒则留之以俟针下热也。艾名冰台，举冰向日，能于冰中取火，故气陷下者灸之，谓能起生阳之气于阴中也。如阴阳之气，无有盛虚，而所生之经脉不调者，

88

则当取之于经矣。经者，肺手太阴之脉也。所谓气之盛者，寸口大三倍于人迎。虚者，寸口反小于人迎也。尚御公曰：脏腑之气，候见于手太阴之寸关尺，人迎气口，左右之寸口也。候法不同，各有分别，故首提曰肺手太阴之脉。复曰气有盛虚，曰人迎气口。书不尽言，义已隐括，读者当绎思之。金西铭曰：《终始篇》云：少气者，脉口人迎俱少而不称尺寸也。言人迎气口，转应于尺寸，是尺寸与人迎气口，各有分别。张玉师曰：人迎气口，以左右分阴阳；脏腑之脉，以尺寸分阴阳。眉批：人迎气口之气血，主于皮肤，从手阳明之五里而出。详《官针》章注。三阴三阳之气，旋转不息，故曰是动；经脉生于脏腑，故曰所生。三阴三阳之气本于脏腑五行之所生，而外合于六经，故有因于内伤，有因于外感。

附：肺经诸穴歌照马氏补辑

手太阴，十一穴。中府云门天府列，侠白下尺泽，孔最见列缺。经渠太渊下鱼际，抵指少商如韭叶。古离爪甲如韭，今如米许。

分寸歌

太阴肺兮出中府，云门之下一寸许。云门璇玑旁六寸，巨骨之下二骨数。天府腋下三寸求，侠白肘上五寸主。尺泽肘中约横文，孔最腕上七寸取。列缺腕侧一寸半，经渠寸口陷中主。太渊掌后横纹头，鱼际节后散脉举。少商大指端内侧，相去爪甲韭叶许。云门，巨骨下侠气。户旁二寸陷中，去中行任脉六寸。气户，巨骨下俞府，两旁各二寸陷中，去中行任脉四寸，去膺窗四寸八分。俞府，巨骨下璇玑旁二寸陷中。璇玑，天突下一寸。天突，结喉下四寸宛宛中。右挨穴之法，自天突起至璇玑，自璇玑至云门，其法甚简。后仿此。

大肠手阳明之脉，起于大指次指之端，循指上廉，出合谷两骨之间，上入两筋之间，循臂上廉，入肘外廉，上臑外前廉，上肩，出髃①骨之前廉，上出于柱骨之会上，下入缺盆络肺，下膈属大肠；其支者，从缺盆上颈贯颊，入下齿中，还出挟口，交人中，左之右，右之左，上挟鼻孔。是动则病齿痛颈肿，是主津液所生病者，目黄口干，鼽衄喉痹，肩前臑痛，大指次指痛不用。气有余则当脉所过者热肿，虚则寒栗不复。为此诸病，盛则泻之，虚则补之，热则疾之，寒则留之，陷下则灸之，不盛不虚，以经取之。盛者人迎大三倍于寸口，虚者人迎反小于寸口也。髃，牛口反。鼽，音求。大指次指者，手大指之次指，名食指也。合谷，本经穴名，俗名虎口。肩端两骨间为髃骨。肩胛上处为天柱骨。缺盆在结喉两旁之高骨，形圆而踝，如缺盆然。大肠手阳明之脉，受手太阴之交，起于次指之商阳井穴，循二间三间之上廉，出两骨间之合谷穴，上入两筋间之阳溪。循臂上廉之偏历、温溜、下廉上廉三里，入肘外廉之曲池，上循臑外之前廉，历肘髎②、五里，以上肩之肩髃穴，出髃骨之前廉，循巨

———————

① 髃 yú：肩前骨。

② 髎 liáo：骨节空隙处。

90

骨上行，出于柱骨之会上，下入缺盆络肺，下膈属于大肠。其支行者，从缺盆上颈，循天鼎、扶突上贯于颊，入下齿缝中，还出挟口，交人中之内，左脉往右，右脉往左，上挟鼻孔，循禾髎、迎香而终以交于足阳明胃经也。是动则病齿痛颈肿，盖气伤痛，形伤肿，因气以及形也。大肠传导水谷，变化精微，故主所生津液，病则津液竭而火热盛，故为目黄、口干、鼽衄、喉痹诸证。肩臑及大指之次指，皆大肠经脉所循之部分，如腑气有余则当脉所过之处热肿，腑气虚则寒栗不复，手阳明之主气也。为此是动所生诸病，盛则泻之，虚则补之，热则疾之，寒则留之，陷下则灸之，不盛不虚，以经取之。盛者，人迎大三倍于寸口；虚者，人迎反小于寸口也，盖申明盛虚者，乃三阴三阳之气，如气不盛虚，则当取之于经。

附：大肠经诸穴歌

手阳明，廿穴名，循商阳二间三间而行，历合谷阳溪之腧，过偏历温溜之滨。下廉上廉三里而近，曲池肘髎五里之程。臂臑肩髃，上于巨骨，天鼎纤乎扶突，禾髎唇连，迎香鼻迫。

分寸歌

商阳食指内侧边，二间来寻本节前。三间节后陷中取，合谷虎口歧骨间。阳溪上侧腕中是，偏历腕后三寸安。温溜腕后去五寸，池前五寸下廉看。池前三寸上廉中，池前二寸三里逢。曲池屈骨纹头尽，肘髎大骨外廉近。大筋中央寻五里，肘上三寸行向里。臂臑肘上七寸量，肩髃肩端举臂取。巨骨肩尖端上行，天鼎喉旁四寸真。扶突天突旁五寸，禾髎水沟旁五分。迎香禾髎上一寸，大肠经穴是分明。左右共四十穴。

　　胃足阳明之脉，起于鼻之交頞中，旁约太阳之脉，下循鼻外，入上齿中，还出挟口环唇，下交承浆，却循颐后下廉，出大迎，循颊车，上耳前，过客主人，循发际，至额颅；其支者，从大迎前下人迎，循喉咙，入缺盆，下膈属胃络脾；其直者，从缺盆下乳内廉，下挟脐，入气街中；其支者，起于胃口，下循腹里，下至气街中而合，以下髀①关，抵伏兔，下膝膑中，下循胫外廉，下足跗，入中指内间；其支者，下廉三寸而别，下入中指外间；其支者，别跗上，入大指间出其端。是动则病洒洒振寒，善呻数欠颜黑，病至则恶人与火，闻木声则惕然而惊，心欲动，独闭户塞牖而处，甚则欲上高而歌，弃衣而走，贲响腹胀，是为骭②厥。是主血所生病者，狂疟、温淫、汗出，鼽衄，口㖞唇胗，颈肿喉痹，大腹水肿，膝膑肿痛，循膺、乳、气街、股、伏兔、骭外廉、足跗上皆痛，中指不用。气盛则身以前皆热，其有余于

－－－－－－－－－

　　① 髀 bì：大腿，也指股骨。
　　② 骭 gàn：胫骨。

92

胃，则消谷善饥，溺色黄。气不足则身以前皆寒栗，胃中寒则胀满。为此诸病，盛则泻之，虚则补之，热则疾之，寒则留之，陷下则灸之，不盛不虚，以经取之。盛者人迎大三倍于寸口，虚者人迎反小于寸口也。頞，音遏。髀，音被。膑，音宾。跗，音抚。贲，音奔。骭，音肝。喝，音呱。胗，音诊。鼻之两旁为頞，腮下为颔，颔中为颐，腮上为发际，发际前为额颅。股内为髀，髀前膝上起肉处为伏兔，伏兔后为髀关，挟膝筋中为膑，胫骨为骭，足面为跗。足阳明受手阳明之交，起于鼻之两旁迎香穴，上行而左右相交于頞中，过睛明之分，下循鼻外，历承泣、四白、巨髎，入上齿中，还出挟口，两吻地仓。环绕唇下，左右相交于承浆。却循颐后下廉，出大迎，循颊车，上耳前，历下关，过客主人，循发际，行悬厘、颔厌之分，经头维，会于额颅之神庭。其支别者，从大迎前下人迎，循喉咙，历水突、气舍，入缺盆，行足少阴俞府之外，下膈当下脘中脘之分，属胃络脾。其直行者，从缺盆而下，下乳内廉，循气户、库房、屋翳、膺窗、乳中、乳根、不容、承满、梁门、关门、太乙、滑肉门，下挟脐，历天枢、外陵、水道、巨道、归来诸穴，而入气街中。其支者，自属胃处，起胃下口，循腹里，过足少阴肓俞之外，本经之里，下至气街中，与前之入气街者合。既相合于气街中，乃下髀关，抵伏兔，历阴市、梁丘，下入膝膑中，经犊鼻，下循足面曰跗之冲阳、陷谷。入中指外间之内庭，至厉兑穴而终也。

其络脉之支别者，自膝下三寸，循三里穴之外，别下，历上廉、条口、下廉、丰隆、解溪、冲阳、陷谷，以至内庭、厉兑而合也。又其支者，别跗上冲阳穴，别行入大指间，出足厥阴行间穴之外，循大指下出其端，以交于足太阴也。阳明之气自动，则病洒洒振寒，盖阳明者午也，阳盛而阴气加之，故洒洒振寒也。善呻者，阳气郁而欲伸出之。数欠者，阳欲引而上也。颜黑者，阴气加于上。此病在阳明之气也。病至者，病气而至于经脉也。阳明之脉病，则恶闻人与火，闻木音则惕然而惊，胃络上通于心，故心欲动也。阴阳相薄，故欲独闭户牖而居。阳盛则四肢实，实则登高而歌。热盛于身，故弃衣而走也。阳明之脉，下膈属胃络脾，故贲响腹胀，此阳明之气，厥逆于经，而为此诸证，故曰是为骭厥。盖阳明之经脉，循胫骭而下也。夫有病气而不及于经者，有病在气而见经证者，有经气之兼病者，有病气而转入于经者，故曰可分而可合也。本经曰：谷入于胃，脉道以通，血气乃行。《平脉篇》曰：水入于经，而血乃成。胃为水谷之海，主生此荣血，故是主血所生病者，为狂，为温疟。汗出者，胃气热而蒸发水液之汗也。鼽衄者，经气热也。口㖞唇胗颈肿喉痹，腹肿膝痛，膺股骭跗皆痛者，阳明经脉之为病也。如阳明气盛于外，则身以前皆热盛于内，则有余于胃而消谷善饥，溺色黄。如气不足，则身以前皆寒栗，胃中寒则胀满。经云：三阳为经，二阳为维，一阳为游部。盖阳明经气维于身之前，太阳经气经于身之后，少阳之气为游行出入之枢也。为此是

94

动所生诸病，盛则泻之，虚则补之，热则疾之，寒则留之，陷下则灸之，不虚不实，以经取之。夫气生于阳明，而主于手太阴，故在手太阴手足阳明，论气之有余不足，在诸经止论是动所生。尚御公曰：手太阴是动则病肺胀膨膨。足阳明是动则恶人与火，及贲响腹胀，是病气而及于经脉脏腑也。肺胃大肠所生之病，而为气之盛虚，是病脏腑经脉，而及于阴阳之气也。盖三阴三阳之气，本于脏腑之五行所生，而外合于六经。眉批：胗、疹同，唇疡也。天气从地而出。

胃经诸穴歌

足阳明，四十五，是承泣四白而数。巨髎有地仓之积，大迎乘颊车之夥①。下关头维及人迎，水突气舍与缺盆。气户兮库房屋翳，膺窗兮乳中乳根，不容承满梁门关门，太乙滑肉天枢外陵，大巨从水道归来，气冲入髀关之境，伏兔至阴市梁丘犊鼻，自三里而行，上巨虚兮条口，下巨虚兮丰隆，解溪冲阳入陷谷，下内庭厉兑而终。

分寸歌

胃之经兮足阳明，承泣目下七分寻。四白目下方一寸，巨髎鼻孔旁八分。地仓夹吻四分迎，大迎额下寸三分。颊车耳下八分穴，下关耳前动脉行。头维神庭旁四

---

① 夥 huǒ：盛多。

五，神庭，督脉穴，在中行发际上五分；头维，去神庭四寸五分。人迎喉旁寸五真。水突筋前迎下在，气舍突下穴相乘。气舍在水突下。缺盆舍下横骨内，各去中行寸半明。气户璇玑旁四寸，至乳六寸又四分。库房屋翳膺窗近，乳中正在乳头心。次有乳根出乳下，各一寸六不相侵。自气户至乳根六穴上下相去各一寸六分，去中行任脉各四寸。却去中行须四寸，以前穴道与君陈。不容巨阙旁三寸，巨阙，任脉穴在脐上六寸五分。却近幽门寸五新。幽门，肾经穴，巨阙旁一寸五分，在胃经任脉二脉之中。其下承满与梁门，关门太乙滑肉门。上下一寸无多少，共去中行三寸寻。天枢脐旁二寸间，枢下一寸外陵安。枢下二寸大巨穴，枢下四寸水道全。枢下六寸归来好，共去中行二寸边。气冲鼠鼷上一寸，鼠鼷，横骨尽处。又去中行四寸专。髀关膝上有尺二。伏兔膝上六寸是，阴市膝下方三寸。梁丘膝上二寸记，膝膑陷中犊鼻存。膝下三寸三里至，膝下六寸上廉穴。膝下七寸条口位，膝下八寸下廉看。膝下九寸丰隆系，却是踝上八寸量。比那下廉外边缀，解溪去庭六寸半。庭，内庭也。冲阳庭后五寸换，陷谷庭后二寸间。内庭次指外间现，足大指次指外间陷中。厉兑大指次指端，去爪如韭胃井判。左右各四十五穴，共九十穴。眉批：按《针灸大成》：陷谷去内庭二寸，冲阳去陷谷二寸，解溪去冲阳六寸半。据此说，则解溪去内庭仅只五寸半，兹云六寸半，两说不符，候正。

脾足太阴之脉，起于大指之端，循指内侧白肉际，过核骨后，上内踝前廉，上腨后，循胫骨后，交出厥阴之前，上膝股内前廉，入腹属脾络胃，上膈，

96

挟咽，连舌本，散舌下；其支者，复从胃，别上膈，注心中。是动则病舌本强，食则呕，胃脘痛，腹胀善噫，得后与气则快然如衰，身体皆重。是主脾所生病者，舌本痛，体不能动摇，食不下，烦心，心下急痛，溏瘕泄，水闭，黄疸，不能卧，强立股膝内肿厥，足大指不用。为此诸病，盛则泻之，虚则补之，热则疾之，寒则留之，陷下则灸之，不盛不虚，以经取之。盛者寸口大三倍于人迎，虚者寸口反小于人迎也。踝，叶瓦，去声。"核骨"一作"覈骨"。俗云：孤拐骨。足跟后两旁起骨为踝骨，腓腹为腨，髀内为股，脐上为腹。咽以咽物，居喉之前，至胃长一尺六寸，为胃之系。舌本，舌根也。足太阴脾脉起于大指端之隐白穴，受足阳明之交。循大指内侧白肉际大都穴，过核骨后，历太白、公孙、商丘，上内踝前廉之三阴交，又上腨内循胻骨后之漏谷，上行二寸，交出足厥阴之前。至地机、阴陵泉，上循膝股前廉之血海、箕门，迤逦入腹，经冲门、府舍、中极、关元，复循腹结、大横，会下脘，历腹哀，过日月、期门之分，循本经之里，下至中脘之际，以属脾络胃，又由腹哀上膈，循食窦、天溪、胸乡、周荣，曲折向下至大包。又自大包外曲折向上会中府，上行人迎之里，挟喉连舌本，散舌下而终。其支行者，由腹哀别行，再从胃部中脘穴之外上膈，注于膻中之里心之分，以交于手少阴心经也。是动则病气而及于经，从经而及于脏腑，故为舌本强，食则呕，胃脘痛，腹胀诸

97

证。善噫者，脾气上走心为噫，得后与气，则快然如衰者，厥逆从上下散也。身体皆重，太阴之气逆也。是主脾所生之经脉病者，舌本痛，盖病太阴之气，则为舌本强。食则呕，气逆之为病也。在脾脏所生之经脉病者，则为舌本痛，食不下，经脉之为病也。气主呴之，病在气，故身体皆重。经脉者，所以濡筋骨而利关节，病在血脉，故体不能动摇，此太阴之是动，脾脏之所生，外内出入而见证之少有别也。脾脉注心中，故烦心，心下急痛。脾家实则为瘕泄、水闭、黄疸，此脏病之在内也。不能卧，强立膝股内肿，足大指不用，经病之在外也，此太阴经脉脾脏之病，外内出入之见证也。明乎脏腑阴阳经气出入之理，本经大义，思过半矣。眉批：脾脉属脏络腑。

脾经诸穴歌

足太阴脾中州，二十一穴隐白游。赴大都兮瞻太白，访公孙兮至商丘。越三阴之交，而漏谷地机可接。步阴陵之泉，而血海箕门是求。入冲门兮府舍轩豁，解腹结兮大横优游。腹哀食窦兮，接天溪而同脉。胸乡周荣兮，缀大包而如钩。

分寸歌

大指内侧起隐白，节后陷中求大都。太白内侧核骨下，节后一寸公孙呼。商丘内踝陷中遭，踝上三寸三阴交。踝上六寸漏谷是，踝上五寸地机朝。膝下内侧阴陵泉，血海膝膑上内廉。箕门穴在鱼腹取，动脉应手越筋间。冲门期下尺五分，期门，肝经穴巨阙旁四寸五分；巨阙，任脉穴脐上六寸五分。府舍期下九寸判。腹结期下六寸八，大横期下五寸半。腹哀期下方二寸，期门肝经穴道现。巨阙之旁四寸五，却连脾穴休胡乱。自此以上食窦穴，天溪胸乡周荣贯。相去寸六无多寡，又上寸六中府换。肺经穴。大包腋下有六寸，渊液腋下三寸半，左右共四十二穴。

心手少阴之脉，起于心中，出属心系，下膈络小肠；其支者，从心系上挟咽，系目系；其直者，复从心系却上肺，下出腋下，循臑内后廉，行手太阴心主之后，下肘内，循臂内后廉，抵掌后锐骨之端，入掌内后廉，循小指之内，出其端。是动则病咽干心痛，渴而欲饮，是为臂厥。是主心所生病者，目黄胁痛，臑臂内后廉痛厥，掌中热痛。为此诸病，盛则泻之，虚则补之，热则疾之，寒则留之，陷下则灸之，不盛不虚，以经取之。甚者寸口大再倍于人迎，虚者反小于人迎也。心系有二，一则上与肺相通，而入肺大叶间，一则由肺叶而下曲折向后，并脊里细络相连贯，脊髓与肾相通，正当七节之间。盖五脏系皆通于心，而心通五脏系也。手少阴经起于心，循任脉之外属心系下膈，当脐上二寸之分，络小肠。其支者，从心系出任脉之外，上行而挟咽系目也。其直者，复从心系直上至肺脏之分，出循腋下抵极泉。穴在臂内腋下筋间，动脉入胸。自极泉下循臑内后廉，行手太阴、心主两筋之后，历青灵穴。下肘内廉，抵少海，手腕下踝为兑骨，自少海而下，循臂内后廉，历灵道、通里，至掌后锐骨之端，经阴郄、神门入掌内廉，至少府，循小指端之少冲而终。以交于手太阳也。少阴之上，君火主之，故是动则病嗌干、心痛，渴而欲饮，少阴之气盛也。是主心所生病者，目黄，心系上系于目，心火盛故黄也。臑臂，掌中心脉所循之部分，盖心所生之病，而外及于经脉也。

心经诸穴歌

手少阴九穴成，极泉、青灵、少海行。自灵道、通里而达，过阴郄、神门而迎，抵于少府、少冲可寻。

分寸歌

少阴心起极泉中，腋下筋间脉入胸。臂内腋下筋间动脉入胸。青灵肘上三寸取，少海肘后五分容。肘内廉节后大骨，外去肘端五分屈节向头得。灵道掌后一寸半，通里腕后一寸同。阴郄腕后方半寸，神门掌后兑骨隆。少府节后劳宫直，小指内侧取少冲。凡九穴，左右共十八穴。

小肠手太阳之脉，起于小指之端，循手外侧上腕，出踝内，直上循臂骨下廉，出肘内侧两筋之间，上循臑外后廉，出肩解，绕肩胛，交肩上，入缺盆络心，循咽下膈，抵胃属小肠；其支者，从缺盆循颈上颊，至目锐眦，却入耳中；其支者，别颊上顾，抵

100

鼻，至目内眦，斜络于颧。是动则病咽痛颔肿，不可以顾，肩似拔，臑似折，是主液所生病者，耳聋目黄颊肿，颈颔肩臑肘臂外后廉痛。为此诸病，盛则泻之，虚则补之，热则疾之，寒则留之，陷下则灸之，不盛不虚，以经取之。盛者人迎大再倍于寸口，虚者反小于寸口也。胛，音甲。颐，音掘。折，叶舌。臂骨尽处为腕，腕下兑骨为踝，脊两旁为膂，膂上两角为肩解，肩解下成片骨为肩胛，目外为锐眦。目下为颐，目内角为内眦。手太阳经起于小指少泽穴，受手少阴心经之交也，由是循外侧之前谷、后溪上腕，出踝中，历腕骨、阳谷、养老穴，直上循臂骨下廉支正，出肘内侧两筋之间，历小海穴，上循臑外廉，行手阳明、少阳之外，上肩循肩贞、臑俞、天宗、秉风、曲垣、肩外俞、肩中俞诸穴，乃上会大椎，左右相交于两肩之上，自交肩上，入缺盆，循肩向腋下行，当膻中之分，络心循胃系下膈，过上脘抵胃下行任脉之外，当脐上二寸之分属小肠。其支行者，从缺盆循颈之天窗，天容，上颊，抵颧髎，上至目锐眦，过瞳子髎，却入耳中，循听宫而终。其支别者，别循颊上颐抵鼻，至目内眦睛明穴，以斜络于颧，而交于足太阳也。是动则病嗌痛颔肿，乃病气而及于有形，故复曰似拔似折，皆形容气逆之所致也。小肠为受盛之官，化水谷之精微，故主液。小肠所生病者，为耳聋，目黄，颊肿，颈、项、肘、臂痛，皆经脉所循之部分而为病也。尚御公曰：脏腑雌雄相合，并受五行之化，

101

故在脏主脏，以合五行。在腑则以六腑所生之血气津液筋骨而为病，盖病则所主之气不足，而病生于外矣。

小肠诸穴歌

小肠穴十九中，路从少泽，步前谷后溪之隆。道遵腕骨，观阳谷养老之崇。得支正于小海，逐肩贞以相从。值臑俞兮遇天宗，乘秉风兮曲垣中，肩外俞兮肩中俞，启天窗兮见天容，匪由颧髎曷造听宫。

分寸歌

小指端外为少泽，前谷外侧节前觅。节后捏拳取后溪，腕骨腕前骨陷侧。兑骨下陷阳谷讨，腕上一寸名养老。支正腕后量五寸，小海肘端五分好。肩贞胛下两骨解，曲胛下两骨解间肩髎后陷中。臑俞大骨下陷保。大骨下胛上廉举臂取之。天宗秉风后骨中，秉风髎外举有空。天髎外肩上小髎后举臂有空。曲垣肩中曲胛陷，外俞胛后一寸从。即外肩俞肩胛上廉去脊三寸陷中。肩中二寸大杼旁，天窗扶突后陷详。颈大筋间前曲颊下扶突后动脉应手陷中。天容耳下曲颊后，颧髎面颅锐端量。听宫耳端大如菽，耳中珠子大如赤小豆。此为小肠手太阳。左右共三十八穴。

膀胱足太阳之脉，起于目内眦，上额交巅；其支者，从巅至耳上角；其直者，从巅直络脑，还出别下项，循肩膊内，挟脊抵腰中，入循膂，络肾属膀胱；其支者，从腰中下挟脊贯臀，入腘中；其支者，从膊内左右，别下贯胛，挟脊内，过髀枢，循髀外从后廉下合腘中，以下贯踹内，出外踝之后，循京骨，至小指外侧。是动则病冲头痛，目似脱，项如拔，脊痛腰似折，髀不可以曲，腘如结，踹如裂，是为踝厥。是主筋所生病者，痔疟狂癫疾，头囟项痛，目黄泪出，鼽衄，项背腰尻腘踹脚皆痛，小指不用。为此诸病，盛则泻之，虚则补之，热则疾之，寒则留之，陷下则灸之，不盛不虚，以经取之，盛者人迎大再倍于寸口，虚者人迎反小于寸口也。髀，音屯。腘，音国。踹、腨同。目大角为内眦。发际前为额，头顶上为巅。脑后为项，肩后之下为肩膊，椎骨为脊，尻上横骨为腰，挟脊为膂，挟腰髋骨两旁为机，机后为臀。臀，尻也。腓肠上膝后曲处为腘。膂内为胛，即挟脊肉也。股外为髀，捷骨之下为髀枢，腓肠为腨。足太阳膀胱之脉，起于目内眦睛明穴，受手太阳之交也。上额循攒竹，过神庭，历曲差、五处、承光、通天。自通天斜行左右，交于顶上之百会。其支行者，从巅至百会，抵耳上角，过率谷、浮白、窍阴穴，所以散养于筋脉也。其直行者，由通天、络郄、玉枕入络脑，复出下项，以抵天柱，又由天柱而下，过大椎、陶道，却循肩膊内，挟脊两旁，相去各一寸半，下行历大杼、风门、肺俞、厥阴俞、心俞、膈俞、肝俞、胆俞、脾俞、胃俞、三焦俞、肾俞、大肠俞、小肠俞、膀胱俞、中膂内俞、白环俞，由是抵腰中，入循膂，络肾下属膀胱。其支别者，从腰中循腰髋，下挟脊，历上髎、中髎、次髎、下髎、会阳，下贯臀，至承扶、殷门、浮郄、委阳，入腘中之委中穴。其支别者，为夹脊两旁第三行，相去各三寸之诸穴，自天柱而下，从膊内左右别行，下贯胛膂，历附分、魄户、膏肓、神堂、谚嘻、膈关、魂门、扬纲、意舍、胃仓、肓门、志室、胞肓、秩边，下历尻臀过髀枢，又循髀枢之里，承扶之外一寸五分之间，而下与前之入腘中者相合，下行循合阳，下贯腨内，历承筋、承山、飞扬、附阳，出外踝后之昆仑、仆参、申脉、冲门，循京骨、束骨、通谷，至小指外侧之至阴穴，以交于足少阴肾经也。太阳是动则病冲头痛，目似脱，项似拔，腰似折，腘如结，曰似曰如者，病在太阳之气，而有似乎形证也。太阳之气，生于膀胱水中，而为诸阳主气。阳气者柔则养筋，故是主筋所生之病则为痔。经云：筋脉横解，肠辟为痔。盖太阳所主之筋，膀胱所生之脉，横逆而为痔也。经络沉以内薄则为疟，厥逆于下则为癫为狂。囟项、鼽衄、腰背、腘腨诸证，皆经脉所循之部分而为病也。尚御公曰：《伤寒论》云：太阳之为病，脉浮，头项强痛而恶寒。又曰：太阳病头痛，至七日以上自愈者，以行其经尽故也。夫伤寒六经相传，七日来复于太阳，止病三阴三阳之六气，而不涉于有形，然头项强痛，又有似乎经证，盖气舍于形，未有病气而不见于形证者也。眉批：肺藏魄，心藏神，故名魄户。神堂乃五脏之外俞也。

膀胱诸穴歌

足太阳三十六，睛明攒竹，诣曲差五处之乡；承光

104

通天，见络郄玉枕之行。天柱高兮大杼抵，风门开兮肺俞当，厥阴心膈之俞，肝胆脾胃之脏。三焦肾兮大肠小肠，膀胱俞兮中膂白环。自从大杼至此，去脊中寸半之旁。又有上次中下四髎。在腰四空以相将，会阳居尻尾之侧，始了背中二行。仍上肩胛而下，附分二椎之旁，三椎魄户，四椎膏肓、神堂，谚谵兮膈关，魂门兮阳纲，意舍兮胃仓。肓门志室秩边胞肓，承扶浮郄与委阳。殷门委中而合阳，承筋承山到飞扬。辅阳昆仑至仆参，申脉金门探京骨之场。束骨通谷，抵至阴小趾之旁。

分寸歌

足太阳兮膀胱经，目内眦角始睛明。眉头陷中攒竹取，曲差发际上五分。五处发止一寸是，承光发上二寸半。通天络郄玉枕穴，相去寸五调匀看。玉枕夹脑一寸三，入发二寸枕骨现。天柱项后发际中，大筋外廉陷中献。自此夹脊开寸五，第一大杼二风门。三椎肺俞厥阴四，心俞五椎之下论。膈七肝九十胆俞，十一脾俞十二胃。十三三焦十四肾，大肠十六之下椎。十九中膂内俞二十椎，小肠十八膀十九。白环廿一椎下当，以上诸穴可排之。更有上次中下髎，一二三四腰空好。会阳阴尾尻骨旁，背部二行诸穴了。又从脊上开三寸，第二椎下为附分。三椎魄户四膏肓，第五椎下神堂尊。七，第九魂门阳纲十。第六谚谵膈关，十一意舍之穴存，十二胃仓穴已分。十三肓门端正在，十四志室不须论。十九胞肓廿秩边，背部三行诸穴匀。又从臀下阴文取，承扶居于陷中

105

主。浮郄扶下方六分，委阳扶下寸六数，殷门扶下六寸长，腘中外廉两筋乡。委中膝骨约纹里，此下三寸寻合阳。承筋脚跟上七寸，穴在腨肠之中央，承山腨下分肉间，外踝七寸上飞扬。辅阳外踝上三寸，昆仑后跟陷中央。仆参亦在踝骨下，申脉踝下五分张。金门申脉下一寸，京骨外侧骨际量。束骨本节后陷中，通谷节前陷中强。至阴却在小指侧，太阳之穴始周详。计六十三穴，左右共一百二十六穴。

肾足少阴之脉，起于小指之下，邪趋足心，出于然谷之下，循内踝之后，别入跟中，以上踹内，出腘外廉，上股内后廉，贯脊属肾络膀胱；其直者，从肾上贯肝膈，入肺中，循喉咙，挟舌本；其支者，从肺出络心，注胸中。是动则病饥不欲食，面如漆柴，咳唾则有血，喝喝而喘，坐而欲起，目䀮䀮如无所见，心如悬若饥状，气不足则善恐，心惕惕如人将捕之，是为骨厥。是主肾所生病者，口热舌干，咽肿上气，嗌干及痛，烦心，心痛，黄疸，肠澼，脊股内后廉痛，痿厥嗜卧，足下热而痛。为此诸病，盛则泻之，虚则补之，热则疾之，寒则留之，陷下则灸之，不盛不虚，以经取之。灸则强食生肉，缓带披发，大杖重履而步。盛者寸口大再倍于人迎，虚者寸口反小于人迎也。䀮，音荒。强，上声。趋，向也。足少阴起足小指之下，斜趋足心之涌泉，转出内踝前起大骨下之然谷，下循内踝后之太溪，别入跟中之大钟、照海、水泉，乃折

106

自大钟之外，上循内踝，行厥阴、太阴两经之后，经本经复溜、交信穴，过脾经之三阴交上腨内，循筑宾出腘内廉，抵阴谷，上股内后廉贯脊，会于督脉之长强，还出于前，循横骨、大赫、气穴、四满、中注、肓俞，当肓俞之所，脐之左右，属肾下脐，过任脉之关元、中极而络膀胱。其直行者，从肓俞属肾处上行，循商曲、石关、阴都、通谷诸穴，贯肝，上循幽门，上膈，历步廊，入肺中，循神封、灵墟、神藏、彧中、俞府，而上循喉咙，并人迎，挟舌本而终。其支者，自神藏别出，绕心注胸之膻中，以交于手厥阴心包络经也。少阴之上，君火主之。少阴是动为病，则上下之气不交，故饥不欲食，心如悬，若饥状。气不足于下则善恐，不足于上，心惕惕如人将捕之。少阴属肾，肾上连肺，而肾为生气之原。面如漆柴者，少阴之气不升也。咳唾则有血，喝喝而喘者，少阴之生气，不上交于肺，而肺气上逆也。坐而欲起者，躁动之象，少阴之气厥于下而欲上也。骨之精为瞳子，目䀮䀮无所见者，精气不升也。此少阴肾脏之生气厥逆于下，而为此诸病，故为骨厥也。夫肾主藏精，如主肾所生之病，则精液不能上滋，而为口热舌干，嗌痛烦心诸证，盖水不上济，则火盛于上矣。气逆于下，则为痿厥诸证矣。"生"当作"牲"。《周礼》云：始养之谓畜，将用之谓牲，又牛羊豕曰三牲。夫羊为火畜，牛为土畜，豕为水畜，其性躁善奔。强食牲肉，以助肾气上升，而与火土之相合也。缓带者，取其伸舒也。夫肾藏之精，奉心神化赤而为血。发乃血之余也。披发者，

107

使神气之下交也。大杖重履者，运筋骨之气也。夫阴阳之气，有厥于臂者，有厥于骭者，有厥于踝者，有厥于骨者。此章论少阴之气，厥逆于下，而曰强食牲肉，曰缓带披发，盖少阴为阴阳生气之原也。尚御公曰：陷下者，谓气之下陷也。少阴之上，君火主之，水火阴阳之气，发原于肾脏，故于少阴肾经，则曰强食生肉，缓带披发，拽杖步履，盖欲阴阳之生气上升，而环转出入也。是阴阳六气，本于脏腑五行之所生，故曰是动者，谓六气运用于外，应司天在泉上下升降，动而不息。所生者，谓神机化运，从内而生，外内出入，生化无穷，是气之生于内而运动于外也。

肾经诸穴歌

足少阴兮廿七，涌泉流于然谷。太溪大钟兮水泉绿。照海复溜兮交信续，从筑宾兮上阴谷，撩横骨兮大赫䕙。气穴四满兮，中注肓俞，上通于商曲。守石关兮阴都宁，闭通谷兮幽门肃。步廊神封而灵墟存，神藏彧中而俞府足。

分寸歌

足掌心中是涌泉，然骨踝下一寸前。内踝前一寸。太溪踝后跟骨上，大钟跟后肿中边。足跟后肿中大骨上两筋间也。水泉溪下一寸觅，照海踝下四寸安。复溜踝上前二寸，交信踝上二寸联。一穴止隔筋前后，太阳之后少阳前。前旁骨是复溜，后旁骨是交信，二穴止隔一条筋。筑宾内踝上踹分，

108

阴谷膝下曲膝间。横骨大赫并气穴，四满中注亦相连。各开中行止寸半，上下相去一寸便。上膈肓俞亦一寸，肓俞脐旁半寸边。肓俞商曲石关来，阴都通谷幽门辟。各开中行五分侠，六穴上下一寸裁。步廊神封灵墟存，神藏彧中俞府尊，各开中行计二寸，上下寸六六穴分。俞府璇玑旁二寸，取之得法自然真。眉批：幽门去巨阙寸五，今云去中行五分，俟考。

心主手厥阴心包络之脉，起于胸中，出属心包络，下膈历络三焦；其支者，循胸中出胁，下腋三寸，上抵腋，下循臑内，行太阴少阴之间，入肘中，下臂行两筋之间，入掌中，循中指出其端；其支者，别掌中，循小指次指出其端。是动则病心中热，臂肘挛急，腋肿，甚则胸胁支满，心中憺憺大动，面赤目黄，喜笑不休。是主脉所生病者，烦心，心痛，掌中热。为此诸病，盛则泻之，虚则补之，热则疾之，寒则留之，陷下则灸之，不盛不虚，以经取之。盛者寸口大一倍于人迎，虚者寸口反小于人迎也。胁上际为腋，小指次指，乃小指之次指无名指也。手厥阴心包络之脉，起于胸中，出属心下之包络，受足少阴肾经之交也。由是下膈，历络三焦。历者，谓三焦各有部署，在胃脘上中下之间，其脉分络于三焦也。其支者，自属心包上循胸，出胁下腋三寸天池穴，上行抵腋下，下循臑内之天泉，以界手太阴肺经、手少阴心经两经之中间，入肘中之曲泽穴，又由肘中下臂，行臂两筋之间，循郄

109

门、间使、内关、大陵，入掌中劳宫，循中指出其端之中冲。其支别者，从掌中循无名指出其端，而交于手少阳三焦经也。厥阴是动则病手心热，臂肘挛急，腋肿，经气之病于外也。甚则胸胁支满，心中憺憺大动，面赤目黄，喜笑不休。盖甚则从外而内，其有余于内也。心主血，而包络代君行令，故主脉。是主脉之包络所生病者，烦心，心痛，掌中热，盖自内而外也。脉口一盛而躁，病在手厥阴，故盛者寸口大一倍于人迎，虚者寸口反小于人迎也。

心包络诸穴歌

手厥阴心包之脉，计有九穴而终，自天池天泉为始，逐曲泽郄门而通，间使行于内关，大陵近乎劳宫，既由掌握抵于中冲。

分寸歌

心包起自天池间，乳后一寸腋下三。腋下三寸乳后一寸。天泉曲腋下二寸，曲泽屈肘陷中央。郄门去腕方五寸，掌后去腕五寸。间使腕后三寸量。内关去腕只二寸，大陵掌后两筋间。劳宫屈中名指取，屈中指无名指两者之间取之。中指之末中冲良。

三焦手少阳之脉，起于小指次指之端，上出两指之间，循手表腕，出臂外两骨之间，上贯肘，循臑外上肩，而交出足少阳之后，入缺盆，布膻中，散络心

110

包，下膈，循属三焦；其支者，从膻中上出缺盆，上项，系耳后直上，出耳上角，以屈下颊至頔；其支者，从耳后入耳中，出走耳前，过客主人前，交频，至目锐眦。是动则病耳聋浑浑焞焞，嗌肿喉痹。是主气所生病者，汗出，目锐眦痛，颊肿、耳前肩臑肘臂外皆痛，小指次指不用。为此诸病，盛则泻之，虚则补之，热则疾之，寒则留之，陷下则灸之，不盛不虚，以经取之。盛者人迎大一倍于寸口，虚者人迎反小于寸口也。焞，音屯。臂骨尽处为腕，臑尽处为肘。膊下对腋处为臑，目下为頔也。手少阳起于小指次指之端关冲穴第四指也。上出历液门、中渚四指之间，循手表腕之阳池，出臂外两骨之间至天井穴，从天井上行，循臂臑之外历清冷渊、消铄，行手太阳之里，手阳明之外，上肩循臂臑，会肩髎、天髎。交出足少阳之后，过秉风、肩井，下入缺盆，复由足阳明之外，而会交于膻中之上焦，散布络绕于心包络，乃下膈入络膀胱，以约下焦，附右肾而生。其支行者，从膻中而上出缺盆之外，上项过大椎，循天牖上耳后，经翳风、瘛脉、颅囟。直上出耳上角，至角孙，过悬厘、颔厌，及过阳白、睛明，屈曲耳颊至頔会颧髎之分。其又支者，从耳后翳风穴，入耳中，过听宫，历耳门、禾髎，却出至目锐眦，合瞳子髎，循丝竹空而交于足少阳胆经也。少阳之上，相火主之，故是动则病耳聋，浑浑焞焞，嗌肿喉痹，相火之有余于上也。少阳乃一阳初生之气，故主气所生病者汗出，

111

阳加于阴则汗出也。目锐眦痛，颊肿，耳后、肩臑、肘臂、小指次指，皆经脉所循之部分而为病也。人迎一盛而躁，病在手少阳，故盛者人迎大一倍于寸口，虚者人迎反小于寸口也。

三焦诸穴歌

手少阳三焦之脉，二十三穴之间。关冲液门中渚，阳池外关通连。支沟会宗三阳络，四渎天井清冷渊，消铄臑会肩髎相联。天髎处天牖之下，翳风让瘈脉居先，颅囟定而角孙近耳，丝竹空而禾髎接焉。耳门已毕，经穴已全。

分寸歌

无名之外端关冲，液门小次指陷中。中渚液下去一寸，阳池腕上之陷中。外关腕后方二寸，腕后三寸支沟容。腕后三寸内会宗，空中有穴用心攻。腕后四寸三阳络，四渎肘前五寸着。天井肘外大骨后，骨罅中间一寸摸。肘后二寸清冷渊，消铄对腋臂外落。臑会肩前三寸量，肩髎臑上陷中央。天髎缺盆陷处上，天牖天容之外旁。天牖，颈大筋外缺盆上天容后天柱前完骨下发际上。翳风耳后尖角陷，耳后尖角陷中按之引耳中。瘈脉耳后青脉现。耳本后鸡足青络脉。颅囟亦在青络脉，角孙耳廓中间上。耳门耳前起肉中，耳前起肉当耳缺陷中。禾髎耳前动脉张。欲知丝竹空何在，眉后陷中仔细量。计二十三穴，左右共四十六穴。

112

胆足少阳之脉，起于目锐眦，上抵头角，下耳后循颈，行手少阳之前，至肩上，却交出手少阳之后，入缺盆。其支者，从耳后入耳中，出走耳前，至目锐眦后；其支者，别锐眦下大迎，合手少阳抵于顾下，加颊车下颈，合缺盆以下胸中贯膈，络肝属胆，循胁里出气街，绕毛际，横入髀厌中。其直者，从缺盆下腋，循胸，过季胁，下合髀厌中，以下循髀阳，出膝外廉，下外辅骨之前，直下抵绝骨之端，下出外踝之前，循足跗上，入小指次指之间；其支者，别跗上，入大指之间，循大指歧骨内出其端，还贯爪甲，出三毛。是动则病口苦，善太息，心胁痛，不能转侧，甚则面微有尘，体无膏泽，足外反热，是为阳厥。是主骨所生病者，头痛颔痛，目锐眦痛，缺盆中肿痛，胁下肿，马刀侠瘿，汗出振寒，疟，胸胁肋髀膝外至胫绝骨外踝前及诸节皆痛，小指次指不用。为此诸病，盛则泻之，虚则补之，热则疾之，寒则留之，陷下则灸之，不盛不虚，以经取之。盛者人迎大一倍于寸口，虚者人迎反小于寸口也。腋下为胁，胁又名胠。曲骨之外为毛际。毛际两旁动脉为气冲。捷骨之下为髀厌，即髀枢也。胁骨之下为季胁，属肝经穴，名章门。骱骨为辅骨。外踝以上为绝骨。足面为跗。足大指本节后为歧骨。大指爪甲后为三毛。足少阳胆经，起于目锐眦之瞳子髎，由听会过客主人，上抵头角，循颔厌，下悬颅、悬厘，由悬厘上循耳，上发际，至曲鬓、率谷，

113

由率谷外折下耳后，循天冲、浮白、窍阴、完骨，又自完骨外折，循本神，过曲差，下至阳白，会睛明，复从睛明上行，循临泣、目窗、正营、承灵、脑空、风池至颈，过天牖，行手少阳之脉前，下至肩上，循肩井，却左右交出手少阳之后，过大椎、大杼、秉风，当秉风前入缺盆之外。其支者，从耳后颞颥间过翳风之分，入耳中过听宫，复自听宫至目锐眦瞳子髎之分。其支者，别自目外瞳子髎而下大迎，合手少阳于颐，当颧髎之分，下临颊车，下颈，循本经之前，与前之入缺盆者相合，下胸中天池之外贯膈，即期门之所络肝，下至日月之分属于胆也。自属胆处，循胁内章门之里，至气冲绕毛际，遂横入髀厌中之环跳穴。其直行者，从缺盆下腋，循胸历渊液、辄筋、日月，过季胁，循京门、带脉、五枢、维道、居髎，入上髎、中髎、长强而下，与前之入髀厌者相合，乃下循髀外，行太阳阳明之间，历中渎、阳关，出膝外廉，抵阳陵泉。又自阳陵泉下于辅骨前，历阳交、外邱、光明，直下抵绝骨之端，循阳辅、悬钟而下，出外踝之前，至丘墟，循足面之临泣、五会、侠溪，乃上入小指次指之间，至窍阴而终。其支别者，自足跗面临泣，别行入大指，循歧骨内出大指端，还贯入爪甲出三毛，以交于足厥阴肝经也。是动则病口苦，善太息，心胁痛，不能转侧，少阳之气不升也。少阳主初阳之生气，故胆气升，十一脏腑之气皆升。经云：精明五色者，气之华也。《平脉篇》云：阳气长则其色鲜，其颜光，其声商，毛发长。少阳之动气为病，则厥逆而不升，故甚

114

则面有微尘，体无膏泽。少阳相火主气，足下反热者，火逆于下也。是为阳气厥逆之所致也。少阳属肾，故主骨所生病者，为头痛，颔痛，目锐眦痛，缺盆、腋下、胸胁、髀膝、胫踝皆痛，乃足少阳经脉所循之部分而为病也。血脉留滞则为马刀侠瘿，阳加于阴则为汗出，阳逆于下则为振寒。少阳主骨，故诸节皆痛也。眉批：阳气者，熏肤，充身，泽毛，若雾露之溉。

胆经诸穴歌

足少阳兮四十三，瞳子髎近听会间。客主人在颔厌集，悬颅悬厘曲鬓前。率谷天冲见浮白，窍阴完骨本神连。阳白临泣目窗近，正营承灵脑空焉。风池肩井兮渊液，辄筋日月京门联。带脉五枢而下，维道居髎相沿。环跳风市抵中渎，阳关之下阳陵泉。阳交外邱光明穴，阳辅悬钟穴可瞻。丘墟临泣地五会，侠溪窍阴胆经全。

分寸歌

足少阳兮四十三，头上廿穴分三折。起自瞳子至风池，积数陈之次序说。瞳子髎近眦五分，耳前陷中听会穴。客主人名上关同，耳前起骨开口空。颔厌悬颅之二穴，脑空上廉曲角下。脑空即颞颥。颔厌悬颅，二穴在曲颊之下脑空之上。悬厘之穴异于兹，脑空下廉曲角上。曲鬓耳上发际隅，耳上发际曲隅陷中。率谷耳上寸半安。天冲耳后入发二，耳后入发际二寸。浮白入发一寸间。窍阴即是枕骨穴，完骨之上有空连。在完骨上枕骨下动摇有空。完骨耳后

115

入发际，量得四分须用记。本神神庭旁二寸，入发一寸耳上系。阳白眉上方一寸，发上五分临泣是。目上直入发际五分陷中。发上一寸当阳穴，发上寸半目窗至。正营发上二寸半，承灵发上四寸谛。脑空发上五寸半，风池耳后发陷寄。在耳后颞颥后脑空下发际陷中，至此计二十穴分作三折，向外而行，始自瞳子髎，至完骨是一折；又自完骨外折上至阳白会睛明是一折；又自睛明上行循临泣风池是一折。缘其穴曲折多，难以分别，故此作至二十次第言之。歌曰：一瞳子髎二听会，三主人兮颔厌。四五悬颅兮六悬厘，第七数兮曲鬓随。八率谷兮九天冲，十浮白兮之穴从。十一窍阴来相继，十二完骨一折终。又自十三本神始，十四阳白二折随。十五临泣目下穴，十六目窗之穴宜。十七正营十八灵，十九脑户廿风池。依次细心量取之，胆经头上穴吾知。肩井肩上陷中求，大骨之前一寸半。肩上陷中，缺盆上，大骨前一寸半，以三指按取，当中指陷中。渊液腋下方三寸，辄筋期下五分判。期门却是肝经穴，相去巨阙四寸半。日月期门下五分，京骨监骨下腰绊。监骨下腰下季胁本挟脊肾之募。带脉章门下寸八，五枢章下寸八贯。五枢去带脉三寸季胁下四寸八分。维道章下五寸三，居髎章下八寸三。章门缘是肝经穴，下脘之旁九寸含。环跳髀枢宛宛中，髀枢中侧，卧屈上足，伸下足，以右手摸穴，左摇撼取之。屈上伸下取穴同。风市垂手中指尽，膝上五寸中渎逢。阳关阳陵上三寸，阳陵膝下一寸从。阳交外踝上七寸，外邱踝上六寸容。踝上五寸光明穴，踝上四寸阳辅通。踝上三寸悬钟在，丘墟踝前之陷中。此去侠溪四寸五，却是胆经原穴功。

116

临泣侠溪后寸半，五会去溪一寸穷。侠溪在指歧骨内，窍阴四五二指中。计四十三穴，左右共八十六穴。

肝足厥阴之脉，起于大指丛毛之际，上循足跗上廉，去内踝一寸，上踝八寸，交出太阴之后，上腘内廉，循阴股入毛中，过阴器，抵小腹，挟胃属肝络胆，上贯膈，布胁肋，循喉咙之后，上入颃颡，连目系，上出额，与督脉会于巅；其支者，从目系下颊里，环唇内；其支者，复从肝别贯膈，上注肺。是动则为腰痛不可以俯仰，丈夫㿉疝，妇人少腹肿，甚则嗌干，面尘脱色。是主肝所生病者，胸满、呕逆、飧泄、狐疝、遗溺、闭癃。为此诸病，盛则泻之，虚则补之，热则疾之，寒则留之，陷下则灸之，不盛不虚，以经取之。盛者寸口大一倍于人迎，虚者反小于人迎也。三毛后横纹为丛毛，髀内为股，脐下为小腹，目内深处为系。颃颡，腭上窍也。足厥阴起于足大指丛毛之大敦。循足跗上廉，历行间、太冲，抵内踝前一寸之中封，自中封上踝，过三阴交，历蠡沟、中都，复上一寸，交出太阴之后，上腘内廉，至膝关、曲泉，循股内之阴包、五里、阴廉，遂当冲门、府舍之分，入阴毛中，左右相交，环绕阴器，抵小腹而上会曲骨、中极、关元，复循章门至期门之所，挟胃属肝，下日月之分络于胆也。又自期门上贯膈，行食窦之外，大包之里，散布胁肋，上云门、渊液之间，人迎之外，循喉咙之后，上出颃颡，行大迎、地仓、四白、阳白之外，连目系上出额行临泣之里，与督脉相会于巅顶之百会。其支行者，从目系下行任脉之外，本经之里，下颊里交环于唇口之内。其又支者，从期门属肝处，别贯膈行食窦之外，本经之里，上注肺，下行至中焦，挟中脘之分，以交于手太阴肺经也。是在厥阴之动气，则病腰痛不可以俯仰，甚则嗌干，面尘脱色。盖厥阴从少阳中气之化，厥阴之化气病也。丈夫㿉疝，妇人少腹肿，厥阴之本气病也。是主肝所生之病者，胸满，呕逆。盖食气入胃，散精于肝，行气于经，肝所生病，则肝气厥逆，不能行散谷精，故胸满呕逆也。肝主疏泄，肝气虚则飧泄、遗溺，实则闭癃、狐疝，随经脉昼夜出入之疝也。为此是动所生诸病，盛则泻之，虚则补之，热则疾之，寒则留之，陷下则灸之，不盛不虚以经取之。盛者寸口大一倍于人迎，虚者反小于人迎也。以上论荣气生于中焦，从肺脉循行于十二经脉之中，外内上下相交也。始于手太阴肺，终于足厥阴肝。周而复始，环转之无端也。

肝经诸穴歌

足厥阴，一十三穴终，起大敦于行间，循太冲于中封。蠡沟中都之会，膝关曲泉之宫。袭阴包于五里，阴廉乃发，寻羊矢于章门，期门可攻。

分寸歌

足大指端名大敦，内侧为隐白，外侧为大敦。行间大趾缝中存。太冲本节后二寸，跟前一寸号中封，足内踝骨一寸筋里宛

118

宛中。蠡沟踝上五寸是，内踝骨前上五寸。中都踝后七寸中，内踝上七寸胻骨中。膝关犊鼻下二寸，曲泉曲膝尽横纹。阴包膝上方四寸，股内廉两筋间蜷足取之，看膝内侧必有槽中。气冲三寸下五里。气冲上三寸阴股中动脉应手。阴廉冲下有二寸，羊矢冲下一寸许。气冲却是胃经穴，鼠鼷之上一寸主。鼠鼷横骨端尽处，相去中行四寸止。章门下脘旁九寸，肘尖尽处侧卧取。期门又在巨阙旁，四寸五分无差矣。

附：督脉歌

经脉之循于身以前身以后者，凭任督二脉以分上下左右。督脉在背之中行，二十七穴始长强。舞腰俞兮歌阳关，入命门兮悬枢当。脊中束筋造至阳，灵台神道身柱详。陶道大椎至哑门，风府脑户强间分。后项百会兮前项，囟会上星兮神庭。素髎至水沟于鼻下，兑端交龈交于内唇。

分寸歌

督脉龈交唇内乡，兑端正在唇端央。水沟鼻下沟中索，素髎宜向鼻端详。头形北高面南下，先以前后发际量。分为一尺有二寸，发上五分神庭当。发上一寸上星位，发上二寸囟会良。前项发上三寸半，百会发上五寸央。在顶中央，旋毛中两耳尖上，可容爪甲性理北溪。陈氏曰：略近些北犹天之极星居北，夫言一尺有二而其数，只一尺一寸者何也？盖前后发际无穴，而必以前后发际量起，则有一寸在也。会后寸半

119

即后顶，会后三寸强间明。会后脑户四寸半，后发入寸风府行。项后发际入一寸，大筋内宛宛中。疾言其肉立起，言休立止。即百会后五寸半也。发上五分哑门在，后发际上五分，项中央宛宛中，仰头取之人系舌本。神庭至此十穴真。自此项骨下脊骶，分为二十有四椎。大椎上有项骨在，约有三椎莫算之。尾有长强亦不算，中间廿一可排推。大椎大骨为第一，二椎节后陶道知。第三椎间身柱在，第五神道不须疑。第六灵台至阳七，第九身内筋缩思。十一脊中之穴在，十二悬枢之穴奇。十四命门肾俞并，十六阳关自可知。二十一椎即腰俞，脊尾骨端长强随。共二十七穴。

附：任脉歌

任脉二十四，穴行腹与胸。会阴始兮曲骨从，中极关元石门通。气海阴交会，神关水分逢。下脘建里兮中脘上脘，巨阙鸠尾兮中庭膻中。玉堂上紫宫华盖，璇玑上天突之宫，饮彼廉泉，承浆味融。

分寸歌

任脉会阴两阴间，曲骨毛际陷中安。中极脐下四寸取，关元脐下三寸连。脐下二寸石门穴，脐下寸半气海全。脐下一寸阴交穴，脐之中央号神阙。脐上一寸为水分，脐上二寸下脘列。脐上三寸名建里，中脘脐上四寸许。脐上五寸上脘在，巨阙脐上六寸五。鸠尾蔽骨下五分，中庭膻中寸六取。膻中却在两乳间，膻上寸六玉堂主。膻上紫宫三寸二，膻上华盖四八举。四寸八分。膻上璇玑五寸八，玑上一寸天突起。天突喉下约四寸，廉泉颌下骨尖已。承浆颐前唇棱下，任脉中央行腹里。行腹中央共二十七穴。

手太阴气绝，则皮毛焦，太阴者，行气温于皮毛者也。故气不荣则皮毛焦，皮毛焦则津液去皮节。津液去皮节者，则爪枯毛折；毛折者则毛先死，丙笃丁死，火胜金也。此论三阴三阳之气终也。皮脉肉筋骨，脏腑之外应也。脏腑者，雌雄之内合也。阴阳六气，本于脏腑之五行所生，气先死于外，而后脏腑绝于内也。手太阴之气，主于皮毛。是以太阴气绝则皮毛焦，手太阴主气，气主熏肤泽毛。故太阴者，行气温于皮毛者也。是以气不荣则皮毛焦。津液者，随三焦出气，以温肌肉，淖泽于骨节，润泽于皮肤，气不荣则津液去皮节矣。津液去皮节，则爪枯毛折矣。毛先死者，手太阴之气，先绝于外也。丙笃丁死，肺脏之气死于内也。尚御公曰：按《上古天元册文》：丹黅苍素元之天气，经于五方分野，合化地之五行，而地之五行，上呈天之六气。《五运行论》曰：神在天为风，风生木，木生酸，酸生肝，肝生筋，筋生心，是人之立形定气，本于五行所生。故曰：其生五，其数三，谓生于五行，而终于三阴三阳之数。是以所生病者，脏腑五行之病生于内也。是动者，六气之运动于外而为病也。然是动所生之病，皆终于三阴三阳之气者，脏腑五行之气，本于天之所化，故天气先绝，而后脏腑之气终也。眉批：肺合大肠，大肠者，皮其应。手足之经气本于三阴三阳，五脏之气属金木水火土。故曰：火胜金。朱济

121

公曰：夫人生于地，悬命于天，天地合气，命之曰人。本经论人秉天地之气所生，配合天地阴阳五运六气，能明乎造化死生之道，一点灵明，与太虚同体，万劫常存，本未尝有生，未尝有死也。张玉师曰：形谓之器，故曰无形无患。盖既成形器，未有不损坏者也。然此一灵真性，虽千磨百炼，愈究愈精。故佛老以真空见性，《灵》、《素》二经，谓空中有真。

手少阴气绝，则脉不通，脉不通则血不流，血不流则毛色不泽，故其面黑如漆柴者，血先死，壬笃癸死，水胜火也。心主血脉，故手少阴气绝，则脉不通，脉随气行者也。脉不通则血不流，血随脉气流行者也。夫心之合脉也，其荣色也。毛者，血气之所生也。故血脉不流，则毛色不泽，面如漆柴。少阴气绝，则血先死，壬笃癸死，心脏之火气灭也。

足太阴气绝者，则脉不荣肌肉。唇舌者，肌肉之本也。脉不荣，则肌肉软；肌肉软，则肉萎人中满；人中满，则唇反。唇反者，肉先死。甲笃乙死，木胜土也。足太阴之气生于脾，脾脏荣而外主肌肉。是以太阴气绝，则脉不荣于肌肉矣。脾开窍于口，主为卫使之迎粮，故唇舌为肌肉之本，脉不荣则肉萎唇反，太阴之生气绝于外也。甲笃乙死，脾脏之气死于内也。

足少阴气绝，则骨枯。少阴者，冬脉也。伏行而濡骨髓者也，故骨不濡，则肉不能着也，骨肉不相亲，则肉软却，肉软却，故齿长而垢，发无泽，发无泽者骨先死，戊笃己死，土胜水也。足少阴之气主骨，故气绝则骨枯。冬脉者，谓五脏之脉气，合四时而外濡于皮肉筋骨者也。夫溪谷属骨，肉本于骨也，故骨不濡，则肉不能着于骨，而骨肉不相亲矣。骨肉不相亲，则骨气外脱而齿长矣。夫肾主藏精而化血。发者，血之余也。发无泽者，肾脏之精气绝而骨先死矣。

足厥阴气绝则筋绝，厥阴者肝脉也，肝者筋之合也，筋者聚于阴气，而脉络于舌本也，故脉弗荣则筋急，筋急则引舌与卵，故唇青舌卷卵缩则筋先死，庚笃辛死，金胜木也。足厥阴之气主筋，故气绝则筋绝矣。厥阴者肝脉，肝者筋之合，谓厥阴之气合于肝脉，肝脏之气合于筋也。聚于阴气者，筋气之会于宗筋也。筋聚于阴器而络于舌本，故脉不荣于筋，则筋急而舌卷卵缩矣。厥阴气绝，则筋先死。庚笃辛死，金胜木而肝脏之木气绝也。

五阴气俱绝，则目系转，转则目运，目运者为志先死，志先死则一日半死矣。此总结五脏五行之气，本于先天之水火也。心系上系于目系，目系转者，心气将绝也。火之精为神，水之精为志。神生于精，火生于水，故志死而神先绝。所谓生则俱生，急则俱死也。天一生水，地二生火。一日半者，一二日之间，阴阳水火之气，终于天地始生之数也。

六阳气绝，则阴与阳相离，离则腠理发泄，绝汗乃出，故旦占夕死，夕占旦死。此言六腑三阳之气终

123

也。《阴阳离合论》曰：未出地者，命曰阴中之阴，已出地者，名曰阴中之阳。盖三阳之气，根于阴而出于阳，是以六阳将绝，则阴与阳相离矣。离则阳气外脱，腠理发泄，绝汗乃出，而阳气终也。三阳者，应天之气，是以旦占夕死，夕占旦死，不能终天运之一周。尚御公曰：此章与本经《终始篇》、《素问·诊要经终篇》大义相同。

　经脉十二者，伏行分肉之间，深而不见；其常见者，足太阴过于外踝之上，无所隐故也。诸脉之浮而常见者，皆络脉也。六经络，手阳明少阳之大络，起于五指间，上合肘中。饮酒者，卫气先行皮肤，先充络脉，络脉先盛，故卫气已平，荣气乃满，而经络大盛。脉之卒然盛者，皆邪气居之，留于本末；不动则热，不坚则陷且空，不与众同，是以知其何脉之动也。雷公曰：何以知经脉之与络脉异也？黄帝曰：经脉者常不可见也，其虚实也以气口知之，脉之见者皆络脉也。此申明十二经脉之血气，与脉外皮肤之气血，皆生于胃腑水谷之精，而各走其道。经脉十二者，六脏六腑，手足三阴三阳之脉，乃荣血之荣行，伏行于分肉之内，深而不见者也。诸脉之浮而常见者，皆络脉也。支而横者为络，络之别者为孙。盖胃腑所生之血气，精专者独行于经隧，荣行于十二经脉之中，其出于孙络皮肤者，别走于经别。经别者，脏腑之大络也，盖从大络而出于络脉皮肤。下行者，从足太阴之络，而出于足跗

124

之街，故其常见者，足太阴过于外踝之上，无所隐故也。上行者，从手阳明少阳之络，注于尺肤以上鱼，而散于五指，故曰手阳明少阳之大络，起于五指间，上合肘中，谓行于皮肤之气血，从手阳明少阳之大络，散于五指间，复从五指之井，溜于脉中，而与脉中之血气，上合于肘中也。夫阴阳六气，主于肤表。经云：太阴为之行气于三阴。阳明者，表也，亦为之行气于三阳。盖手太阴主气而外主皮毛，手阳明为太阴之合，故亦为之行气于肤表也。手少阳主气，为厥阴包络之腑。心主包络，主行血于脉中，少阳主行血于脉外，是以手阳明少阳之大络，主行胃腑所出之血气，而注于络脉皮肤之间。《玉版篇》曰：胃者，水谷血气之海也。海之所行云气者，天下也。胃之所出血气者，经隧也。经隧者，五脏六腑之大络也。《缪刺篇》曰：邪客于皮毛，入舍于孙络，留而不去，闭塞不通，不得入于经，流溢于大络而生奇病也。是血气之行于脉外者，外内出入，各有其道，故复引饮酒者以证明之。夫酒者，水谷之悍液；卫者，水谷之悍气。故饮酒者，液随卫气而先行皮肤，是以面先赤而小便独先下，盖先通调四布于外也。津液随卫气先行皮肤，先充络脉，络脉先盛，卫气已平，荣气乃满，而经脉大盛。此血气之从皮肤而络，络而脉，脉而经，盖从外而内也。如十二经脉之卒然盛者，皆邪气居于脉中也。本末者，谓十二经脉之有本标也。如留于脉而不动则热，不留于脉则脉不坚而外陷于肤空矣。此十二经脉之流行出入，不与络脉大络之众同也。是以知何脉之动也，以气口知

125

之。气口者，手太阴之两脉口也。此言荣血之行于十二经脉中者，乃伏行之经脉，以手太阴之气口知之。血气之行于皮肤，而见于络脉者，候见于人迎气口也。此节凡四转，盖以申明十二经脉之血气，与皮肤之气血，各有出入之道路。眉批：此节启发十五大络之总论。饮入于胃，由脾气散精于皮毛，故足太阴之浮脉见于外也。过于外踝者，别走阳明而出，如足少阴之下出于气街，别走太阳而出。津液随三焦出气，外注于溪谷，化赤为血，故主于手少阳。津液随三焦出气，以温肌肉、充皮肤，故独提手阳明、少阳之络。盖胃腑所出之气，虽从脏腑之大络而出于络脉皮肤。然由足太阴、手阳明、少阳之转输，故独提此三经之脉络也。假邪以分别经脉与络脉各别气口，概寸关尺之三部人迎、气口两寸口也。再按：十二经脉之始于手太阴肺，终于足厥阴肝，周而复始者，乃营血之行于脉中也。十二经脉之皆出于井，溜于荥，行于经，入于合者，乃皮肤之气血，溜于脉中，而与经脉之血气，合于肘膝之间。本篇之所谓六经脉，手阳明少阳之大络，起于五指间上合肘中者是也。本经《痈疽篇》曰：余闻肠胃受谷，上焦出气，以温分肉而养骨节，通腠理。中焦出气如露，上注溪谷，而渗孙脉，津液和调，变化而赤为血。血和则孙脉先满溢，乃注于络脉皆盈，乃注于经脉，阴阳已张，因息乃行，行有经纪，周有道理，与天合同，不得休止。此水谷所生之津液，随三焦出气，以温肌肉，渗于孙络，化赤为血，而溢于经脉。本篇之所谓饮酒者，卫气先行皮肤，先充络脉，络脉先盛，卫气已平，营血乃满，而经脉大盛是也。是脉外之气血，一从经隧而出于孙络皮肤，一随三焦出气以温肌肉，变化而赤，是所出之道路有两歧也。其入于经也。一从指井而溜于经荥，一从皮肤而入于络脉，是所入之道路有两歧也。其经脉之血气，行于脉外，从本标而出于气街。本篇之所谓留于本末，不动则热，不坚则陷且空，不与众同是也。此血气出入之道路，合于天地阴阳、五运六气，乃本经之大关目，故不厌烦赘而详言之，学者亦不可不用心参究者也。夫血气之从经隧而出于孙络皮肤者，海之所以行云气于天下也。随三焦出气以温肌肉者，应司天在泉，水随气而运行于肤表也。肤表之气血入于脉中，应天运于地之外，而复通贯于地中，经脉之血气行于皮肤之外，犹地之百川流注于泉下，而复运行于天表也。此天地上下升降、外内出入之相通也。人合天地阴阳之道，运行不息，可以与天地相参，如升降息则气立孤危，出入废则神机化灭矣。眉批：《示从容论》曰：怯然少气者，是水道不行，形气消索也。

雷公曰：细子无以明其然也。黄帝曰：诸络脉皆不能经大节之间，必行绝道而出入，复合于皮中，其会皆见于外。故诸刺络脉者，必刺其结上，甚血者虽无结，急取之以泻其邪而出其血，留之发为痹也。凡诊络脉，脉色青则寒且痛，赤则有热。胃中寒，手鱼之络多青矣；胃中有热，鱼际络赤；其暴黑者，留久痹也；其有赤、有黑、有青者，寒热气也；其青短者，少气也。凡刺寒热者，皆多血络，必间日而一取之，血尽乃止，乃调其虚实；其青而短者少气，甚者泻之则闷，闷甚则仆不得言，闷则急坐之也。此复申明上文之义，盖假病刺以证血气之生始出入。下经曰：先度其骨节大小广狭而脉度定矣。盖十二经脉，皆循于骨节间而为长短之度，其络脉皆不能经大节之间，必行绝道而出入。绝道者，别道也。盖胃腑所出之血气，行于经别者，从经别而出于络脉，复合于皮中，其血气色脉之会合，皆见于外，故刺诸络脉者，必刺其结上。甚血者，虽无结，急取之以泻其邪而出其血，留之发为痹也。经云：病在阴者名为痹。盖皮肤络脉之邪，留而不泻，则入于分肉筋骨之间而为痹，与邪居经脉之中，留于本末，不动则热之不同也。诊，视也。凡诊络脉，脉色青则寒，赤则有热。盖浮络之血气，皆见于皮之部也。胃中寒，手鱼之络多青，胃中热，鱼际络赤。盖皮络之气血，本于胃腑所生，从手阳明少阳，注于尺肤而上鱼也。气者，三阴三阳之气，胃腑之所生也。少气甚者，泻之则闷，气益虚而不能行于外也。闷甚则仆不能言者，谓阴阳六气，生于胃腑水谷之精，而本于先天之水火也。少阴之气厥于下，则仆而不得言，故闷则急坐之，以启少阴之气，即如上文之缓带被发，大杖重履而步之一法也。高士宗曰：上节以十二经脉，分别卫气血气之行于皮肤络脉，此节单论皮肤络脉，以复申明上文之义。黄载华曰：冲脉任脉，皆起于胞中，上循背里为经络之海，其浮而外者，循腹右上行，会于咽喉，别而络唇口，血气盛则充肤热肉，血独盛则澹渗皮肤，生毫毛，是脉外

128

之气血，又从冲脉而散于皮毛，故曰复合于皮中，其会皆见于外。谓经别所出之血气，与冲脉所出之血气，会合于皮中，当知皮肤血气所出之道有三径也。<small>眉批：一出于大络，一出于气街，一出于冲脉。</small>

手太阴之别，名曰列缺，起于腕上分间，并太阴之经直入掌中，散入于鱼际。其病实则手锐掌热，虚则欠㰦，小便遗数，取之去腕半寸，别走阳明也。<small>㰦、咳同。数，叶朔。</small>经别者，五脏六腑之大络也。别者，谓十二经脉之外，别有经络阳络之走于阴，阴络之走于阳，与经脉缪处而各走其道，即《缪刺篇》之所谓大络者左注右，右注左，与经相干而布于四末，不入于经俞与经脉缪处者是也。《玉版论》之所谓胃者，水谷血气之海也。海之所行云气者，天下也。胃之所出血气者，经隧也。经隧者，五脏六腑之大络也。盖胃腑所生之血气，其精专者独行于经隧，从手太阴肺脉，而终于足厥阴肝经，此营血之循行于十二经脉之中，一脉流通，环转不息者也。其血气之四布于皮肤者，从脏腑之别络而出，虽与经相干，与经并行，而各走其道，出于孙络，散于皮肤，故手太阴之经别曰列缺，手少阴之经别曰通里，足太阳曰飞扬，足少阳曰光明，与手足之井荥输经合穴不相干也。曰太阴少阴，曰太阳少阳，与脏腑之经脉各缪处也。此胃腑之血气，四布于肤表之阳分者，从大络而出于孙络皮肤，从络脉而阴走于阳，阳走于阴，如江河之外别有江河，江可通于河，河可通于江，与经脉之营血，一以贯通者不相同也。故手太阴之别名曰列缺，

129

起于腕上分间。分间者，谓手太阴之经脉，与经别之于此间而相分也。并太阴之经者，并太阴之经脉而行也。散入于鱼际，谓入鱼际而散于皮肤，即上文之所谓诸络脉必行绝道而出入，复合于皮中，其会见于外也。实则手锐掌热，气盛于外也，虚则欠㰦，小便遗数，气虚于内也。盖肤表之血气，由脏腑经隧之所生也。当取之去腕半寸，即列缺穴间。别走阳明者，阴络之从此而别走于阳也。尚御公曰：此篇病证与《缪刺篇》之不同。《缪刺篇》论邪客于皮肤孙络，溜于大络而生奇病，病从外而内也。此篇论本气之虚实，病从内而外也。故曰：诸络脉必行绝道而出入。朱济公曰：如手太阴之列缺，手阳明之偏历。虽非井荥输经，然亦系经脉之穴，盖经别之各走其道，布于四末，与经相干于列缺、通里诸经之间，复别而上行，并经而入掌，散于络脉而合于皮中者也。张玉师曰：《皮部论》云：欲知皮部以经脉为纪，阳明之阳名曰害蜚，视其上下有浮络者，皆阳明之络也。少阳之阳名曰枢持，少阴之阴名曰枢儒。凡十二经络脉者，皮之部也。是皮部之络脉虽以经脉为纪，并循于十二经脉之部，然从大络而出，别走其道，与经脉缪处，故有害蜚、枢持之别名。同学之士，当于《灵》、《素》二经，细心合参，其义始得。

手少阴之别，名曰通里，去腕一寸半，别而上行，循经入于心中，系舌本，属目系。其实则支膈，虚则不能言，取之掌后一寸，别走太阳也。手少阴之别络，与经相干，名曰通里之间。去腕一寸半，别经而

130

上行，循经入于心中，系舌本，属目系。其气实，膈间若有所支而不畅，虚则不能言。盖心主言，而经别络舌本也。掌后一寸，乃别走于太阳之络脉处，故取阴阳分行之处而刺之。按心脉上侠咽，系目系。经别系舌本，属目系，盖经别并经而行也。

手心主之别，名曰内关，去腕二寸，出于两筋之间，循经以上系于心包络、心系。实则心痛，虚则为头强，取之两筋间也。手心主之别络，与经相干于内关之间，去腕二寸，别经脉而出于两筋之内，循经并行，上系于心包络、心系。实则心痛，心系与包络之相通也。虚则为头强，盖包络主行血脉，脉气虚，故头强也。按十二经别，皆阳走阴而阴走阳，此不曰别走少阳，或简脱也。

手太阳之别，名曰支正，上腕五寸，内注少阴；其别者，上走肘，络肩髃，实则节弛肘废；虚则生疣，小者如指痂疥，取之所别也。髃，音偶。疣，音尤。上腕五寸，乃手太阳经之支正。太阳之经别布于四末，与经相干，名曰支正之间，内注于手少阴之别络。其别行者，上走肘，络肩髃。手太阳小肠主液，实则津液留滞，不能淖泽于骨，是以节弛肘废。《三因》曰：气虚不行则生疣。小者如指上之痂疥，即皵瘯之类。气郁之所生也。

手阳明之别，名曰偏历，去腕三寸，别入太阴；其别者，上循臂，乘肩髃，上曲颊偏历；其别者，入

131

耳合于宗脉。实则龋聋，虚则齿寒痹隔，取之所别也。去腕三寸，乃手阳明经之偏历。手阳明之别络，布于四末，与经相干于偏历之间，而别入于太阴之经别。其别行者，上循臂，乘肩髃，上曲颊，遍络于齿。又其别者，入耳中，合于宗脉。实则气滞，而为齿痛耳聋；虚则齿寒痹隔。盖手阳明主行血气于皮肤，以温肌肉，虚则不行于外，故为齿寒而痹闭阻隔也。尚御公曰：取之别者，为遍齿入耳之别络，非偏历也。十二络皆同。

眉批：宗脉乘于耳。

手少阳之别，名曰外关，去腕二寸，外绕臂，注胸中。合心主病，实则肘挛，虚则不收，取之所别也。去腕二寸，乃手少阳经之外关。少阳之别络，布于四末，与经相干于外关之间，外行绕臂，注胸中，合心主之大络病，实则肘挛，虚则不收，少阳厥阴之主筋也。

足太阳之别，名曰飞扬，去踝七寸，别走少阴。实则鼽窒头背痛，虚则鼽衄，取之所别也。踝上七寸，乃足太阳经之飞扬穴。足太阳之别络，与经相干于飞扬之间。不入于经俞，别走于足少阴之络。实则鼽窒背痛，虚则鼽衄，盖别络并经而循于头背也。

足少阳之别，名曰光明，去踝五寸，别走厥阴，下络足跗。实则厥，虚则痿躄，坐不能起，取之所别也。踝上五寸，乃足少阳经之光明。少阳之大络，与经相会于光明之间，别走于厥阴之别络，下络足跗，少阳主初阳之气，实则胆气不升而逆于下则为厥，气虚则为

132

痿躄，坐不能起。

足阳明之别，名曰丰隆，去踝八寸，别走太阴；其别者，循胫骨外廉，上络头项，合诸经之气，下络喉嗌。其病气逆则喉痹卒喑，实则狂颠，虚则足不收、胫枯，取之所别也。去足踝八寸，乃足阳明经之丰隆。阳明之别络，与经相会于丰隆之间，而别走于足太阴之别络。其别行者，并经脉而循于胫骨外廉，上络头项十五大络之气血，皆本于胃腑水谷之所生，是以足阳明之络，与诸经之气相合。其病气逆则喉痹卒喑，经别之络于喉嗌也。实则气厥于下而为颠狂，血气虚则足不收、胫枯，取之所别也。

足太阴之别，名曰公孙，去本节之后一寸，别走阳明；其别者，入络肠胃。厥气上逆则霍乱，实则肠中切痛，虚则鼓胀，取之所别也。去足大指本节之后一寸，乃足太阴之公孙穴。太阴之别络，分布于足，与经相干于公孙之间，而别走于阳明之络。其别行者，入络肠胃，厥气上逆，则为霍乱。气有余而实，则为肠中切痛；不足而虚，则为鼓胀，当取之所别也。

足少阴之别，名曰大钟，当踝后绕跟，别走太阳；其别者，并经上走于心包下，外贯腰脊。其病气逆则烦闷，实则闭癃，虚则腰痛，取之所别也。当踝后绕跟处，乃足少阴经之大钟，少阴之别络，与经相会于大钟之间，而别走于太阳。其别行者，并经而行，上走于心包络之下，外贯腰脊，其病气逆则烦闷。水气上

133

乘于心故烦闷。实则闭癃，别走太阳，而膀胱之气不化也。虚则腰痛，腰者肾之府也。按手少阳三焦，手厥阴包络之气，皆本于肾脏之所生，故并经上走于心包下。盖包络之气，生于肾脏。注于络中，并经而上也。

足厥阴之别，名曰蠡沟，去内踝五寸，别走少阳；其别者，经胫上睾，结于茎。其病气逆则睾肿卒疝，实则挺长，虚则暴痒，取之所别也。去内踝五寸，乃是厥阴经之蠡沟。厥阴之别络，分布于足。与经相干于蠡沟之间，而别走于少阳之络。胫，足跗。睾，睾丸，即阴子也。茎，阴茎，乃前之宗筋；挺，即阴茎也。取之所别者，取别走少阳之络，所谓阳取阴而阴取阳，左取右而右取左也。

任脉之别，名曰尾翳，下鸠尾，散于腹。实则腹皮痛，虚则痒瘙，取之所别也。按：任脉起于中极之下，以上毛际，循腹里，上关元，至咽喉，上颐循面入目。所谓尾翳者，即鸠尾之上。盖任脉之别络，出于下极，并经而上，复下于鸠尾，以散于腹络。气实则腹皮急，虚则痒瘙，当取之所别络也。

督脉之别，名曰长强，挟脊上项，散头上下，当肩胛左右，别走太阳，入贯膂。实则脊强，虚则头重，高摇之，挟脊之有过者，取之所别也。按：督脉起于少腹以下骨中央，女子入系庭孔。其孔，溺孔之端也。其络循阴器合篡间，绕篡后，别绕臀，至少阴，与巨阳中络者合，少阴上股内后廉，贯脊属肾，与太阳起

134

于目内眦，上额交巅，上入络脑，还出别下项，循肩髆内，挟脊，抵腰中，上循膂络肾。其男子循茎下至篡，与女子等。其少腹直上者，贯脐中央，上贯心入喉，上颐环唇，上系两目之下中央。盖督脉总督一身之阳，应天道之绕地环转，是以下行而上者，循茎至篡，从少腹贯脐中央，入喉上颐，环唇系目；其上行而下者，起于目内眦，上额交巅，下项侠脊，抵腰中，而环转于周身之前后也。其督脉之别络，出于长强之分，侠脊上行散于头上，是督脉之行于脊膂者，从头项而下行，别络之从下而上行于头项也。虚实者，本气之实虚。有过者，有过之脉，邪气之所客也。尚御公曰：以有过之脉，总结于督脉之后。盖申明虚实者，乃本气之实虚，非邪实也。朱永年曰：按任督之大络，与经脉交相逆顺而行，当知十二别络，虽循经并行，亦往来逆顺者也。

脾之大络，名曰大包，出渊液下三寸，布胸胁。实则身尽痛，虚则百节尽皆纵，此脉若罗络之血者，皆取之脾之大络脉也。大包乃脾经之穴名，在足少阳胆经渊液之下三寸。脾之大络，循脾经之大包，而四布于胸胁。实则身尽痛，虚则百节尽皆纵。罗络之血者，谓大络之血气，散于周身之孙络皮肤，若罗纹之纵横而络于身也。夫脾之有大络者，脾主为胃行其津液，灌溉于五脏四旁，从大络而布于周身，是以病则一身尽痛，百节皆纵，而血络之若罗纹，以络于周身。足太阴之大络者，止并经而行，散血气于本经之部分，是以足太阴脾脏之有二络也。如曰脾足太阴之脉，兼是动、所生而言

135

也。曰足太阴之大络，曰脾之大络，分脾脏经气而言也。

　　凡此十五络者，实则必见，虚则必下。视之不见，求之上下，人经不同，络脉异所别也。凡此十五大络之血气，充实则外溢于孙络皮肤，故实则必见。虚则下陷于内之大络，故视之不见也。求之上下者，谓络脉之相交于上下阴阳之间，病在上者求之下，病在下者求之上，病在阴者取之阳，病在阳者取之阴也。夫十五大络，虽与经相干而布于四末，其气无常处，不入于经俞，与经脉缪处，故与人之经脉不同，而络脉异所别也。尚御公曰：经脉有经脉之络脉，经别有经别之络脉，故曰络脉异所也。

经别第十一

　　黄帝问于岐伯曰：余闻人之合于天道也，内有五脏，以应五音、五色、五时、五味、五位也；外有六腑，以应六律，六律建阴阳诸经而合之十二月、十二辰、十二节、十二经水、十二时、十二经脉者，此五脏六腑之所以应天道。夫十二经脉者，人之所以生，病之所以成，人之所以治。病之所以起，学之所始，工之所止也，粗之所易，上之所难也。请问其离合出入奈何？岐伯稽首再拜曰：明乎哉问也！此粗之所过，上之所息也，请卒言之。此论十二经脉，十五大络之外，而又有经别也。五位，五方之定位。六律建阴阳者，建立六阴六阳以合诸经。诸经者，十二经脉，十二大络，十二经别也。六律分立阴阳，是以合天之十二月、十二节、十二时，合地之十二经水，人之十二经脉，此五脏六腑之所以应天道也。夫六脏脉属脏络腑，六腑脉属腑络脏，此荣血之流行于十二经脉之中，然经脉之外又有大络，大络之外又有经别，是以粗工为易而上工之所难也。离合者，谓三阳之经别离本经而合于三阴，三阴之经别离本经而合于三阳，此即《缪刺篇》所当巨刺之经，左盛则右病，右盛则左病，如此者必巨刺之，必中其经，非络脉也。按上章之所谓别者，言十二经脉之外，而有别络；此章之所谓别者，言十二经脉之外，而又有别经。此人之所以生此阴阳血气，病之所以成是动所生，及大络之奇病，经别之移易，治之所以分皮刺、经刺、缪刺、巨刺也。所生之经络多歧，所成之病证各别，所治之刺法不同，故上工之所难也。尚御公曰：五脏为阴，六腑为阳。阳者，天气也，主外；阴者，地气也，主内。本篇以六腑应六律，以合阴阳诸经，盖五脏内合六腑。六腑外合十二经脉，故曰五脏六腑之所以应天道。朱永年曰：《五运行论》云：在脏为肝，在体为筋，在脏为肺，在体为皮。是五脏之外合于皮肉筋骨也。《本藏篇》曰：肺合大肠，大肠者皮其应；心合小肠，小肠者脉其应。是五脏内合六腑，六腑外合于皮肉筋骨也。五脏六腑，雌雄相合，离合之道，通变无穷。高士宗曰：《太始天元册文》曰：太虚寥廓，肇基化元，布气真灵，总统坤元。盖太始太虚者，乃空玄无极之境，由无极而生太极，太极而分两仪，人虽本天地所生，而统归于天道。

足太阳之正，别入于腘中，其一道下尻五寸，别入于肛，属于膀胱，散之肾，循膂当心入散；直者，从膂上出于项，复属于太阳，此为一经也。足少阴之正，至腘中，别走太阳而合，上至肾，当十四椎出属带脉；直者系舌本，复出于项，合于太阳，此为一合。成以诸阴之别，皆为正也。此足太阳与足少阴为一合也。正者，谓经脉之外，别有正经，非支络也。足太阳之正，从经脉而别入于腘中，其一道者，经别之又分两歧也。尻，脽也。肛乃大肠之魄门，别入于肛者，别从肛门而入属于膀胱，散之肾，复循脊膂上行，当心而散。其直行者，从背膂上出于项，复属于太阳之经脉，此为一经别也。盖从经而别行，复属于太阳之经脉，故名经别，谓经脉之别经也。足少阴之正，至腘中，别走于太阳之部分，而与太阳之正相合，上行至肾，当脊之十四椎处，外出而属于带脉。其直行者，从肾上系舌本，复出于项，与太阳上出于项之经正，相合于项间，以为一合也。《阴阳离合论》曰：阳予之正，阴为之主，少阴之上，名曰太阳；太阴之前，名曰阳明；厥阴之表，名曰少阳。谓阳乃阴与之正，而阴为之主，阳本于阴之所生，故曰成以诸阴之别。谓三阳之经正，合于三阴，以成手足三阴之经别，此三阳乃归于三阴之正，故曰皆为正也。是以三阳之别，外合于三阴之经，而内合于五

138

脏；三阴之别，止合三阳之经而不合于六腑也。尚御公曰：按十二经脉之荣气流行，六阴脉属脏络腑，六阳脉属腑络脏。本篇三阴之经别，上至肾属心走肺，而皆不络于六腑。又如足太阳之脉，循脊络肾，膀胱之经别，则别入于肛，属膀胱散之肾。足少阴肾脉，贯脊属肾络膀胱，其经别至腘中，别走太阳而上至肾，又出属带脉，而复出于项。眉批：足少阴之脉不上循于项。手少阴心脉，起于心中，出络心系，下膈络小肠，其经别入于渊液两筋之间，属于心，手厥阴心包络之脉，起于胸中，出属心包，下膈，历络三焦，而经别下渊液三寸，入胸中，别属三焦。手太阴肺脉，起于中焦，下络大肠，还循胃口，上膈属肺，其经别入渊液少阴之前，入走肺，散之太阳。此经脉与经别出入不同，各走其道，而马氏以正为正经，宜《经脉篇》之直行者相合。别者为络，宜与《经脉篇》之其支者其别者相合。噫！经脉血气之生始出入，头绪纷纭，不易疏也。

足少阳之正，绕髀入毛际，合于厥阴。别者入季胁之间，循胸里属胆散之，上肝贯心，以上挟咽，出颐颔中，散于面，系目系，合少阳于目外眦。足厥阴之正，别跗上，上至毛际，合于少阳，与别俱行，此为二合也。按：足少阳之脉，起于目锐眦，循头面而下行于足跗。少阳之别，绕髀上行至目锐眦，而合于少阳之经，是经脉与经别，交相逆顺而行者也。足厥阴之正，别行于跗上，上至毛际，而合少阳，与少阳之别合而偕

139

行，此为二合也。尚御公曰：与阳俱行，谓三阴之别，
合于三阳之别俱行，而阳别成诸阴之别矣。故曰：成以
诸阴之别。诸，语助辞。

足阳明之正，上至髀，入于腹里，属胃散之脾，
上通于心，上循咽出于口，上频颃，还系目系，合于
阳明也。足太阴之正，上至髀，合于阳明，与别俱
行，上结于咽，贯舌中，此为三合也。股内为髀，伏
兔后为髀关，足阳明之正，从足跗而上至髀，从腹胸而
上行头面，合手阳明之经脉于目下承泣、四白之间，盖
亦与经脉相逆顺而行也。足太阴之正，别经脉而走阳明
之髀分，与阳明之正，相合而偕行，上结于喉，贯舌中，
此为三合也。

手太阳之正，指地，别于肩解，入腋走心，系小
肠也。手少阴之正，别入于渊液两筋之间，属于心，
上走喉咙，出于面，合目内眦，此为四合也。《阴阳
系日月》论曰：天为阳，地为阴；日为阳，月为阴。其
合于人也，腰以上为天，腰以下为地。足之十二经脉，
以应十二月，月生于水，故在下者为阴。手之十指，以
应十日，日主火，故在上者为阳。手太阳之正指地者，
谓手之太阳，下合于足太阳也。盖在脏腑十二经脉，有
手足之分，论阴阳二气，止有三阴三阳，而无分手与足
矣。故六腑皆出于足之三阳，上合于手。是以手少阴之
正，上出于面，亦与足太阳相合于目内眦之睛明，水火
上下之相交也。夫手太阳少阴，皆属于火，天一生水，

140

地二生火，火上水下，阴阳互交，故手太阳指地，而下交于足，手少阴上行，而合于膀胱之经。论天地水火有上下之相交，归于先天，合为一气，故人之脏腑经脉，所以应天道也。

手少阳之正，指天，别于巅，入缺盆，下走三焦，散于胸中也。手心主之正，别下渊液三寸，入胸中，别属三焦，出循喉咙，出耳后，合少阳完骨之下，此为五合也。少阳，初阳也，从阴而生，自下而上，故曰手少阳之正者，谓手合于足也。曰指天者，谓足合于手也。论少阳心主二经，则为六合；论阴阳之气，止三合矣。巅乃督脉之会，督脉应天道之环转一周，故从巅而别下入缺盆，走三焦而散于胸中也。渊液，胆经穴，在腋下三寸，手心主之正，别经脉而下行于渊液之分，下渊液三寸，以入胸中，别属三焦，出循喉咙，上出耳后，合少阳经别于完骨之下，此为五合也。

手阳明之正，从手循膺乳，别于肩髃，入柱骨，下走大肠，属于肺，上循喉咙，入缺盆，合于阳明也。手太阴之正，别入渊液少阴之前，入走肺，散之太阳，上出缺盆，循喉咙，复合阳明，此六合也。手阳明之正，从手之经脉，循膺乳间，而别行上于肩髃，入柱骨，下走大肠，属于肺，复上循喉咙，出缺盆，而与手阳明之经脉相合也。手太阴之正，别经脉于天府、云门之际，入渊液之分，行太阴之前，入走肺，于当心处，散之太阳，复上出缺盆，循喉咙，与少阳之正相合，

141

此为六合也。夫阴阳六合，始于足太阳，而终于手太阴，复散之太阳，盖亦周而复始也。尚御公曰：肺主天，膀胱为水府。肺者，太阴也，皆积水也，始于足太阳，而终于手太阴，周而复始，应天道之司天在泉，六气环转之不息。

经水第十二

黄帝问于岐伯曰：经脉十二者，外合于十二经水，而内属于五脏六腑。夫十二经水者，其有大小、深浅、广狭、远近各不同，五脏六腑之高下、小大，受谷之多少亦不等，相应奈何？夫经水者，受水而行之。五脏者，合神气魂魄而藏之。六腑者，受谷而行之，受气而扬之。经脉者，受血而荣之，合而以治奈何？刺之浅深，灸之壮数，可得闻乎？岐伯答曰：善哉问也。天至高不可度，地至广不可量，此之谓也。且夫人生于天地之间，六合之内，此天之高，地之广也，非人力之所能度量而至也。若夫八尺之士，皮肉在此，外可度量切循而得之，其死可解剖而视之，其脏之坚脆，腑之大小，谷之多少，脉之长短，血之清浊，气之多少，十二经之多血少气，与其少血多气，与其皆多血气，与其皆少血气，皆有大数。其治以针灸，各调其经气，固其常有合乎？此篇以十二经脉，内属于五脏六腑，外合于十二经水。经水有大小、浅深、广狭、远近之不同，脏腑有高下、大小、受谷多少之不等。五脏主藏五脏之神志，六腑主行水谷之精气，经脉受荣血以荣行。帝问：可以合一而为灸刺之治法乎？伯曰：天之高，地之广，不可度量者也。人生于天地六合之内，亦犹此天之高，地之广，非人力之所能度量。若夫有形之皮肉筋骨，外可度量切循，内可解剖而视。其于脏之坚脆，腑之大小，谷之多少，脉之长短，血之清浊，气之多少，十二经之多血少气，多气少血，血气皆多，血气皆少，皆有大数。大数者，即《本藏篇》之五脏坚脆，《肠胃篇》腑之大小，《绝谷篇》谷之多少，《脉度篇》脉之长短，《九针篇》之多血少气，多气少血，皆有数推之。其治以针艾，调其经气，固其常有合于数者，即下文之六分五分，十呼七呼，以至于二呼一呼，此手足阴阳皆有合于数也。按前二章论十二经脉，应天之六气，五脏六腑，应五音、六律、五色、五时，此复论脏腑经脉，应地之十二经水，是人合天地之道，而不可度量者也。

黄帝曰：余闻之，快于耳不解于心，愿卒闻之。岐伯答曰：此人之所以参天地而应阴阳也，不可不察。足太阳外合于清水，内属于膀胱而通水道焉。足少阳外合于渭水，内属于胆。足阳明外合于海水，内属于胃。足太阴外合于湖水，内属于脾。足少阴外合于汝水，内属于肾。足厥阴外合于渑水，内属于肝。手太阳外合于淮水，内属于小肠，而水道出焉。手少阳外合于漯水，内属于三焦。手阳明外合于江水，内属于大肠。手太阴外合于河水，内属于肺。手少阴外合于济水，内属于心。手心主外合于漳水，内属于心包。渑，音成。漯，托合切，音沓。夫三阴三阳，合天之六气，手足经脉，应地之经水，十二经脉外合于六气，内属于脏腑，是以手足之三阴三阳，外合于十二经水，而经水又内属于脏腑，此人之所以参天地而应阴阳也。清水乃黄河合淮处，分流为清河，肺属天而主气。眉批：黄河之水天上来。膀胱为津液之腑，受气化而出，六腑皆浊，而膀胱之水独清，故足太阳外合于清水，内属于膀胱，而通水道焉。渭水出于雍州，合泾汭漆沮沣水，而渭水独清，诸阳皆浊，而胆为中精之腑，独受其清，故足少阳外合于渭水，内属于胆。海水汪洋于地之外，而地居海之中，阳明居中土，为万物之所归，又为水谷之海，故足阳明外合于海水，而内属于胃。湖水有五湖，即洞庭、彭泽、震泽之类，脾位中央，而灌溉于四旁，故足太阴外合于湖水，而内属于脾。眉批：土属五，故合五湖。汝水发源于河南天息山，河南居天地之中。夫天居地上见者一百八十二度半强，地下亦然。北极出地上三十六度，南极入地下亦三十六度，而嵩正当天之中极。盖天气包于地之外，又从中而通贯于地中，故名天息。肾主天一之水，而为生气之原，上应于喉以司呼吸，故足少阴外合于汝水而内属于肾。渑水出于清州之临淄，而西入于淮，天下之水，皆从东去，渑水自东而来，故应足厥阴东方之肝木。淮水自海水而入于淮泗。小肠受盛胃

144

之水液，而济泌于膀胱，故手太阳外合于淮水，内属于小肠。漯济乃西北之大水，漯合济而入于兖豫诸州，少阳为君主之相，阴阳相合，故手少阳合于漯水，而内属于三焦。江水自西属之岷山发源，曲折万里，而东入于海。大肠传道水谷，济泌别汁，回肠十六折，而渗入膀胱，故手阳明外合于江水，内属于大肠。河源发于星宿海，自乾位而来，千里一曲，故曰黄河之水天上来。肺属乾金而主天，为水之生源，故手太阴外合于河水，而内属于肺。眉批：在地为河，在天为汉，黄河之水上通于天。济水发源于王屋山，截河而流，水不混其清，故名曰清济，潜流屡绝，状虽微而独尊，故居四渎之一。心为君主之官而独尊，故手少阴外合济水，内属于心。漳水有二：一出于上党沾悬大黾谷，名为清漳；一出上党长子悬鹿谷山，名为浊漳。二漳异源，而下流相合。夫血者神气，阴中之清，心所主也，合厥阴包络而流行于经脉之中，犹二水之合流，故手心主外合于漳水，内属于心包，此人之所以参天地而应阴阳也。眉批：心包络主火，漳以南为阳，清漳应心之血。愚按：膀胱为水腑，主受藏津液，津液随三焦出气，以温肌肉。三焦下俞出于委阳，并太阳之正，入络膀胱，约下焦，是中焦所生之津液，即随中焦之气而出，膀胱所藏之津液，即随下焦之气而出，运行于肤表以温肌肉，充皮肤，故《示从容论》曰：怯然少气者，是水道不行，形气消索也。曰通水道者，谓水道之上通于天，非独下出之溲便也。

　　凡此五脏六腑，十二经水者，外有源泉，而内有

145

所禀，此皆内外相贯，如环无端，人经亦然。故天为阳，地为阴。腰以上为天，腰以下为地。故海以北者为阴，湖以北者为阴中之阴。漳以南者为阳，河以北至漳者，为阳中之阴。漯以南至江者，为阳中之太阳，此一隅之阴阳也，所以人与天地相参也。夫泉在地之下，地居天之中，水随天气上下环转于地之外，而复通贯于地中，故曰：外有源泉，而内有所禀。盖地禀在泉之水而以外为十二经水之源流，内外相贯，如环无端，而人亦应之。《水热穴论》曰：肾者，至阴也。至阴者，盛水也。肺者，太阴也。少阴者，冬脉也。故其本在肾，其末在肺，皆积水也。是肾脏之精水，膀胱之津水，皆随肺主之气，而运行于肤表，故腰以上为天，腰以下为地，天地上下之皆有水也。海以北者，谓胃居中央，以中胃之下为阴，肝肾之所居也。湖以北者，乃脾土所居之分，故为阴中之阴，脾为阴中之至阴也。漳以南者为阳，乃心主包络之上，心肺之所居也。盖以上为天、为阳、为南，下为地、为阴、为北也。河以北至漳者，谓从上焦而后行于背也。漯以南至江者，谓从中焦而前行于腹也。此以人之面南而背北也。盖人生于天地之间，六合之内，以此身一隅之阴阳，应天地之上下四旁，所以与天地参也。眉批：包络附于背。

　　黄帝曰：夫经水之应经脉也，其远近浅深，水血之多少各不同合，而以刺之奈何？岐伯答曰：足阳明，五脏六腑之海也，其脉大血多，气盛热壮，刺此

146

者不深勿散，不留不泻也。足阳明刺深六分，留十呼。足太阳深五分，留七呼。足少阳深四分，留五呼。足太阴深三分，留四呼。足少阴深二分，留三呼。足厥阴深一分，留二呼。手之阴阳，其受气之道近，其气之来疾。其刺深者，皆无过二分，其留皆无过一呼。其少长、大小、肥瘦，以心撩之，命曰法天之常，灸之亦然。灸而过此者，得恶火则骨枯脉涩，刺而过此者，则脱气。撩，料同。此论灸刺之法，以手足之阴阳，血气之多少，合经水之浅深，以应天之常数。夫数出河图，始于一而终于十。二乃阴之始，十乃阴之终。海水者，至阴也，故从阳明以至于厥阴。厥阴者，两阴交尽，阴极而阳生也。天一生水，地六成之，从六分而至一分者，法天之常也。腰以上为天，故手之阴阳，受气之道近，其气之来疾，故宜浅刺而疾出也。《终始篇》曰：刺肥人者，以秋冬之齐；刺瘦人者，以春夏之齐。是以少长、大小、肥瘦，以心撩之，量其浅深、疾徐，所以法天时之常也。灸法亦然。若灸而过此法，命曰恶火，则骨为之枯，脉为之涩。刺而过此法，则脱气矣。

黄帝曰：夫经脉之大小，血之多少，肤之厚薄，肉之坚脆，及䐃之大小，可为度量乎？岐伯答曰：其不为度量者，取其中度也。不甚脱肉，而血气不衰也。若夫度之人，消瘦而形肉脱者，恶可以度量刺乎？审切循扪，按视其寒温、盛衰而调之，是谓因适而为之真也。尚御公曰：适，从也。真，正也。夫天阙西北，地陷东南，至高之地，冬气常在，至下之地，秋气常在，而人亦应之。是以五方之民，有疏理致理，肥脂瘦消之不同，故可为度量者，取其中度也。中度者，即瘦而不甚脱肉，虽弱而血气不衰，是谓适其中而为度之正也。莫云从曰：上节法天之常，此因地之理，以适人之厚薄、坚脆，所以人与天地参也。

经筋第十三

足太阳之筋，起于足小指，上结于踝，邪上结于膝，其下循足外侧，结于踵，上循跟结于腘。其别者，结于腨外上腘中内廉，与腘中并上结于臀，上挟脊上项。其支者，别入结于舌本。其直者，结于枕骨，上头下颜，结于鼻。其支者，为目上纲下结于頄。其支者，从腋后外廉结于肩髃。其支者入腋下，上出缺盆，上结于完骨。其支者，出缺盆，邪上出于頄。其病小指支跟肿痛，腘挛，脊反折，项筋急，肩不举。腋支缺盆中纽痛，不可左右摇，治在燔针劫刺，以知为数，以痛为输，名曰仲春痹也。邪、斜同。臀，音屯。頄，音仇。髃，音偶。"纲"当作"纲"，"输"与"腧"、"俞"通用。眉批：纲、维二字并用，在少阳曰目外维，在太阳当为目上纲，非纲也。此篇论手足之筋，亦如经脉之起于指井，而经络于形身之上下，以应天之四时、六气、十

148

二辰、十二月，盖亦秉三阴三阳之气所生也。足太阳之筋，起于足小指之至阴穴间，循踝膝腨腘，以上臀至项，结于脑后枕骨而上头，至前复下于颜，结于鼻而为目上之纲维，此皆循脉而上经于头。其支者亦如经脉之支别，从经筋而旁络也。故其病为小指肿痛，腘挛，脊反折，项筋急，经筋之为病也。肩不举，腋支缺盆中纽痛，不可左右摇，支筋之为病也。燔针，烧针也。劫刺者，如劫夺之势，刺之即去，无迎随出入之法。知者，血气和而知其伸舒也。以痛为腧者，随其痛处而即为所取之腧穴也。夫在外者皮肤为阳，筋骨为阴。病在阴者名曰痹。痹者，血气留闭而为痛也。卯者二月，主左右之太阳，故为仲春之痹。盖手足阴阳之筋，应天之四时，岁之十二月，故其为病亦应时而生，非由外感也。

足少阳之筋，起于小指次指，上结外踝，上循胫外廉，结于膝外廉。其支者，别起外辅骨上走髀，前者结于伏兔之上，后者结于尻。其直者上乘眇季胁，上走胁前廉，系于膺乳，结于缺盆。直者，上出腋贯缺盆，出太阳之前，循耳后，上额角，交巅上，下走颔，上结于頄。支者结于目眦为外维。其病小指次指支转筋，引膝外转筋，膝不可屈伸，腘筋急，前引髀，后引尻，即上乘眇季胁痛，上引缺盆膺乳。颈维筋急，从左之右，右目不开，上过右角，并蹻脉而行，左络于右。故伤左角，右足不用，命曰维筋相交，治在燔针劫刺，以知为数，以痛为输，名曰孟春

149

痹也。足少阳之筋，起于小指次指相交之窍阴井穴，而上循于头目，皆并脉而经于骨也。维筋者，阳维之筋也。阳维之脉，与足少阳之脉，会于肩井、风池、脑空、目窗、承泣、阳白于目之上下，故从左之右，则右目不开。盖春阳之气，从左而右，维筋左右之交维也，左络于右，故伤左角者，病从左而右也。右足不用者，复从上而下也，盖维者为一身之纲维，从左之右，右之左，下而上，上而下，左右上下交维，故命曰筋维相交。此足少阳之筋，交于阳维之筋而为病也。寅者，正月之生阳也，主左足之少阳，故为孟春之痹。

　　足阳明之筋，起于中三指，结于跗上，邪外上加于辅骨，上结于膝外廉，直上结于髀枢，上循胁属脊。其直者，上循骭，结于缺盆。其支者，结于外辅骨，合少阳。其直者，上循伏兔，上结于髀，聚于阴器，上腹而布至缺盆而结上颈，上挟口合于頄，下结于鼻，上合于太阳。太阳为目上纲，阳明为目下纲。其支者，从颊结于耳前，其病足中指支胫转筋，脚跳坚，伏兔转筋，髀前肿，㿉疝，腹筋急，引缺盆及颊卒口僻，急者目不合，热则筋纵，目不开，颊筋有寒，则急引颊移口，有热则筋弛纵缓不胜收，故僻。治之以马膏，膏其急者，以白酒和桂以涂其缓者，以桑钩钩之，即以生桑炭置之坎中，高下以坐等，以膏熨急颊，且饮美酒，啖美炙食。不饮酒者自强也，为之三拊而已。治在燔针劫刺，以知为数，以痛为输。

150

名曰季春痹也。钩,音构。足阳明之筋,起于中三指,乃厉兑之外间,循骭股而上经于颈,结于口鼻耳目之间,其病支胫伏兔转筋,脚跳而坚,经筋之为病也。癀疝腹中急者,聚于阴器,上布于腹也。口僻口移者,筋上挟口也。目不开合者,太阳为目上纲,阳明为目下纲也。太阳寒水主气而为开。故寒则筋急而目不合。阳明燥热主气而为阖,故热则筋纵而目不开。颊筋有寒,则急引颊移口而为僻,有热则筋纵缓,不收而为僻。盖左筋急则口僻于左,左筋缓则口僻于右也。马膏者,以马之脂膏熬膏。钩,构也。以桑之钩曲者而钩架之,高下如座之相等,即以生炭置之坎中,令坐于上,如左颊筋急而口僻于左者,以白酒和桂以涂。其右颊之缓者,以马膏熨左之急颊,左右之缓急更变,即以其法易之,且饮以美酒,啖以炙食。不饮酒者,自强饮之,为之三拊而止,此治口颊喝僻之法也。其转筋癀疝诸证,治在燔针劫刺,以知为数,以痛为输。辰者,三月,主左足之阳明,故为季春之痹。夫在足阳明饮以美酒,啖以美食者,诸筋皆由胃腑之津液以濡养,故阳明主润宗筋,宗筋主束骨而利机关也。尚御公曰:在阳明有寒热之开合,在少阴有阴阳之俯仰,此阳中有阴,阴中有阳,少阴主先天之阴阳,阳明主后天之阴阳也。

　　足太阴之筋,起于大指之端内侧,上结于内踝。其直者,络于膝内辅骨,上循阴股,结于髀,聚于阴器,上腹结于脐,循腹里,结于肋,散于胸中。其内

151

者着于脊，其病足大指支内踝痛，转筋痛，膝内辅骨痛，阴股引髀而痛，阴器纽痛，下引脐两胁痛，引膺口脊内痛，治在燔针劫刺，以知为数，以痛为输，命曰孟秋痹也。"孟"当作"仲"。足太阴之筋，起于大指内侧之隐白间，循膝股而上于胸腹。其内者着于脊，其病在筋经之部分而为痛。酉者，八月，主左足之太阴，故为仲秋之痹。

足少阴之筋，起于小指之下，并足太阴之筋，邪走内踝之下，结于踵，与太阳之筋合，而上结于内辅之下，并太阴之筋，而上循阴股，结于阴器，循脊内挟膂上至项，结于枕骨，与足太阳之筋合。其病足下转筋，及所过而结者皆痛，及转筋。病在此者，主痫瘛及痉，在外者不能俯，在内者不能仰，故阳病者，腰反折不能俯；阴病者，不能仰。治在燔针劫刺，以知为数，以痛为输，在内者熨引饮药，此筋折纽，纽发数甚者死不治，名曰仲秋痹也。数，叶朔。"仲"当作"孟"。足少阴之筋，起于足小指之下，斜趋涌泉，上循阴股，结于阴器，循脊内挟于膂筋，上至项，结于枕骨，与足太阳之筋相合，此脏腑阴阳之筋气相交也。其病足下转筋，及所过而结者皆痛，病在此所过、所结者，主痫瘛痉强，此经筋之为病也。在外、在内者，病阴阳之气也。少阴之上，君火主之。少阴为阴阳水火之主宰，故有外内阴阳之见证，阳外而阴内也。纽折者，痫瘛强痉也。如纽发频数而甚者死不治，盖少阴主藏津液，所

152

以濡筋骨而利关节，阳气者柔则养筋，纽折数甚，精阳之气绝也。申者，七月之生阴也，主左足之少阴，故为孟秋之痹。尚御公曰：少阴之气，从本从标。《刺禁篇》曰：心部于表，肾治于里。少阴本阴而标阳，本内而标外也。余伯荣曰：足少阴之筋，与足太阳之筋，上合于颈项，此脏腑阴阳之气交也。病在外、在阳者，病太阳之气，故腰反折不能俯。在内、在阴者，病少阴之气，故不能仰。如伤寒病在太阳，则有反折之痉强，在少阴则蜷卧矣。

足厥阴之筋，起于大指之上，上结于内踝之前，上循胫，上结内辅之下，上循阴股，结于阴器，络诸筋。其病足大指支内踝之前痛，内辅痛，阴股痛，转筋，阴器不用，伤于内则不起，伤于寒则阴缩入，伤于热则纵挺不收，治在行水清阴气。其病转筋者，治在燔针劫刺，以知为数，以痛为输，命曰季秋痹也。

眉批：戌者，九月主右足之厥阴。足厥阴之筋，起于足大指之大敦，循胫股而结于阴器络诸筋。阴器乃宗筋之会，厥阴主筋，故联络于三阴三阳之筋也。其病乃筋之所过而结者为痛，为转筋，为阴器不用。伤于内则阴痿不用，伤于寒则阴器缩入，伤于热则阴挺不收，厥阴从中见少阳之火化，故有寒热之分。夫金气之下，水气治之，复行一步，木气治之。厥阴之木气本于水，故治在行水以清厥阴之气。其病在有形之筋而为转筋者，治在燔针劫刺矣。尚御公曰：两阴交尽，是为厥阴。阴极而阳生，

153

厥阴本气，自有寒热之化。

手太阳之筋，起于小指之上，结于腕，上循臂内廉，结于肘内锐骨之后，弹之应小指之上，入结于腋下。其支者后走腋后廉，上绕肩胛，循颈出走太阳之前，结于耳后完骨。其支者入耳中，直者出耳上，下结于颔，上属目外眦。其病小指支肘内锐骨后廉痛，循臂阴入腋下，腋下痛，腋后廉痛，绕肩胛引颈而痛，应耳中鸣痛引颔，目瞑良久乃得视，颈筋急则为筋瘘颈肿。寒热在颈者，治在燔针劫刺之，以知为数，以痛为俞，其为肿者，复而锐之。本支者，上曲牙，循耳前，属目外眦，上颔，结于角。其病当所过者支转筋，治在燔针劫刺，以知为数，以痛为输，名曰仲夏痹也。手太阳之筋，起于手小指之少泽，循臂肘肩项，而上结于耳颔目眦之间，其在筋之所过而结者，为痛、为肿、为筋瘘。其寒热在颈者，治在燔针劫刺。颈肿者，复以锐针刺之。本支者，本于直者而支行也。本筋与支筋皆属于目外眦，筋之分行而复联络也。午者，五月，主于太阳，故名曰仲夏痹也。尚御公曰：太阳之上，寒气主之，少阴之上，热气主之，故在手太阳有寒热之在颈，在手少阴有阴阳之俯仰，当知十二经筋应三阴三阳之六气，亦无分手与足也。余伯荣曰：太阳之为病，头项强痛而恶寒。寒热在颈者，病太阳之气，非手太阳之筋证也。

手少阳之筋，起于小指次指之端，结于腕，上循臂，结于肘，上绕臑外廉，上肩走颈，合手太阳。其支者，当曲颊入系舌本。其支者，上曲牙，循耳前，属目外眦，上乘颔，结于角。其病当所过者，即支转筋舌卷，治在燔针劫刺，以知为数，以痛为输，名为季夏痹也。手少阳之筋，起于小指次指端之关冲，循腕臂肘臑而上肩颈，当曲颊处，入系舌本。其支者，上曲牙，循耳前，属目外眦，复上乘颔结于额角。其病当所过之处，即支分而转筋舌卷。治在燔针劫刺，以知为度，即以痛处为所取之输穴。未者，六月，乃少阳主气，故名曰季夏痹也。

手阳明之筋，起于大指次指之端，结于腕，上循臂，上结于肘外，上臑结于髃。其支者，绕肩胛挟脊，直者从肩髃上颈。其支者上颊，结于頄，直者上出手太阳之前，上左角络头，下右颔。其病当所过者支痛及转筋，肩不举，颈不可左右视。治在燔针劫刺，以知为数，以痛为输，名为孟夏痹也。手阳明之筋，起于食指之商阳穴间，循腕臂肘臑而上肩颈，结于頄，络于颔。其病当所过所结之处，支痛及转筋，肩不能举，颈不可以回顾。治在燔针劫刺，三月四月，乃两阳合明，故名曰孟夏痹也。

手太阴之筋，起于大指之上，循指上行，结于鱼后，行寸口外侧，上循臂，结肘中，上臑内廉，入腋，下出缺盆，结肩前髃，上结缺盆，下结胸里，散贯贲，合贲下，抵季胁。其病当所过者，支转筋痛，

155

甚成息贲，胁急，吐血。治在燔针劫刺，以知为数，以痛为输，名曰仲冬痹也。贲，音奔。手太阴之筋，起于手大指端之少商间，循臂肘上臑，入腋，下结于肩之前髃，上结于缺盆，下结于胸里，散贯于胃脘之贲门间，合于贲门而下抵季胁。其病当筋之所过者，为支度转筋而痛，甚则成息贲，胁急，吐血。盖十二经筋，合阴阳六气，气逆则为喘急息奔，血随气奔则为吐血。子者，十一月，太阴主气，故名曰仲冬痹也。

手心主之筋，起于中指，与太阴之筋并行，结于肘内廉，上臂阴，结腋下，下散前后挟胁。其支者，入腋散胸中结于臂。其病当所过者支转筋，前及胸痛息贲。治在燔针劫刺，以知为数，以痛为输，名曰孟冬痹也。"臂"当作"贲"。贲，叶臂。手心主之筋，起于手中指之中冲穴间，与手太阴之筋并行，循胁腋，散胸中，下结于胃脘之贲门间。其病当筋之所过结处为转筋，而前及胸痛，散于胸中，结于贲门，故成息奔也。亥者，十月，主两阴交尽，故名曰孟冬痹也。尚御公曰：在足曰厥阴，在手曰心主。盖三阴三阳之气，生于下而本于足。足之六经，上合于手者也，

手少阴之筋，起于小指之内侧，结于锐骨，上结肘内廉，上入腋，交太阴，挟乳里，结于胸中，循臂下系于脐。其病内急，心承伏梁，下为肘纲。其病当所过者，支转筋，筋痛。治在燔针劫刺，以知为数，以痛为输。其成伏梁唾脓血者，死不治。经筋之病，

156

寒则反折筋急，热则筋纵挺不收，阴痿不用。阳急则反折，阴急则俯不伸。焠刺者，刺寒急也。热则筋纵不收，无用燔针，名曰季冬痹也。手少阴之筋，起于手小指侧之少冲间，循肘腋，交于手太阴之筋，挟乳里，结于胸中，循臂下系于脐。其病于内为内急，为心承伏梁，如梁之伏于心下，而上承于心也。其病在外，当筋之所过者为转筋、筋痛，治在燔针劫刺。其成伏梁而唾脓血者，此病在心脏，故为死不治。其病在气，而为筋经之病者，寒则反折筋急，热则筋纵不收。阳急则反折，阴急则俯不能伸。盖少阴本阴而标阳，故有寒热阴阳之证，少阴之从本从标也。丑者，十二月，少阴主气，故为季冬之痹。夫天为阳，地为阴；日为阳，月为阴；岁半以上，天气主之；岁半以下，地气主之。故三阳之气，主于春夏；三阴之气，主于秋冬，此阴阳之所以系天地日月，而人亦应之。尚御公曰：腹为阴，背为阳。阳急则反折，阴急则不伸。手少阴之筋，止循于胸腋脐腹，而不经于背，所谓阳急则反折者，病足少阴之筋也。足少阴之筋，循脊内挟膂，上至项，此阴阳相合，水火气交，故手足少阴皆有阴阳寒热之俯仰。张开之曰：此下六篇，论筋之所经骨脉之度量，荣卫之循行，止论筋有痹证者，盖假病以明筋之合于三阴三阳，天之四时六气。

　　足之阳明，手之太阳，筋急则口目为僻，眦急不能卒视，治皆如右方也。僻、僻同，即口僻之义。尚御公曰：此申明手足阴阳之筋，皆分循于左右，故复以口目

157

之㖞僻以证之。足阳明之筋，上挟口为目下纲。手太阳之筋，结于颌，属目外眦，故二经之左筋急，则口僻于左，而当刺其左；右筋急，则口僻于右，而当取之右。如左目不能卒视，其病在左；右目不能卒视，其病在右。如两目皆急，则左右皆病。故治法皆如上方，而其病则有左右之分也。

骨度第十四

黄帝问于伯高曰：脉度言经脉之长短，何以立之？伯高曰：先度其骨节之大小、广狭、长短，而脉度定矣。脉度，叶肚。先度，叶铎。此言经脉之长短，从骨节之大小、广狭、长短，而定其度数，故曰骨为干，脉为营，如藤蔓之营附于木干也。

黄帝曰：愿闻众人之度。人长七尺五寸者，其骨节之大小、长短各几何？伯高曰：头之大骨，围二尺六寸。此言头之大骨度数。众人，谓天下之大众。长七尺五寸者，上古适中之人也。适中之人，则头骨亦适中矣。头骨适中，通体之骨皆适中矣。

胸围四尺五寸，腰围四尺二寸。此胸骨腰骨，围转一周之总数也。发所覆者，颅至项尺二寸。发以下至颐，长一尺，君子终折。此言头颅前后上下之骨度。发所覆者，谓从前额颅之发际，上至巅顶，以至后项之发际，计发所覆者，度一尺二寸。发以下至颐者，谓从前额颅之发际以下，至于两颐，计长一尺。君子终折者，谓从发际之始，以至发际之终，可折中而度量。盖君子之人，面方广而发际高，发所覆者，从颅至项，度一尺一寸。发以下至颐，长一尺一寸也。此言天下之众，有君子、小人不同，有太过、不及不等。

结喉以下至缺盆中长四寸，缺盆以下至𩩲骬①长九寸，过则肺大，不满则肺小。𩩲骬以下至天枢，长八寸，过则胃大，不及则胃小。天枢以下至横骨，长六寸半，过则回肠广长，不满则狭短。横骨，长六寸半。横骨上廉以下，至内辅之上廉，长一尺八寸。内辅之上廉以下，至下廉，长三寸半。内辅下廉，下至内踝，长一尺三寸。内踝以下至地，长三寸。膝腘以下至跗属，长一尺六寸。跗属以下至地，长三寸。故骨围大则太过，小则不及。𩩲，音吉。骬，叶捍。踝，叶瓦，去声。此仰面之骨度也。结喉下两旁巨骨陷中为缺盆，盖形如缺盆，因以为名。𩩲骬，骨名，一名尾翳，即鸠尾骨也。自两旁缺盆而下至𩩲骬，计长九寸。过则肺大，不满则肺小，盖𩩲骬之内，心肺之所居也。天枢，在脐旁二寸，乃足阳明之穴，从两旁𩩲骬而下至天枢，计长八寸。过则胃大，不及则胃小，盖自鸠尾以至于脐，胃腑之所居也。横骨，在毛际横纹中，自天枢而下至于横骨，计长六寸半，过则回肠广大，不满则狭短，盖自脐

---

① 𩩲骬：即胸骨剑突。

以至少腹，大肠之部分也。横骨，横长亦六寸半。内辅者，内之辅骨也。内辅之上廉，长一尺八寸者，在上之腿度也。内辅之上廉，以下至下廉长三寸半者，膝之连骸，一名膝盖骨也。内辅下廉，下至内踝，长一尺三寸者，在下之腿度也。曰内辅、内踝者，以足八字分立，则内骨偏向于面也。踝者，下廉之腿骨，与足骨相连之凹处。在内者为内踝，在外者为外踝。内踝以下至地，长三寸者，足跟骨也。膝腘者，膝前下之腿骨。跗者，足面上之跗骨，即足阳明之动脉处，自膝前而下，至于跗面，计长一尺六寸也。属者，概足面而言也。跗属以下至地，长三寸者，从足面而下，至足底之骨也。骨围大者，骨之粗大也。小者，骨之细小也。

角以下至柱骨，长一尺，行腋中不见者，长四寸。腋以下至季胁，长一尺二寸。季胁以下至髀枢，长六寸。髀枢以下至膝中，长一尺九寸。膝以下至外踝，长一尺六寸。外踝以下至京骨，长三寸。京骨以下至地，长一寸。此侧身之骨度，皆纵而数之也。耳上之旁为角，肩胛上之颈骨为柱骨，自角以下至柱骨，长一尺。肋下膀内为腋，自柱骨至腋中，计长四寸。胁骨之下为季胁，自腋以下至季胁，计长一尺二寸。捷骨之下为髀枢，一名髀厌，在臀之两旁，即足少阳之环跳穴处。自季胁以下至髀枢，计长六寸。髀枢以下至膝盖骨内之中分，计长一尺九寸，即上之腿数也。膝以下至外踝，长一尺六寸，即下之腿数也。京骨，足太阳膀胱经

160

穴名，在足外侧大骨下，赤白肉际陷中。外踝骨以下至京骨，长三寸。京骨以下至地，长一寸。此侧身之骨度也。按：胁骨名扁骨，横于胁下，有渗理而无髓空，此节不度胁骨之长短，而止以腋下至季胁长一尺二寸者，盖以形身之度数，概皮肉脉骨而量其长短，经脉循骨度而直行于上下也。

耳后当完骨者，广九寸。耳前当耳门者，广一尺三寸。两颧之间，相去七寸。此头侧之横度也。耳后高骨为完骨，入发际四分。广者，横阔也。耳后当完骨者，从耳以至于脑后也，耳前当耳门者，从耳而至于鼻准也。此头侧之横度也。两颧之间，相去七寸者，此当面之横度也。按：手足少阳阳明之脉，纵横经络于头面左右，故复度头面之广数。

两乳之间，广九寸半。此形身前面之横度也。

两髀之间，广六寸半。此形身背面之横度也。

足长一尺二寸，广四寸半。此两足之纵横数也。

肩至肘，长一尺七寸。肘至腕，长一尺二寸半。腕至中指本节，长四寸。本节至节其末，长四寸半。此两臂两手之骨度也。本节者，指掌交接之骨节。末者，指尖也。

项发以下至背骨，长二寸半。脊骨以下至尾骶二十一节，长三尺。上节，长一寸四分分之一。奇分在下，故上七节至于脊骨，九寸八分分之七。骶，叶底。此脊背之骨度也。项发以下至背骨者，自项后之发际，

161

至背骨之大椎，计长二寸五分。膂骨，脊骨也。自背骨之大椎，循膂骨以下至于尾骶，计二十一节，共长三尺。上节每节长一寸四分一厘。其奇分之九厘，在下节计算，故膂骨以上，计有七节，每节长一寸四分一厘，则七得七寸，四七二寸八分，共九寸八分，又每节一厘，共计九寸八分七厘。故曰九寸八分分之七也。玉师问曰：脊椎二十一节，止详论上七节之度数何也？曰：七节之旁，乃膈俞也。脏腑之气，皆从内膈而出。如逆伤脏气则死，刺伤腑气，皆为伤中，故曰七节之旁，中有小心。而本经论五脏之背俞，亦兼论七节之膈俞，不可妄刺者也。

此众人骨之度也。所以立经脉之长短也。是故视其经脉之在于身也，其见浮而坚，其见明而大者，多血；细而沉者，多气也。此总结骨之度数，定经脉之长短也。经脉之浮而坚，明而大者，多血；细而沉者，多气。此篇论骨气而结经脉之血气者，血脉资始于肾骨之精气盛，则经脉之血气亦盛矣。尚御公曰：肾藏精气而主骨。血者，神气也。此六篇论筋骨血脉。本于少阴之阴阳。张开之曰：肾脏之精液，奉心神化赤而为血。气者，精气也。故浮为阳而主血，沉为阴而主气。

五十营第十五

黄帝曰：余愿闻五十营奈何？岐伯答曰：天周二十八宿，宿三十六分，人气行一周，千八分，日行二

162

十八宿。人经脉上下、左右、前后、二十八脉，周身十六丈二尺，以应二十八宿，漏水下百刻，以分昼夜。故人一呼脉再动，气行三寸；一吸脉亦再动，气行三寸。呼吸定息，气行六寸。十息气行六尺，日行二分。眉批：以五十营分行于昼夜，非日行阳二十五，夜行阴二十五也。日行二分，四字疑衍。五分之五字，疑衍。二百七十息，气行十六丈二尺。气行交通于中，一周于身，水下二刻，日行二十五分，五百四十息，气行再周于身，水下四刻，日行四十分，二千七百息，气行十周于身，水下二十刻，日行五宿二十分，一万三千五百息，气行五十营于身，水下百刻，日行二十八宿，漏水皆尽，脉终矣。所谓交通者，并行一数也。故五十营备，得尽天地之寿矣，凡行八百一十丈也。此篇论宗气、营气循行于脉中，循脉度之十六丈二尺。应呼吸漏下，而为五十营也。周天二十八宿，而一面七星，子午为经，卯酉为纬。房毕为纬，虚张为经。房至毕为阳，昴至心为阴。阳主昼，阴主夜，每宿约二十六分，共乘一千零八分。人气昼夜五十营，行二十八宿之一周，计一千八分，日丽天而绕地一周，亦行二十八宿之度分。人之经脉上下、左右、前后，共计二十八脉。盖手之三阴三阳，足之三阴三阳，上下左右。共计二十四脉，并左右之两跷脉，前之任脉，后之督脉，通共二十八脉。周身十六丈二尺，为五十营，以应二十八宿。以终漏下百刻，以分昼夜，故人一呼脉再动，气行三寸；一吸脉

163

亦再动，气行三寸。呼吸定息。气行六寸。十息则气行六尺矣。二百七十息，气行十六丈二尺，交通于二十八脉之中，为一周于身，乃水下二刻。而日行二十分有奇矣。五百四十息，气行再周于身，乃水下四刻，日行四十分有奇矣。二千七百息，气行十周于身，乃水下二十刻。而日行五宿二十分，计二百分有奇矣。一万三千五百息，气行五十营于身，乃水下百刻，而日行二十八宿，计一千零八分也，漏水皆尽，而脉终于五十营矣。按：《邪客篇》曰：宗气积于胸中，出于喉咙，以贯心脉，而行呼吸焉。营气者，泌其津液，注之于脉，化而为血，以营四末，内注五脏六腑，以应刻数焉。此宗气上贯于心主之脉，偕营气营行于脉中，以应呼吸漏下者也。《五味篇》曰：谷始入于胃，其精微者，出于胃之两焦，以溉五脏，别出两行营卫之道，其大气之搏而不行者，积于胸中，命曰气海，出于肺，循喉咙，故呼则出，吸则入。夫肺主气而主皮毛，人一呼则八万四千毛窍皆阖，一吸则八万四千毛窍皆开。此宗气之散于脉外之皮毛而行呼吸者也。故所谓交通者，谓皮肤经脉之宗气，外内交通，而并行一百刻之数也。夫天主气，地主血脉，故五十营而外内之气行周备，斯得尽天地之寿矣。凡经脉外内之宗营，皆行八百一十丈也。

营气第十六

黄帝曰：营气之道，内谷为宝。谷入于胃，乃传之肺，流溢于中，布散于外。精专者行于经隧，常营无已，终而复始，是谓天地之纪。故气从太阴出注手阳明，上行注足阳明。下行至跗上，注大指间与太阴合。上行抵髀，从髀注心中，循手少阴，出腋下臂注小指。合手太阳，上行乘腋，出䪼内，注目内眦。上巅下项，合足太阳，循脊下尻，下行注小指之端，循足心，注足少阴。上行注肾，从肾注心，外散于胸中。循心主脉，出腋下臂，出两筋之间，入掌中，出中指之端。还注小指次指之端，合手少阳，上行至膻中，散于三焦。从三焦注胆出胁，注足少阳。下行至跗上，复从跗注大指间。合足厥阴，上行至肝，从肝上注肺。上循喉咙，入颃颡之窍，究于畜门。其支别者，上额循巅下项中，循脊入骶，是督脉也。络阴器，上过毛中，入脐中，上循腹里，入缺盆。下注肺中，复出太阴。此营气之所行也，逆顺之常也。此篇论营血行于经隧之中，始于手太阴肺，终于足厥阴肝，常营无已，终而复始。营血者，中焦受气取汁，化而为血，以奉生身，莫贵于此。故独行于经隧，名曰营气。盖谓血之气为营气也。流溢于中，布散于外者，谓中焦所生之津液，有流溢于中而为精，奉心神化赤而为血，从冲脉、任脉，布散于皮肤肌肉之外，充肤热肉，生毫毛，其精之专赤者，行于经隧之中，常营无已，终而复始，是谓天地之纪。眉批：精专者，中焦之汁，即化而为赤。布散之血，流溢于下焦，水火交济而化赤者也。盖布散于皮肤之外

165

者，应天气之运行于肤表，营于经脉之内者，应地之十二经水也。故营气从手太阴肺脉，出注于手大指之少商。其支者，注于次指之端，以交于手阳明，上行于鼻交颊中，而注于足阳明胃脉，下行至足跗上之冲阳，注足大指间，与足太阴脾脉，合于隐白，上行抵髀，从髀注心中，循手少阴之脉，出腋下之极泉，循臂注小指之少冲，合手太阳于小指外侧之少泽；上行乘腋，出颐内，注目内眦，而交于足太阳之睛明；上巅下项，循脊下尻，下行注足小指之至阴；循足心之涌泉，注足少阴之经，上行注肾，从肾注心，散于胸中，而交于心主包络，循心主之脉，出腋下臂，出两筋之间，入掌中，出中指端之中冲，还注小指次指端之关冲，而合于手少阳之脉，上行注膻中，散于三焦，从三焦注胆，出胁，注足少阳之脉；下行至跗上，复从跗注大指间之大敦，合足厥阴之脉；上行至肝，从肝复上注于肺，上循喉咙，入颃颡之窍，究于畜门。眉批：此即经脉气之所行也。皆过经而交注。颃颡，鼻之内窍。畜门，鼻之外窍。眉批：《忧恚》章曰：人之鼻，洞涕出不收者，颃颡不开，分气失也。究，终也。其支别者，从肝脉上额循巅，与督脉会于巅顶，复下项中，循脊入骶，是督脉也。督脉之行于前者，络阴器，上过毛中，入脐中，上循腹里，入缺盆，下注肺中，复出循于太阴之脉，此营气之所行，外内逆顺之常也。逆顺者，谓经脉内外之血气，交相逆顺而行也。夫营卫者，精气也，乃中焦水谷之精。生此营卫二气，清气行于脉中，浊气行于脉外，此营气与宗气，偕行于二十八脉之中，以应呼吸漏下者也。中焦之汁，化赤而为血，以奉生身，命曰营气，此独行于经隧之血而名营气，营于十二经脉之中，始于手太阴肺，终于足厥阴肝，此与营卫之营气，循度应漏之不同也。是以本篇论营气之行，外营于十二经脉，内营于五脏六腑。其支者行于督脉，复注于肺中，而任脉及两跷不与焉。眉批：血之气多营之。其营气、宗气，行于脉中，以应呼吸漏下者，行于二十四脉。并任督两跷，共二十八脉，以应二十八宿者也，尚御公曰：营气、宗气，行于脉中者，应呼吸漏下，昼夜而为五十营也。营卫相将，偕行于皮肤肌腠之间者，日行阳二十五度，夜行阴二十五度，外内出入者也。本篇之营气，营于脉中，始于手太阴肺，终于足厥阴肝，昼夜止环转一周，是谓天地之纪。盖天道运行于地之外，昼夜止环转一周而过一度者也。再按：《平脉篇》曰：营卫不能相将，三焦无所仰。夫荣行脉中，卫行脉外，乃各走其道，外内逆顺而行者也。相将而行者，乃脉外之营，与卫气偕行于肌腠之间，故曰三焦无所仰。盖腠者，肌肉之纹理，乃三焦通会之处。三焦之气，仰借营卫而游行也。金西铭问曰：营血之不营于任脉两跷者何也？曰：任脉起于胞中，阳跷乃足太阳之别脉，阴跷乃足少阴之别脉，胞中为血海，膀胱乃津液之腑。肾主藏精，皆有流溢于中之精血贯通，故营血不营焉。又问曰：营气之不行于冲脉、带脉、阳维、阴维者何也？曰：冲任二脉，虽并起于胞中任脉，统任一身之阴，与督脉交通，阴阳环转者也。冲脉上循背里，为经络之海。其浮而外者，循腹上行至胸中而散，充肤热肉生毫毛，盖主行胞中之血，充溢于经脉皮肤之外内，不与经脉循度环转。越人曰：阳维、阴维者，维络于身，溢蓄不能环流灌溉诸经者也。故阳维起于诸阳之会，阴维起于诸阴之交。带脉者有如束带，围绕于腰，统束诸脉。此皆不与经脉贯通，故不循度环转。莫云从问曰：脏腑之气本于五运六气之所生，营气之行，始于手太阴肺，终于足厥阴肝，与五行逆顺之理，不相符合，请详示之。曰：血脉生于后天之水谷，始于先天之阴阳。肺属天而主脉，其脉环循胃口，是以胃腑所生之精血，先从肺脉而行腹走手，而手走头，头走足，而足走腹，脏腑相传，外内相贯，此后天之道也。以先天论之肾主天一之水，心包络主地二之火，肝主天三之木，肺主地四之金，脾主天五之土，是以肾传之包络，包络传之肝，肝传之肺，肺传之脾，脾复传于少阴。少阴之上，君火主之，君火出于先天之水中，后天之太阳也，故复从手少阴心，而传于足少阴肾。肾主先天之水，肺主后天之气。督脉环绕于前后上下，应天运之包乎地外，血脉之生始出入，咸从天气以流行，故人之所以合于天道也。

脉度第十七

黄帝曰：愿闻脉度。岐伯答曰：手之六阳，从手至头，长五尺，五六三丈。手之六阴，从手至胸中，三尺五寸，三六一丈八尺，五六三尺，合二丈一尺。足之六阳，从足上至头八尺，六八四丈八尺。足之六阴，从足至胸中六尺五寸，六六三丈六尺，五六三尺，合三丈九尺，跷脉从足至目，七尺五寸，二七一丈四尺，二五一尺，合一丈五尺。督脉、任脉各四尺五寸，二四八尺，二五一尺，合九尺。凡都合一十六丈二尺，此气之大经隧也。《五十营》章论气之流行，此章论脉之度数，故曰：此气之大经隧，谓营气、宗气所容行之大隧，故维脉不与焉，手足六阳六阴者，经脉分循于两手两足，三阴三阳，分而为六也。跷脉亦分循左右而上，故合一丈五尺。夫背为阳，腹为阴。督脉主阳，起于目内眦，上额交巅，入络脑，还出别下项，挟脊抵腰中，下循膂络肾。任脉主阴，起于中极之下，以上毛际，循腹里，上关元，至咽喉，上颐循面入目。任脉从会阴之分，而上行至目。督脉从目绕头而下，至脊之十四椎，故各长四尺五寸。盖气行于任督二脉，阴阳通贯而行也。尚御公曰：督脉围绕于周身之前后、上下，止言四尺五寸，与任脉相等者。二十八脉，皆分阴阳而行，故跷脉之阴阳，男子数其阳，女子数其阴。眉批：上以在背，循于阳分者为数。

　　经脉为里，支而横者为络，络之别者为孙，盛而血者疾诛之，盛者泻之，虚者饮药以补之。眉批：此申明脉度，与《荣气篇》之行于络者不同也。此承上文而言脉度之十六丈二尺，止以经脉为数，支而横者，络脉孙络也。

169

夫经脉内营于脏腑，外络于形身。浮而见于皮部者皆络脉也。盛而血者，邪盛于外，血留于络脉，故当疾诛之。盛者邪客于外，故当泻之。虚者本虚于内，故当饮药以补之。盖言血气本于脏腑之所生也。眉批：留而不去则入于经脉，不能循行流转矣。

五脏常内阅于上七窍也，故肺气通于鼻，肺和则鼻能知香臭矣；心气通于舌，心和则舌能知五味矣；肝气通于目，肝和则目能辨五色矣；脾气通于口，脾和则口能知五谷矣；肾气通于耳，肾和则耳能闻五音矣。五脏不和，则七窍不通，六腑不和，则留为痈。故邪在腑则阳脉不和，阳脉不和则气留之，气留之则阳气盛矣。阳气太盛则阴脉不利，阴脉不利则血留之，血留之则阴气盛矣。阴气太盛则阳气不能荣也，故曰关。阳气太盛则阴气弗能荣也，故曰格。阴阳俱盛，不得相荣，故曰关格。关格者，不得尽期而死也。夫手足之六阳内通于六腑，六阴内通于六脏，十二经脉之血气，由脏腑之所生，故虚者饮药以补之，是脏腑之气营于脉内者也。此复论脏腑之气，通于脉外之皮肤七窍，以应天地之纪。阅，历也。五脏常内阅于七窍，是以五脏不和则七窍不通矣。在内者六腑为阳，在外者皮肤为阳。本经曰：阳气有余，营气不行，乃发为痈。是以六腑不和，则血气留滞于皮腠而为痈，此病从内而外也。故邪在腑者，谓邪在于表阳，则阳脉不和，谓左之人迎不和也。阳脉不和则气留之，气留之则阳气盛矣。

阳气太盛则阴脉不利，谓右之气口不利也。阴脉不利则血留之，血留之则阴气盛矣。阴气太盛则阳气不能荣也，故曰关，谓关阴于内，阳气不得以和之。阳气太盛则阴气弗能荣也，故曰格，谓格阳于外，阴气不得以和之。如是则阴阳俱盛，不得相荣，故曰关格。关格者，不得尽期而死也。此病因于外也。夫五脏六腑，应天地之五运六气，有升降出入之神机。上节论出入于脉中，此论运行于脉外。玉师曰：不得尽期者，不得尽天地之寿，此注当合《五十营》注参看。

黄帝曰：跷脉安起安止？何气营水？岐伯答曰：跷脉者，少阴之别，起于然谷之后，上内踝之上，直上循阴股入阴，上循胸里，入缺盆，上出人迎之前，入頄，属目内眦，合于太阳阳跷而上行，气并相还，则为濡目，气不营，则目不合。此节论流溢之精气，从跷脉而布散于脉外，脉外之血气从跷脉而通贯于脉中，气并相还，内外交通者也，夫肾为水脏，受藏水谷之精。水者，流溢于肾脏之精水也，何气营水者，谓阴跷之脉，乃足少阴之别，直上循阴股，入于肾阴，脉内之营气宗气，营运肾脏之水，上循胸里，交于手少阴之心神而化赤，上注于目内眦，合于太阳阳跷而上行。阴跷阳跷之气相并，经脉外内之气，交相往还，则为濡目。如气不营，则目不合，谓流溢于脉外之气不营于目也。再按：本经《大惑篇》曰：病有不得卧者，卫气不得入于阴，常留于阳，留于阳则阳气满，阳气满则阳跷盛，不得入于阴，则阴气虚，故不瞑矣，病有不得视者，卫气留于阴，不得行于阳，留于阴则阴气盛，阴气盛则阴跷满，不得入于阳，则阳气虚，故目闭也。此脉外之卫气，复内通于跷脉，外内之血气相并而往还也。尚御公曰：脉外之阴气虚，则目不瞑。气不营，则目不合者，脉外之阴气不营于目也。此节始论跷脉之起止，而复曰气不营则目不合，谓脉内之阴气，流溢于脉外者也。夫脉度者，乃营气宗气行于脉中，以应呼吸漏下。若夫营血之流行，始于手太阴肺，终于足厥阴肝。其支者，止环转督脉一周，而跷脉不与焉，盖跷脉主营运肾脏之精水于脉中而为血者也。举足行高曰跷，盖取其从下行上之义。眉批：营血环转督脉一周，营气止行七尺五寸。

黄帝曰：气独行五脏，不营六腑何也？岐伯答曰：气之不得无行也，如水之流，如日月之行不休，故阴脉营其脏，阳脉营其腑，如环之无端，莫知其纪，终而复始，其流溢之气，内溉五脏，外濡腠理。此承上文复申明经脉外内之气，营于脉中，濡于脉外也。按卫气之行，日行于阳二十五周，夜行于阴二十五周，周于五脏，其始入于阴，常从足少阴入于肾，肾注于心，心注于肺，肺注于肝，肝注于脾，脾复注于肾为一周。脉外之血气相将，妇随夫转，是止营于五脏，而不营于六腑。上文论脉外之血气，则为濡目，故帝有此问，伯言气之不得无行于六腑也。营于脉中者，如水之流；运于脉外者，如日月之行，随天道之运行无息，故阴脉营其脏，阳脉营其腑，如环之无端，莫知其纪，终而复始，

172

其流溢之气，内溉五脏，外濡腠理。腠理者，皮肤肌肉之纹理，五脏募原之肉理也。玉师曰：营气之行，肾传于心包络，包络传之肝，肝传之肺，肺传之脾，脾传之心。水火木金土，先天之五行也。卫气之行，肾注于心，心注于肺，肺注于肝，肝注于脾，脾复注于肾，交相胜制，后天之五行也，故曰此逆顺之常也。盖脉内之气顺行，脉外之气逆行，有顺有逆，斯成天地之纪。

黄帝曰：跷脉有阴阳，何脉当其数？岐伯答曰：男子数其阳，女子数其阴，当数者为经，不当数者为络也。其数之数，去声，余上声。阴跷之脉，从足上行，应地气之上升，故女子数其阴。阴跷属目内眦，合阳跷而上行，是阳跷受阴跷之气，复从发际而下行至足，应天气之下降，故男子数其阳。尚御公曰：阴跷乃足少阴之别，阳跷乃足太阳之别，男子之宗营注于太阳之阳跷，女子之宗营注于少阴之阴跷。气之所注者，故为大经隧。气不营者，为络脉也。上节论少阴之精水，从阴跷而上并于阳跷。此节论营气、宗气之行于跷脉，有男女、阴阳之分，二节是当分看。

营卫生会第十八

黄帝问于岐伯曰：人焉受气？阴阳焉会？何气为营？何气为卫？营安从生？卫于焉会？老壮不同气，阴阳异位，愿闻其会。岐伯答曰：人受气于谷，谷入于胃，以传于肺，五脏六腑，皆以受气。其清者为营，浊者为卫。营在脉中，卫在脉外，营周不休，五十而复大会，阴阳相贯，如环无端。卫气行于阴二十五度，行于阳二十五度，分为昼夜。故气至阳而起，至阴而止。故曰：日中而阳陇为重阳，夜半而阴陇为重阴。故太阴主内，太阳主外，各行二十五度，分为昼夜。夜半为阴陇，夜半后而为阴衰，平旦阴尽而阳受气矣。日中而阳陇，日西而阳衰，日入阳尽而阴受气矣。夜半而大会，万民皆卧，命曰合阴，平旦阴尽而阳受气，如是无已，与天地同纪。此章论营卫之生始会合，因以名篇。首节论营卫之所生，而各走其道；下节论营卫之会合，相将而行，外内出入，此阴阳离合之道也。谷入于胃，以传于肺，五脏六腑，皆以受气者，此营血之营于五脏六腑、十二经脉也。其清者为营，浊者为卫，乃别出两行营卫之道。营在脉中，卫在脉外，营周不休，昼夜五十营，而复大会于手太阴。阴阳相贯，如环无端，此营气之行于脉中，循度环转，以应呼吸漏下者也。卫气夜行于阴二十五度，日行于阳二十五度，分为昼夜，故气至阳则卧起而目张，至阴则休止而目瞑。日中阳气陇而卫气正行于阳，故为重阳。夜半阴气陇而卫正行于阴，故为重阴。太阴主地，太阳主天。卫气日行于太阳之肤表，而夜行于五脏之募原，乃太阴所主之地中也。外内各行二十五度，分为昼夜，此卫气之所行也。夜半为阴陇，夜半后为阴衰，平旦阴尽而阳受气矣。

174

日中而阳陇，日西而阳衰，日入阳尽而阴受气矣。夜半而阴阳大会，天下万民皆卧，命曰合阴，此天气夜行于阴，而与阴气会合，天道昼夜之阴阳也。平旦卫气行阴，阴尽而表阳复受此卫气，如是昼夜出入之无已，与天地阴阳之同纪也。眉批：营卫各走其道，故曰阴阳异位。营卫相将而行，故曰阴阳焉会，谓异位而又焉会耶。在营气止曰五十营，无昼夜阴阳之分。先以营卫分阴阳，此以外内昼夜分阴阳。

　　黄帝曰：老人之不夜瞑者，何气使然？少壮之人不昼瞑者，何气使然？岐伯答曰：壮者之气血盛，其肌肉滑，气道通，营卫之行，不失其常，故昼精而夜瞑，老者之气血衰，其肌肉枯，气道涩，五脏之气相搏，其营气衰少，而卫气内伐，故昼不精，夜不瞑。此论营与卫合，偕行于皮肤肌腠之间，分为昼夜，而外内出入者也。血气者，充肤热肉，澹渗皮毛之血气。肌肉者，在外皮肤之肌肉，在内募原之肌肉。气道者，肌肉之纹理，三焦通会元真之处，营卫之所游行出入者也。故肌肉滑利，气道疏通，则荣卫之行不失其出入之常度，故昼精明而夜瞑合。眉批：朱济公曰：先提出三焦二字。如肌肉干枯，气道涩滞，则五脏之气相搏，而不能通调于外内矣。夫营血者，五脏之精气也。五脏不和则营气衰少，营气衰则不能外营于肌肉，而卫气内伐矣。卫气内伐而不得循行五脏，故昼不精而夜不瞑也。此言营卫相将，卫随营行者也。夫经言营行脉中，卫行脉外者，论营卫二气，分阴阳清浊之道路也。《平脉篇》曰：营为血，卫为气。本经曰：化而为血，命曰营气。盖经脉之外，

175

有充肤热肉之血气，皆为营气，当知脉外有营，与卫气相将出入者也。眉批：经言：营为根，卫为叶，故卫随营转。营卫二气，精气也。是以本经论营卫之生始离合，计五篇有奇，第十五之《五十营篇》论营气之行于脉中，第七十六之《卫气行篇》论卫气之行于脉外，第十六之《营气篇》论营血之营于五脏六腑、十二经脉。此篇论营卫之生，各有所从来，各走其道，而复会合于皮肤肌腠之间，营卫相将，偕行出入。第五十二之《卫气篇》论脉内之血气，从气街而出于肤表，故与卫气相合而偕行。夫脉内之血气顺行，则脉外之气血逆转，此阴阳离合、外内逆顺之常也。阴阳之道，通变无穷，千古而下，皆碍于营行脉中、卫行脉外之句，而不会通于全经，以致圣经大义，蒙昧久矣。眉批：血之气，为营气。皆者，谓营卫之所出，若有两道。

黄帝曰：愿闻营卫之所行，皆何道从来？岐伯答曰：营出于中焦，卫出于下焦。"下"，当作"上"。帝承上文之义，复问营卫相将之所行，皆何道从来，而行于脉外也。夫清者为营，浊者为卫，此入胃水谷之精气，别出两行营卫之道。营行脉中，卫行脉外，乃精气也。中焦受气取汁，化而为血，以奉生身，莫贵于此，故独行于经隧，命曰营气。此血之气名营气，故曰营出中焦，与精气之少有别也。《决气篇》曰：上焦开发，宣五谷味，熏肤、充身、泽毛，若雾露之溉，是谓气。《五味篇》曰：辛入于胃，其气走于上焦。上焦者，受气而营诸阳者也。卫者，阳明水谷之悍气，从上焦而出卫于表

176

阳，故曰卫出上焦。夫充肤热肉之血，乃中焦水谷之津液，随三焦出气，以温肌肉，充皮肤，故《痈疽》章曰：肠胃受谷，上焦出气，以温分肉而养骨节，通腠理，中焦出气如露，上注溪谷而渗孙脉，津液和调，变化而赤为血。血和孙脉先满溢，乃注于络脉皆盈，乃注于经脉，阴阳已张，因息乃行，行有经纪，周有道理，与天合同，不得休止。夫溪谷者，肌肉之分会也，是津液先和调于分肉孙络之间，变化而赤为血。血和而后孙络满溢，注于络脉经脉，故中焦之津液，化而为血，以奉生身者，谓血营于身形之肌肉也。独行于经隧，命曰营气，谓血注于孙脉经脉也。此血之气命曰营气，与应呼吸漏下之营气少别，故外与卫气相将，昼夜出入，内注于经脉，因息乃行，与天道之运行于外，而复通贯于中之合同也。余伯荣曰：此论营卫出于两焦，下节论上焦与营俱行，中焦蒸化营气，此节乃承上启下之文。

黄帝曰：愿闻三焦之所出。岐伯答曰：上焦出于胃上口，并咽以上贯膈，而布胸中，走腋，循太阴之分而行，还至阳明，上至舌，下足阳明，常与营俱行于阳二十五度，行于阴亦二十五度，一周也。故五十度而复大会于手太阴矣。此复论三焦之所出，兼证营卫之生会。上焦出于胃上口者，上焦所归之部署也。并胃咽以上贯膈，而布胸中，出走腋，下循太阴之云门、中府之分而行，还至阳明之天鼎、扶突，而上至舌，复下于足阳明之分，常与营俱行于阳二十五度，行于阴亦

177

二十五度，一周也。故五十度而复大会于手太阴。盖从胸腋太阴之分而出行，故复大会于太阴也。夫手之三阴，从脏走手；足之三阴，从足走脏。营气行于二十八脉之中，二百七十息，以应漏下二刻为一周，则阴阳外内，经脉脏腑，俱已循行，盖以一日分为昼夜而为五十营，非日行于阳而夜行于阴也。凡日行于阳二十五度，行于阴亦二十五度，乃营卫之行于脉外，阴阳出入者也。越人首设问难，即将经义混淆，而后人非之。后人又以营在脉中，行阳二十五度，行阴二十五度，是犹百步五十步相笑之故智耳。按：《金匮要略》曰：若五脏元真通畅，人即安和，病则无由入其腠理。腠者，是三焦通会元真之处，为血气所注；理者，是皮肤脏腑之文理也。盖三焦乃初阳之气运行于上下，通合于肌腠，不入于经俞，是以上焦之气，常与营俱行阳二十五度，行阴二十五度者，与充肤热肉之营血，间行于皮肤脏腑之文理也。上焦出胃上口，上贯膈，布胸中，走腋，下至阳明，上至舌。此论上焦气之所出，与经脉之循臂肘，上肩胛，入缺盆，出耳颊之不同也。眉批：即三焦而申明营卫之所从来。手太阴主气，故营卫上焦之气俱从太阴而行。本经论营气则曰五十营，论卫气则曰日行阳二十五度，夜行阴二十五度，腠理之中有营血所注。再按：三焦乃少阳之相火生于肾阴，从下而上，通会于周身之腠理，脏腑之募原，总属一气耳，归于有形之部署，始分而为三。气之在上者，即归于上部，主宣五谷之气味，即从上而出，熏肤、充身、泽毛。气之在中者，即归于中部，主蒸化水谷之津液而为营血，即从

178

中而出，以奉生身。气之在下者，即归于下部，主济泌别汁，即从下而出，以行决渎。此气由阴而生，从下而上，归于上中下之三部，即从上中下而分布流行。马氏复以下焦之气升于中上，上焦之气降于中下。此缘不明经理而强为臆说也。眉批：《平脉篇》曰：三焦不归其部。

黄帝曰：人有热饮食下胃，其气未定，汗即出，或出于面，或出于背，或出于身半，其不循卫气之道而出，何也？岐伯曰：此外伤于风，内开腠理，毛蒸理泄，卫气走之，故不得循其道，此气慓悍滑疾，见开而出，故不得从其道，故命曰漏泄。此申明卫气出于上焦，从上焦之气而分布于周身者也。上焦出于胃上口，上贯膈，布胸中，由腋而出于太阴之分，至手阳明之扶突，下足阳明之人迎，而后布散于皮腠，常与营俱行阳而行阴，卫气从上焦之气而出，所出之道路从来，上未至于面，后未至于背。今饮食下胃，其营卫宗气，未有定分，而先汗出于面，或出于背，此卫气之不循道而出也。卫气布于周身，无所不被其泽，若汗出于身半，此卫气之偏沮也。盖卫气者，水谷之悍气，其性慓悍滑疾，如腠理不密，即见开而出，故不得从其道。此假风邪汗出，以证明卫气循上焦之道路而出，上焦与营俱行，而营与卫又相将出入于外内者也。故曰：上焦如雾，谓气之游行于肤表，熏肤、充身、泽毛，若雾露之溉。眉批：此亦营卫生会之一论。张开之曰：此章论卫气始出之从来，第七十六篇论卫气昼夜出入之道路，所行不同，各

179

宜体析。

黄帝曰：愿闻中焦之所出。岐伯答曰：中焦亦并胃中，出上焦之后，此所受气者，泌糟粕，蒸精液，化其精微，上注于肺脉，乃化而为血，以奉生身，莫贵于此。故独得行于经隧，命曰营气。此论营出于中焦，中焦亦并胃中，在胃中脘之分，中焦所归之部署也。此所受气者，主泌水谷之糟粕，蒸精液，化其精微，上注于肺脉，奉心神化赤而为血，以奉生身，莫贵于此，故独得行于经隧，命曰营气，此津液化血而名营气也。

黄帝曰：夫血之与气，异名同类，何谓也？岐伯答曰：营卫者，精气也。血者，神气也。故血之与气，异名同类焉。故夺血者无汗，夺汗者无血，故人生有两死而无两生。此承上文而言营卫生于水谷之精，皆由气之宣发。营卫者，水谷之精气也。血者，中焦之精汁，奉心神而化赤，神气之所化也。血与营卫，皆生于精，故异名而同类焉。汗乃血之液，气化而为汗，故夺其血者则无汗，夺其汗者则无血。无血者死，无汗者亦死，故人有两死而无两生。无两生者谓营卫血汗，总属于水谷之精也。此言中焦之精汁，皆由气之所化而为营、为卫，为血、为汗，有如水中之沤，气发于水中，则为沤泡，气散则沤亦破泄矣。眉批：阳加于阴谓之汗。

黄帝曰：愿闻下焦之所出。岐伯答曰：下焦者，别回肠注于膀胱而渗入焉。故水谷者，常并居于胃中，成糟粕而俱下于大肠，而成下焦。渗而俱下，济

180

泌别汁，循下焦而渗入膀胱焉。下焦之部署，在胃之下口，别走于回肠，注于膀胱而渗入焉，故水谷者，常并居于胃中，成糟粕而俱下于大肠，就下焦之气，济泌别汁，循下焦之经，而渗入膀胱，气化则出矣。眉批：回肠，大肠也。有九回，因以为名。下焦之经络，下络膀胱。

　　黄帝曰：人饮酒，酒亦入胃，谷未熟而小便独先下，何也？岐伯答曰：酒者，熟谷之液也，其气悍以清，故后谷而入，先谷而液出焉。黄帝曰：善。余闻上焦如雾，中焦如沤，下焦如渎，此之谓也。饮酒者，先行皮肤，则水津四布，而下输膀胱矣。三焦下俞出于委阳，并太阳之正，入络膀胱，约下焦，气化而出，故小便独先下。此承上文而言下焦之气，主决渎水液，故帝曰善。余素闻云：上焦如雾，中焦如沤，下焦如渎，此之谓也。按此篇论营卫之生会。夫水谷之精气，清者为营，浊者为卫。营在脉中，卫在脉外，此营卫之生也。阴阳异位，又何会焉？故复论三焦之所出，以明其会焉。卫出上焦，而上焦常与营俱行阳二十五度，行阴亦二十五度。营出中焦，而中焦之津液，随三焦出气，以温肌肉，化赤为血，以奉生身。营卫之行，不失其常，此营卫之会也。故独得行于经隧，命曰营气。言与卫相将于脉外，而又独得行于经隧之中，是肌腠经脉之外内，皆有此营也。阴阳血气之离合出入，非熟读诸经，细心体会，不易悉也。眉批：离卫而独行于经中。尚氏曰：马氏以十六字为宗旨，误矣。

卷 之 三

清·钱塘　　张志聪隐庵集注
同学　　沈晋垣亮宸合参
门人　　莫善昌云从校正

四时气第十九

黄帝问于岐伯曰：夫四时之气，各不同形。百病之起，皆有所生。灸刺之道，何者为定？岐伯答曰：四时之气，各有所在。灸刺之道，得气穴为定。故春取经，血脉分肉之间，甚者深取之，间者浅刺之；夏取盛经孙络，取分间绝皮肤；秋取经输，邪在腑，取之合；冬取井荥，必深之留之。间，去声。此篇论四时之气，出入于皮肤脉络，而皮肉筋骨，乃六腑之外合，故百病之起，有因于在外之皮肤脉肉筋骨，而及于内之六腑者，有因病六腑之气，而及于外合之形层者。内因外因，皆有所生，知其气之出入，则知所以治矣。四时之气，各有所在，故春取经脉于分肉之间，夏取盛经孙络分肉皮肤，盖春夏之气从内而外也。秋取经输，邪在腑，取之合，此秋气之复从外而内也。冬取井荥，必深

182

而留之，谓冬气之藏于内也。此人气之出入，应天地之四时，是以灸刺之道，得气穴为定。按：《本藏篇》曰：肺合大肠，大肠者皮其应。心合小肠，小肠者脉其应。肝合胆，胆者筋其应。脾合胃，胃者肉其应。肾合三焦膀胱，三焦膀胱者腠理毫毛其应。乃脏合腑而腑合于形层，是以有病温疟、皮水之时外者，有肠中不便，腹中常鸣之在腑者。

温疟汗不出，为五十九痏。眉批：骨髓。此外因之邪，病在于骨髓也。《素问·疟论》曰：温疟者，得之冬中于风寒。气藏于骨髓之中，至春则阳气大发，邪气不能自出，因遇大暑，脑髓烁，肌肉消，腠理发泄，或有所用力，邪气与汗皆出。此病藏于肾，其气先从内出之于外也。是以汗不出则邪不能去。当为五十九痏。以第四针五十九刺骨。

风疢肤胀为五十七痏，取皮肤之血者尽取之。疢即水，以水为疾也。眉批：皮肤。此外因之邪，病在于皮肤也。疢，水病也。因汗出遇风，风水之邪，留于皮肤而为肿胀也。为五十七痏，取皮肤之血者，尽取之，盖邪在皮肤，当从肤表而出。五十七痏，详《素问·水热穴论》。

飧泄，补三阴之上，补阴陵泉，皆久留之，热行乃止。飧，叶孙。眉批：脾。此内因之病，在脾而为飧泄也。脾为湿土，乃阴中之至阴，脾气虚寒则为飧泄，故当补三阴之上，补阴陵泉，皆久留之，候热气行至乃止。三阴之上，足三阴交穴。阴陵泉，脾之合穴也。朱济公

183

问曰：经义止病在六腑，奚又有脾脏之飧泄？曰：阳明不从标本，从中见太阴之化。脾与胃以膜相连，阴阳相合，为脏腑血气之生原，是以下篇论五脏病而兼论胃，此篇论六腑病而有脾。眉批：玉师曰：四时皆禀气于胃，而不得至经，必因于脾乃得禀也。是以外之形症而兼论于脾。

转筋于阳治其阳，转筋于阴治其阴，皆卒刺之。卒、焠同。眉批：筋。筋有阴阳以应四时十二月，故转筋于阳治其阳，转筋于阴治其阴。焠刺者，烧针劫刺，以取筋痹。

徒疢先取环谷下三寸，以铍针针之。已刺而筩之而内之，入而复之，以尽其疢，必坚。来缓则烦闷，来急则安静，间日一刺之，疢尽乃止。饮闭药，方刺之时徒饮之，方饮无食，方食无饮，无食他食，百三十五日。筩，音桶。内，音讷。眉批：内。此内因脾胃虚寒，而水溢于肉理也。徒，众也。土位中央，主灌溉于四旁。土气虚则四方之众水，反乘侮其土而为水病也。夫溪谷有三百六十五穴会，肉之大会为谷。大会者，手足股肱之大肉也。环，谷者。取手足之分肉以泻其疢也。筩，筒也。以如筒之针而内之。入而复出，以尽其疢。水肿于肌肉则浮而软，疢尽则肉必坚矣。来缓则烦闷，来急则安静者，水虽在于肌腠，而其原在内也。饮闭药者，谓水乃尽，当饮充实脾土之药，勿使水之复乘也。方刺之时，欲使水尽出于外，故徒饮之。盖脾主肌肉，疢病之因本于脾，脾水尽而后能土气充实也。夫饮入于胃，上输于脾肺，食气入胃，淫散于心肝，饮食并入，借三

184

焦之气，蒸化精微，济泌别汁，中焦气虚，则水谷不能分别矣。是以方饮无食，方食无饮，盖言土气虚而水聚于中者，由三焦元气虚也。三焦者，通会元真于肌腠，三焦元真之气虚，则肤腠空疏而水溢于内矣。无食他食者，惟食谷食以养土气也。土之成数在十，而分王于四时八节调养，百三十五日者，逾九节候而土气复也。眉批：土数五，五日谓之候。三候谓之节。骨节。

　　著痹不去，久寒不已，卒取其三里。此邪留于骨节而为痹也。《素问·痹论》曰：湿胜为著痹。盖湿流于关节，故久寒不已，当卒取其三里，取阳明燥热之气，以胜其寒湿也。沈亮宸曰：溪谷属骨，此承上文肌腠未尽之水，流于关节则为著痹，故取阳明之三里，从腑以泻脏也。骨为干。沈亮宸曰：此承上文而言骨之为病，在骨之髓节也。干者，如木干之坚劲。是故温疟之邪，藏于骨髓；湿痹之气，流于关节。其骨如干而不受邪之所伤。莫云从曰：《五运行论》云：肾生骨髓，髓生肝。《骨空论》论骨节之交，皆有髓空，以渗精髓。盖邪害空窍，而直骨坚劲不受邪伤，即骨之疫痛，病在髓节，而应于骨也。

　　肠中不便，取三里，盛泻之，虚补之。沈亮宸曰：此病在三焦而为肠中不便也。三焦之气，蒸化水谷，济泌别汁。水谷者，常并居于胃中，成糟粕而俱下于大肠。是以肠中不便者，三焦之气虚也。三焦之部署，在胃腑上中下之间，故独取足阳明之三里，邪盛者泻之，正虚者补之。

185

疠风者，素刺其肿上，已刺，以锐针针其处，按出其恶气，肿尽乃止。常食方食，无食他食。此邪病之在脉也。《素问·风论》曰：风寒客于脉而不去，名曰厉疠。肿者，脉中之营热，出于䐃肉而为肿也。恶气者，恶疠之邪留而不去，则使其鼻柱坏而色败，皮肤疡溃，故当出其恶气，肿尽乃止。常食方食、无食他食者，谓当恬淡其饮食，无食他方之异品也。

腹中常鸣，气上冲胸，喘不能久立，邪在大肠，刺肓之原，巨虚上廉三里。肓，音荒。此邪在大肠而为病也。大肠为传导之官，病则其气反逆，是以腹中常鸣，气上冲胸，喘不能久立。膏肓即脏腑之募原，膏在上而肓在下，肓之原在脐下一寸五分，名曰脖胦，乃大肠之分。巨虚上廉在三里下三寸，取巨虚三里者，大肠属胃也。

小肠控睾，引腰脊上冲心，邪在小肠者，连睾系属于脊，贯肝肺，络心系。气盛则厥逆上，冲肠胃，熏肝，散于肓，结于脐，故取之肓原以散之，刺太阴以予之，取厥阴以下之，取巨虚下廉以去之，按其所过之经以调之。睾，音高。沈亮宸曰：控睾引腰脊上冲心者，小肠之疝气也。肓乃肠外之脂膜，故取肓之原以散之，刺手太阴以夺之，取足厥阴以下之，取巨虚下廉以小肠之邪，按其所过之经以调其气。

善呕，呕有苦，长太息，心中憺憺，恐人将捕之，邪在胆，逆在胃，胆液泄则口苦，胃气逆则呕苦，故曰呕胆。取三里以下。胃气逆则刺少阳血络以闭胆逆，却调其虚实以去其邪。眉批：胆。此邪在胆而为病也。呕有苦，胆气逆在胃也。胆气欲升，故长太息以伸之。病则胆气虚，故心中憺憺，恐人将捕之。病在胆，逆在胃者，木邪乘土也。胆汁通于廉泉、玉英，故胆液泄则口苦，胆邪在胃，故胃气逆则呕苦也。取三里以下胃气之逆，刺少阳经之血络以闭胆逆，调其虚实以去其邪。

饮食不下，膈塞不通，邪在胃脘。在上脘则刺抑而下之，在下脘则散而去之。眉批：胃。此邪在胃脘而为病也。食饮不下，膈塞不通，如邪在上脘，则不能受纳水谷，故当抑而下之。如邪在下脘，则不能传化糟粕，故当散而去之。沈亮宸曰：食饮不下，膈塞不通，病在上也。然下焦阻塞，则上焦亦为之不利。盖水谷入口，则胃实而肠虚，食下则肠实而胃虚，如下气闭而食不下，则胃实而上焦膈塞矣。是以经文总言其病，而治分上下。学人体会毋忽。

小腹痛肿，不得小便，邪在三焦约，取之太阳大络，视其络脉与厥阴小络。结而血者，肿上及胃脘，取三里。眉批：膀胱。此邪在膀胱而为病也。三焦下俞出于委阳，并太阳之正，入络膀胱，约下焦，实则闭癃，虚则遗溺。小腹肿痛，不得小便，邪在三焦约也，故当取足太阳之大络、小络、孙络也。足太阳厥阴之络，交络于跗腘之间，视其结而血者去之。盖肝主疏泄，结在

187

厥阴之络，亦不得小便矣。如小腹肿，上及胃脘，取足三里。眉批：即取大络之委阳之大络经脉也。

睹其色，察其以，知其散复者，视其目色，以知病之存亡也。一其形，听其动静者，持气口、人迎以视其脉，坚且盛且滑者，病日进。脉软者，病将下。诸经实者，病三日已。气口候阴，人迎候阳也。睹其色者，分别五行之色也。如色青者，内病在胆，外病在筋。色赤者，内病在小肠，外病在脉也。察其以者，察其所以然之病，或病因于外，或病因于内，或因于外而病及于内者，或因于内而病及于外者。散者，邪散而病已也。复者，病在外而复及于内，病在内而复及于外也。视其目色者，察其血色也。盖在外之皮肉筋骨，内应于六腑。六腑内合五脏，外内之病，皆本于五行之色，而五脏之血色，皆见于目，故视其目色，以知病之存亡也。一其形者，静守其神，形与神俱也。听其动静者，持气口、人迎，以视脉之坚滑软静，而知病之进退也。诸经实者，邪在经脉也。气口、人迎，候三阴三阳之气也。沈亮宸曰：五脏六腑，应天之五运六气。五运主中，六气主外。五运主岁，六气主时。五脏内合六腑，六腑外应六气，阴阳相合，外内交通。故本篇首定四时，末论脏腑阴阳血气，乃人与天地相参，阴阳离合之大道也。眉批：腑为阳而主外，故持气口、人迎以视其脉。

五邪第二十

邪在肺，则病皮肤痛，寒热，上气喘，汗出，咳

188

动肩背，取之膺中外俞，背三节五脏之旁，以手疾按
之，快然，乃刺之。取之缺盆中以越之。此承上章复
论邪在五脏而病于外也。夫六腑之应于皮肉筋骨者，脏
腑雌雄之相合也。五脏之外应者，阴阳之气，皆有出有
入也。肺主皮毛，故邪在肺则病皮肤痛。寒热者，皮寒
热也。盖脏为阴，皮肤为阳，表里之气，外内相乘，故
为寒为热也。上气喘者，肺气逆也。汗出者，毛腠疏也。
咳动肩背者，咳急息肩，肺俞之在肩背也。膺中外俞，
肺脉所出之中府、云门处。背三节五脏之旁，乃肺俞旁
之魄户也。缺盆中者，手阳明经之扶突，盖从腑以越阴
脏之邪。眉批：承上文故无问答。下经曰：肺应皮，心应脉，脾应
肉，肝应爪，肾应骨。

　　邪在肝，则两胁中痛，寒中，恶血在内，行善掣
节，时脚肿，取之行间，以引胁下，补三里以温胃
中，取血脉以散恶血，取耳间青脉，以去其掣。肝脉
循于两胁，故邪在肝则胁中痛，两阴交尽，是为厥阴。
病则不能生阳，故为寒中。盖邪在肝，胁中痛，乃病经
脏之有形。寒中，病厥阴之气也。内，脉内也。行善掣
节者，行则掣节而痛，此恶血留于脉内，脉度循于骨节
也。时脚肿者，厥阴之经气下逆也。当取足厥阴肝经之
行间，以引胁下之痛，补足阳明之三里，以温寒中，取
血脉以散在内之恶血。耳间青脉，乃少阳之络，循于耳
之前后，入耳中，盖亦从腑阳以去其掣节。眉批：阴极则一
阳生，一名鸡足青。

　　邪在脾胃，则病肌肉痛。阳气有余，阴气不足，

189

则热中善饥。阳气不足,阴气有余,则寒中肠鸣腹痛。阴阳俱有余,若俱不足,则有寒有热,皆调于三里。脾胃主肌肉,故邪在脾胃则肌肉痛。脾乃阴中之至阴,胃为阳热之腑,故阳明从中见太阴之化,则阴阳和平,雌雄相应。若阳气有余,阴气不足,则热中而消谷善饥。若阳气不足,阴气有余,则寒中而肠鸣腹痛。阴阳俱有余者,邪病之有余,俱不足者,正气之不足,皆当调之三里而补泻之,亦从腑而和脏也。

邪在肾,则病骨痛阴痹。阴痹者,按之而不得,腹胀腰痛,大便难,肩背颈项痛,时眩,取之涌泉、昆仑,视有血者尽取之。在外者筋骨为阴,病在阴者名曰痹阴。痹者,病在骨也。按之而不得者,邪在骨髓也。腹胀者,脏寒生满病也。腰者,肾之府也。肾开窍于二阴。大便难者,肾气不化也。肩背颈项痛,时眩者,脏病而及于腑也。故当取足少阴之涌泉,足太阳之昆仑,视有血者尽取之。

邪在心,则病心痛,喜悲,时眩仆。视有余不足,而调之其输也。邪在心,邪薄于心之分也。喜为心志,心气病则虚,故喜悲。神气伤,故时眩仆,视有余不足而调其输也。眉批:心气实则喜,虚则悲。按:皮脉肉筋骨,五脏之外合也。邪在心而不病脉者,手厥阴心主包络之脉也。《邪客篇》曰:心者,五脏六腑之大主也,精神之所舍也。其脏坚固,邪勿能容也。容之则伤心,伤心则神去,神去则死矣。故诸邪在于心者,皆在于心

190

之包络。包络者，心主之脉也。本输者，皆因其气之虚实疾徐以取之。故邪在心，邪在于包络，心之分也。视有余不足而调之者，因心气之虚实，而调之也，此邪薄于心之分，以致心气之有余不足，邪不在心，故不外应于脉。沈亮宸曰：邪干脏则死，非独伤于心也。曰邪在肺，邪在肝者，邪薄于五脏之分，病脏气而不伤其脏真，故首言三节五脏之旁，以手疾按之，快然乃刺之。盖五脏之旁，乃五脏之气舍也，病在气当取之气，取之气故以手按之则快然。曰三节，曰五脏之旁，俱宜体会。眉批：疾徐者，调其虚实也。止取三节而曰五脏。

寒热病第二十一

皮寒热者，不可附席，毛发焦，鼻槁腊，不得汗，取三阳之络，以补手太阴。腊，思亦切。上二章论五脏六腑以及外合之皮肉筋骨为病，此章论病三阴三阳之经气而为寒为热也。病在皮，故不可附席。皮肤之血气以滋毛发，皮气伤，故毛发焦也。腊，干也。肺主皮毛，开窍在鼻。故鼻为之干槁，此邪在表，而病太阴太阳之气。当从汗解，如不得汗，宜取太阳之络以发汗，补手太阴以资其津液焉。按：以上三章，经旨相连。故无君臣问答之辞。其病在腑脏经气之不同，故分为三章。此章通论阴阳之经气为病，故篇名寒热。寒热者，阴阳之气也。

肌寒热者，肌痛毛发焦而唇槁腊，不得汗，取三

191

阳于下，以去其血者，补足太阴以出其汗。脉外之血气，充肤热肉，生毫毛，故病在肌，则肌肉痛而毛发焦也。脾主肌肉，开窍于口，故唇口槁腊。如不得汗，当取三阳于下，以去其血，补足太阴，以资水谷之汗。三阳，太阳也。盖寒热虽在肌，而汗从表出也。莫云从曰：肺之鼻窍，脾之口窍，皆在气分上看。

　　骨寒热者，病无所安，汗注不休，齿未槁，取其少阴于阴股之络，齿已槁，死不治。骨厥亦然。骨寒热者，病少阴之气也。病无所安者，阴躁也。少阴为生气之原，汗注不休者，生气外脱也。齿未槁者，根气尚存，取足少阴于阴股之络以去其邪。齿已槁，死不治矣。此邪病少阴之气，邪正相搏，故为寒热，邪去则愈，正脱则死矣。骨厥者，谓肾脏为病，而肾气厥逆也。夫圣人南面而立，前曰广明，后曰太冲。太冲之地，名曰少阴。少阴之上，名曰太阳。是少阴为生阳之本，然肾脏亦为生气之原。故曰：骨厥亦然。盖以分别骨寒热者，病少阴之气也。沈亮宸曰：以上三节，病在三阴之气，故曰取三阳之络，曰取少阴于阴股之络，而不言经穴。上章之病在五脏，则曰行间、三里、昆仑、涌泉，而不言三阴三阳。

　　骨痹，举节不用而痛，汗注烦心，取三阳之经补之。骨痹举节不用而痛，汗注烦心，病在少阴之气而入深也。故当取太阳之经补之，以去其邪。夫经脉为里，浮见于皮部者为络。上节论三阴之气而为寒热者，病在

192

于肤表，故取之络，此病气入深，故取之经。此篇论三阴三阳之经气为病，有病在气而不及于经者，有病在气而转入于经者，有经气之兼病者，盖阴阳六气，合手足之六经也。沈亮宸曰：冬者，盖藏血气在中，内著骨髓，通于五脏。骨痹，冬痹也。汗注烦心，病通于脏也。邪气者，常随四时之气血而入客也。故下文曰：冬取经输。经输者，治骨髓，故取三阳之经，以发越阴脏之痹。莫云从曰：以本经之法，施于治道，如鼓应桴。马氏退理以先针，致使后学咸视为针刺而忽之，不知针刺之中，有至道存焉。

身有所伤，血出多，及中风寒，若有所堕坠，四肢懈惰不收，名曰体惰。取其小腹脐下三结交。三结交者，阳明、太阴也，脐下三寸关元也。此言皮肤之血气有伤，当取之阳明、太阴也。夫首言皮腠之寒热者，病三阴之气也。此言皮腠之血气受伤，亦取之太阴、阳明。阴阳血气之相关也，身有所伤，血出多，伤其血矣。及中风寒，伤其营卫矣。夫人之形体，藉气呴而血濡，血气受伤，故若有所堕坠，四肢懈惰不收，名曰体惰。夫充肤热肉之血气，生于阳明水谷之精，流溢于中，由冲任而布散于皮腠，故当取小腹脐下之阳明、太阴，任脉之关元，以助血气之生原。三结交者，足太阴阳明，与任脉交结于小腹脐下也。沈亮宸曰：首言三阴之气，本于里阴，而外主于皮毛肌骨。下节论三阳之气，从下而生，而上出于颈项头面，此言肤表之血气，亦由下而上，充于皮肤。盖阴阳血气，皆从下而上也。

厥痹者，厥气上及腹，取阴阳之络，视主病也，泻阳补阴经也。颈侧之动脉人迎。人迎，足阳明也，在婴筋之前。婴筋之后，手阳明也，名曰扶突。次脉手少阳也，名曰天牖。次脉足太阳也，名曰天柱。腋下动脉，臂太阴也，名曰天府。此言阳气生于阴中，由下而上也。厥痹者，痹闭于下，以致三阳之气，厥逆止及于腹，而不能上行于头项也。取阴阳之络，视主病者，视厥痹之在何经也。泻阳者，泻其厥逆而使之上也。补阴者，阳气生于阴中也。次脉者，从喉旁而次序于项后，即《本输篇》之所谓一次脉二次脉也。盖三阳之经气，皆循颈项而上充于头面也。腋下动脉，手太阴也。太阴，统主阴阳之气者也。

阳明头痛，胸满不得息，取之人迎。此下五节，承上文而分论厥逆之气，各有所见之证，各随所逆之经以取之。阳明头痛，阳明之气厥逆于腹，不得循人迎而上充于头，是以头痛。逆于中焦，故胸满不得息，当取之人迎，以通其气。

暴瘖气鞭，取扶突与舌本，出血。鞭，同梗。夫金主声，心主言，手阳明主气而主金，故阳明气逆于下，则暴喑而气梗矣。取扶突与舌本，出血，则气通而音声出矣。

暴聋气蒙，耳目不明，取天牖。手少阳之脉，入耳中，至目锐眦，少阳之气厥于下，则上之经脉不通，是以暴聋气蒙，耳目不明，当取之天牖。

暴挛痫眩，足不任身，取天柱。足太阳主筋，故气厥则暴挛而足不任身矣。太阳之脉，起于目内眦之睛明，气不上通，故痫眩也，当取之天柱。

暴瘅内逆，肝肺相抟。血溢鼻口，取天府。抟，音团。瘅，消瘅。暴瘅，暴渴也。肝脉贯肺，故手太阴之气逆，则肝肺相抟。肺主气而肝主血，气逆于中，则血亦留聚而上溢矣。肺乃水之生原，抟则津液不生而暴瘅矣。皆当取手太阴之天府，以疏其抟逆。夫暴疾一时之厥证也，此因于气厥，故用数"暴"字。此为天牖五部。牖，窗也。头面之穴窍，如楼阁之大牖，所以通气者也。气厥于下，以致在上之经脉不通，而为耳目不明，暴喑痫眩诸证。盖言三阳之气，由下而生，从上而出，故总结曰：此为天牖五部，以下复论其经络焉。沈亮宸曰：人迎、扶突、天牖、天柱，头气之街也。腋下动脉，胸气之街也。莫云从问曰：《本输篇》论次脉乃手足三阳之六经，此节止言手阳明少阳、足阳明太阳为天牖何也？曰：太阳之气生于膀胱水中，少阳之气，本于命门相火，阳明之气生于中焦胃腑，在经脉有手足之六经，在二气止论三阴三阳也。其手阳明与太阴为表里，主行周身之气，故合为五天牖焉。

臂阳明有入頄遍齿者，名曰大迎，下齿龋，取之臂。恶寒补之，不恶寒泻之。足太阳有入頄遍齿者，名曰角孙，上齿龋取之在鼻与頄前。方病之时其脉盛。盛则泻之，虚则补之。一曰取之出鼻外。頄，音仇。齲，邱禹切。上节论三阳之气，循次而上出于大牖，此复论气从络脉以相通，所谓络绝则径通，如环无端，莫知其纪也。盖气之出于大牖者，从气街而出于脉外，气之行于脉中者，从络脉而贯于脉中，外内环转之无端，故莫知其纪也。观鼻交处为頄。齲，齿痛也。臂阳明有入頄遍络于齿者，名曰大迎。大迎乃足阳明之经穴，此手阳明之气，从络而贯于足阳明之经，故下齿痛当取之臂阳明。恶寒饮者，虚也，当补之。不恶寒饮者，实也，当泻之。足太阳有入頄遍络于齿者，名曰角孙。角孙乃手少阳之经穴，此足太阳之气，贯于手少阳之经，故上齿痛者，当取之鼻与頄前，乃太阳之络脉也。按：营血宗气之所营行者，经脉也。足太阳之络，不入于齿中。此非经脉，亦非支别，乃微细之系，以通二阳之气者也。故方病之时，其脉盛，乃气之太过也。太过则泻之，不及则补之。莫云从曰：三阳之气，分则有三，合则为一。一阳之气，下通于泉。绕地环转，而复通贯于地中，故遍历于齿，属口对入。齿者，水脏之所生。口者，土之外候也。

足阳明有挟鼻入于面者，名曰悬颅，属口对入系目本，视有过者取之，损有余，益不足，反者益。"足阳明"当作"手太阳"。此总结三阳之六次脉也。盖三阳之气，上出于大牖者，循手之阳明、少阳，足之阳明、太阳，而经脉之贯通，则有手足六脉之相交矣。故手太阳有挟鼻入于面者，名曰悬颅。悬颅乃足少阳之经穴，此手太阳之气，从络脉而通于足少阳之经也。属口对入上系目本，视有过者取之过病也。如病在太阳，而太阳之络有余，少阳之经不足，则当损太阳之有余，益少阳之不足。反是者，又当益太阳也。沈亮宸曰：反者当从有过上看，推此二句，当知太阳之气，从络脉而贯于少阳之经，少阳之气，从络脉而通于太阳之经也。以上四脉亦然。莫云从问曰：阳明手足相交，自然之道也。太阳之与少阳相合，其义何居？曰：太少之气，本于先天之水火，犹两仪所分之四象，是以正月二月主于太少，五月六月主于太少，太少之相合也。阳明者，两阳合明，故曰阳明主于三月四月，此阳明之自相交合也。夫阴阳之道，推变无穷，明乎经常变易之理，始可与言阴阳矣。朱济公问曰：太阳之气主皮毛，阳明之气主肌腠，少阳之气主枢胁，今论三阳之气，又皆循经而上出于头面焉。曰：此升降出入之道也。阴阳之气，出入于外内，故皮寒热者，取之太阳、太阴。肌寒热者，取三阳于下，升降于上下。故邪中于面，则下阳明，中于项则下太阳，中于颊则下少阳。二阳之气，运行于肌表，故中于阳则溜于经，经气外内之相通也。此升降出入之无息者也，一息不运，则失其机矣。

其足太阳有通项入于脑者，正属目本，名曰眼系。头目苦痛，取之在项中两筋间入脑，乃别阴跷阳跷，阴阳相交，阳入阴，阴出阳，交于目锐眦。阳气盛则瞋目，阴气盛则瞑目。此言足太阳之气，贯通于阳跷阴跷也。其者，承上文而言，言其足太阳又有通项入于脑者，正属目本，名曰眼系，在项中两筋间入脑乃

197

别，络于阴跷阳跷，而阴阳相交于目锐眦，阳跷之气入
于阴跷，阴跷之气出于阳跷。如阳跷之气盛则张目，阴
跷之气盛则瞑目，此太阳之气，又从眼系而贯通于阴阳
之跷脉也。按：《脉度篇》曰：跷脉者，太阴之别，起
于然谷之后，循胸上行，属目内眦，合于太阳阳跷而上
行，气并相还则为濡目。此言阴跷之脉，起于足少阴而
上通于太阳阳跷。此节论太阳之气，通于阳跷阴跷，故
曰：男子数其阳，女子数其阴。盖阴跷之脉，通少阴之
精水于阳跷。阳跷之脉通太阳之气于阴跷。男子以气为
主，故男子数其阳，女子以精血为主，故女子数其阴，
气为阳而血为阴也。莫云从曰：举足行高曰跷。足少阴
太阳，乃阴阳血气之生原，阴跷阳跷主通阴阳血气，从
下而上交于目。目者，生命之门也。眉批：目之尖角为锐，
故外内皆名锐眦。在阳曰入阴，在阴曰出阳。

　　热厥，取足太阴少阳，皆留之。寒厥，取足阳明
少阴，皆留之。此论阴阳之气不和，而为寒厥热厥也。
盖在表之阴阳不和，则为肌皮之寒热；发原之阴阳不和，
则为寒厥热厥矣。马元台曰："少阳"当作"少阴"，
"少阴"当作"少阳"。按：《素问·厥论》曰：阳气衰
于下，则为寒厥。阴气衰于下，则为热厥。盖以热厥为
足三阳气胜，则所补在阴，故当取足太阴少阴皆留之，
以使针下寒也。寒厥为足三阴气胜，则所补在阳，故当
取足阳明少阳于足者留之，以俟针下热也。余伯荣曰：
取之于足者，谓阳气生于下也。

　　舌纵涎下，烦悗，取足少阴。此言上下之阴阳不

198

和也。少阴之上，君火主之，而下为水脏，水火之气，上下时交。舌纵涎下烦悗者，肾气不上资于心火也，故当取足少阴，以通少阴之气。

振寒洒洒鼓颌，不得汗出，腹胀烦悗，取手太阴。此言表里之阴阳不和也。《内经》云：阳加于阴谓之汗。肤表为阳，腹内为阴。在内之阴液，借表阳之气，宣发而为汗。振寒洒洒鼓颌不得汗出，腹胀烦悗者，表里之阴阳不和也，故当取手太阴，以疏皮毛之气，以行其汗液焉。手太阴主通调水液，四布于皮毛者也。莫云从曰：上节论上下，此节论表里，乃阴阳之升降出入。篇名寒热者，皆阴阳之不调也。

刺虚者，刺其去也。刺实者，刺其来也。此总论阴阳寒热之不调，因邪正虚实之有碍也。虚者，正气之不足；实者，邪气之有余。盖邪气实则正气虚矣。故刺虚者，刺其气之方去，所谓追而济之也。刺实者，刺其气之方来，所谓迎而夺之也。迎之随之以意和之，可使气调，可使病已也。

春取络脉，夏取分腠，秋取气口，冬取经输。凡此四时，各以时为齐，络脉治皮肤，分腠治肌肉，气口治筋脉，经输治骨髓。此以人之形层深浅，与四时之气为齐也。盖人之血气，应天地之阴阳出入，故春取络脉，夏取分腠，春夏之气，从内而外也；秋取气口，冬取经，秋冬之气，复从外而内也。此人之气血，随天地四时之气，而外内出入者也。齐者，所以一之也。凡

199

此四时，以应人之阴阳出入，故各以时为齐。故取络脉者，以治皮肤，取分腠以治肌肉，取气口以治筋脉，取经输以治骨髓。此又以四时之法，以治皮肉筋骨之浅深。盖天气有四时之出入，而人有阴阳之形层，故各以时为齐也。

五脏身有五部：伏兔一；腓二。腓者，腨也；背三；五脏之腧四；项五。此五部有痈疽者死。夫在外者，皮肤为阳，筋骨为阴，痈疽所发，在于皮肉筋骨之间。此言五脏各有五部，而一部之阴阳不和，即留滞而为痈矣。伏兔，肾之街也。腨者，脾之部也。背者，肺之俞也。五脏俞者，谓五椎之心俞也。项者，肝之俞也。本经曰：痈疽之发，不从天下，不从地出，积微之所生也。故五部之有痈疽者，乃五脏渐积之郁毒，外应于血气之不和而为痈疽。故五部有此者死。按：上章论五脏之邪，外应于皮肉筋骨，此言五脏各有五部，而一部之中，皆有阴阳血气之流行，所谓阴中有阳，阳中有阴也。眉批：句法与背三节五脏之旁相同。一部之中有皮肉筋骨。余伯荣曰：痈疽之发，有因于风寒外袭者，有因于喜恶不测，食饮不节，营卫不和，逆于肉理，乃发为痈；阴阳不通，两热相搏，乃化为脓。然有发于肫臂而死者，有发于项背而生者，此又以邪毒之重轻，正气之虚实，以别其死生，然病及五脏者必死。故因于外邪者，善治治皮毛，其次治肌肉；因于内伤者，使五脏之郁气，四散于皮肤，弗使痈肿于一部，所谓始萌可救，脓成则死，此上工之治未病也。

病始手臂者，先取手阳明太阴而汗出。病始头首者，先取项太阳而汗出。病始足胫者，先取足阳明而汗出。此分别形身上下，各有所主之阴阳也。夫身半以上，手太阴阳明皆主之，故病始手臂者，先取手阳明太阴而汗出。太阳之气，生于膀胱，而上出于头项，故病始于头首者，先取项太阳而汗出。身半以下，足太阴阳明皆主之，故病始足胫者，先取足阳明而汗出。曰始者，谓病始于下者，下行极而上；始于上者，上行极而下。曰先者，谓手足之阴阳，虽各有所主，然三阴三阳之气，上下升降，外内出入，又互相交通者也。

臂太阴可汗出，足阳明可汗出。故取阴而汗出甚者，止之于阳；取阳而汗出甚者，止之于阴。汗乃阴液，生于阳明。太阴主气，行于肤表，水津四布乃气化以通调，故臂太阴可汗出。水谷之津液，从腠理发泄，汗出溙溙，故足阳明可汗出。然汗液必由气之宣发，气得液而后能充身泽毛，故取阴而汗出甚者，止之于阳；取阳而汗出甚者，止之于阴，盖阳为阴之固，阴为阳之守也。眉批：阴主气而阳主液，阴阳之互换也。沈亮宸曰：此篇论阴阳之不调，而为寒热之证，宜从汗解，故总结汗法数条。

凡刺之害，中而不去则精泄，不中而去则致气。精泄则病甚而恇，致气则生为痈疽也。泄精者，谓阴阳血气生于精，过伤则并伤其根原矣。痈疽者，谓阴阳血气营行于皮肉筋骨之间，邪气留客，致正气不行，则

201

生痈疡矣。本篇论阴阳寒热，缘邪正之实虚，故以此节重出于篇末，盖以戒夫治病者，慎勿再实实而虚虚也。

癫狂第二十二

目眦外决于面者为锐眦，在内近鼻者为内眦；上为外眦，下为内眦。锐眦、内眦者，睛外之眼角也。太阴之气主约束，目外角为锐眦，内角为内眦者，乃太阴之气，主乎外内之目眦也。太阳为目上纲，阳明为目下纲。上为外眦，下为内眦者，乃太阳阳明之气，主于上下之目眦也。手太阴主天，足太阴主地。太阳为开，阳明为阖。天地之气，昼明夜晦。人之两目，昼开夜阖，此人应天地之昼夜开阖者也。一息之中，有开有阖，以应呼吸漏下者也。天地开阖之气不清，阴阳出入之气混浊，则神志昏而癫狂作矣。是以治癫狂之法，独取手足之太阴、太阳、阳明焉。夫肺主皮毛，目之拳毛，天气之所生也。肌肉之精为约束，地气之所生也。目眦之外内上下，又统属天地阴阳之气而为开阖者也。王芳候曰：癫狂之疾，最为难治，得此篇之理，可批却导窾矣。眉批：太阳主开故为外，阳明主阖故为内。呼出为阳，吸入为阴。癫乃重阴，狂乃重阳。故俗名天盖毛。此段照应以手按之立快。

癫疾始生，先不乐，头重痛，视举目赤甚，作极已而烦心，候之于颜，取手太阳、阳明、太阴，血变而止。夫癫狂之疾，乃阴阴之气，先厥于下，后上逆于巅而为病。故《通评虚实篇》曰：癫疾厥狂，久逆之所

202

生也。又曰：厥成为癫疾。夫少阴者，先天之水火。太阴者，后天之地天。天地水火之气，上下平交者也，厥则不平而为病矣。水之精为志，火之精为神，先不乐者神志不舒也。举视目赤者，心气上逆也。癫甚作极，已而心烦者，厥逆之气，上乘于太阴阳明，而复乘于少阴之心主也。《五色篇》曰：庭者，颜也。首面上于阙庭，王宫在于下极。盖谓天阙在上，王宫在下，故候之于颜者，候天之气色也。身半以上为阳，手太阴阳明皆主之，故取手太阴阳明，以清天气之混浊，取手太阳以清君主之心烦。心主血，血变则神气清而癫疾止矣。眉批：后之厥逆皆取少阴，盖多因少阴之络而上及于太阴、太阳。玉师曰：天地阴阳、五运六气皆本于少阴，先天所生。

　　癫疾始作，而引口啼呼喘悸者，候之手阳明太阳，左强者攻其右，右强者攻其左，血变而止。此论厥气上乘，致开阖不清而为癫疾也。啼悸者，太阳之气混乱也。喘呼者，阳明之气不清也。太阳主开，阳明主阖，故当候之手阳明太阳。夫天地开阖之气，左旋而右转，故左强者攻其右，右强者攻其左。莫云从曰：手太阳者，心之表；手阳明者，肺之表。在心为啼悸，在肺为喘呼，因开阖不清而啼悸喘呼者，病在表而及于内也。

　　癫疾始作，先反僵，因而脊痛。候之足太阳、阳明、太阴、手太阳，血变而止。癫疾始作，先反僵者，厥气逆于寒水之太阳也。因而脊痛者，寒气乘于地中也。脊，背也。《易》曰：艮其背。艮为山，止而不动，乃坤土之高阜者，故当候之足太阳、阳明、太阴。按首节论厥气上乘于天，及太阳君火，次节论开阖之不清，此节论厥气逆于水土之中。盖天地水火之气不清，而为癫疾也，复取手太阳者，水火神志相交，足太阳之水邪上逆，必致心主之神气昏乱，故俟其血变，则神气清矣。沈亮宸曰：以上三证，曰始生始作。盖厥气始上逆于太阴、太阳、阳明之气，而未及乎有形之筋骨也。疾在气者，易于清散，其病已入深，虽司命无奈之何。故骨脉之癫疾，皆多不治，使良医得早从事，则疾可已，身可治也。奈人之所病，病疾多，而医之所病，病道少。

治癫疾者，常与之居，察其所当取之处。病至，视其有过者泻之，置其血于瓠壶之中，至其发时，血独动矣。不动灸穷骨二十壮。穷骨者，骶骨也。此言治癫疾者，当分别天地水火之气而治之。太阳之火，日也。随天气而日绕地一周，动而不息者也。地水者，静而不动者也。常与之居者，得其病情也。察其所当取之处，视其有过者泻之，谓视疾之在于手足何经而取之也。瓠壶，葫芦也。致其血于壶中，发时而血独动者，气相感召也。如厥气传于手太阴太阳，则血于壶中独动，感天气太阳之运动也。不动者，病入于地水之中，故当灸骶骨二十壮。经云：陷下则灸之。此疾陷于足太阳太阴，故当灸足太阳之骶骨。二者阴之始，十乃阴之终，地为阴，而水为阴也。朱永年曰：《素问·长刺节论》云：初发岁一发，不治则月一发，名曰癫疾。夫岁一发者，日一岁而一周天，日以应火也。月一发者，月一月而一周天，月以应水也。

骨癫疾者，顑齿诸腧分肉皆满而骨居，汗出烦悗，呕多沃沫，气下泄不治，顑，叶坎，面也。悗，音瞒，闷也。齿者，骨之余。分肉属骨，是以骨癫疾者，顑齿诸分肉皆满。骨居者，骨肉不相亲也。汗者，血之液。汗出烦悗者，病在足少阴肾，而上及于手少阴心也。呕多沃沫，太阴阳明之气上脱也。肾为生气之原。气下泄，少阴之气下泄也。阴阳上下离脱，故为不治。莫云从曰：病入骨髓，虽良医无所用其力，故不列救治之法。此下三证，病在有形之筋骨，故不言太少之阴阳。眉批：分肉，溪谷也。溪谷，属肾。胃虚则呕多，脾虚则沃沫，中焦藉少阴之气以化合，中下脱离故死。

筋癫疾者，身倦，挛急大，刺项大经之大杼脉。呕多沃沫，气下泄不治。病在筋，故身倦挛而脉急大。足太阳主筋，故当刺膀胱经之大杼。呕多沃沫，气下泄者，病有形之脏腑，而致阴阳之气脱也。眉批：前四节病气，故取太阳、阳明。此一节病有形之筋脉，故曰刺大杼脉。

脉癫疾者，暴仆，四肢之脉皆胀而纵，脉满，尽刺之出血。不满灸之，挟项太阳，灸带脉于腰，相去三寸，诸分肉本输。呕多沃沫，气下泄不治。经脉者，所以濡筋骨而利关节。脉癫疾，故暴仆也。十二经脉皆出于手足之井荥，是以四肢之脉皆胀而纵。脉满者，病在脉，故当尽刺之，以出其血。不满者，病气下陷也。夫心主脉，而为阳中之太阳。不满者，陷于足太阳也。十二脏腑之经输，皆属于太阳，故当灸太阳于项间，以启陷下之疾。带脉起于季胁之章门，横束诸经脉于腰间，

205

相去季胁三寸，乃太阳经输之处也。诸分肉本俞，溪谷之俞穴也。盖使脉内之疾，仍从分肉气分而出。

　　癫疾者，疾发如狂者，死不治。夫阴盛者病癫，阳盛者病狂。癫疾者，疾发如狂者，阴阳之气并伤，故死不治。夫阴阳离脱者死，阴阳两伤者亦死。莫云从曰：阳病速，故疾发，用二者字，以分阴阳。

　　狂始生，先自悲也。喜忘苦怒善恐者，得之忧饥。治之取手太阴阳明，血变而止，及取足太阴阳明。此以下论狂疾之所生，有虚而有实也。先自悲者，先因于肾虚也。经云：水之精为志，精不上传于志，而志独悲，故泣出也。喜忘善恐者，神志皆虚也。苦怒者，肝气虚逆也。盖肝木神志，皆肾精之所生也，此得之忧饥。夫忧则伤肺，饥则谷精不生。肺伤则肾水之生原有亏，谷精不生则肾精不足矣。阴不足则阳盛而为狂。取手太阴阳明者，逆气上乘于手太阴阳明，泻出其血，而逆气散矣。及取足太阴阳明者，补足太阴阳明，资谷精以助肾气也。此节首论阴虚以致阳狂，即末节之所谓短气，息短不属，动作气索。补足少阴，去血络也。盖癫狂乃在上之见证，厥逆乃在下之始因，故篇名癫狂，而后列厥逆。上工之治未病者，治其始蒙也。夫癫疾多因于阴实，狂疾有因于阴虚。故越人曰：重阴者癫，重阳者狂。盖阴虚则阳盛矣。夫阴虚阳盛，则当泻阳补阴矣。然阴精生于阳明，而阳气根于阴中，阴阳互相资生之妙用，学者细心体会，大有裨于治道者也。眉批：肾为本，肺为末。故肾脏之逆气上乘于手太阴、阳明。肾主水，水精虚则火盛。

206

知其生始之因，亦可以为上工。

狂始发，少卧不饥，自高贤也，自辨智也，自尊贵也。善骂詈，日夜不休。治之取手阳明、太阳、太阴，舌下少阴，视之盛者皆取之，不盛释之也。此心气之实狂也。夫阴气盛则多卧，阳气盛则少卧。食气入胃，精气归心，心气实，故不饥。心乃君主之官，虚则自卑下，实则自尊高。阳明实则骂詈不休，心火盛而传乘于秋金也。肺者，心之盖，火炎上则天气不清矣。故当取手太阳之腑，以泻君火之实，取手阳明太阴，以清乘传之邪。舌下少阴，心之血络也。此病心之神志，而不在血脉，故当视之。如盛者并皆取之，如不盛则释之而勿取也。盖病在无形之神志，皆从腑以清脏。腑为阳而主气也。如入于血络，则取本脏之脉络矣。马氏曰：上节言始生，而此曰始发，则病已成而发也。

狂言、惊、善笑、好歌乐、妄行不休者，得之大恐，治之取手阳明、太阳、太阴。此肾病上传于心，而为心气之实狂也。得之大恐，则伤肾，阴虚阳盛，故狂言而发惊也。经云：心气实则善笑，虚则善悲，实则心志郁结，故好歌乐以伸舒之。神志皆病，故妄行不休也。取手太阳，以清心气之实；取手阳明太阴，以资肾气之伤。

狂、目妄见、耳妄闻、善呼者，少气之所生也。治之取手太阳、太阴、阳明、足太阴，头两颇。此因肾气少而致心气虚狂也。心肾水火之气，上下相济，肾气少则心气亦虚矣。心肾气虚，是以目妄见，耳妄闻。

善呼者，虚气之所发也。当取手太阳、太阴、阳明，以
清狂妄，补足太阴阳明，以资谷精。盖水谷入胃，津液
各走其道。肾为水脏，受藏五脏之精，气生于精也。本
经曰：胃气上注于肺，其悍气上冲头者，循咽上走虚窍，
循眼系入络脑，出颅下客主人，循牙车合阳明，并下人
迎，此阳明之气上走空窍，出于头之两颅。不曰足阳明
而曰头两颅者，盖取阳明中上二焦之气，以纳化水谷也。
按此节即下文之少气身漯漯也，言吸吸也。盖始见在下
之虚，即补少阴之阴。今发于上而为狂，又当用治狂之
法矣。眉批：曰阳明则所取在胃矣。

　　狂者多食，善见鬼神，善笑而不发于外者，得之
有所大喜。治之取足太阴、太阳、阳明，后取手太
阴、太阳、阳明。此喜伤心志而为虚狂也。心气虚，故
多饮食。神气虚，故善见鬼神也。因得之大喜，故善笑。
不发于外者，冷笑而无声也。食气入胃，浊气归心，故
当先补足太阴、阳明，以养心精，补足太阳之津，以资
神气，后取手太阴、太阳、阳明，以清其狂焉。按：因
于足少阴者，先取手而后取足，因于手少阴者，先取足
而后取手，皆上下气交之妙用。眉批：心气虚，故多笑；心气
实，则大笑矣。

　　狂而新发，未应如此者，先取曲泉左右动脉，及
盛者见血，有顷已。不已，以法取之，灸骨骶二十
壮。此总结以上之狂疾，如从下而上者，则当先取肝经
之曲泉。应者，谓因于下而应于上也。盖言狂乃心气虚
实之为病，如因于肾气之实虚，皆从水而木，木而火也。

208

故狂而新发，未见悲惊喜怒，妄见妄闻，如此之证者，先取曲泉左右之动脉，盛者见血即已。盖病从木气清散，而不及于心神矣。如不已，用灸法以取之。骶骨，乃督脉之所循，督脉与肝脉会于头项，故灸骨骶，引厥阴之脉气，复从下散也。按脊骨之尽处为骶骨，乃足太阳与督脉交会之处，曰穷骨，曰骶骨，曰骨骶，盖亦有所分别也。

风逆，暴四肢肿，身漯漯，唏然时寒，饥则烦，饱则善变。取手太阴表里，足少阴阳明之经，肉清取荥，骨清取井经也。经云：厥成为癫疾。盖因厥气上逆，而成癫疾也。夫肾为水脏，风行则水涣。风逆者，因感外淫之风，以致少阴之气上逆也。风淫末疾，故暴肿四肢。漯漯，寒湿也。唏然，寒竞貌，乃风动水寒之气而见此证也。风伤肾水，则心气亦虚，故饥则烦。风木之邪，贼伤中土，故饱则善变也。取手太阴表里，以清风邪；足少阴阳明之经，以调逆气。清，冷也。肉清者，凉出于肌腠，故取荥火以温肌寒。盖土主肌肉，火能助土也。骨清者，尚在于水脏，故取井木以泻水邪。余伯荣曰：取手太阴表里者，取汗也。如用麻黄以通毛窍，配杏子以利肺金，盖里气疏而后表气通也。

厥逆为病也，足暴清，胸将若裂，肠若将以刀切之，烦而不能食，脉大小皆涩。暖取足少阴，清取足阳明。清则补之，温则泻之。此足少阴之本气厥逆而为病也。少阴之大络起于肾，下出于气街，循阴股内廉，

209

斜入腘中，下出内踝之后，入足下。少阴之气逆于内，故足暴清也。胸将若裂，肠若将以刀切之，烦而不能食者，厥气从腹而上及于心胸也。血脉资始于肾，脉来或大或小，皆涩者，肾气逆而致经脉之不通也。肾为生气之原，如身体暖者，实逆也，故当取足少阴以泻之。清者，虚逆也，故当补足阳明，以资肾脏之精气。以上二节，一因外感之厥，一因本气之厥，皆为癫疾之生始，见厥证而先以治厥之法清之，即所以治未病也。

厥逆，腹胀满，肠鸣，胸满不得息，取之下胸二胁，咳而动手者，与背腧以手按之，立快者是也。此言厥逆之气，上乘于太阴、阳明，而将成癫疾也。腹胀满者，乘于足太阴、阳明也。肠鸣者，乘于手阳明也。胸满不得息者，乘于手太阴也。胸下二胁，乃手太阴中府、云门之动脉处。背俞者，肺之俞也。取之下胸二胁，咳而动手者，再以手按其背俞，而病患立快者，是厥逆之气上乘，是成癫疾矣。病在气，故按之立快。盖言厥癫疾者，在气而不在经也。朱卫公曰：肺合天气，故候于手太阴。

内闭不得溲，刺足少阴、太阳与骶上，以长针。此承上文而言厥逆之气，惟逆于下而不上乘者也。逆气在下，故内闭不得溲，当刺足少阴、太阳与骶上，以泻逆气，而通其溲便焉。夫足少阴，先天之两仪也，手足太阴、阳明，后天之地天也。先后天之气，上下相通者也。是以少阴之厥气上乘，则开阖不清而成癫疾，故当取之太阴、阳明。如厥气在下，止病下之闭癃，其过止

210

在足少阴、太阳矣。

气逆，则取其太阴、阳明、厥阴，甚取少阴、阳明动者之经也。此言逆气上乘而为狂疾者，则取其太阴、阳明、厥阴也。夫狂始生，得之忧饥，治之取手太阴、阳明，及取足太阴、阳明。盖少阴之气，上逆于太阴、阳明而始生狂疾，故则取其太阴、阳明。然又有足少阴之逆气，上乘于心而为狂疾者，则取其厥阴也。盖水气传于肝木，肝木传于心火，是以狂而新发，未应如是者，先取曲泉左右之动脉也。甚者，逆气太盛也，故当取足少阴之本经以泻之。少阴之气，上与阳明相合，少阴气甚则阳明亦甚矣。阳明脉盛，则骂詈不休，故并取阳明动者之经。

少气，身漯漯也，言吸吸也，骨痠体重，懈惰不能动，补足少阴。漯，音垒。此足少阴之气少，而欲为虚逆也。漯漯，寒栗貌。吸吸，引伸也。盖心主言，肺主声，藉肾间之动气而后发，肾气少，故言语之气，不接续也。肾为生气之原而主骨，肾气少，故骨痠体重，懈惰不能动，当补足少阴，以治其始蒙。眉批：气不响则体重。

短气，息短不属，动作气索，补足少阴，去血络也。此虚气上乘而将作虚狂也。所谓少气者，气不足于下也。短气者，气上而短，故息短而不能连属，若有动作，则气更消索矣。当补足少阴之不足，而去其上逆之血络焉。上节治其始蒙，故止补其少阴，此将欲始作，故兼去其血络。按：足少阴虚实之厥逆，为癫狂之原始，故首论癫狂，后论厥逆。善治者，审其上下、虚实之因，分别调治，未有不中乎肯綮者矣。

热病第二十三

偏枯，身偏不用而痛，言不变，志不乱。病在分腠之间，巨针取之。益其不足，损其有余，乃可复也。此篇论外感风寒之热，内有五脏之热，外内阴阳邪正之为病，而先论其外因焉。经曰：虚邪偏客于身半，其入深，内居荣卫，荣卫稍衰，故真气去，邪气独留，故为偏枯，是风寒之邪，偏中于形身，则身偏不用而痛。夫心主言，肾藏志，言不变，志不乱，此病在于分腠之间，而不伤于内也。以巨针取之，益其正气之不足，损其邪气之有余，而偏伤之，正气乃可复也。按：《素问·热论》论热病者，皆伤寒之类。本经论热病，首言偏枯，次言痱之为病，而不曰中风。盖风寒之邪，皆能为热也。此篇与《刺热论》大义相同，故《刺热论》中，亦用五十九刺之法。眉批：真气去，邪气独留，故益其不足，损其有余，乃可复也。巨针，大针也。取大气不出关节。大气，风气也。《伤寒论》先言中风，亦宗此经意。

痱之为病也，身无痛者，四肢不收，智乱不甚。其言微，知可治；甚则不能言，不可治也。病先起于阳，后入于阴者，先取其阳，后取其阴，浮而取之。痱，音肥。痱者，风热之为病也。身无痛者，邪入于里也。风木之邪，贼伤中土，脾藏智而外属四肢。四肢不

212

收，智乱不甚者，邪虽内入，尚在于表里之间，脏真之气未伤也。其言微者，此伤于气，故知可治。甚则不能言者，邪入于脏，不可治也。夫外为阳，内为阴，病先起于分腠之间，而后入于里阴者，先取其阳，后取其阴。浮而取之者，使外受之邪仍从表出也。沈亮宸曰：风之为病也，善行而数变。上节论偏客于形身，此论在于表里之间，入内而干脏则死，浮而取之外出则愈，二节之中，有左右、外内、出入、邪正、虚实、死生之别。眉批：《脉要论》曰：言而微者，此夺气也。

热病三日，而气口静，人迎躁者，取之诸阳，五十九刺，以泻其热，而出其汗，实其阴以补其不足者。身热甚，阴阳皆静者，勿刺也。其可刺者，急取之，不汗出则泄。所谓勿刺者，有死征也。沈亮宸曰：热病三日，三阳为尽，三阴当受邪。如气口静而人迎躁者，此邪尚在阳，而未传于阴也，故当取诸阳，为五十九刺，以泻其热，而出其汗，实其阴以补其不足，勿使邪气之入阴也。如身热甚而阴阳之脉皆静者，此邪热甚而阴阳之正气皆虚，有死征而勿刺也。其可刺者，急取之，如邪在阳分，即出其汗，在阴分即从下泄，此邪虽甚而正气未脱，故当急泻其邪。张开之曰：夫热病者，皆伤寒之类也。六经相传，七日来复。在三阳三阴之气分，而不涉于经，故候在人迎气口。不汗则泄，即《素问》之所谓未满三日者，可汗而已；其满三日者，可下而已。尚御公曰：《内经》言其常，仲景言其变。张隐庵曰：热病三日，气口静而人迎躁者，即常中之

213

变也。

热病七日八日，脉口动，喘而短者，急刺之，汗且自出，浅刺手大指间。此热病七日八日，而邪仍在表阳者，急从汗解也。表阳之邪，七日来复，八日不解，将作再经，而有传阴之害矣。如脉口动喘而短者，邪尚在于肤表，急取手太阴之少商使之汗，则邪自共并而出矣。按：《素问》有喘脉。喘而短者，谓脉之喘动于寸口，而不及于尺，故知其可汗解也。眉批：玉师曰：喘者，喘滑如珠也。余伯荣曰：此即《伤寒论》之太阳病，脉浮紧，无汗，发热，身疼痛，八九日不解，表证仍在，麻黄汤主之。夫麻黄汤，即取手大指汗出之剂也。仲祖伤寒立论，缘本于《灵》、《素》诸经，学者引伸触类，头头是道，何必守针？

热病七日八日，脉微小，病者溲血，口中干。一日半而死，脉代者一日死。此外热不解，内传少阴而为死证也。六经传遍，七日来复，八日不解，又作再经矣。微细，少阴之脉也。少阴之上，君火主之。病者溲血，病足少阴之水脏也。口中干，病手少阴之君火也。一日半死者，死于一二日之间，阴阳水火之气终也。夫脉始于肾而主于心，脉代者已绝于下，故一日而死。眉批：一奇主水，二偶主火。沈亮宸曰：巨阳者，为诸阳主气，故伤寒热病，本于太阳。太阳与少阴为表里，故《伤寒论》曰：伤寒一日，太阳受之，脉若静者为不传，颇欲吐，若躁烦，脉数急者为传也。此太阳之邪，传于少阴，少阴标阴而本热，故阳烦而阴躁也。本经之再经七八日，

214

即《伤寒论》之初经一二日也。少阴从本从标，故《伤寒论》有急下急温之证。本经之溲血、口中干，一日半死者，标本皆病也。

热病已得汗出，而脉尚躁喘，且复热，勿刺肤，喘甚者死。热病已得汗而脉尚躁者，阳热甚而不从汗解也。喘而且复热者，邪入于里，故勿刺肤。喘甚者，邪盛在里，而阴气受伤，故死。

热病七日八日，脉不躁，躁不散数。后三日中有汗，三日不汗，四日死。未曾汗者，勿腠刺之。数，叶朔。热病七八日，脉不躁者，外已解也。脉即躁而不散数，此邪热虽未去，而正气不伤，后三日，乃再经之十一日，此复传于里阴，必得阴液之汗而解。故未曾汗者，勿腠刺之，当取汗于阴也。如三日不汗，乃阳热盛而阴气已绝，故至四日而死。上节论热病在外，虽得汗而不解，邪复传于里阴。此论邪入于阴，如有汗而不死，谓阳可入阴，而阴亦可出于阳也。以上论外因风寒之热病，有表里、阴阳、邪正、虚实之死生。莫云从曰：此篇先论风痹，而后论热病；《伤寒论》先言中风，而后论伤寒。眉批：躁，浮躁也。本经曰：其有躁者，在乎？

热病，先肤痛，窒鼻充面，取之皮，以第一针五十九，苛轸鼻，索皮于肺，不得，索之火。火者心也。此以下论内因之热，病在五脏，当取诸外合之皮脉肉筋骨，如不得解，当以五行胜制之法治之。热病先肤痛鼻窒者，热在肺而病气先应于皮肤鼻窍也。故当以第一之镵针取之皮，用五十九刺之法，以泻五脏之热。若皮苛鼻轸，当索皮于内合之肺。再不得解，索之于火。火者，心也。当取心脏之气，以胜制其金焉。盖五脏内合五行之气，外合皮肉筋骨之形，病气先在于外合之形，故先取之形，次索之脏气，再以五行胜制之法治之，盖先标而后本也。前章论外因之热，病在六气。此论内因之热，病在五行。莫云从曰：上章与《素问》之《热论》，此与《评热论》，大同小异。

热病，先身涩，倚而热，烦悗，干唇口嗌，取之脉，以第一针五十九。肤胀口干，寒汗出，索脉于心，不得，索之水。水者，肾也。此热在心主之包络，而病见于脉也。经脉者，所以行血气而营阴阳，病在血脉，故先身涩，倚而热。烦悗者，相火盛而心不安也。唇口嗌干者，火炎上也。当取之脉，以第一针为五十九刺之法以泻其热。若肤胀者，脉盛而胀于皮肤也。仍口干而寒汗出者，热在内而蒸发其阴液也，当索脉于心。索脉于心者，刺脉而久留之，以候心气之至也。如不得解，当索之水。水者，肾也。取肾气以胜制其火也。按：此节当以第三针取脉，用第一针者，以络脉之在皮肤，故曰肤胀。盖在皮肤间而取诸络，皮肤络脉之相通也。

热病，嗌干多饮，善惊，卧不能起，取之肤肉，以第六针五十九。目眦青，索肉于脾，不得，索之木。木者，肝也。喉主天气，嗌主地气。嗌干多饮者，脾热上行也。脾热盛则及于胃，故善惊。脾主肌肉四肢，

216

故卧不能起。当取之肤肉，以第六针为五十九刺之法以泻其热。脾主约束，若目眦青者，脾病未去也，当索肉于脾。不得，索之木。木者，肝也，取肝木之气，以胜制其土。眉批：此当以第四针取肤肉。

热病，面青脑痛，手足躁，取之筋间，以第四针于四逆，筋躄目浸，索筋于肝，不得。索之金。金者，肺也。色主春，面青者，肝木之病色见于面也。肝脉上额循巅下项中，故脑痛。肝主筋，诸筋皆起于四肢之指井，并经而循于形身，故手足为之躁扰。当取之筋间，以第四针刺手足之四逆。肝开窍于目，筋之精为黑眼，若筋躄而目浸淫，当索筋于肝，不得，索之金。金者，肺也。取肺金之气，以胜制其肝木。

热病数惊，瘈疭而狂。取之脉，以第四针急泻有余者。癫疾毛发去，索血于心，不得，索之水。水者，肾也。数，叶朔。心病热，故数惊。本经曰：心脉急甚为瘈疭。心气实则狂也，当取之脉，以第四针急泻其血络之有余者。癫疾，脉癫疾也。发者血之余。若癫疾而毛发去，当索血于心。不得，索之水。水者，肾也。取肾水之气，以胜制其心火。

热病，身重骨痛，耳聋而好瞑，取之骨，以第四针五十九刺骨。病不食，啮齿耳青，索骨于肾，不得，索之土。土者，脾也。肾为生气之原，热伤气，故身重；肾主骨，故骨痛也。肾开窍于耳，肾气逆，故耳聋。病在少阴，故欲寐也。当取之骨，以第四针，为五十九刺之法以刺骨。若病而不欲食者，肾气实也。经曰：肾是动病，饥不欲食。啮齿者，热盛而切牙也。齿者骨之余，耳者肾之窍。若啮齿耳青，当索骨于肾。不得，索之土。土者，脾也，取脾土之气，以胜制其水焉。夫五脏者，形脏也。五行者，五脏之气也。病气出于外，合之皮肉筋骨，故先治其外，不得，故复内索于五脏五行之气焉。莫云从曰：若重感其外邪，则为外内交争之证。眉批：啮，音业，噬也。外内交争，详《刺热论》。

热病，不知所痛，耳聋不能自收，口干，阳热甚，阴颇有寒者，热在髓，死不可治。本篇首章论外因之热，上章论内因之热，此以下复论外内之热，合并而交争者也。凡病皆生于风雨寒暑，阴阳喜怒，饮食居处，故有因外邪而病热者，有因内伤而病热者，有因于外而不因于内者，有因于内而不因于外者，有外内之兼病者。此章与《素问·刺热论》合参，大义自明矣。热病不知所痛者，外因之热入于内也。耳聋不能自收，口干者，肾脏之热乘于上也。阳热甚而阴颇有寒者，在内之热交争于外也。热在髓者，外因之热，交争于内也。凡病出于外者生，深入于内者死。眉批：《玉机真藏论》曰：病不以次入者，即此章之意。

热病头痛，颞颥目瘈，脉痛善衄，厥热病也，取之以第三针，视有余不足。寒热痔。此外因之热，与肝热交争也。肝脉上巅顶，热病头痛者，表邪之热交于肝脉也，颞颥目瘈者，口目振战之貌，此肝脏之热逆于上也。脉痛善衄者，表邪之热迫于经也，此厥阴肝经之

218

热，与外热交逆而为病也。当以第三针取脉，视其外内之有余不足而治之。经云：风客淫气，精乃亡，邪伤肝也；因而饱食，筋脉横解，肠澼为痔。如外感风淫之热，内因饱食而热，外内不解，则往来寒热而为痔矣。按：外内交争之热，皆在气而不涉于经。此节论热入于经，故曰厥热。谓外内之热，厥逆于厥阴之经而为病也。盖有热在气而皆出入于气分者，有病在气而转入于经者，经气外内之相通也。莫云从曰：在经气外内之间，故为寒热。在筋脉，故为痔。筋在脉外之气分。

热病体重肠中热，取之以第四针于其腧及下诸指间，索气于胃胳，得气也。"胳"，当作"络"。此外因之热，与脾热交争也。热病体重者，脾热出于外也。热病肠中热者，外热入于内也。取之于第四针于其腧，腧主土也。及下诸指间，乃足太阴之隐白、阳明之厉兑也。大肠小肠属胃，索气于胃络，得手太阳、阳明之气，则肠中之外邪，随气而出矣。

热病，挟脐急痛，胸胁满，取之涌泉与阴陵泉，取以第四针，针嗌里。此外淫之热，与心热并交也。《内经》云：环脐而痛者，病名伏梁，此风根也。热病挟脐急痛者，外淫之风邪，客于心下而为伏梁也。胸胁满者，内因之心热逆于内也。取足少阴之涌泉，索水气以济心火，取足太阴之阴陵泉，补中土以散心腹之伏梁。嗌里，舌下也。取第四针针嗌里，以泻外内心下之热邪。

热病，而汗且出，及脉顺可汗者，取之鱼际、太渊、大都、太白，泻之则热去，补之则汗出。汗出太甚，取内踝上横脉以止之。此外因之热，与肺热相交，可俱从汗解也。热病而汗且出，及脉顺者，外内之热，皆在于肤表也，故取手太阴之鱼际、太渊，补足太阴之大都、隐白，盖泻肺经则热去，补脾土则津液生而汗出矣。内踝上横脉，即足太阴之三阴交，盖汗随气而宣发于外，取气下行则汗止矣。夫外内之热，入深者死不可治，外出者易散而愈。《金匮玉函》曰：非谓一病，百病皆然。在外者可治，入里者死。然因于内者，从内而外；因于外者，从外而内。是以上工治皮毛，其次治肌肉，其次治经脉，其次治六腑，其次治五脏。治五脏者半死半生。眉批：外热在表则汗出，内热在外则脉顺。

热病，已得汗而脉尚躁盛，此阴脉之极也，死。其得汗而脉静者，生。热病者，脉尚躁而不得汗者，此阳脉之极也，死。脉盛躁得汗，静者生。此总结上文，而言外内之热，皆宜从汗而外解也。夫外为阳，内为阴。热病已得汗而脉尚躁盛者，此内因之热，外虽汗出而里热不解，此内热之极也，死。其得汗而脉静者，热已清而脉平和，故生。热病者，脉尚躁，病外因之热而及于经也，不得汗者，不得从乎外解，此外热之极也，故死。脉盛躁，得汗而脉静者，外淫之邪从表汗而散，故生。

热病，不可刺者有九：一曰汗不出，大颧发赤，哕者死；二曰泄而腹满甚者死；三曰目不明，热不已者死；四曰老人婴儿，热而腹满者死；五曰汗不出，呕下血者死；六曰舌本烂，热不已者死；七曰咳而衄，汗不出，出不至足者死；八曰髓热者死；九曰热而痉者死，腰折瘛瘲，齿噤䶥也。凡此九者，不可刺也。一曰汗不出者，外淫之热，不得从汗解也。《刺热论》曰：肝热病者左颊先赤，心热病者颜先赤，脾热病者鼻先赤，肺热病者右颊先赤，肾热病颐先赤，大颧赤者满颧面皆赤，此五脏之热甚也。哕，呃逆也。哕者，外内之热交争于中，而致胃气绝也。二曰泄而腹满甚者，正气阴液下泄，而外热之邪填于内也。三曰目不明，热不已者，内热甚而外内不清也。四曰老人婴儿，热而腹满者死。夫老人者，外内之血气已衰。婴儿者，表里之阴阳未足。腹满者，热逆于中，不得从外内散也。五曰汗不出，呕，下血者，外热不解，而入于阴之经也。六曰舌本烂，热不已者，内热盛而逆于上之脉也。七曰咳而衄，汗不出者。咳者，内热上逆于肺也。衄者，表热外迫于经也。夫肺主皮毛而朝百脉，外内之热，咸从肺气以汗解。汗不出者，气绝于上也。出不至足者，气绝于下也。八曰髓热者，热在髓，死不可治也。九曰热而痉者，太阳之气终也，太阳气终，则肾气亦绝，是以腰折瘛瘲，齿噤䶥也。太阳少阴，阴阳生气之根原也。夫刺者，所以致气而却邪也，凡此九者，邪热甚而正气已绝，刺之无益也。眉批：内热甚则目不明。心主脉故舌本烂。

所谓五十九刺者，两手外内侧各三，凡十二痏。

221

五指间各一，凡八痏，足亦如是。头入发一寸旁三分各三，凡六痏。更入发三寸边五，凡十痏。耳前后耳下者各一，项中一，凡六痏。巅上一，囟会一，发际一，廉泉一，风池二，天柱二。痏，叶贿，针瘢也。此申明上文之五十九穴也。两手内侧者，肺之少商，心之少冲，心包络之中冲，左右各三，计六痏。外侧者，手阳明之商阳，手太阳之少泽，手少阳之关冲，左右各三，计六痏。两手外内各三，共十二痏。五指间各一，凡八痏。足亦如是者，手足第三节缝间，共十六痏也。头入发一寸旁三分各三者，乃足太阳膀胱经之五处、承光、通天，两旁各三，凡六痏。更入发三寸边五者，乃足少阳胆经之临泣、目窗、正营、承灵、脑空五穴，左右凡十痏。曰入发旁三分，曰更入发三寸边者，谓太阳经去行中之督脉，共三寸而两分也。少阳经去督脉两边各三寸也。耳前后各一者，手少阳三焦经之禾髎在耳前，足少阳胆经之浮白在耳后。口下一者，任脉之承浆。项中一者，督脉之大椎。耳前后左右之四脉，合任督共六痏也。巅上一者，督脉之百会。囟会一者，督脉之上星。发际一者，前发际乃督脉之神庭。后发际乃督脉之风府。廉泉，任脉穴，在额下结喉上四寸。风池，足少阳胆经穴，在耳后两旁发际陷中。天柱，足太阳膀胱经穴，在项后两旁发际大筋外陷中。凡此五十九穴，各分别表里、阴阳，五脏、十二经之热病而取之。

气满胸中喘息，取足太阴大指之端，去爪中如韭叶。寒则留之，热则疾之，气下乃止。本篇首论外淫之热，次论内因之热，次论外内交争，然皆在气分，而不涉于经，此复论内因之病，入于三阴之经，外因之病，入于三阳之经，故取手足之指井，及血络焉。太阴居中土，厥逆从上下散。足太阴脾脉，上膈注心中。气满胸中，喘息者，经气逆于上也，故取足太阴大指之隐白，使逆气下行，则快然如衰矣。

心疝暴痛，取足太阴厥阴，尽刺去其血络。疝乃少腹阴囊之疾。心疝者，病在下而及于上。故曰：病心疝者，少腹当有形也。足太阴之脉，从腹而上注心中。足厥阴之脉，络阴器，抵小腹，上贯膈，注于肺，此病足太阴厥阴之经，而上为心疝，故取足太阴厥阴于下，去其血络，则心痛止矣。

喉痹舌卷，口中干，烦心，心痛，臂内廉痛，不可及头，取手小指次指爪甲下，去端如韭叶。心包络之脉，起于胸中，出属心包络，上通于心，下络三焦，故是主脉所生病者，烦心心痛。相火上炎，则喉痹舌卷，口中干也。取小指次指之井穴，乃手少阳经之关冲，泻其相火，则诸病自平矣。

目中赤痛，从内眦始，取之阴跷。此论外淫之邪，入于三阳之经，而证见于上中下也。目中赤痛，从内眦始，病足太阳之经而在上也。太阳之脉，起于目内眦，与阴跷、阳跷会于睛明，故当取之阴跷以清阳热。眉批：三阳，太阳。

风痉，身反折，先取足太阳及腘中，及血络出

223

血。中有寒，取三里。此风邪入于太阳之经，而证见于中也。夫阳病者不能俯，阴病者不能仰。太阳之经脉，循于背，风入于中，则筋脉强急而身反折矣。先取足太阳之委中，出其血络。中有寒者，取足阳明之三里以补之。盖经脉血气，阳明水谷之所生也。

　　癃，取之阴跷，及三毛上，及血络出血。此病足太阳之经而在下也，三焦下输，出于委阳，并太阳之正，入络膀胱，约下焦，实则闭癃，故亦取之阴跷。盖阴跷与阳跷相交于太阳之睛明，阳入于阴，阴出于阳，阳跷乃足太阳之别，泻其阴跷，则太阳之经邪，从跷脉而出矣。三毛，足厥阴之大敦。肝所生 病者为闭癃，故及三毛之经，上有血络者，以出其血。夫太阳之气，主于肤表。邪之中人，始于皮毛，是以皮毛之邪，而转入于太阳之经也。按：前章论外内之邪，在于表阳之气分，是以七日来复，八日再经，如与五脏之气交争，则为外内出入。此复论外内之病，转入于经，外者入阳，内者入阴，各不相干涉矣。沈亮宸曰：《四时篇》论小腹痛肿，不得小便，邪在三焦约，取之太阳大络，视其络脉，与厥阴小络，结而血者，此癃在太阳三焦，亦兼取厥阴之络。盖厥阴之气，生于膀胱水中，母能令子实，实则泻其子也。按：本经以针合理数，以人配天地阴阳，乃修身养性、治国治民之大本。其于救民之疾苦，分表里阴阳，邪正虚实，阴阳血气，经络脏腑，五行六气，生克补泻，各有其法。学者以针刺之理，引而伸之，施于药石，妙用无穷。惜乎皇甫士安，次为《甲乙》，而马氏随文顺句，惟曰此病在某经，而有刺之之法；此病系某证，而有刺之之法，反将至理蒙昧，使天下后世，藐忽圣经久矣。悲夫！

男子如蛊，女子如怚，身体腰脊如解，不欲饮食，先取涌泉见血，视跗上盛者，尽见血也。"怚"，当作"阻"。通篇论外因、内因之病，此复结外内之正气焉。盖外内之病，皆伤人之阴阳血气，而阴阳血气，本于先天之精气，生于后天之谷精，从内而外者也。先天之精，肾脏之所主也；水谷之精，胃腑之所生也。脐下丹田为气海，胞中为血海。男子以气为主，女子以血为主，故曰男子如蛊，女子如阻，形容其血气之留滞于内也。身体腰脊如解，形容血气之病于外也。身体，脾胃之所主也。腰脊，肾之府也。不欲饮食，胃气逆也。此外内之邪，而伤其外内之正气也，故当先取肾脏之涌泉，再取胃腑之趺阳于跗上。尽见其血者，通其经而使血气之外行也。盖言千般疢难，不越外内二因，而外内之病，总伤人之阴阳血气。知其生始出入之本原，能使血气和调，阴阳固密，非惟苛疾不生，更可延年不老，圣人之教化大矣。女子如阻者，如月经之阻隔也。男子无月事之留阻，故曰如蛊。用三"如"字，不过形容外内血气之为病，在"男女"二字，亦当轻看。参阅圣经，勿以文辞害义，庶为得之。莫云从曰：此与《寒热篇》脐下关元三结交之大义相同。

225

厥论第二十四

厥头痛，面若肿，起而烦心，取之足阳明、太阴。此章论经气五脏厥逆为病，因以名篇。夫三阴三阳，天之六气也。木火土金水，地之五行也。在天呈象，在地成形。地之五行，化生五脏。天之六气，配合六经。是以五脏相通，移皆有次，六气旋转，上下循环，若不以次相传，则厥逆而为病矣。再按：在天丹黅苍素元之气，经于五方之分，化生地之五行。地之五行，上呈三阴三阳之六气，此天地阴阳、五运六气，互相生成者也，而人亦应之。故曰：东方生风，风生木，木生酸，酸生肝。南方生热，热生火，火生苦，苦生心。此五脏之形气，生于地之五行，而本于天之六气。十二经脉，外合六气，而本于脏腑之所生，脏腑经气之相合也。《灵》、《素》经中，凡曰太阳、少阳、阳明、太阴、少阴、厥阴，此论在六气，或有及于六经；若曰肝心脾肺肾，此论有脏腑经脉，而或涉于六气，此阴阳离合之道也。夫阴阳出入，寒暑往来，皆从地而出，自足而上，是以贤人上配天以养头，下象地以养足，中旁人事以养五脏。苟失其养，则气厥而为头痛，脏厥而为心痛矣。阳明之气，上出于面，厥气上逆于头，故为头痛面肿。阳明是动则病心欲动，故起而心烦，此阳明之气，上逆于头而为厥头痛也，故当取之足阳明。阳明从中见太阴之化，故兼取之太阴，此厥逆在气而不及于经也。

厥头痛，头脉痛，心悲善泣，视头动脉反盛者，刺尽去血，后调足厥阴。此论厥阴之气，厥逆于上，转入于经，而为厥头痛也。夫三阴三阳之气，皆从下而上，有厥在气而不及于经者，有厥在气而转入于经脉者。经气外内相通，可离而可合也。是以首节止论气厥，此以下论气厥而上及于经脉焉。逆在脉，故头脉痛。厥阴为阖，阖折则气绝而喜悲。逆在气，故心悲善泣。视头痛脉反盛者刺之，尽去其血，以泻脉厥。后调足厥阴，以通其气逆焉。

厥头痛，贞贞头重而痛，泻头上五行，行五，先取手少阴，后取足少阴。此少阴之气，厥逆于上，转及于太阳之经脉而为厥头痛也。贞贞，固而不移也。头上五行，取足太阳经之五处、承光、通天、络郄、玉枕。少阴、太阳主水火阴阳之气，上下标本相合，是以先泻太阳，次取手少阴，后取足少阴也。沈氏曰：阴阳六气，止合六经，从足而手，故先取手而后取足。尚氏曰：少阴之上，君火主之，故先取手而后取足。张开之曰：沈论六气合六经，而有手足之上下；《尚论》六气有标本之上下。二说俱宜通晓。

厥头痛，意善忘，按之不得，取头面左右动脉，后取足太阴。此太阴之气，厥逆于上，及于头面之脉，而为厥头痛也。经云：气并于上，乱而喜忘。脾藏意，太阴之气厥逆，则脾脏之神志昏迷，故意喜忘也。头主天气，脾主地气。按之不得者，地气上乘于天，入于头之内也。先取头面左右之动脉以泻其逆气，后取足太阴以调之。莫云从曰：头面左右之动脉，足阳明之脉也。

厥头痛，项先痛，腰脊为应，先取天柱，后取足太阳。此太阳之气，上逆于头，而为厥头痛也。夫阴阳六气，皆循经而上，太阳之脉从头项而下循于腰脊，太阳之厥头痛，项先痛而腰脊为应，此逆在气而应于经也。故先取项上之天柱以泻其逆，后取足太阳以调之。

厥头痛，头痛甚，耳前后脉涌，有热，泻出其血，后取足少阳。此少阳之气，厥入于头项之经脉而为厥头痛也。少阳之上，相火主之。火气上逆，故头痛甚，而耳前后脉涌有热，先泻出其血，而后取其气焉。以上论三阴三阳之气，厥而为头痛，不因于外邪也。

真头痛，头痛甚，脑尽痛，手足寒至节，死不治。真头痛者，非六气之厥逆，乃客邪犯脑，故头痛甚，脑尽痛。头为诸阳之首，脑为精水之海。手足寒至节，此真气为邪所伤，故死不治。

头痛不可取于腧者，有所击堕，恶血在于内，若肉伤痛未已，可则刺，不可远取也。此击堕伤头，而为头痛者，不可取之腧也。夫有所击堕，恶血在于内，若肉伤，痛未已，可则在此痛处而刺之，不可远取之腧也。盖言痛在头而取之下者，乃在下之气，厥逆于上，经气上下交通。若有所伤而痛者，非经气之谓也。眉批：前论内因，后论外因，此节论不内外因。

228

头痛不可刺者，大痹为恶，日作者，可令少愈，不可已。此言大痹而为头痛者，亦不可刺其腧也。大痹者，风寒客于筋骨而为恶也。日作者，当取之筋骨，可令少愈，如不止，不可已而再取之。此言风寒之邪，深入于筋骨，故不可取之腧，而亦不能即愈也。眉批：此下论外感。三阳筋上循于头病则转筋而痛。

　　头半寒痛，先取手少阳阳明，后取足少阳、阳明。此寒邪客于经脉而为偏头痛也。寒伤荣，故为寒痛。手足三阳之脉，上循于头，左者络左，右者络右，伤于左则左痛，伤于右则右痛，非若厥气上逆，而通应于头也。手足少阳、阳明之脉，皆分络于头之左右，先取手而后取足者，手经之脉上于头而交于足经者。不取太阳者，太阳之在中也。按：《灵》、《素》二经，凡论六气，后列经证一条，论六经，后列气证一则，此先圣之婆心，欲后学之体认。沈亮宸曰：千般疢难，不越三因。厥头痛者，内因之气厥也。真头痛者，淫邪犯脑也。大痹者，风寒逆于脉外也。头半痛者，寒邪客于脉中也，此外因之疾也。有所击堕者，不内外因也。以此详之，病由都尽。若人能慎养，内使血气和调，阴阳顺序，外使元真通畅，腠理固密，不令淫邪干忤，更能保身忍性，无有击堕之虞，可永保其天年，而无夭枉之患矣。眉批：在外者皮肤为阳，筋骨为阴。病在阳者名曰风，病在阴者名曰痹。

　　厥心痛，与背相控，善瘈，如从后触其心，伛偻者，肾心痛也，先取京骨、昆仑，发针不已，取然谷。此论五脏之经气厥逆，而为厥心痛也。脏真通于心，

229

心藏血脉之气也。是以四脏之气厥逆，皆从脉而上乘于心。背为阳，心为阳中之太阳，故与背相控而痛，心与背相应也。心脉急甚为瘛疭。如从后触其心者，肾附于脊，肾气从背而上注于心也。心痛故伛偻而不能仰，此肾脏之气，逆于心下而为痛也。先取膀胱经之京骨、昆仑，从腑阳而泻其阴脏之逆气。如发针不已，再取肾经之然谷，此脏气厥逆，从经脉相乘，与六气无涉，故不曰太阳、少阴，而曰昆仑、然谷。眉批：期生曰：头应天，故从气而经；脏应地，故从脏而脉。

厥心痛，腹胀胸满，心尤痛甚，胃心痛也，取之大都、太白。胃气上逆，故腹胀胸满，胃气上通于心，故心痛尤甚。脾与胃以膜相连，而为胃之转输，故取脾经之大都、太白，以输胃之逆气。尚御公曰：上节从腑泻脏，此复从脏泻腑，皆雌雄相合，经气交通之妙用。夫五脏之血气，皆从胃腑而生，故经中凡论五脏，多兼论其胃焉。眉批：玉师曰：阳明不从标本，从太阴中见之化，故取之脾穴。

厥心痛，痛如以锥针刺其心，心痛甚者，脾心痛也，取之然谷、太溪。脾脉上膈注心中，故痛如以锥刺其心。"然谷"当作"漏谷"，"太溪"当作"天溪"。盖上古之文，不无鲁鱼之误。眉批：玉师曰：刺然谷、太溪，取少阴之水气，水气上行则土气衰矣。

厥心痛，色苍苍如死状，终日不得太息，肝心痛也，取之行间、太冲。肝主色而属春生之气，肝气厥逆，故色苍苍如死状。肝病则胆气亦逆，故终日不得太

230

息。此肝气逆乘于心，而为肝心痛也。取本经之行间、太冲以疏逆气。

厥心痛，卧若徒居，心痛间动作，痛益甚，色不变，肺心痛也，取之鱼际、太渊。夫肺主周身之气，卧若徒然居于此者，气逆于内而不运用于形身也。动作则逆气内动，故痛或少间，而动则益甚也。夫心之合脉也，其荣色也。肺者心之盖，此从上而逆于下，故心气不上出于面而色不变也。取肺经之鱼际、太渊以泻其逆。

真心痛，手足清至节，心痛甚，旦发夕死，夕发旦死。夫四脏厥逆而为心痛者，从经脉而薄于心之分也。心为君主之官，神明出焉，故心不受邪。若伤其脏真而为真心痛者，不竟日而死矣。盖心乃太阳之火，应一日而绕地一周，心气伤故不终日而死。夫寒热，天之气也；青赤，五行之色也。故真头痛者，寒至节；真心痛者，清至节。眉批：三阴三阳应天之六气，五脏经脉应地之五行。

心痛不可刺者，中有盛聚，不可取于腧。此言心痛之因于气者，不可取之腧也。盛聚者，五脏之逆气太盛，聚于中而为心痛，非循脉之上乘也。此节论五脏之经脉厥逆，而末结气证一条，盖以证明经气之各有别也。故止曰不可取于腧，而不言其治法。

肠中有虫瘕及蛟蛕，皆不可取以小针。心肠痛，侬作痛，肿聚往来上下行，痛有休止，腹热喜渴涎出者，是蛟蛕也。以手聚按而坚持之，无令得移，以大

231

针刺之。久持之虫不动，乃出针也。倂腹愀痛，形中上者。倂，音烹，中平声。此言虫瘕蛟蛕，而亦能为心痛也。虫瘕者，癥瘕而成形也。蛟蛕者，蛕虫也。蛟蛕生于肠胃之中，蛟蛕而为心痛者，六腑之气亦上通于心也。虫瘕积于肠胃之外，虫瘕而为心痛者，心主神明正大，端居于上，即宫城郭郭之间，亦不容其邪也。皆不取以小针者，谓不涉于经络皮肤也。愀者，懊愀不安也。肿聚者，虫聚而壅于胸腹之间，上行则痛，归下则安，故痛有休止。虫瘕蛟蛕，皆感湿热以生聚，故腹热，虫欲饮，故喜渴；虫动则廉泉开，故涎下也。见此诸证，是蛟蛕也。以手聚按而坚持之，无令得移，以大针刺之，久持之，虫不动，则虫已毙而乃出针也。若腹倂满而心中懊愀作痛者，乃瘕聚之形类，从中而上者也。沈亮宸曰：此与上节之击堕，下节之干耵聍，皆不涉于经气者也。

耳聋无闻，取耳中。耳鸣，取耳前动脉。耳痛不可刺者，耳中有脓，若有干耵聍，耳无闻也。耳聋取手小指次指爪甲上与肉交者。先取手，后取足。耳鸣取手中指爪甲上，左取右，右取左；先取手，后取足。此言经气之厥逆，从经而气，从足而手，自下而上也。故逆在上之经络而为耳聋、耳鸣者，即从耳间之络脉以取之。若气之上逆而为耳聋、耳鸣者，当取手足之指井，先取手而后取足。盖六气止合六经，其逆盛而躁者在手。故阴阳二气厥逆，而为耳聋、耳鸣者，从足而手，手而头也。若有脓而痛者，有干盯聍而耳聋无闻者，此又与经气无涉。故不可刺耳间之络脉，及手足之指井也。按小指次指者，乃手少阳之关冲。手中指者，乃手厥阴之中冲。后取足者，乃足厥阴之大敦。手足三阴之脉，皆不上循于头，亦非左络右而右络左，此因气之上逆而为耳聋、耳鸣也。盖耳者，肾之窍。厥阴主春，少阳乃初生之气，皆生于肾脏之水中，所生气之厥逆，则母脏之外窍不通。是以取手足之指井，乃经气之所出也。夫首论厥头痛者，因气厥而及于经。次论厥心痛者，因脏厥以及于脉，乃脏腑经气之相通也。此复论厥在经络者，即取之络；厥在气分者，即取手足之指井以疏其气，此经气离合之道也。阴阳出入，寒暑往来，皆从地而出，自足而上。是以先取阳而后取阴，气自下而上也。先取手而后取足，气从足而手也。沈亮宸曰：此论人经气上下，脏腑阴阳，各有分别。

足髀不可举，侧而取之，在枢合中，以员利针，大针不可刺，病注下血，取曲泉。此承上文而言经气之厥逆于下者，即从下而取之也。夫阴阳之气，虽从下而生，然上下升降，环转无端。故有从下而逆于上者，有从上而逆于下者，皆随其所逆而取之也。足髀不可举者，少阳之气厥于下也。侧而取之者，侧卧而取之也。合枢中，乃髀枢中之环跳穴，必深取而后得之。以员利针，而大针不可刺者，此逆在气而不在经，故当浅刺于肤膝之间，以疏气，不必深取之经穴也。病注下血者，此厥在气而入于经也。厥阴肝经主血，此厥阴之气厥于经，故当取本经之曲泉以止血。夫气为阳，血为阴，上为阳，下为阴。故气从下而上逆于经络者，则为气闭之耳聋、耳鸣；气从上而下逆于经络者，则为病注下血。

眉批：期生曰：足髀者，经厥而出子气分。注血者，气厥而入于经中。下文经气并论。

风痹淫泺，病不可已者，足如履冰，时如入汤中，股胫淫泺，烦心头痛，时呕时闷，眩已汗出，久则目眩，悲以喜恐，短气不乐，不出三年死也。此论厥气之分乘于上下也。风痹淫泺，乃痹逆之风邪，淫泺于上下，盖风之善行而数变也。夫阴阳之道，分则为三阴三阳，应于经脉，则又有手足之分。合而论之，总归于阴阳二气。水火者，阴阳之征兆也。心肾者，水火之形脏也。风邪淫泺于上下，故病不可已。盖寒之则伤心主之火，热之则伤肾脏之阴，病不可治，故不可已。淫泺于下，故足如履冰，感寒水之气也。时或淫泺于上，则如入汤中，感火热之气也。股胫淫泺，淫及于下之足胫。烦心头痛，淫及于上之头首也。时呕时闷，有时而逆于中也。诸脉皆会于目。眩者，淫于经脉之血分也。毛腠疏则汗出。汗出者，淫于毛腠之气分也。水之精为志，火之精为神，志与心精共凑于目，故久则目眩也。喜为心志，恐为肾志，心悲名曰志悲，悲以喜恐者，心肾之神志伤而悲泣也。肾为生气之原。短气者，伤其肾气也。不乐者，伤其心气也。夫日以应火，月以应水。周天三百六十五度四分度之一，岁三百六十五日有奇，日月一周天而复大会。不出三年死者，不过尽水火阴阳之数周而终也。此篇论厥逆为病，有经气五脏、阴阳邪正之分。

病本第二十五

先病而后逆者，治其本。先逆而后病者，治其本。先寒而后生病者，治其本。先病而后生寒者，治其本。先热而后生病者，治其本。此承前数章之义，分别标本、外内、先后之治法焉。先逆先寒先热者，先病天之六气也。先病者，先病人之经气也。先病而后逆者，人之形体先病，而后致气之厥逆，故当先治其本病。先逆而后病者，先感天之六气，病吾身之阴阳，以致气逆而为病者，故当先治其天之本气。先寒而后生病者，先感天之寒邪，而致生六经之病，故当先治其本寒。先病而后生寒者，吾身中先有其病，而后生寒者，当先治其本病。先热而后生病者，先感天之热邪，而致生形身之病，故当先治其天之本热。天之六气，风寒热湿燥火也。人之六气，六经三阴三阳也。人之阴阳，与天之六气相合，故有病本而及标者，有病标而及本者。此节以先病为本，后病为标。莫云从曰：先病后逆，先逆后病。总论天之六气，与吾身之阴阳，先寒而后生病，先病而后生寒，先热而后生病，先病而后生热，分论天有此寒热，而吾身中亦有此寒热也。眉批："先热"下当补此一句。

先泄而后生他病者，治其本。必且调之，乃治其

235

他病。先病而后中满者，治其标。先病而后泄者，治其本。先中满而后烦心者，治其本。泄者，脾胃之病也。脾属四肢，而主肌肉。此病者，因脾病于内，而生四肢形体之病，故当先治其本病，必且调其脾胃，而后治其他病焉。中满者，腹中胀满，脾胃之所生也。先病而后中满者，因病而致中满也。则当先治中满之标病，而后治其本病。先病而后泄者，因病而致飧泄也。当先治其本病，而泄自止矣。脾所生病者，上走心为噫。先中满而后烦心者，脾病上逆于心也，故当治其本病。夫人之脏腑、形骸、经脉、血气，皆本于脾胃之所生。上节论天之客气，与人之阴阳外内交感而为病，此论人之本气为病，又当以脾胃为根本也。

有客气，有同气，大小便不利，治其标。大小便利，治其本。此承上文而言，所谓先病、先逆、先寒、先热、先泄、中满之为病，有客气而有同气者也。客气者，天之六气也。同气者，吾身中亦有此六气，与天气之相同也。有客气之为病者，有本气之为病者，皆伤人之正气，伤则气不化而二便不利矣。故大小便不利者，治其标；大小便利者，治其本。莫云从曰：客气之病，从外而内。本气之病，从内而外。大小便不利者，病气皆入于内，故当治其标而从下解。大小便利者，病气皆在于外，故当治其外之本病。眉批：在地为土，在天为湿，下泄中满，病湿土之气也。

病发而有余，本而标之，先治其本，后治其标。病发而不足，标而本之，先治其标，后治其本。谨详

236

察间甚以意调之，间者并行，甚为独行。先大小便不利而后生他病者，治其本也。间，去声。此论阴阳六气之标本也。《六微旨论》曰：少阳之上，火气治之。阳明之上，燥气治之。太阳之上，寒气治之。厥阴之上，风气治之。少阴之上，热气治之。太阴之上，湿气治之。所谓本也，本之下，气之标也。盖以风寒暑湿燥火六气为本，以三阴三阳六气为标。有余者，邪气之有余。不足者，正气之不足。故病发而有余，本而标之，先治其风寒暑湿之本气，而后调其三阴三阳之标，谓当先散其邪而后调其正气。如病发而不足，标而本之，当先调其阴阳，而后治其本气，此标本邪正虚实之治要也。再当谨察其间甚，以意调之。间者，邪正虚实之相间，故当并行其治。盖以散邪之中，兼补其正，补正之内，兼散其邪。甚者，谓邪气独盛，或正气独虚，又当独行其治。如邪气甚者，独泻其邪；正虚甚者，独补其正，此补泻间甚之要法也。如先大小便不利，而后生他病者，当治其二便之本病。又无论其邪正之间甚矣。按：此篇列于厥证之间，无问答之辞。乃承上启下，以申明厥逆之义。盖人秉天地阴阳五运六气而成此形，此身中亦有五运六气，应天道环转之不息。若感天之客气，则为客邪所逆而成病矣。若喜怒暴发，志意不调，饮食失节，居处失宜，则此身中之气运厥逆而为病矣。故病客气者，自外而内；病同气者，自内而外。有标本外内之出入，有邪正虚实之后先，故曰标本之道。要而博，小而大，可一言而知百病之害。言标与本，易而勿损，察本与标，气

237

令可调。明知胜复，为万民式，天之道毕矣。眉批：《素问·标本论》有君臣问答。

杂病第二十六

厥挟脊而痛至顶，头沉沉然，目眈眈然，腰脊强，取足太阳腘中血络。眈，音荒。此论客气厥逆于经而为杂病也。足太阳之脉，起于目内眦，上额交巅，从巅入络脑，还出别下项，挟脊抵腰中。太阳之气主于肤表，客气始伤太阳，则经气厥逆而为头目项脊之病，故当取足太阳腘中血络，以泻其邪。沉，重也。莫云从曰：虚邪之中人也，必先始于皮毛，太阳之气主表，故首论其太阳。

厥胸满面肿，唇漯漯然，暴言难，甚则不能言，取足阳明。足阳明之脉，起于鼻交颏中，挟口环唇，循喉咙，入缺盆下膈。本经曰：中于面则下阳明。盖中于面之皮肤则面肿，下于阳明之经则为胸满、唇漯诸证。喉咙者，气之所以上下也。阳明之脉循喉咙，逆则气机不利，故暴言难，甚则不能言也，当取足阳明之经以泻其邪。

厥气走喉而不能言，手足清，大便不利，取足少阴。此邪病足少阴之气而为厥逆也。足少阴肾脉，循喉咙，挟舌本，厥气上逆于喉，故不能言。肾为生气之原，气逆故手足清。肾开窍于二阴，故大便不利，当取足少

238

阴以通其逆气。

厥而腹向向然多寒气，腹中谷谷，便溲难，取足太阴。谷，音縠。此客气薄于太阴，致太阴之气厥而为此诸证也。腹乃脾土之郭，气厥于内，故腹向向然。太阴湿土主气，阴中之至阴，故寒气多而谷谷然如水湿之声也。地气不升，则天气不降，故溲便难，取足太阴以散其厥逆。眉批：气化则出。

嗌干，口中热如胶，取足少阴。夫所谓厥者，有病在下而气厥于下者，有病在下而厥气上逆者。如上节之厥气，走喉而不能言，乃少阴之气，上逆于喉也。此邪病少阴之气，而气厥于下也。盖心肾水火之气，上下时交，少阴之气，厥逆于下而不上交于心，则火热盛而嗌干，口中热如胶矣。取足少阴以散逆气，而通水阴之上济。

膝中痛，取犊鼻，以员利针，发而间之。针大如氂，刺膝无疑。按：以上五节乃邪客阴阳之气而为气厥，即有见经证者，乃邪在气而迫及于经也。此以下复论邪入于经，而经脉之厥逆，故曰针大如氂，刺膝无疑。《九针论》曰：六者，律也。律者，调阴阳四时而合十二经脉。虚邪客于经络而为暴痹者也，故为之治针，必令尖如氂，且圆且锐，中身微大，以取暴气。此邪客于足阳明之经而为膝中痛者，当以如氂之针而刺膝痛之无疑也。意言邪在气而致气厥者，当取之气穴，邪客于经络而为经痛者，当取之经穴无疑也。氂，音厘，牛尾也。张

239

开之曰：暴痹者，不从气而转入，乃直中于脉而为脉痹也。犊鼻乃足阳明胃经穴，不因于气，故曰取犊鼻，而不曰阳明。以下取手足之三阳者，经气之合病也。

喉痹不能言，取足阳明；能言取手阳明。喉痹者，邪闭于喉而肿痛也。足阳明之脉，循喉咙挟于结喉之旁，故邪闭则不能言矣，当取之足阳明。手阳明之脉，在喉旁之次，故能言者取手阳明。

疟不渴，间日而作，取足阳明；渴而日作，取手阳明。疟气随经络，沉以内薄，间日而作者，其气舍深内薄于阴而不得出。足阳明之脉，属胃络脾，应地气之在下，其道远，故间日而作。地为阴，故不渴；手阳明之脉，属大肠络肺，应天气之在上，其道近，故日作。天为阳，故渴也。沈亮宸曰：按《素问·疟论》云：其间日者，邪气与卫气客于六腑。而有时相失，不能相得，故休数日乃作。夫手阳明者肺之腑，手太阳者心之腑，手少阳者心主包络之腑。此三腑者，主气主火而应于上，故渴而日作。足阳明者脾之腑，足太阳者肾之腑，足少阳者肝之腑，此三腑者，主血主水而在下，故不渴而间日作。独取手足阳明者，身半以上，手阳明皆主之；身半以下，足阳明皆主之。

齿痛，不恶清饮，取足阳明；恶清饮，取手阳明。手足阳明之脉，遍络于上下之齿。足阳明主悍热之气，故不恶寒饮。手阳明主清秋之气，故恶寒饮。莫云从曰：齿痛，病在手足阳明之脉，恶清饮不恶清饮，手

240

足阳明之气也。此因脉以论气，因气以取脉，脉气离合之论，盖可忽乎哉！

聋而不痛者，取足少阳；聋而痛者，取手阳明。"阳明"当作"少阳"。手足少阳之脉，皆络于耳之前后，入耳中，手少阳秉三焦之相火，故聋而痛。莫云从曰：与上节之意相同。

衄而不止，衃血流，取足太阳；衃血，取手太阳，不已，刺宛骨下，不已，刺腘中出血。衃，音胚。宛、腕同。鼻中出血曰衄，血至败恶凝聚，其色赤黑者曰衃，阳络伤则衄血。手足太阳之脉，交络于鼻上。足太阳主水，故衃血流。手太阳主火，故衃血而不流，此邪薄于皮毛之气分而迫于络脉也。故取手足太阳以行气，不已，刺手之经脉于腕骨下，不已，刺足之经脉于腘中。莫云从曰：取气先足而手，取经脉先手而足，经气上下环转之不息。

腰痛，痛上寒，取足太阳、阳明；痛上热，取足厥阴；不可以俯仰，取足少阳。足太阳、阳明、少阳、厥阴之脉，皆循腰脊而上行，太阳、阳明主寒水清金之气。故痛上寒者，取足太阳、阳明。厥阴风木主气，秉中见少阳之火化，故痛上热者，取足厥阴。不可以俯仰者，少阳之枢折也，故取之少阳。沈亮宸曰：腰脊者，身之大关节也。厥阴主春，少阳主夏，阳明主秋，太阳主冬，寒暑往来之气，厥逆则为腰脊之病，故独取此四经焉。

中热而喘，取足少阴、腘中血络。足少阴之脉上行者，贯膈注胸中，入肺络心。下行者，循阴股内廉，斜入腘中。中热而喘者，厥逆于下，而不得上交于心，故取足厥阴腘中血络。莫云从曰：嗌干口中热如胶，乃水火之气上下不济，故曰取足少阴。中热而喘，乃上下之经脉不交，故取腘中血络。

喜怒而不欲食，言益小，取足太阴；怒而多言，刺足少阳。此下论阴阳喜怒饮食居处，而成内因厥逆之杂病也。暴喜伤心，暴怒伤肝，食气入胃，散精于心肝，食饮不节，肝心气逆，故不欲食也。五者音也，音主长夏，肝心气逆，则中气不舒，故言益小也。当取足太阴以疏脾气，则食气得以转输，而音声益彰矣。肝主语而在志为怒，怒而多言，厥阴之逆气太甚，故当取中见之少阳，以疏厥阴之气。

颌痛，刺手阳明与颏之盛脉出血。颏，叶坎。此言手足阳明之经气厥逆，皆能为颌痛也。手阳明之脉，从缺盆上颈贯颊。足阳明之气，上走空窍，循眼系，出颏下客主人，循牙车，合阳明，并下人迎。颌在腮之下，人迎之上，此病阳明之气。下合阳明之经而为颌痛，故不曰取足阳明，而曰颏之盛脉，盖气逆于颏而致脉盛也。莫云从曰：足阳明之脉，起于鼻，交颏中，入齿中，挟口环唇，交承浆，循颊车，上耳前，从大迎，下人迎。阳明之气，上冲于头，走空窍，循眼系，入络脑，出颏下客主人，循牙车而下，始与阳明之脉相合，而并下人迎。

242

项痛，不可俯仰，刺足太阳；不可以顾，刺手太阳也。手足太阳之脉，皆循项而上，故皆能为项痛。足太阳之脉，挟脊抵腰中，故不可俯仰者，取足太阳。手太阳之脉，绕肩胛，故不可以顾者，取手太阳也。

小腹满大，上走胃至心，渐渐身时寒热，小便不利，取足厥阴。腹满，大便不利，腹大，亦上走胸嗌，喘息喝喝然，取足少阴。腹满食不化，腹向向然，不能大便，取足太阴。此三阴之经气厥逆于下，而皆能为腹满也。《口问篇》曰：夫百病之始生也，皆生于风雨寒暑，阴阳喜怒，饮食居处。大惊卒恐，则血气分离，阴阳破散，经络厥绝，脉道不通，阴阳相逆，血气不次，乃失其常。如惊怒则伤足厥阴肝，卒恐则伤足少阴肾，饮食不节则伤足太阴脾，脏气伤则经络厥绝，脉道不通，而皆为胀满也。足厥阴肝脉，抵小腹，挟胃上贯膈，厥阴之经脉厥逆，故小腹满大，厥气上逆，则走胃至心。厥阴者，阴极而一阳初生，故身渐渐然时有寒热之变。肝主疏泄，小便不利者，厥阴之气逆也。肾者，胃之关也。而开窍于二阴，腹胀满而大便不利者，肾气逆而关门不利也。足少阴之脉，上贯肝膈，入肺中，循喉咙，气逆则及于经，故亦上走胸嗌，而喘息喝喝然，此少阴之气逆也。足太阴主输运水谷，脾气厥逆，故腹满而食饮不化。足太阴是动则病腹胀、善噫，得后气则快然如衰，腹向向然不能大便者，气逆于中也，故当取足三阴之经以通厥逆之气。

心痛引腰脊，欲呕，取足少阴。腰脊，肾之外府也。肾与胃戊癸合化，心痛引腰脊而欲呕者，肾气上逆而为心痛也，当取之足少阴。

心痛，腹胀啬啬然，大便不利，取足太阴。啬啬，畏寒貌。太阴为阴中之至阴，阴寒故腹胀而啬啬然。大便不利者，土气不化也。此足太阴之气厥而为心痛，故当取本经以疏逆气。

心痛引背不得息，刺足少阴；不已，取手少阳。肾脉从肾贯膈，入肺中，出络心。心痛引背不得息，少阴之经脉，厥逆于上而为心痛也，故当刺足少阴。不已者，肾脏之气逆也。少阳属肾，三焦之气发原于肾脏，上布于胸中，故当取手少阳以泻肾气之逆。莫云从曰：刺少阴之脉曰刺，取少阳之气曰取。

心痛引小腹满，上下无定处，便溲难，刺足厥阴。足厥阴肝脉，抵小腹，别贯膈，上注肺。心痛引小腹满者，厥阴之经络上逆也，上下无定处，溲便难者，厥阴之气逆也。此经气并逆，当刺足厥阴之经。经脉通，则气亦疏利矣。

心痛，但短气不足以息，刺手太阴。肺主气而司呼吸，心系上连于肺。心痛但短气不足以息者，但逆在肺而为心痛也，当刺手太阴以通肺气之逆。沈亮宸曰：足太阴、少阴、厥阴而为心痛者，脏气上逆而为痛也。肺乃心之盖，故但短气不足以息，此病在本脏而应于心也。四脏皆然，故无真心痛之死证。

心痛，当九节刺之，按已刺，按之立已。不已，上下求之，得之立已。此总结五种心痛，因脏气之上乘而为痛也。次者，俞穴之旁也。九节刺之者，肝俞刺旁之魂门也。肝藏之魂，心藏之神。相随而往来出入，故取之魂门以通心气。按已而刺，出针而复按之，导引气之疏通，故心痛立已。九节之上，乃膈俞旁之膈关，下乃胆俞次之阳纲，心气从内膈而通于外，故不已。当求之上以通心神，求之下以舒魂气，得之者得其气也。《金匮玉函》曰：经络受邪，入脏腑，为内所因。前章之厥心痛，乃五脏之血脉相乘，故有真心痛之死证。此因气而痛，故按摩、导引可立已也。前章刺血脉，曰昆仑、然谷、鱼际、太渊，此取脏气，曰太阴、厥阴、少阴、少阳。沈亮宸曰：七节之旁，中有小心。如逆伤心气者，环死，故取之魂门，以通心气，不得已而求之膈关也。余伯容曰：前章之厥心痛，论经脉相乘，而有兼乎气者，此厥气为痛，而有及于经者。

颞痛，刺足阳明曲周动脉，见血立已；不已，按人迎于经，立已。颞，叶坎。颞，面也。颞痛者，邪伤阳明之气也。阳明之脉曲折于口鼻颐颊之间，故取阳明曲周动脉，见血立已。此气分之邪，随血而解，如不已，按人迎于头立已。前三句，论经气之相通，所谓中于面，则下阳明是也。后二句，论阳明之气上冲于头而走空窍。出颞，循牙车而下合于阳明之经，并下人迎，言如不从曲折之络脉而解，导之入于人迎而下行，其痛可立已也。盖阳明居中土，为万物之所归，邪入于经，则从肠胃而

245

出矣。余伯荣曰：如寒伤太阳，剧者必衄，衄乃解，此皆气分之邪，可随血而愈。莫云从曰：按人迎于经，乃启下文之意，言阳明之气，上行于头。从牙车而下合于人迎，循膺胸而下出于腹气之街者也。

气逆上，刺膺中陷者与下胸动脉。气逆上者，气逆于上而不下行也。膺胸间，乃足阳明经脉之所循，刺之使在上之逆气，而下通于经也。此言阳明之气，从人迎而下循于膺，从膺以下胸，从胸而下脐也。眉批：逆上，上逆各有分别。膺与胸近，故曰膺胸。

腹痛，刺脐左右动脉，已刺按之，立已；不已，刺气街，已刺按之，立已。此承上文而言阳明之气，循经而下行也。足阳明之脉，从膺胸而下挟脐，入气街中。腹痛者，阳明之经厥也，故当刺脐左右之动脉。不已，刺气街，按之立已。夫腹气有街与冲脉于脐左右之动脉间，刺气街而按之者，使经脉之逆气，从气街而出于肤表也。此论阳明之气，上冲于头，而走空窍，出颅，循牙车，而下合阳明之经，并下人迎，循膺胸而下出于脐之气街。是阳明之气出入于经脉之外内，环转无端，少有留滞，则为痛为逆矣。沈亮宸曰：阳明之气，从人迎而直下于足跗，通贯于十二经脉，故上之人迎，与下之冲阳，其动也若一。气街者，气之径路也。盖络绝不通，然后从别径而出，非竟出于气街也，故先刺挟脐左右之动脉。不已，而后取之气街。

痿厥，为四末束悗，乃疾解之，日二，不仁者十日而知，无休，病已止。悗，音闷。此复论阳明之气，

246

不能分布于四末而为痿厥也。痿者，手足委弃而不为我所用。厥者，手足清冷也。夫阳明为阖，气不通则阖折，阖折则气无所止息，而痿疾起矣。阳受气于四末，阳明之气不行，故手足逆冷也。阳明居中土，为水谷之海，海之所以行云气者天下也。是以上文论阳明之气不能升降于上下，此论不得分布于四方。朱永年曰：悗，闷也。为四末束悗者，束缚其手足，使满闷而疾解之，导其气之通达也。夫按之束之，皆导引之法，犹尺蠖之欲信而先屈也。身半以上为阳，身半以下为阴。昼以前为阳，昼以后为阴。日二者，使上下阴阳之气，表章而交通也。不仁者，荣血不行也。十日者，阴数之周也。信，叶伸。

眉批：为字、乃字宜玩，朱注从二字中来。阳明表也为之行气于三阳，故手足清冷。

　　岁，以草刺鼻，嚏，嚏而已；无息而疾迎引之，立已；大惊之，亦可已。"岁"作"哕"。嚏，音蒂。哕，呃逆也。言其发声如车銮之声而有轮序，故名曰哕。此阳明所受之谷气，欲从肺而转达于肤表，肺气逆还于胃。气并相逆，复出于胃，故为哕。故以草刺鼻，取嚏以通肺气，肺气疏通，则谷气得以转输而呃逆止矣。无息，鼻息不通也。疾迎引之，连取其嚏也。夫谷入于胃，散精于心肝，大惊则肝心之气分散，胃之逆气亦可从之而外达也。按：胃络上通于心，肝脏之脉挟胃。此言阳明之气，从肺气而出于气分，亦可从肝心而出于血分也。此章论杂病之因，有因于气者，有厥在经脉者，有经气之并逆者，首论太阳而末结阳明。盖太阳为诸阳主气，

247

阳明乃血气之生原，故行于上下四旁气分、血分。夫人之百病，不越外内二因，外内之病，皆能令血气厥逆，是以凡病多本于郁逆。学者以数篇厥逆之因证，细心参求，为治之要，思过半矣。张介宾曰：岁，当作哕。

周痹第二十七

黄帝问于岐伯曰：周痹之在身也，上下移徙，随脉其上下左右相应，间不容空。愿问此痛，在血脉之中耶？将在分肉之间乎？何以致是？其痛之移也，间不及下针，其惝痛之时，不及定治，而痛已止矣，何道使然？愿闻其故。岐伯答曰：此众痹也，非周痹也。此篇论经脉与络脉之缪处也。经脉者，脏腑之十二经脉，循行于上下者也。络脉者，脏腑之十二大络，阴走阳而阳走阴，左之右而右之左者也。痹者，风寒湿邪杂合于皮肤分肉之间。邪在于皮肤，而流溢于大络者为众痹，在于分肉而厥逆于经脉者为周痹。帝以上下左右血脉分肉概而问之，然虽总属于阴阳血气，而有皮肤肌肉之浅深，经脉络脉之缪处，故伯有周痹、众痹之分焉。惝痛，动而痛也。不及定治者，邪客于左则右病，右盛则左病，左右移易，故不及下针也。按：《玉版篇》曰：人之所受气者谷也，谷之所注者胃也。胃者，水谷血气之海也。海之所以行云气者，天下也。胃之所出血气者，经隧也。经隧者，五脏六腑之大络也。此言胃腑所出之

248

血气，从大络而布于皮肤，犹海之行云气于天下，故邪客于皮肤，流溢于大络者，名曰众痹，谓邪在天下之广众也。

黄帝曰：愿闻众痹。岐伯对曰：此各在其处，更发更止，更居更起，以右应左，以左应右，非能周也，更发更休也。黄帝曰：善。刺之奈何？岐伯对曰：刺此者，痛虽已止，必刺其处，勿令复起。各在其处者，邪隘于大络与经脉缪处也。更发、更止、更居、更起者，左痛未已而右脉先病也。以右应左以左应右者，左盛则右病，右盛则左病也。更发更休，故非能周也。病在左而右痛，病在右而左痛，故刺其痛处，而病虽已止，然必刺其所病之处，而勿令复起也。

帝曰：善。愿闻周痹何如？岐伯曰：周痹者，在于血脉之中。随脉以上，随脉以下，不能左右，各当其所。黄帝曰：刺之奈何？岐伯对曰：痛从上下者，先刺其下以过之，后刺其上以脱之；痛从下上者，先刺其上以过之，后刺其下以脱之。手足三阴三阳之脉，从下而上，从上而下，交相往还，故周痹在于血脉之中，随脉气上下，而不能左之右而右之左也。各当其所者，与络脉各居其所也。过者，使邪气过在分肉皮肤以外出。脱者，使病本之更脱于脉中也。沈亮宸曰：经脉之上下，络脉之左右，应司天在泉左右间气。盖脏腑之经脉、络脉，总合于天之六气也。后刺以脱之，与必刺其处同义。

黄帝曰：善。此痛安生？何因而有名？岐伯对

249

曰：风寒湿气，客于外分肉之间，迫切而为沫，沫得寒则聚，聚则排分肉而分裂也。分裂则痛，痛则神归之，神归之则热，热则痛解，痛解则厥，厥则他痹发，发则如是。此言周痹之因，乃邪客于分肉之间，而厥逆于脉也。分肉，肌肉之腠理。沫者，风湿相搏，迫切而为涎沫也。沫得寒则聚，聚则排分肉而分裂其腠理，故痛。痛则心专在痛处，而神亦归之，神归之则热，热则痛解，解则厥逆于脉中。厥于脉中，则彼之周痹发，发则如是之随脉上下也。此内不在脏，而外未发于皮，独居分肉之间，真气不能周，故命曰周痹。

帝曰：善。余已得其意矣。此句宜衍，当以下文接上节。此内不在脏，而外未发于皮，独居分肉之间，真气不能周，故命曰周痹。故刺痹者，必先切循其下之六经，视其虚实，及大络之血结而不通，及虚而脉陷空者而调之，熨而通之，其瘛坚，转引而行之。瘛，音掣。眉批："大络"二字复见于此。夫邪之客于形也，必先舍于皮毛，留而不去，则腠理开。开则抵深而入于分肉，留而不去，入舍于络脉，留而不去，入舍于经脉，内连五脏。此邪在于分肉而厥逆脉中，故内不在脏，而外未出于皮，独居分肉之间，真气不能周，故命曰周痹。真气者，五脏元真之气。三焦通会于肌腠之间，所受于天，与谷气并而充身者也。邪沫凝聚于腠理，则真气不能充身，故曰周，谓因痹而不周也。下之六经，谓脏腑十二经脉，本于足而合于六气也。夫邪在于分肉，则分肉实而经脉虚，厥逆于脉中，则经脉实而分肉虚，故当视其虚实而取之，此刺周痹之法也。大络之血，结而不通，邪在于大络也。及虚而脉陷空者，络气虚而陷于内也。熨而通之，启其陷下之气通于外也。瘐坚者，络结而掣疚坚实。故当转引而行之，此调治众痹之法也。张开之曰：邪在分肉，内则入于脉中，外则出于皮肤。故曰外未发于皮，谓经脉分肉之邪，当仍从皮毛而出。

黄帝曰：善。余已得其意矣，亦得其事也。九者，经巽之理，十二经脉阴阳之病也。事者，谓揆度奇恒之事。盖邪在于皮肤，留而不去。不得入于经，流溢于大络。而生奇恒之病，故帝曰余已得其意矣，谓得其邪在分肉经脉之意矣。亦得其事也，言亦得知其邪在大络之事也。九针者，乃经常巽顺之理，所以明十二经脉阴阳之病也。沈氏曰：观帝所言，谓九针之论，乃经巽之理，所以明人之阴阳血气，终始出入，应天地之大道。学者当于针中求理，勿以至理反因针而昧之，圣人立言之意，其庶几乎！

251

卷 之 四

清·钱塘　张志聪隐庵集注
同学　吴嗣昌懋先　姚宗士因合参
门人　王庭桂芳侯校正

口问第二十八

黄帝闲居，辟左右而问于岐伯曰：余已闻九针之经，论阴阳逆顺六经已毕，愿得口问。岐伯避席再拜曰：善乎哉问也，此先师之所口传也。黄帝曰：愿闻口传。岐伯答曰：夫百病之始生也，皆生于风雨寒暑，阴阳喜怒，饮食居处。大惊卒恐，则血气分离，阴阳破散，经络厥绝，脉道不通，阴阳相逆，卫气稽留，经脉虚空，血气不次，乃失其常。论不在经者，请道其方。九针之经，谓上古之《针经》，帝欲于经传之外，而有口传心受者；阴阳六经之外，有别走其道者；外因、内因之外，有奇邪之为病者，故设此问。辟左右者，此上帝之所贵，非其人勿传也。伯言百病之生，不出外内二因。外因者，因于风雨寒暑；内因者，因于喜怒惊恐饮食居处。皆伤营卫血气，阴阳经脉，若不在经者，请言其所在之病。

黄帝曰：人之欠者，何气使然？岐伯答曰：卫气昼日行于阳，夜半则行于阴。阴者主夜，夜者卧，阳者主上，阴者主下。故阴气积于下，阳气未尽，阳引而上，阴引而下，阴阳相引，故数欠。阳气尽，阴气盛，则目瞑；阴气尽而阳气盛，则寤矣。泻足少阴，补足太阳。数，叶朔。欠，江左谓之呵欠。此论阴阳之气，上下出入。阳者，天气也，主外主上。阴者，地气也，主内主下。然又有升降出入之机，而人亦应之。人之卫气，日行于阳，夜行于阴。行于阴则阳气在内，阴气在外，阳气在下，阴气在上。夜半一阳初升，至天明卫行于阳而寤，然在下之阳气，未尽行于上。阳欲引而上，阴欲引而下，阴阳相引，故数欠。眉批：欠者，大呼吸也。此阴阳之上下也。日暮在外之阳气将尽，而阴气渐盛，则目瞑而卧；平旦在外之阴气将尽，而阳气渐盛，则寤矣，此阴阳之外内也。当补足太阳以助阳引而上，泻足少阴以引阴气而下。少阴、太阳标本相合，为阴阳之主宰。眉批：卫气从少阴而入，从太阳而出。

黄帝曰：人之哕者，何气使然？岐伯曰：谷入于胃，胃气上注于肺。今有故寒气与新谷气，俱还入于胃，新故相乱，真邪相攻，气并相逆，复出于胃，故为哕。补手太阴，泻足少阴。此言人之所受谷气，由胃气之布散于天下者也。胃为水谷之海，肺属天而外主皮毛，谷入于胃，乃传之肺，肺朝百脉，输精于皮毛，

253

毛脉合精，行气于腑，五脏六腑，皆以受气，是入胃之水谷，藉肺气转输于皮毛，行于脏腑。如肺有故寒气而不能输布，寒气与新谷气俱还入于胃，新故相乱，真邪相攻，气并相逆于胃，而胃腑不受。复出于胃，故呃逆也。夫肾者，至阴也，至阴者，盛水也。肺者，太阴也，少阴者，冬脉也。故其本在肾，其末在肺，皆积水也。是在下之寒水，上通于天者也。故当补手太阴以助天之阳气，泻足少阴以下肺之寒邪。肺之寒者，乃肾水之寒气也。此篇论人身之应天地阴阳，奇邪之走空窍，非外因之形寒，亦非饮冷之寒气也。姚士因曰：按《金匮玉函》云：哕逆者，橘皮竹茹汤主之。盖橘之色黄臭香，味甘而辛，乃中土之品也。辛兼走肺，皮性走皮，是助胃气走肺，而外出于皮毛者也。竹性寒而凌冬不凋，得冬令寒水之气。用茹者，助水气之运行于肤表，不凝聚于肺中，配人参、甘草、生姜、大枣，以助中土之气。先圣立方之法，咸从经义得之。学者引而伸之，天下之能事毕矣。

黄帝曰：人之唏者，何气使然？岐伯曰：此阴气盛而阳气虚，阴气疾而阳气徐，阴气盛而阳气绝，故为唏。补足太阳，泻足少阴。此论阴阳之不相和也。太阳、少阴，乃水火阴阳之本，雌雄相合，标本互交。若阴气盛而阳气虚，则阴气疾而阳气徐矣。阴气疾而阳气徐，则阴气不能相将，而阴与阳绝矣。故当补足太阳之阳，泻足少阴之阴，以和其阴阳焉，唏者，欷歔悲咽也。盖阳气盛则多喜笑，阴气盛则多悲哀。

254

黄帝曰：人之振寒者，何气使然？岐伯曰：寒气客于皮肤，阴气盛，阳气虚，故为振寒寒栗，补诸阳。此言阳气之在外也。诸阳之气，主于肌表，故寒气客于皮肤，借阳气以化热。若阴气盛而阳气虚，则为振寒战栗，当补诸阳。诸阳者，三阳也。吴懋先曰：寒气即太阳寒水之气，故当补诸阳。

黄帝曰：人之噫者，何气使然？岐伯曰：寒气客于胃，厥逆从下上散，复出于胃，故为噫。补足太阴、阳明，一曰补眉本也。此言土位中央，而气出于上下也。寒气客于胃，厥逆之气上走心为噫，得后气则快然如衰。是厥气出于胃，从脾气而上下散，故当补足太阴、阳明以助其分散焉。眉本，乃足太阳之经，寒气客于胃者，乃太阳寒水之气也。一曰补太阳之阳气于上，而客中之寒气可散矣。姚士因曰：肾为水脏，太阳之上，寒气主之。哕者，寒气在于肺。噫者，寒气在胃中。一泻少阴之寒，一补太阳之阳。补泻虽别，其义则同。

黄帝曰：人之嚏者，何气使然？岐伯曰：阳气和利，满于心，出于鼻，故为嚏，补足太阳荣眉本，一曰眉上也。此言太阳之气，与心气之相和也。太阳之上，寒水主之，少阴之上，君火主之，阴阳互交，标本相合，故心为阳中之太阳，太阳与心气之相合也。是以阳气和利，则上满于心，出于鼻而为嚏。鼻乃肺之窍，肺乃心之盖也。太阳之气生于膀胱。膀胱乃津液之府，阳气和利，上满于心，则阳气盛矣。故当取足太阳之荣

255

于眉本，使津液上资，则阴阳相平矣。夫太阳之气，主于肤表，一曰补眉上，以取太阳之气，使气行于外，则不满于心矣。

黄帝曰：人之軃①者，何气使然？岐伯曰：胃不实，则诸脉虚，诸脉虚则筋脉懈惰，筋脉懈惰则行阴用力，气不能复，故为軃。因其所在，补分肉间。軃，音朵。此言筋脉皆本于胃腑之所生者。軃者，垂首斜倾、懈惰之态。筋脉皆本于水谷之所资养，故胃不实则诸脉虚，诸脉虚则筋脉懈惰。盖经脉者，所以濡筋骨而利关节者也。夫阳明主润宗筋，阳明虚则宗筋纵，是以筋脉懈惰，则阳明之气，行于宗筋，而用力于阴器矣。行阴用力，则阳明之气，不能复养于筋脉，故为軃。因其所在行阴，故补分肉间，以取阳明之气外出。眉批：《古乐府》云：髻于軃。阴痿而欲其强，故曰用力。

黄帝曰：人之哀而泣涕出者，何气使然？岐伯曰：心者，五脏六腑之主也；目者，宗脉之所聚也，上液之道也；口鼻者，气之门户也。故悲哀愁忧则心动，心动则五脏六腑皆摇，摇则宗脉感，宗脉感则液道开，液道开故泣涕出焉。液者，所以灌精濡空窍者也，故上液之道开则泣，泣不止则液竭，液竭则精不灌，精不灌则目无所见矣，故命曰夺精。补天柱经侠颈。眉批：宗脉者，百脉一宗。此言五脏之液，内濡百脉，

---

① 軃 duǒ：下垂貌。

256

膀胱之津外濡空窍。夫水谷入胃，津液各走其道，酸先入肝，苦先入心，甘先入脾，辛先入肺，咸先入肾，五脏主藏水谷之津者也。膀胱者，州都之官，津液藏焉。复还入胃中，以资脏腑，是脏腑膀胱之津，交相资益者也。是故泣不止则液竭，液竭则精不灌。盖液者，又所以灌精濡空窍者也。宗脉者，上液之道也。液道开而泣不止，则液竭。而濡空窍之精不能灌于目，而目不明矣。故命曰夺精，谓夺其外濡空窍之精也。当补膀胱经之天柱于侠颈间，以资津液上灌，盖液随气行者也。夫口鼻耳目，皆为空窍，故曰口鼻者，气之门户也。谓津液随气而上濡空窍，故精不灌则目不明。眉批：《伤寒论》曰：津液当还入胃中。

黄帝曰：人之太息者，何气使然？岐伯曰：忧思则心系急，心系急则气道约，约则不利，故太息以伸出之。补手少阴心主，足少阳留之也。此言上焦之宗气，与下焦之生气相通，而行呼吸者也。夫宗气积于胸中，出于喉咙，以贯心脉而行呼吸。忧思则心系急，心系急则气道敛约，约则不利，故太息以伸出之。当补手少阴心主，足少阳留之。留之者，候气之至也。盖肾为生气之原，少阳属肾，乃肾中所生之初阳，上通于心主包络，故补手少阴心主，以通上焦之气，补足少阳留之，以候下焦之生气以上交。王芳侯曰：本经凡曰手少阴心主，乃包络之经，以相而代行君令者也。凡曰足少阳，乃兼手少阳而言。盖六腑皆出于足之三阳，上合于手者也。

257

黄帝曰：人之涎下者，何气使然？岐伯曰：饮食者皆入于胃，胃中有热则虫动，虫动则胃缓，胃缓则廉泉开，故涎下。补足少阴。此言足少阴之气，上与阳明相合，而主化水谷者也。虫者，阴类也。阴类动，则肾气不交于阳明而胃气缓矣。气不上交，则水邪反从任脉而上出于廉泉，故涎下。当补足少阴以助下焦之生气上升，而水邪自下矣。姚士因曰：少阴、阳明戊癸相合，而后能化水谷之精微。故曰：饮食者，皆入于胃，谓不合则胃缓，缓则不能化饮食矣。不合则热，热则虫动矣。上节论少阴之气，上与宗气相合，以行呼吸。此论与阳明相合，以化饮食之精微，下节论与宗脉相合，而通会于百脉。盖营卫血气，本于后天水谷之所资生，然必借下焦先天之气以合化。

黄帝曰：人之耳中鸣者，何气使然？岐伯曰：耳者，宗脉之所聚也，故胃中空则宗脉虚，虚则下溜，脉有所竭者，故耳鸣。补客主人，手大指爪甲上与肉交者也。此言经脉之血气，资生于胃而资始于肾也。夫肺朝百脉，宗脉者，百脉一宗，肺所主也。耳者，宗脉之所聚也。百脉之血气，水谷之所生也。故胃中空则宗脉虚，虚则脉气下溜矣。脉中之血气有所竭，故耳鸣也。当补客主人，与手太阴之少商。客主人乃足少阳之脉，补之以引下溜之脉气上行。王芳侯曰：客主人者，谓经脉为客脉中之主人在肾，下溜者下陷于肾中也，故取在上之脉以引启之。

258

黄帝曰：人之自啮舌者，何气使然？岐伯曰：此厥逆走上，脉气辈至也。少阴气至则啮舌，少阳气则啮颊，阳明气至则啮唇矣，视主病者则补之。啮，音业。此总结脉气生于中焦后天之水谷，本于下焦先天之阴阳，中下之气相合而行者也。齿者，肾气之所生也。少阴之脉挟舌本，少阳之脉循于颊，阳明之脉挟口环唇下。如肾脏之生气，厥逆走上，与中焦所生之脉气相辈而至，则舌在齿之内而反向外矣，唇在齿之外，而反向内矣，颊在齿之旁而反向中矣。此盖假啮舌啮唇，以明阳明所生之血脉，本于先天之生气相合而偕行者也。

凡此十二邪者，皆奇邪之走空窍者也。故邪之所在，皆为不足。故上气不足，脑为之不满，耳为之苦鸣，头为之苦倾，目为之眩；中气不足，溲便为之变，肠为之苦鸣；下气不足，则乃为痿厥心悗，补足外踝下留之。此总结十二邪者，皆缘膀胱所藏之津液，不能灌精濡空窍故也。所谓奇邪者，外不因于风雨寒暑，内不因于阴阳喜怒、饮食居处，皆缘津液不足而空窍虚无。故邪之所在，皆为之不足。盖因正气不足，而生奇邪之证也。故上气不足者，脑为之不满，耳为之苦鸣，头为之苦倾，目为之眩。中气不足者，溲便为之变，肠为之苦鸣。下气不足者，则为痿厥心悗。盖不足于下则为痿厥，不得上交于心，则心悗矣。补足外踝下留之，乃取太阳之昆仑穴，候太阳之气至也。盖太阳者，三阳也。三阳者，天之业。膀胱之津水，随气运行，以濡空

259

窍。故取之昆仑。昆仑乃津水之发原，上通于天者也。

黄帝曰：治之奈何？岐伯曰：肾主为欠，取足少阴。肺主为哕，取手太阴、足少阴。唏者，阴与阳绝，故补足太阳，泻足少阴。振寒者，补诸阳。噫者，补足太阴、阳明。嚏者，补足太阳、眉本。亸因其所在，补分肉间。泣出，补天柱经侠颈。侠颈者，头中分也。太息，补手少阴心主，足少阳留之。涎下，补足少阴。耳鸣，补客主人、手大指爪甲上与肉交者。自啮舌，视主病者则补之。上节总论膀胱之津液，不能灌濡空窍，以致上中下气皆为之不足，此复分论十二邪者，各有补泻阴阳之法。盖膀胱者，津液之腑，受脏腑之津而藏之，复还入胃中以资益脏腑，互相交通者也。故各因其邪之所在而补泻之。

目眩头倾，补足外踝下留之。痿厥心悗，刺足大指间上二寸留之，一曰足外踝下留之。足大指间上二寸，乃足太阴之太白，脾脏之上俞也。此篇论太阳之津水，随气而运行于肤表，复从中土而上交于心，应司天在泉之气，运行于地之外，复贯通于地中。是以上气不足，补足太阳之昆仑。下气不足，不得从中而上通于心者，刺足太阴之俞以通土气。痛本于足太阳之津气贯通，故一曰足外踝下留之，乃取太阳之津气也。姚士因曰：欠者，足太阳、少阴之气相引而上下也。哕者，少阴寒水之气客于肺也。唏者，太阳与少阴之气不和也。振寒者，寒水之气客于皮肤，而太阳之阳气虚于表也。噫者，太阳寒水之气客于胃也。嚏者，太阳之阳气满于心也。弾者，筋脉之气行阴用力。前阴者，足少阴、太阳之会也。哀泣者，太阳之津液竭也。太息者，下焦之生气不交于上也。涎下者，膀胱之水邪上溢也。耳鸣者，宗脉之气，溜陷于下焦也。自啮者，下焦之气厥逆走上也。此皆足太阳与少阴之津气为病。太阳之气生于膀胱，少阳之气发于肾脏。肾与膀胱，雌雄相合，皆为水脏而为生气之原。膀胱之津水，随太阳之气运行于肤表，以濡空窍，应六气之旋转。肾藏之精气，贯通于五脏，应五运之神机，此皆不在六经阴阳逆顺之论，故帝辟左右而问曰：愿闻口传。王芳侯曰：此篇论先后天之阴阳为病。

师传第二十九

黄帝曰：余闻先师有所心藏，弗著于方。余愿闻而藏之，则而行之，上以治民，下以治身，使百姓无病，上下和亲，德泽下流，子孙无忧，传于后世，无有终时，可得闻乎？岐伯曰：远乎哉问也。夫治民与自治，治彼与治此，治大与治小，治国与治家，未有逆而能治之也，夫惟顺而已矣。顺者，非独阴阳脉论气之逆顺也，百姓人民皆欲顺其志也。黄帝曰：顺之奈何？岐伯曰：入国问俗，入家问讳，上堂问礼，临病人问所便。吴懋先曰：师传者，先知觉后知，先觉觉后觉，即夫子所谓明德，新民之意。上以治国，下以治民，治大治小，治国治家，乃修身、齐家、治国、平天下之道。顺，和也。气之逆顺者，阴阳寒暑之往来也。入国问俗，入家问讳，上堂问礼，临病人问所便，即治国、齐家、治民之要。志者，心之所之也。骄恣纵欲，恶死乐生，意之所发也。所谓欲治其身者，必先正心诚意，此上医医国之道也。

黄帝曰：便病人奈何？岐伯曰：夫中热消瘅则便寒，寒中之属则便热。胃中热，则消谷，令人悬心善饥，脐以上皮热；肠中热，则出黄如糜，脐以下皮寒。胃中寒，则腹胀；肠中寒，则肠鸣飧泄。胃中寒，肠中热，则胀而且泄，胃中热；肠中寒，则疾饥，小腹痛胀。吴懋先曰：便者，所以更人之逆也。热者更之寒，寒者更之热也。热中寒中者，寒热之气，皆由中而发内而外也。脐以上皮热者，肠中热；脐以下皮寒者，胃中寒，寒热外内之相应也。

黄帝曰：胃欲寒饮，肠欲热饮，两者相逆，便之奈何？且夫王公大人血食之君，骄恣纵欲轻人，而无能禁之。禁之则逆其志，顺之则加其病，便之奈何？治之何先？岐伯曰：人之情，莫不恶死而乐生。告之以其败，语之以其善，导之以其所便，开之以其所苦，虽有无道之人，恶有不听者乎？吴懋先曰：寒热者，阴阳之气也。言上医者，具阿衡之材，能调燮①其

---

① 燮 xiè：调和，谐和。

262

阴阳，尤能格君心之非也。

黄帝曰：治之奈何？岐伯曰：春夏先治其标，后治其本；秋冬先治其本，后治其标。姚士因曰：本标者，内为本而外为标也。春夏之气，发越于外，故当先治其标，后治其本；秋冬之气，收藏于内，故当先治其本，后治其标。知本末之先后，气可令调，为万民式，天之道毕矣。

黄帝曰：便其相逆者奈何？岐伯曰：便此者，饮食衣服，亦欲适寒温，寒无凄怆，暑无出汗。饮食者，热无灼灼，寒无沧沧。寒温中适，故气将持，乃不致邪僻也。适，叶的。姚士因曰：此言饮食衣服，乃日用平常之事，所当适其和平，则阴阳之气可以持平，不致邪僻之所生也。便其相逆者，谓胃欲寒饮，肠欲热饮，两者相逆，便之奈何？夫胃中热，肠中寒，则胃欲寒饮，肠欲热饮矣。如胃中寒，肠中热，则胃欲热饮，肠欲寒饮矣，此寒热之在内也。故饮食者，热无灼灼，寒无沧沧，则在内之寒热可调矣。四时之气，寒暑之在外也，时值凉寒，无使其凄怆。时值暑热，无使其汗出，则在外之阴阳可调矣。吴氏曰：通篇大义，在调和外内之阴阳，非阴阳脉论，乃论气之逆顺也。故曰寒温中适，故气将持，乃不致邪僻也。谓天有寒暑，人有阴阳，我之阴阳既和，可以御天之寒暑。

黄帝曰：本脏以身形、肢节、䐃肉，候五脏六腑之小大焉。今夫王公大人，临朝即位之君而问焉，谁

263

可扪循之而后答乎？岐伯曰：身形肢节者，脏腑之盖也，非面部之阅也。黄帝曰：五脏之气，阅于面者，余已知之矣，以肢节知而阅之奈何？岐伯曰：五脏六腑者，肺为之盖，巨肩陷咽，候见其外。黄帝曰：善。岐伯曰：五脏六腑，心为之主，缺盆为之道，骷骨有余，以候䯏骬。黄帝曰：善。岐伯曰：肝者主为将，使之候外，欲知坚固，视目小大。黄帝曰：善。岐伯曰：脾者主为卫，使之迎粮，视唇舌好恶，以知吉凶。黄帝曰：善。岐伯曰：肾者主为外，使之远听，视耳好恶，以知其性。黄帝曰：善。愿闻六腑之候。岐伯曰：六腑者，胃为之海，广骸、大颈、张胸，五谷乃容；鼻隧以长，以候大肠；唇厚、人中长，以候小肠；目下果大，其胆乃横；鼻孔在外，膀胱漏泄；鼻柱中央起，三焦乃约。此所以候六腑者也，上下三等，脏安且良矣。骷，音括。䯏，音歇。骬，音干。此言望而知之者，斯可谓国士也。夫人生于地，悬命于天，天地合气，命之曰人。在天主气，在地成形，此天之生命，所以立形定气，而视寿夭者，必明乎此。是以五脏之气见于色，脏腑之体应乎形，既能阅于面而知五脏之气，又当阅其形以知脏腑之形。知气知形，斯可谓望知之神。䯏骬，胸骨也。肝乃将军之官，故主为将。脾乃转运之官，故主为卫。肾开窍于耳，故主为外，言其听之远也。坚固者，五脏之有坚脆也。吉凶者，脏安则吉，脏病则凶也。性者，五脏有端正偏倾之性也。

264

鼻乃肺之窍，大肠者肺之腑，故鼻以候大肠。口乃脾之窍，小肠受盛脾胃之浊，而上属于胃，故唇与人中以候小肠。目乃肝之窍，故目下以候胆。膀胱者，津液之腑，气化则出，鼻孔在外，谓鼻孔之气出在外，则膀胱漏泄，盖上窍通而下窍泄也。三焦者，决渎之官，水道出焉。气约则止，不约则遗。鼻柱中央起者，谓鼻之吸气，从中央而起，则三焦乃约。盖上气吸入则下约，上气呼出则下通，上下开阖之相应也。此言脏腑之形，外内相应者，亦由气之所感也。上下三等，谓天地人三部之相等也。眉批：王子方曰：鹤鸣、九皋声闻于耳。

决气第三十

黄帝曰：余闻人有精、气、津、液、血、脉，余意以为一气耳，今乃辨为六名，余不知其所以然。此篇论精气津液血脉，生于后天而本于先天也。本于先天，总属一气；成于后天，辨为六名，故帝意以为一而伯分为六焉。决，分也。决而和，故篇名《决气》，谓气之分判为六，而和合为一也。

岐伯曰：两神相抟，合而成形，常先身生，是谓精。何谓气？岐伯曰：上焦开发，宣五谷味，熏肤、充身、泽毛，若雾露之溉，是谓气。何谓津？岐伯曰：腠理发泄，汗出溱溱，是谓津。何谓液？岐伯曰：谷入气满，淖泽注于骨，骨属屈伸，泄泽，补益

265

脑髓，皮肤润泽，是谓液。何谓血？岐伯曰：中焦受气取汁，变化而赤，是谓血。何谓脉？岐伯曰：壅遏营气，令无所避，是谓脉。吴氏曰：所生之来谓之精，两精相抟谓之神。又曰：神者，水谷之精气也。两神者，一本于天一之精，一生于水谷之精，两神相抟，合而成此形也。所生之来，谓之精，故常先身生，谓未成形而先生此精也。上焦之气，宣发五谷之精微，充肤热肉，润泽皮毛，若雾露之溉，是谓气。眉批：上焦如雾。腠理者，肌肉之纹理。本经曰：水谷入于口，其味有五，各注其海，津液各走道，故三焦出气以温肌肉，充皮肤，为其津，其流而不行者为液，是以发泄于腠理，汗出溱溱，是谓津。谷入气满，淖泽注于骨，使骨属屈伸，泄泽，从髓空而补益脑髓，皮肤润泽，是谓液。中焦受水谷之精气，济泌别汁，奉心神变化而赤，是谓血。壅，培助也。遏，遮蔽也。避，违避也。言经脉壅蔽，营气行于脉中，昼夜环转，无所违逆，是谓脉。眉批：脑髓充足，则皮肤润泽。

　　黄帝曰：六气者，有余不足，气之多少，脑髓之虚实，血脉之清浊，何以知之？岐伯曰：精脱者，耳聋；气脱者，目不明；津脱者，腠理开，汗大泄；液脱者，骨属屈伸不利，色夭，脑髓消，胫痠，耳数鸣；血脱者，色白夭然不泽，其脉空虚，此其候也。营者，精气也。血者，神气也。精血津液，皆本于气之生化，故谓之六气。清浊者，营卫之气也。肾主藏精，

266

开窍于耳，故精脱者耳聋。目之精明五色者，气之华也，故气脱者目不明。津发于腠理，故津脱者腠理开，汗大泄。液淖泽于骨，补益脑髓，故液脱者，骨属屈伸不利，不能润泽皮肤，故毛色夭焦也。肾主骨，而骨髓上通于脑，故脑髓消而胫痠耳鸣。心主血，心之合脉也，其营色也，是以血脱者，色白夭然不泽，其脉空虚，此其候也。

黄帝曰：六气者，贵贱何如？岐伯曰：六气者，各有部主也，其贵贱善恶，可为常主，然五谷与胃为大海也。夫子曰：卑高以陈，贵贱位矣。谓居上者为尊贵，居下者为卑贱。言此六气主于心肾，而生于胃海也。各有部主者，谓精之藏于肾，血之主于心，气之主于皮肤，津之发于腠理，液之淖于骨资于脑，脉之循于脏腑形身，各有所主之部，然以心肾为常主。五谷与胃为大海，津液血气乃胃海之所生也。夫心为君主之官而居上，水性润下而居下，火之精为血，水之精为精。水性柔善，火性猛恶，其贵贱善恶，可为六气之常主也。盖水火者，阴阳之征兆也，谓六气辨为六名，然总归阴阳之一气。

肠胃第三十一

黄帝问于伯高曰：余愿闻六腑传谷者，肠胃之小大长短，受谷之多少奈何？伯高曰：请尽言之，谷所从出入浅深远近长短之度：唇至齿长九分，口广二寸

267

半。齿以后至会厌，深三寸半，大容五合。舌重十两，长七寸，广二寸半。咽门重十两，广二寸半，至胃长一尺六寸。胃纡曲屈伸之，长二尺六寸，大一尺五寸，径五寸，大容三斗五升。小肠后附脊，左环回周迭积，其注于回肠者，外附于脐上，回运环十六曲，大二寸半，径八分分之少半，长三丈二尺。回肠当脐，左环回周叶积而下，回运环反十六曲，大四寸，径一寸寸之少半，长二丈一尺。广肠传脊，以受回肠，左环叶脊，上下辟，大八寸，径二寸寸之大半，长二尺八寸。肠胃所入至所出，长六丈四寸四分，回曲环反，三十二曲也。此言有生之后，总借水谷之所生养，故专论其肠胃。胃主受纳水谷，肠主传导变化，其精液血气，由此而生焉。越人曰：唇为飞门，齿为户门，会厌为吸门，胃为贲门，太仓下口为幽门，大小肠会为阑门，下极为魄门。盖唇齿乃始受水谷之门，故先论唇齿之广长。舌者，主为卫，使之迎粮，舌和而后能知五味。会厌者，喉之上套，所以分别咽喉。咽乃胃之门，主受纳水谷。喉乃肺之窍，以司呼吸者也。眉批：少半者，七分半也。径一寸寸之少半者，径一寸五分也。广肠、肛门内之直肠，径二寸寸之大半者，径二寸七分半也。

平人绝谷第三十二

黄帝曰：愿闻人之不食，七日而死何也？伯高曰：臣请言其故。胃大一尺五寸，径五寸，长二尺六寸，横屈受水谷三斗五升。其中之谷常留二斗，水一斗五升而满。上焦泄气，出其精微，慓悍滑疾，下焦下溉诸肠。小肠大二寸半，径八分分之少半，长三丈二尺，受谷二斗四升，水六升三合合之大半。回肠大四寸，径一寸寸之少半，长二丈一尺。受谷一斗，水七升半。广肠大八寸，径二寸寸之大半，长二尺八寸，受谷九升三合八分合之一。肠胃之长，凡五丈八尺四寸，受水谷九斗二升一合合之大半，此肠胃所受水谷之数也。平人则不然，胃满则肠虚，肠满则胃虚，更虚更满。故气得上下，五脏安定，血脉和，则精神乃居，故神者，水谷之精气也。故肠胃之中，当留谷二斗，水一斗五升。故平人日再后，后二升半，一日中五升，七日五七三斗五升，而留水谷尽矣。故平人不食饮七日而死者，水谷精气津液皆尽故也。此论人之脏腑形骸，精神气血，皆借水谷之所资生，水谷绝则形与气俱绝矣。《六节藏象论》曰：五味入口，藏于肠胃，味有所藏以养五气，气和而生，津液相成，神乃自生。故神者，水谷之精气也。平人不然者，谓平常无病之人。胃满则肠虚，肠满则胃虚，日夜消化，止留三斗五升，无有如此之留积也。是以不饮食七日，则所留之水谷尽矣。水谷尽，则精气津液皆尽矣。王芳侯曰：病患不饮食七日不死者，水谷留积故也。盖留积则为病矣。

海论第三十三

黄帝问于岐伯曰：余闻刺法于夫子，夫子之所言，不离于营卫血气。夫十二经脉者，内属于腑脏，外络于肢节，夫子乃合之于四海乎？岐伯答曰：人亦有四海，十二经水。经水者，皆注于海，海有东西南北，命曰四海。黄帝曰：以人应之奈何？岐伯曰：人有髓海，有血海，有气海，有水谷之海。凡此四者，以应四海也。黄帝曰：远乎哉，夫子之合人天地四海也，愿闻应之奈何？岐伯答曰：必先明知阴阳表里荥输所在，四海定矣。黄帝曰：定之奈何？岐伯曰：胃者水谷之海，其输上在气街，下至三里。冲脉者，为十二经之海，其输上在于大杼，下出于巨虚之上下廉。膻中者，为气之海，其输上在于柱骨之上下，前在于人迎。脑为髓之海，其输上在于其盖，下在风府。膻，叶袒。眉批：王芳侯曰：上下二字宜体会。输、腧、俞虽通用，此用输字亦有意存。夫天主生物，地主成物，是以人之形身，应地之四海十二经水。然水天之气，上下相通，是以头气有街，胸气有街，腹气有街，胫气有街，经气上下之出入也。故合人于天地四海，必先明知阴阳表里荥输之所在，四海定矣。胃者，水谷之海，其输上在气冲，气在腹者止之背俞，下至足之三里，是水谷之海，上通于天气，而下通于经水也。冲脉者，为十二经之海，其输上在于太阳之大杼，下至巨虚之上下廉，而出于胫气之街。是冲脉之外通于天气，而内通于经水也。膻中者，为气之海，在膺胸之内，宗气之所聚也。宗气流于海，其下者注于气街，其上者走于息道，故气在胸者止之膺与背俞，故其输上在背之天柱，前在膺胸之人迎，是气海之上通于天，而下通于经水也。脑为髓之海，气在头者，止之于脑，故其输上在于其盖，下在督脉之风府，是髓海之上通于天而下通于经水也。是十二经脉，应地之十二经水。经水者，皆注于海，海有东西南北，而海之云气上通于天，是以人之所以合天地四海也。眉批：盖，谓督脉之百会。督脉应天道之环转覆盖，故曰盖。

黄帝曰：凡此四海者，何利何害？何生何败？岐伯曰：得顺者生，得逆者败；知调者利，不知调者害。姚氏曰：人合天地四海，升降出入，运行无息，故得顺而和者，则生利无穷，逆而不调，则败害至矣。

黄帝曰：四海之逆顺奈何？岐伯曰：气海有余者，气满胸中，悗息面赤；气海不足，则气少，不足以言。吴氏曰：天地阴阳之道，更相和平者也。故有余不足，皆为之逆。膻中者，宗气之所居，上出于喉，以司呼吸。故气海有余者，气满胸中，气息悗乱，气上逆，故面赤也。气海不足则气少，气少故不足于言。

血海有余，则常想其身大，怫然不知其所病；血海不足，亦常想其身小，狭然不知其所病。吴氏曰：冲脉起于胞中，上循背里为经脉之海。其浮而外者，循

271

腹右，上行至胸中，而散于皮肤之间，是冲脉之血，充实于周身。故有余则觉其身大，不足则觉其身小，怫然狭然，不知其为何病也。王芳侯曰：血以应水，故有余常想其大，不足则觉其为小矣。

水谷之海有余，则腹满；水谷之海不足，则饥不受谷食。姚氏曰：胃气有余，故腹胀满；胃气不足，故饥而不受谷食。

髓海有余，则轻劲多力，自过其度；髓海不足，则脑转耳鸣，胫痠眩冒，目无所见，懈怠安卧。姚氏曰：精液补益脑髓，而下流阴股，故髓海有余，则足劲轻健而多力。度，骨度也。髓从骨空循度而上通于脑，故有余则自过其度矣。髓海不足则精液竭，精液者，所以濡空窍者也，是以耳为之鸣，目无所见。液脱者，骨属屈伸不利，故胫痠而懈怠安卧。

黄帝曰：余已闻逆顺，调之奈何？岐伯曰：审守其输而调其虚实，无犯其害。顺者得复，逆者必败。黄帝曰：善。吴氏曰：审其输则知其四海之通于经，而经输之外通于气也。调其虚实，则有余不足自和矣。害，谓经气之逆，复则反逆为顺也。

五乱第三十四

黄帝曰：经脉十二者，别为五行，分为四时，何失而乱？何得而治？岐伯曰：五行有序，四时有分，相顺则治，相逆则乱。黄帝曰：何谓相顺？岐伯曰：经脉十二者，以应十二月。十二月者，分为四时。四时者，春秋冬夏，其气各异，营卫相随，阴阳已和，清浊不相干，如是则顺之而治。黄帝曰：何谓逆而乱？岐伯曰：清气在阴，浊气在阳，营气顺脉，卫气逆行，清浊相干，乱于胸中，是谓大悗。故气乱于心，则烦心密嘿，俯首静伏；乱于肺，则俯仰喘喝，接手以呼；乱于肠胃，则为霍乱；乱于臂胫，则为四厥；乱于头，则为厥逆，头重眩仆。悗，音闷。本经《邪客篇》曰：五谷入于胃也，其糟粕、津液、宗气，分为三隧。故宗气积于胸中，出于喉咙，以贯心脉而行呼吸焉。营气者，泌其津液，注之于脉，化而为血，以营四末，内注五脏六腑以应刻数焉。此言宗气积于胸中，上贯心脉，同营气行于脉中，以应呼吸漏下。《五味篇》曰：谷始入于胃，其精微者，先出于胃之两焦，以溉五脏，别出两行营卫之道。其大气之抟而不行者，积于胸中，命曰气海，出于肺，循喉咽，故呼则出，吸则入。此言宗气积于胸中，上出于肺。偕卫气行于脉外，以应呼吸漏下。此营行脉中，卫行脉外，宗气两行营卫之道，一呼一吸，脉行六寸，漏下二刻，人二百七十息，脉行十六丈二尺为一周，漏下百刻，人一万三千五百息，脉行五十度而大周于身。此清气在阴，浊气在阳，营行脉中，卫行脉外，清浊之不相干也。又曰：卫气者，出其悍气之慓疾，而先行于四末分肉皮肤之间而不休者也。

昼日行于阳，夜行于阴，常从足少阴之分间行于五脏六腑。此营卫相将，偕行于脉外，昼行阳二十五度，夜行阴二十五度，与营行脉中、卫行脉外之各走其道，清浊之不相干也。经脉十二以应十二月者。六脏六腑之经脉，循度环转，行十六丈二尺为一周也。分为四时者，一日之中有四时，朝则为春，日中为夏，日入为秋，夜半为冬。卫气昼行于阳，夜行于阴，其气各异。营卫相随，阴阳相和，而清浊不相干也。夫循脉之营卫宗气从胸而上出于心肺，顺脉而行，以营四末，内注五脏六腑，以应刻数。其营卫相随，昼行阳而夜行阴者，与脉逆行，从头注于臂胻，以行三阳之分，夜则内行脏腑之阴，与营行脉中、卫行脉外之气不相干也。所谓清浊相干者，循脉之营卫，与行阴、行阳之营卫相干，是以乱于胸，乱于心肺，及乱于肠胃臂胻头也。眉批：此昼行二十五度，夜行二十五度，与行阴、行阳之不同也。脉外之血气亦曰营气，不循脉者，分昼夜之阴阳。十二月以应十二时。相随者，相将而行，与循脉之气各异。若卫气并脉循行，则为肤胀矣。胸与心肺、臂胻，乃经脉外内之营卫所行之处。上古以和为知。

黄帝曰：五乱者，刺之有道乎？岐伯曰：有道以来，有道以去，审知其道，是谓身宝。黄帝曰：善。愿闻其道。岐伯曰：气在于心者，取之手少阴、心主之输。气在于肺者，取之手太阴荥、足少阴输。气在于肠胃者，取之足太阳、阳明；不下者，取之三里。气在于头者，取之天柱、大杼；不知，取足太阳荥输，气在于臂足，取之先去血脉，后取其阳明、少阳之荣输。道者，谓各有循行之道路。有道以来、有道以去者，言有道以来，而清浊相干，亦当有道以去，而阴阳相和也。故审知逆顺之道，是谓养身之宝。取手少阴、手太阴之荣输者，取气以顺其宗气之上行也。本经云：宗气流于海，其上者走于息道，其下者注于气街。又曰：冲脉者，十二经之海也。与少阴之大络起于肾，下出于气街。取足少阴俞者，顺宗气之下行也。取足太阴、阳明而复取之三里者，先取气而后取脉也。取天柱、大杼而复取之荣输者，先取脉而后取气也。盖清浊相干，乃经脉外内之血气厥逆也。《经脉篇》曰：六经络手阳明、少阳之大络，起于五指间，上合肘中。逆气在于臂足，取之先去血脉，后取其阳明、少阳之荣输者，先去其脉中之逆，使脉外之血气，溜注于脉中，而阴阳已和也。

黄帝曰：补泻奈何？岐伯曰：徐入徐出，谓之导气，补泻无形，谓之同精，是非有余不足也，乱气之相逆也。黄帝曰：允乎哉道！明乎哉论！请著之玉版，命曰治乱也。徐入徐出者，导其气之来去也。营卫者，精气也。同生于水谷之精，故谓之同精。出入补泻，非为有余不足，乃导乱气之相逆也。玉师曰：上古治气者，著之《玉版》；治血脉者，著之《金匮》。

胀论第三十五

黄帝曰：脉之应于寸口，如何而胀？岐伯曰：其脉大坚以涩者，胀也。黄帝曰：何以知脏腑之胀也？岐伯曰：阴为脏，阳为腑。此承上文言卫气之行于形身脏腑之外内，有顺有逆，逆顺不从。在外则为脉胀、肤胀，在内则为脏腑之胀矣。寸口坚大为阳脉。涩为阴脉，阴为脏，阳为腑，以脉之阴阳，则知脏腑之胀矣。

黄帝曰：夫气之令人胀也，在于血脉之中耶？脏腑之内乎？岐伯曰：三者皆存焉，然非胀之舍也。黄帝曰：愿闻胀之舍。岐伯曰：夫胀者，皆在于脏腑之外，排脏腑而郭胸胁，胀皮肤，故命曰胀。姚士因曰：此病在气而及于脏腑血脉之有形，故三者皆存焉，然非胀之舍也。胀之舍，在内者，皆在于脏腑之外，空郭之中；在外者，胀于皮肤腠理之间。故命曰胀，谓胀在无形之气分也。眉批：中用以字应分开看。

黄帝曰：脏腑之在胸胁腹里之内也，若匣匮之藏禁器也，各有次舍，异名而同处一域之中，其气各异，愿闻其故。王芳侯曰：帝问脏腑在于胸腹之内，如匣匮所藏之禁器，而各有界畔。五脏六腑，其气各异，今胀气皆在于脏腑之外，何以分别某脏、某腑之胀乎？此下有岐伯所答之阙文。

黄帝曰：未解其意，再问。岐伯曰：夫胸腹，脏腑之郭也。膻中者，心主之宫城也。胃者，太仓也。咽喉小肠者，传送也。胃之五窍者，闾里门户也。廉泉、玉英者，津液之道也。故五脏六腑者，各有畔界，其病各有形状。营气循脉，卫气逆为脉胀，卫气

276

并脉循分为肤胀。三里而泻，近者一下，远者三下，无问虚实，工在疾泻。膻，叶袒。此言卫气生于胃腑水谷之精，日行于阳，夜行于阴，逆于阳则为脉胀、肤胀，逆于阴则为空郭之胀，及五脏六腑之胀。夫胸腹者，脏腑之郭郭。膻中者，心主之宫城。胀者，皆在于脏腑之外，排脏腑而郭胸胁。此卫气逆于阴，而将为脏腑之胀矣。胃主受纳水谷，为太仓而居中焦，在上为咽喉，主传气而送水谷，在下口为小肠，主传送糟粕津汁。胃之五窍，犹闾里之门户。盖水谷入胃，其味有五，津液各走其道，酸先入肝，苦先入心，甘先入脾，辛先入肺，咸先入肾。五脏主藏水谷之精者也，其流溢于下焦之津液，从任脉而出于廉泉、玉英，以濡上之空窍，故五脏六腑各有界畔，其病各有形状也。如营气循脉，卫气逆于脉中则为脉胀。若并脉而循行于分肉，则为肤胀。盖卫气虽常然并脉循行于分肉，而行有逆顺。若并脉顺行而乘于脉中，则为脉胀，行于肤肉，则为肤胀，此皆卫气之逆行，故曰若顺逆也。当取足阳明胃经之三里而泻之。在于肤脉而近者一泻，在于城郭而远者三下，无问虚实，工在疾泻。盖留之则为脏腑之胀矣。卫气出于太仓，故泻胃之三里。姚氏曰：营气循脉，卫气逆为脉胀，与上章之营气顺脉，卫气逆行同义。吴氏曰：卫气逆于空郭之中，则为鼓胀，着于募原而传送液道阻塞者，则为肠胃之胀。门户界畔不清者，则为五脏之胀，此皆胃腑之门户道路，故泻足之三里。若病久而成虚者，泻之反伤胃气，故曰工在疾泻。疾泻者，治其始蒙也。眉批：

277

喉主天气，咽主地气。营气者与卫相将于脉外之血气。杨元如曰：逆则生长之机渐消，故久而未有不成虚者，审其传送阻塞者泻之，门户液道不通者通之，界畔不清者理之，正气不足者补之。补泻疏理兼用，斯为治胀之良法。若新病而不大虚者，急宜攻之，可一鼓而下。朱永年曰：医者止知泻以消胀，焉知其中之门户道路，知其门户道路，可以批却导窾矣。故本经乃端本澄源之学。倪冲之曰：廉泉、玉英者，津液之道也。液道不通，则空窍闭塞，而气逆于中矣。故治胀者，当先通其津液。故曰若欲下之，必先举之。朱卫公曰：液者，所以灌精濡空窍者也，其别气出于耳而为听，宗气上出于鼻而为臭。浊气出于胃，走唇舌而为味，其精阳气，上走于目而为睛，故液道不通，则诸气皆逆矣。

黄帝曰：愿闻胀形。岐伯曰：夫心胀者，烦心短气，卧不安。肺胀者，虚满而喘咳。肝胀者，胁下满而痛引小腹。脾胀者，善哕，四肢烦悗，体重不能胜衣，卧不安。肾胀者，腹满引背央央然，腰髀痛。六腑胀：胃胀者，腹满，胃脘痛，鼻闻焦臭，妨于食，大便难。大肠胀者，肠鸣而痛濯濯，冬日重感于寒，则飧泄不化。小肠胀者，少腹䐜胀，引腰而痛。膀胱胀者，少腹满而气癃。三焦胀者，气满于皮肤中，轻轻然而不坚。胆胀者，胁下痛胀，口中苦，善太息。吴氏曰：此卫气逆于城郭之中而为脏腑之胀也。愿闻胀形者，问五脏六腑之胀形，始在无形而及于有形也。

凡此诸胀者，其道在一，明知逆顺，针数不失。泻虚补实，神去其室，致邪失正，真不可定，粗之所败，谓之夭命。补虚泻实，神归其室，久塞其空，谓之良工。姚氏曰：其道在一者，谓三合而为一也。逆顺者，谓营行脉中，卫行脉外，相逆顺而为行也。塞其空者，外无使经脉肤腠疏空，内使脏腑之神气充足，自无厥逆之患矣，此良工治未病也。莫仲超曰：上节言无问虚实，工在疾泻，此复曰：泻虚补实，神去其室。是又当审其邪正而补泻之。圣人之虑深矣，学者不可不深体之。王芳侯曰：神者，先天之精，水谷之精，两精相抟，合而为神。

黄帝曰：胀者焉生？何因而有？岐伯曰：卫气之在身也，常然并脉循分肉，行有逆顺，阴阳相随，乃得天和，五脏更始，四时循序，五谷乃化。然后厥气在下，营卫留止，寒气逆上，真邪相攻，两气相抟，乃合为胀也。此言卫气逆行，因下焦寒气之所致也。夫卫气之在身也，常然并脉，循于分肉，而行有逆顺。盖卫气与脉内之营气，相逆顺而行也。阴阳相随者，谓脉外之营卫相将而行。阴阳清浊，有逆有顺，乃得天和。应天气之右旋而西转，经水皆归于东流，得天地自然之和气也。五脏更始者，谓营行于脏腑经脉，外内出入，阴阳递更，终而复始也。四时有序者，谓卫气日行于阳，夜行于阴，应四时寒暑之往来也。阴阳和平，五谷乃化，而营卫生焉。此先论其阴阳和调，然后论厥逆之因，乃厥气在下，营卫留止。寒气逆上，真邪相攻，两气相抟，乃合为胀也。眉批：天道右旋，地道左转。《顺气篇》曰：以一日分为四时。

黄帝曰：善。何以解惑？岐伯曰：合之于真，三合而得。帝曰：善。真者所受于天，与谷气并而充身者也。下焦先天之真元，上与阳明相合，化水谷之精微，生此营卫二气。元真之气，通会于腠理，与营卫合并，而充行于形身者也。故营卫二气，合之于真元，三合而得其厥逆之因矣。如天真之气，厥逆在下，则营卫之气，留止于上矣。下焦寒水之气上逆，则真邪相攻，营卫两气相抟，乃合而为胀也。吴氏曰：元真之气，天乙之真元也。与寒水之气相合，故真邪相抟，则真气反厥于下，而寒气反逆于上矣。真气不得上合于营卫，则营卫留止矣。眉批：真者，神气也。生之先天之精水。

黄帝问于岐伯曰：《胀论》言无问虚实，工在疾泻，近者一下，远者三下。今有其三而不下者，其过焉在？岐伯对曰：此言陷于肉、肓而中气穴者也。不中气穴，则气内闭；针不陷肓，则气不行；上越中肉，则卫气相乱，阴阳相逐。其于胀也，当泻不泻，气故不下。三而不下，必更其道，气下乃止。不下复始，可以万全，乌有殆者乎？其于胀也，必审其眦，当泻则泻，当补则补，如鼓应桴，恶有不下者乎？肓，音荒。眦，之忍切，与胗同。此论卫气逆于内而为脏腑之胀者，有城郭募原之分也。募原者，脏腑之膏肓也。夫卫

280

气之逆于内而为胀者，在于宫城空郭之中，故取之三里，三下而已。今有其三而不下者，此陷于肉、肓而中气穴故也。故针不中气穴，则气闭于内，而不得外出。针不陷肓，则气不行而不能上越。故三而不下者，必更其道，取之气穴，恶有不下者乎？按：气穴有三百六十五以应一岁，即上纪之胃脘，下纪之关元诸穴，非溪谷之会。是以中肉则卫气相乱，阴阳相逐，盖卫气行于皮肤、脏腑之肉理。今入于气穴，故不当取之肉也。姚氏曰：按《金匮玉函》云：腠者，是三焦通会元真之处；理者，是皮肤、脏腑之文理也。夫脏腑之纹理，乃脏腑募原之肉理，而肉理之中有脉系，卫气陷于肓膜而入于脉络，故当取之气穴也。王芳侯曰：按《素问》有《气府论》、《气穴论》，总属手足三阴三阳之经脉，而分府与穴者。谓府者藏也，压遏血气之藏于内也。穴者，窟也，气从此而出入者也。

五癃津液别第三十六

黄帝问于岐伯曰：水谷入于口，输于肠胃，其液别为五：天寒衣薄则为溺与气，天热衣厚则为汗，悲哀气并则为泣，中热胃缓则为唾。邪气内逆，则气为之闭塞而不行，不行则为水胀。余知其然也，不知其何由生，愿闻其道。吴氏曰：此章论水谷所生之津液，各走其道，别而为五，如五道癃闭，则为水胀。五别者，为汗，为溺，为唾，为泪，为髓。五癃者，液不渗于脑而下流，阴阳气道不通，四海闭塞，三焦不泻，而津液不化。水谷留于下焦，不得渗于膀胱，则水溢而为水胀，因以名篇。上章论气胀之因，此章论水胀之因，得其因则知所以治矣。

岐伯曰：水谷皆入于口，其味有五，各注其海，津液各走其道。故三焦出气，以温肌肉，充皮肤，为其津；其流而不行者，为液。吴氏曰：此论水谷之精，别而为津为液也。胃者，五脏六腑之海也。水谷皆入于胃。五脏六腑皆禀气于胃，五味各归其所喜，其津液各走其道，随三焦出气以温肌肉，充皮肤者为津。其流而不行者为液，流者淖泽注于骨，补益脑髓，灌精而濡空窍者也。

天暑衣厚则腠理开，故汗出；寒留于分肉之间，聚沫则为痛。此言津之为汗也。腠理者，分肉之文理，津随三焦出气，淖注于皮肤肌肉之间，故腠理开则汗大泄。如有寒而留聚于分肉之间，则排裂分肉而为痛。沫者，津聚而为沫也。

天寒则腠理闭，气湿不行，水下流于膀胱，则为溺与气。姚氏曰：此言津之为溺也。天寒则腠理闭，三焦之气因湿而不行，津水下流于膀胱，则为溺与气。气者，膀胱为州都之官，津液藏焉，气化而出者为溺。藏于膀胱者，化生太阳之气。愚按：为汗、为溺、为血、为髓，皆水谷津液之化，伯因帝问而分别答之。言津随

282

寒暑之气而外内出入，然一日之中有四时，而饮食衣服亦有寒温厚薄。读者不以文害义，庶为得之。

五脏六腑，心为之主，耳为之听，目为之候，肺为之相，肝为之将，脾为之卫，肾为之主外。故五脏六腑之津液，尽上渗于目，心悲气并则心系急，心系急则肺举，肺举则液上溢。夫心系与肺，不能尽举，乍上乍下，故咳而泣出矣。此论五脏六腑之津液，上渗于目而为泣，由心悲肺举而出也。心为君主之官，乃五脏六腑之主。耳目者，上之空窍，津液之所注也。将相卫者，为君主之臣使也。肾主外者，肾主藏津液，所以灌精濡空窍者也。心悲气并者，心悲则脏腑之气，皆上并于心，听令于君主也。气并于心则心系急，心系急则肺举。肺乃心之盖也，肺举则液上溢，肺主气而水随气行也。心系与肺不能尽举，乍上乍下，下则为咳，上则泣出矣。

中热则胃中消谷，消谷则虫上下作，肠胃充郭，故胃缓，胃缓则气逆，故唾出。姚氏曰：此言液之为唾也。按：《口问篇》曰：胃缓则廉泉开，故涎下，补足少阴。盖任脉起于足少阴之阴中，而上出于廉泉，胃缓则少阴之气，不与阳明相合，反上逆于廉泉，则水液随之，故涎唾也。

五谷之精液，和合而为膏者，内渗入于骨空，补益脑髓，而下流于阴股。此言精液之为髓也。夫肾主藏精而主骨，和合而膏者，五谷之液与肾脏之精，相和合而渗入于骨空；上行而高者，从骨空而补益脑髓，复从髓空而下流阴股。此精液淖注于骨而为髓，先上益于脑而复下流。故曰五谷之精液，和合而为高者。姚氏曰：本经云：谷入气满，淖泽注于骨，骨属屈伸，补益脑髓，是谓液。又曰：肾者，精之处也。其华在发，其充在骨，是谷之液，肾之精并注于骨而为髓。髓者，以脑为主，故曰：和合而高者。

　　阴阳不和，则使液溢而下流于阴，髓液皆减而下，下过度则虚，虚故腰背痛而胫痠。阴阳气道不通，四海闭塞，三焦不泻，津液不化，水谷并于肠胃之中，别于回肠；留于下焦，不得渗膀胱，则下焦胀，水溢则为水胀，此津液五别之逆顺也。此五液闭癃而为腰痛、水胀诸病也。阴阳不和者，少阴与阳明之不和也。阴阳之气不和，则液与精不合，使液溢于骨外而下流于阴矣。液溢于外，则髓液皆减而下，是不能为高矣。下流过度，则骨虚而腰痛胫痠矣。此髓道之闭癃也。阴阳气道不通，则津液不得注于海，而四海闭塞矣。三焦之气不能通泻于肌腠，而津液不化矣。济泌之汁，不得渗于膀胱，而下焦胀矣。水溢于下，则上逆而为水胀矣。此津液五别之逆顺也。

284

卷 之 五

清·钱塘　张志聪隐庵集注
同学　莫承艺仲超　杨象乾元如合参
门人　朱景韩济公校正

五阅五使第三十七

　　黄帝问于岐伯曰：余闻刺有五官五阅，以观五气。五气者，五脏之使也，五时之副也。愿闻其五使当安出？岐伯曰：五官者，五脏之阅也。黄帝曰：愿闻其所出，令可为常。岐伯曰：脉出于气口，色见于明堂，五色更出，以应五时，各如其脏，经气入脏，必当治里。莫仲超曰：此章论五脏之气，外见于五色，上通于五窍，五色更出以应五时，各如其脏，此从内而应于外也。如从外而内，是当皮而络，络而脉，脉而经，经而脏。故曰：经气入脏，必当治里。夫色见于皮肤，五脏之气见于色者，盖亦从经脉而出于皮肤，故曰五脉安出，五色安见。杨元如曰：色气应天，经脉应地。五脏者，在地五行之所主也。而色见于面，此五行之气上呈于天也。从内而外者，由脏而经脉皮肤，应地气之上

285

腾于天。从外而内者，由皮肤经脉而脏，应天气之下降于地。升降出入，环转无端，故曰经气入脏，必当治里。

眉批：五时，天之气也。

帝曰：善。五色独决于明堂乎？岐伯曰：五官已辨，阙庭必张，乃立明堂。明堂广大，蕃蔽见外，方壁高基，引垂居外，五色乃治，平博广大，寿中百岁。见此者，刺之必已。如是之人者，血气有余，肌肉坚致，故可苦以针。莫氏曰：此论五脏之气，应土基之博厚也。阙庭，天庭也。明堂，王者听政之堂，犹天阙在上，王宫在下也。蕃蔽者，颊侧耳门之间，犹明堂之藩屏也。方壁高基者，四方之墙壁坚固，而地基高厚也。引垂居外者，边陲在外，为中土之保障也。此土基之平博广大，以配五色之润泽高明。如是者，天地交而二气亨，寿必中百岁而去。

黄帝曰：愿闻五官。岐伯曰：鼻者，肺之官也；目者，肝之官也；口唇者，脾之官也；舌者，心之官也；耳者，肾之官也。官之为言司也。所以闻五臭，别五色，受五谷，知五味，听五音，乃五脏之气，外应于五窍，而五窍之各有所司也。

黄帝曰：以官何候？岐伯曰：以候五脏。故肺病者，喘息鼻张；肝病者，眦青；脾病者，唇黄；心病者，舌卷短；颧赤；肾病者，颧与颜黑。卷，上声。莫氏曰：五官者，五脏之阅也。阅其五官之色证，则知五脏之病矣。

286

黄帝曰：五脉安出，五色安见，其常色殆者何如？岐伯曰：五官不辨，阙庭不张，小其明堂，蕃蔽不见，又埤其墙，墙下无基，垂角去外。如是者，虽平常殆，况加疾哉！埤，音裨，卑也。莫氏曰：此言土基埤薄者，其常色亦殆。盖人秉天地之气所生，得博厚高明而后能悠久。

黄帝曰：五色之见于明堂，以观五脏之气，左右高下，各有形乎？岐伯曰：五脏之在中也，各以次舍，左右上下，各如其度也。莫氏曰：明堂者，鼻也。五脏次于中央，六腑挟其两侧，言五色见于明堂，而脏腑之气，各有所次之部位。此篇照应后第四十九篇之《五色》，此篇论天、地、人三才相应，后篇论脏腑之气色，主病之死生。

逆顺肥瘦第三十八

黄帝问于岐伯曰：余闻针道于夫子，众多毕悉矣。夫子之道应若失，而据未有坚然者也。夫子之问学熟乎？将审察于物而心生之乎？此篇论人之形体厚薄，血气清浊，以应天地之道，逆顺而行者也。夫子之道应若失者，谓道之幽远难寻。坚，确也。察于物者，即物穷理。心生之者，豁然贯通也。盖圣人之道，通乎天地，而合于事物之常。杨氏曰：夫坚者，即颜子所谓钻之弥坚，瞻之在前，忽焉在后之意。

岐伯曰：圣人之为道者，上合于天，下合于地，中合于人事。必有明法，以起度数，法式检押，乃后可传焉。故匠人不能释尺寸而意短长，废绳墨而起平木也。工人不能置规而为圆，去矩而为方。知用此者，固自然之物，易用之教，逆顺之常也。黄帝曰：愿闻自然奈何？岐伯曰：临深决水，不用功力，而水可竭也。循掘决冲，而经可通也。此言气之滑涩，血之清浊，行之逆顺也。伯言天地之道，出于自然，不待勉强，虽幽远难明，然不出乎规矩方圆之外。临深决水者，决之去也。循掘决冲者，导之来也，此逆顺之行也。杨氏曰：规矩方圆，天地之象也。逆顺者，地气左迁，天道右旋也，不用工力者，造化之自然也。

黄帝曰：愿闻人之白黑、肥瘦、小长，各有数乎？岐伯曰：年质壮大，血气充盈，肤革坚固，因加以邪。刺此者，深而留之，此肥人也。广肩腋项，肉薄皮厚而黑色，唇临临然，其血黑以浊，其气涩以迟，其为人也，贪于取与。刺此者，深而留之，多益其数也。此论形体之太过也。广肩腋者，广阔于四旁也。项乃太阳之所主，项肉薄而皮厚黑色者，太阳之水气盛也。唇乃脾土之外候，临临然者，土气厚大也。黑者水之色，血黑以浊者，精水之重浊也。气涩以迟者，肌肉厚而气道滞也。夫太过则能与，不及则贪取。贪于取与者，不得中和之道，过犹不及也。杨元如曰：前篇论五脏之气，应土基厚薄，气色清粗；此篇论形之肥瘦，

288

血之清浊，以应太过不及，盖皮脉肉筋骨五脏之外合也。朱济公曰：五运主中，六气主外，人秉天地之运气而生，故多有太过不及。

黄帝曰：刺瘦人奈何？岐伯曰：瘦人者皮薄色少，肉廉廉然，薄唇轻言，其血清气滑，易脱于气，易损于血。刺此者，浅而疾之。此论形体之不及也。皮薄色少，秉天气之不足也。廉廉，瘦洁貌。肉廉廉然，薄唇轻言，秉地气之不足也。血清者，水清浅也。气滑者，肌肉薄而气道滑利也。莫仲超曰：音主长夏，土气薄，故言轻。朱济公曰：气道之滑涩，由肌肉之厚薄，应天气之行于地中。

黄帝曰：刺常人奈何？岐伯曰：视其白黑，各为调之，其端正敦厚者，其血气和调。刺此者，无失常数也。此论平人之和调也。黑白者，水天之色也。端正敦厚者，坤之德也。此得天地平和之气，故其血气和调也。常数者，天地之常数也。盖以人应天地之气，而针合天地人之数也。

黄帝曰：刺壮士真骨者奈何？岐伯曰：刺壮士真骨，坚肉缓节监监然，此人重则气涩血浊，刺此者，深而留之，多益其数；劲则气滑血清，刺此者，浅而疾之。此言年壮之士，得天真之完固也。先天之真元藏于肾，而肾主骨，天真完固，而后骨肉充满也。真骨坚肉缓节监监者，筋骨和而肌肉充也。监监者，卓立而不倚也。其人重浊，则气涩血浊，其人轻劲则气滑血清。

盖元真者，乃混然之气，已生之后，而有轻重高下之分焉。深而留之，浅而疾之，导其气出入于外内也。眉批：重在"真骨"二字，溪骨属骨肉，本于骨之所生。

黄帝曰：刺婴儿奈何？岐伯曰：婴儿者，其肉脆，血少气弱，刺此者，以毫针，浅刺而疾发针，日再可也。此言婴儿未得天真充盛，其肉脆而血少气弱也。襁褓乳养曰婴，盖男子八岁，女子七岁，肾气始盛，齿更发长，男子四八，女子四七，则筋骨隆盛，肌肉满壮。盖形肉血气，虽借后天水谷之所资生，然本于先天之生原也。日再者，导阴阳血气之生长。眉批：日出而阳气隆，日西而阴气盛。

黄帝曰：临深决水奈何？岐伯曰：血清气浊，疾泻之，则气竭焉。黄帝曰：循掘决冲奈何？岐伯曰：血浊气涩，疾泻之，则经可通也。清浊者，天地之气也。临深决水，循掘决冲，行之逆顺也。血气逆顺而行，应天地之旋转也。按：此篇论形肉之厚薄坚脆，血气之多少清浊，应太过不及之气，故用针之浅深疾徐，刺法之多少补泻，皆以针合人而导之和平。是以一篇之中，并无"邪病"二字，若以泻邪论之，去经义远矣。

黄帝曰：脉行之逆顺奈何？岐伯曰：手之三阴，从脏走手；手之三阳，从手走头。足之三阳，从头走足；足之三阴，从足走腹。此言手足阴阳之脉，上下外内，逆顺而行，应地之经水也。

黄帝曰：少阴之脉独下行何也？岐伯曰：不然。

夫冲脉者，五脏六腑之海也，五脏六腑皆禀焉。其上者，出于颃颡，渗诸阳，灌诸精；其下者，注少阴之大络，出于气街，循阴股内廉，入腘中，伏行骭骨内，下至内踝之后属而别。其下者，并于少阴之经，渗三阴；其前者，伏行出跗，属下，循跗入大指间，渗诸络而温肌肉。故别络结则跗上不动，不动则厥，厥则寒矣。黄帝曰：何以明之？岐伯曰：以言导之，切而验之，其非必动，然后乃可明逆顺之行也。黄帝曰：窘乎哉！圣人之为道也。明乎日月，微于毫厘，其非夫子，孰能道之也。此言血气行于脉外，以应天之道也。夫司天在上、在泉、在下，水天之气，上下相通，应人之血气，充肤热肉，澹渗皮毛，而肌肉充满，若怯然少气者，则水道不行而形气消索矣。夫冲脉者，五脏六腑之海也。五脏六腑之气，皆禀于冲脉而行。其上者，出于颃颡，渗诸阳，灌诸阴。其下者，注少阴之大络，下出于气街。此五脏六腑之血气，皆从冲脉而渗灌于脉外皮肤之间，应水随气而运行于天表也。夫少阴主先天之水火，水火者，精气也。冲脉并少阴之经，渗三阴，循跗入大指间，渗诸络而温肌肉，是少阴之精气，又从冲脉而运行出入于经脉皮肤之外内者也。故别络结则少阴之气不能行于跗上，而跗上不动矣。不动者，乃少阴之气厥于内，故厥则寒矣。此气血结于脉内，而不能通于脉外也，故当导之以言，导气之外出也。验之以脉，知精血之行也。其非跗上不动，然后乃可明逆顺之行。逆顺之行者，少阴之精气渗灌于肤表，而复运行于脉中，应司天在泉之气，绕地环转，而复通贯于地中。明乎日月，微于毫厘者，言圣人之道，如日月丽天，循度环转，无有毫厘差失。故曰：圣人之为道者，上合于天，下合于地，中合于人事，必有明法以起度数，法式检押，乃后可传焉。杨元如曰：五脏六腑，应五运之在中。五运者，神机之出入也。皮肤经脉，应六气之在外。六气者，左右上下环转升降者也。五脏六腑之气，禀冲脉而运行于肤表，应地气之出于外也。莫仲超曰：所谓冲脉者，顺行逆冲于经脉、皮肤之外内，充于形身，无往不到，故曰逆顺之行。盖经脉之血气顺行，则皮肤之气血逆转，所以应天地运行之道也。禀于五脏六腑者，即水谷所生之血气流溢于中，由冲脉而布散于皮肤之外。少阴之气血，先天之精气也。并冲脉渗于三阴，而行于脉中，循足跗渗足指之诸络，而出于脉外。是以阳气起于足五指之表，阴气起于足五指之里，盖秉足少阴先天之水火也。人之形体肥厚，由水谷所生之血气，充肤热肉，澹渗皮毛。其真骨坚，肉缓节监者，秉先天之精气也。皮肉筋骨，营卫血气，皆本于先天、后天生始之血气以资益，而后能筋骨强坚，肌肉丰厚，是以始论人之肥瘦长短，而末结冲脉少阴之出入焉。眉批：颃颡者，鼻之内窍上通天气者也。脏腑之血气，后天之血气也。在心主言，肺主声，由少阴之气而后发。

292

血络论第三十九

　　黄帝曰：愿闻其奇邪而不在经者。岐伯曰：血络是也。此承上章少阴之大络，而复统论其脏腑之十二络焉。《玉版论》曰：人之所受气者，谷也。谷之所注者，胃也。胃者，水谷血气之海也。海之所行云气者，天下也。胃之所出血气者，经隧也。经隧者，五脏六腑之大络也。夫谷入于胃，乃传之肺，流溢于中，布散于外。精专者，行于经隧。是水谷所生之血气，营行于脉中者也。水谷之精气，从胃之大络，注于脏腑之经隧，通于孙络，出于皮肤，以温肌肉，此水谷所生之气血，散于脉外者也。夫大络与经脉缪处，故奇邪而不在经者，血络是也。上章论五脏六腑之血气，少阴肾脏之精气，从冲脉而出于皮肤。此章论胃腑所生之气血，从脏腑之大络而出于皮肤。杨元如曰：按《素问·缪刺篇》云：邪客于皮毛，入舍于孙络，留而不去，闭塞不通，不得入于经，流溢于大络而生奇病。故曰：奇邪者，血络是也。

　　黄帝曰：刺血络而仆者，何也？血出而射者，何也？血少黑而浊者，何也？血出清而半为汁者，何也？发针而肿者，何也？血出若多若少而面色苍苍者，何也？发针而面色不变而烦悗者，何也？多出血而不动摇者，何也？愿闻其故。血络者，外之络脉、孙络，见于皮肤之间，血气有所留积，则失其外内出入

293

之机。

岐伯曰：脉气盛而血虚者，刺之则脱气，脱气则仆。此言经脉之血气，皮肤之气血，皆出于胃腑水谷之精，而分走其道，所当和平者也。若经脉之脉气盛，而皮肤之血气虚者，刺之则脱气，脱气则仆矣。朱济公曰：三阳之气，主于皮肤肌腠之间，血虚则脱气者，血为气之守也。《阴阳应象论》曰：阴在内，阳之守也。

血气俱盛而阴气多者，其血滑，刺之则射；阳气畜积，久留而不泻者，其血黑以浊，故不能射。此言经脉之内，皮肤之间，皆有此血气，而有阴阳之分焉。经脉为阴，皮肤为阳，俱盛者，经脉外内之血气俱盛也。如脉中之阴气多者，其血滑，故刺之则射。如皮肤之阳气畜积，久留而不泻者，其血黑以浊，故不能射也。朱济公曰：阳气留积，其血黑浊，血随气行者也。

新饮而液渗于络，而未合和于血也，故血出而汁别焉；其不新饮者，身中有水，久则为肿。此言络脉之血，由水谷之津液所化，津液注于皮肤肌腠，渗于孙络，与血和合而化赤者也。《痈疽》章曰：中焦出气如露，上注溪谷，而渗孙脉，津液和调，变化赤而为血，血和则孙脉先满溢，乃注于络脉，皆盈乃注于经脉。阴阳已张，因息乃行。盖水谷入胃，其津液随三焦出气，以温肌肉充皮肤。复渗于孙络，与络脉之血和合，变化而赤为血，故新饮而液渗于络，未和合于血，是津液未变而赤，故刺之血出清而半为汁也。其不新饮者，身中有水，久则为肿。盖言血乃水谷之津液所化，若不新饮而出为汗者，乃身中之水也。按奇邪而不在经者，谓皮肤之气血，从别络而出于孙络、皮肤与经脉缪处。此节论津液注于皮肤，渗于络脉，与经脉之血和合，是皮肤孙络，又与经脉相通，而皮肤络脉之气血所从来，又有一道。盖此篇假针以明阴阳血气之生始出入，学者当于针刺之外，细体认其义焉。

阴气积于阳，其气因于络，故刺之，血未出而气先行，故肿。此言阳分之气血，因于大络、孙络而出也。脏腑经脉为阴，皮肤肌腠为阳。脏腑之阴气，积于皮肤之阳分者，其气因于大络孙络而出，血未出而气先行者，谓脏腑之气先行，而血随气出者也。上节论脉络之血，乃皮肤之津液，渗入孙脉、络脉而化赤。此言皮肤之血，因于大络孙络而出，是皮肤脉络之血气，外内相通。故下文曰：阴阳之气，其新相得而未和合。

阴阳之气，其新相得而未和合，因而泻之，则阴阳俱脱，表里相离，故脱色而苍苍然。此承上文，总结阴阳外内之相合也。皮肤为表，经脉为里，肤表之阳，得脉内之阴气以和之；经脉之阴，得肤表之阳气以和之，阴阳表里之相合也。如阴阳之气，其新相得而未和合，因而泻之，则阴阳俱脱，表里相离，故脱色而苍苍然。苍苍，青色也。《平脉篇》曰：营气不足，面色青。阴阳俱脱者，经脉外内之营气脱也。

刺之血出多，色不变而烦悗者，刺络而虚经。虚经之属于阴者阴脱，故烦闷。此言阴阳俱脱而色变者，皮肤络脉之血脱也。如血出多而色不变者，刺其络而虚其经也。经虚之属则阴脱矣。心主脉而包络主血，阴脏之血脱，故烦闷也。盖言在外之血气，由脏腑之阴而出于经。经而脉，脉而络也。

阴阳相得而合为痹者，此为内溢于经，外注于络，如是者，阴阳俱有余，虽多出血而弗能虚也。夫内在阴，外在阳，经络为阴，皮肤为阳。此总结血气之外内出入，相得而和合者也。自外而内者，从皮肤渗于孙脉、络脉，而内溢于经；自内而外者，从脏腑之阴而出于经，从经脉而外注于络脉、皮肤，外内之相得也。如阴阳俱有余，相合而痹闭于外内之间，虽多出血，而弗能虚也。朱济公曰：阴阳相得而合为痹，与上文之阴阳相得同义。盖阴阳和合而流行则调，阴阳相得而留滞则痹。痹者，闭也。通篇论经脉血气之生始出入，故帝止问血出多而不动摇。伯曰：阴阳相得而合为痹，是非邪病之痹明矣。

黄帝曰：相之奈何？岐伯曰：血脉者，盛坚横以赤，上下无常处，小者如针，大者如筋，则而泻之万全也，故无失数矣，失数而反，各如其度。此申明血气之在经脉而外内出入也。相，视也。盛坚横以赤者，血盛于脉中也。上下无常处者，血气之流行也。小者如针，留血之在孙络也。大者如筋，留血之在经隧也。数者，血脉出入之度数，留血之在经络，则而泻之，故无

296

失其所出之度数矣。所出之度，从经而脉，脉而络，络而孙。如失其所出之数而反者，又从孙而络，络而脉，脉而经，各如其度而外内出入者也。杨元如曰：万全者，谓血气流行，外内相贯，如环无端，莫知其纪。眉批：经隧深，故曰如筋。

黄帝曰：针入而肉著者，何也？岐伯曰：热气因于针则针热，热则肉著于针，故坚焉。三阳之气，主于肤表。热气，阳气也。热气因于针则针热，热则肉著于针，故针下坚而不可拔也。按：此篇论血气出入于络脉之间，故篇名《血络》。论有所留积，皆因于络，则而泻之万全也。若取之肉，则肉著于针，而针下坚矣。

阴阳清浊第四十

黄帝曰：余闻十二经脉，以应十二经水者，其五色各异，清浊不同，人之血气若一，应之奈何？岐伯曰：人之血气，苟能若一，则天下为一矣，恶有乱者乎？黄帝曰：余问一人，非问天下之众。岐伯曰：夫一人者，亦有乱气，天下之众，亦有乱人，其合为一耳。此篇论阴阳清浊，交相于乱者也。人之十二经脉，外合十二经水，内合五脏六腑。其五色各异，清浊不同，故一人之身有乱气。犹天下之众有乱人，其理可合之为一耳，恶有不乱者乎？杨元如曰：清浊，天地之气也。天气下降，地气上升，清浊相干，命曰乱气，不乱则生化灭矣。故曰：夫一人者，亦有乱气，天下之众，亦有乱人，谓天下之人，皆有此乱气也。

黄帝曰：愿闻人气之清浊。岐伯曰：受谷者浊，受气者清。清者注阴，浊者注阳。浊而清者，上出于咽；清而浊者，则下行。清浊相干，命曰乱气。六腑为阳，五脏为阴。六腑受谷者浊，五脏受气者清。故清者注阴，浊者注阳。浊而清者，谓水谷所生之清气，上出于咽喉，以行呼吸。清而浊者，肺之浊气，下注于经，内注于海。此人气之清浊相干，命曰乱气。莫仲超曰：上节言天下之众，皆有此乱气，谓人合天地之清浊也。故复曰：愿闻人气之清浊。

黄帝曰：夫阴清而阳浊，浊者有清，清者有浊，清浊别之奈何？岐伯曰：气之大别，清者上注于肺，浊者下走于胃。胃之清气，上出于口；肺之浊气，下注于经，内积于海。此论人合天地之气也。大别者，应天地之大而有别也。天清地浊，而上下气交，故浊者有清，清者有浊，而人亦应之。肺属天而阳明居中土，故清者上注于肺，浊者下走于胃，此清浊之上下也。然浊者有清，胃之清气上出于口。口鼻者，气出入之门户。此胃腑水谷之浊，生此清气，上出于口以司呼吸，而应开阖者也。清者有浊，肺之浊气下注于经，内积于海。肺为精水之原，清中所生之津液，流溢于下，即所谓谷入于胃，乃传之肺，流溢于中，布散于外。精专者，行于经隧，下注于经者，行于经隧也。流溢于中者，内积

298

于海也。海者，下焦精髓之海也。此阴阳清浊之气交也。朱济公曰：天为阳，地为阴，天一生水，地二生火，火为阳，水为阴，故清者有浊，浊者有清。

黄帝曰：诸阳皆浊，何阳浊甚乎？岐伯曰：手太阳独受阳之浊，手太阴独受阴之清，其清者上走空窍，其浊者下行诸经。诸阴皆清，足太阴独受其浊。诸阳皆浊，而手太阳独受其浊之甚。盖手太阳小肠，主受盛胃腑之糟粕，有形者皆浊，而糟粕为浊之甚者也。诸阴皆清，而手太阴为五脏之长，华盖于上，故手太阴独受阴之清。空窍者，皮毛之汗空也。手太阴主周身之气，走于空窍，以司呼吸开阖，应天之道也。小肠受盛糟粕，济泌别汁，化而为赤，下行于十二经脉，应地之道也。脾为仓廪之官，主输运胃腑水谷之精汁，故诸阴皆清，而足太阴独受其浊。杨元如曰：手太阴主天，故独受其清，足太阴主地，故独受其浊。此篇论人之阴阳清浊，应合天地经水，故帝曰：十二经脉，应十二经水。伯曰：天下之众，又曰：气之大别。眉批：津液、胆汁皆属有形。以阴阳清浊分上下，故曰上走空窍。

黄帝曰：治之奈何？岐伯曰：清者其气滑，浊者其气涩，此气之常也。故刺阴者，深而留之；刺阳者，浅而疾之；清浊相干者，以数调之也。气之滑利者，应天运于外，故浅而疾之。涩浊者，应地居于中，故深而留之。清浊相干者，阴阳之气交，故以数调之。数者，天地之常数也。朱济公曰：以数调之，与《逆顺篇》之无失常数同义。此篇以人之清浊，合天地之阴阳。

299

下章论人之形体，应天地日月水火。

阴阳系日月第四十一

黄帝曰：余闻天为阳，地为阴，日为阳，月为阴，其合之于人奈何？岐伯曰：腰以上为天，腰以下为地，故天为阳，地为阴。故足之十二经脉，以应十二月，月生于水，故在下者为阴；手之十指，以应十日，日主火，故在上者为阳。积阳为天，积阴为地，天地合气，命之曰人。故身半以上天气主之，身半以下地气主之。日以应火，月以应水，人秉先天之水火而成此形。故在上者为阳以应日，在下者为阴以应月，十日应天之十干，十二月应地之十二支，是以足之十二经脉，以应十二月，手之十指，以应十日，人秉天地水火而生，故与天地参也。

黄帝曰：合之于脉奈何？岐伯曰：寅者，正月之生阳也，主左足之少阳；未者六月，主右足之少阳。卯者二月，主左足之太阳；午者五月，主右足之太阳；辰者三月，主左足之阳明；巳者四月，主右足之阳明。此两阳合于前，故曰阳明。申者，七月之生阴也，主右足之少阴；丑者十二月，主左足之少阴；酉者八月，主右足之太阴；子者十一月，主左足之太阴；戌者九月，主右足之厥阴；亥者十月，主左足之厥阴。此两阴交尽，故曰厥阴。岁半以上为阳，而主

300

少阳、太阳，岁半以下为阴，而主少阴、太阴，犹两仪之分四象也。两阳合明，故曰阳明；两阴交尽，故曰厥阴，此四象而生太少中之三阳三阴也。男生于寅，故始于正月之少阳，女生于申，故始于七月之少阴；阳从左，故左而右，阴从右，故右而左。按：六气主岁，初之气，厥阴风木；二之气，少阴君火；三之气，少阳相火；四之气，太阴湿土；五之气，阳明燥金；终之气，太阳寒水。而《四时调神论》又以少阳主春，太阳主夏，太阴主秋，少阴主冬。《脉解篇》曰：正月太阳寅，寅太阳也。厥阴者，辰也。阳明者，午也。少阳者，申也。少阴者，戌也。太阴者，子也。而本篇又以寅未主少阳，卯午主太阳，辰巳主阳明，申丑主少阴，酉子主太阴，戌亥主厥阴。《经脉别论》以肝木主春，心火主夏，脾土主长夏，肺金主秋，肾水主冬。木火土金水，此后天之五行也。而《诊要经终篇》又曰：正月二月，人气在肝；三月四月，人气在脾。《天元纪论》子午属少阴，丑未属太阴，寅申属少阳，卯酉属阳明，辰戌属太阳，巳亥属厥阴。而脏腑配合支干，又以子甲属少阳胆，丑乙属厥阴肝，寅辛属太阴肺，卯庚属阳明大肠，辰戊属阳明胃，巳己属太阴脾，午丙属太阳小肠，未丁属少阴心，申壬属太阳膀胱，酉癸属少阴肾，戌属包络相火，亥属三焦相火。《禁服篇》以人迎应春夏，一盛在少阳，二盛在太阳，三盛在阳明。气口应秋冬，一盛在厥阴，二盛在少阴，三盛在太阴。而《阴阳别论》又以少阳为一阳，阳明为二阳，太阳为三阳。阴阳之变化无穷，故曰：阴阳者，有名而无形，数之可十，推之可百，数之可千，推之可万。

甲主左手之少阳，己主右手之少阳。乙主左手之太阳，戊主右手之太阳。丙主左手之阳明，丁主右手之阳明。此两火并合，故为阳明。庚主右手之少阴，癸主左手之少阴。辛主右手之太阴，壬主左手之太阴。太阳主日，少阳主火，故两火并合，是为阳明。阳明者，离明之象也。明两作离，故两火并合，两阳合阳，是为阳明。手少阴君火主日，手太阴肺金主天，故应手之十指，此阳中有阴也。朱济公曰：按《河图》、《洛书》五位中央而主阳，五行之中木火为阳，金水为阴，故甲乙丙丁戊己为阳中之阳，庚辛壬癸为阳中之阴。

故足之阳者，阴中之少阳也；足之阴者，阴中之太阴也。手之阳者，阳中之太阳也；手之阴者，阳中之少阴也。腰以上者为阳，腰以下者为阴。此论手足之阴阳，而阴中有阳，阳中有阴也。上节论太少之阴阳，分于左右，此论太少之阴阳，位于上下，盖阴阳气交于六合之内者也。腰以上者为阳，腰以下者为阴，此阴阳之定位。手经有阴，足经有阳，乃上下之气交。眉批：太少、阴阳、四象也，有左右、上下之位。

其于五脏也，心为阳中之太阳，肺为阳中之少阴，肝为阴中之少阳，脾为阴中之至阴，肾为阴中之太阴。心属火而应日，故为阳中之太阳，肺居高而属金，故为阳中之少阴。肝居下而属木，故为阴中之少阳。

302

肾居下而属水，故为阴中之太阴。脾位中央而主坤土，故为阴中之至阴。五脏为阴，而阴中有阳也。

黄帝曰：以治之奈何？岐伯曰：正月、二月、三月，人气在左，无刺左足之阳；四月、五月、六月，人气在右，无刺右足之阳；七月、八月、九月，人气在右，无刺右足之阴；十月、十一月、十二月，人气在左，无刺左足之阴。阳气从左而右，故正、二、三月人气在左，四、五、六月人气在右。阴气从右而左，故七、八、九月人气在右，十月、十一、十二月人气在左。圣人春夏养阳，秋冬养阴，以从其根，故无刺其气之所在，盖针刺所以取气故也。朱济公曰：阴阳二气，皆从足而生，自下而上，故止言足而不言手，盖以从其根也。

黄帝曰：五行以东方为甲乙木主春，春者苍色，主肝。肝者，足厥阴也。今乃以甲为左手之少阳，不合于数何也？岐伯曰：此天地之阴阳也，非四时、五行之以次行也。且夫阴阳者，有名而无形，故数之可十，推之可百，数之可千，推之可万，此之谓也。经云：东方生风，风生木，木生酸，酸生肝。又曰：东方青色，入通于肝。此天地之五方、五时、五行、五色，以应人之五脏，非天地之阴阳也。天地之阴阳者，十干在上，地支在下。天之十干，化生地之五行，以应人之五脏。地之十二支，上呈天之六气，以应人之十二经脉。是以阴中有阳，阳中有阴，天地定位，上下气交，非四时、五行之以次行也。且夫阴阳者，有名而无形，数之

303

可十可百，推之可千可万，阴阳变化之无穷也。朱济公曰：有名无形者，以无形而合有形也。

病传第四十二

黄帝曰：余受九针于夫子，而私览于诸方，或有导引行气，乔摩、灸、熨、刺、焫、饮药之一者，可独守耶，将尽行之乎？岐伯曰：诸方者，众人之方也，非一人之所尽行也。黄帝曰：此乃所谓守一勿失，万物毕者也。此篇论人之身体，有形层之浅深，有血气之虚实。是以针砭药灸，各守其一，非一人之所尽行也。病传者，谓邪从皮毛，而发于腠理，从腠理而入于经脉，从经脉而传溜于五脏。所谓经络受邪入脏腑，为内所因也。如邪入于脏，不可以致生。故邪在皮毛者，宜砭而去之，在于脉、肉、筋、骨者，宜针而泻之。邪入于中者，宜导引行气以出之。寒邪之入深者，宜熨而通之。邪在内而虚者，止可饮以甘药。实者，可用毒药以攻之。陷于下者，宜灸以启之。是以药石、灸刺、导引诸方，随众人之所病而施之，非一人之所尽行者也。此章教人知病传之有浅深，如可治之属，即守一勿失，不使大邪入脏而成不救，利济万物之功，毕于此矣。

今余闻阴阳之要，虚实之理，倾移之过，可治之属，愿闻病之变化，淫传绝败而不可治者，可得闻乎？岐伯曰：要乎哉问。道，昭乎其如日醒，窘乎其

304

如夜瞑，能被而服之，神与俱成，毕将服之，神自得之，生神之理，可著于竹帛，不可传于子孙。黄帝曰：何谓日醒？岐伯曰：明于阴阳，如惑之解，如醉之醒。黄帝曰：何谓夜瞑？岐伯曰：暗乎其无声，漠乎其无形，折毛发理，正气横倾，淫邪泮①衍，血脉传溜，大气入脏，腹痛下淫，可以致死，不可以致生。此论形与神俱病，则无由入其腠理，不致血脉流传，而成不救之死证也。阴阳之要者，皮肤肌腠为阳，血脉为阴。肌腠者，三焦通会元真之处。血脉者，神气之所藏也。虚实者，血气之虚实也。如腠理固密，元真通畅，血脉和调，精神内守，邪气何由内入？虚则传溜入脏，而不可以致生。是以生神之理，可著于竹帛，以教化后世，不可传于子孙，盖言调养此神气者，乃自修之功也。倾移之过者，折毛发理，正气横倾也。可治之属者，邪尚在于皮肤肌腠之间，未至血脉传流，大邪入脏也。此言邪在于外，犹为可治之属。守一勿失，不使邪溜于内。故善治者治皮毛，其次治肌肉，其次治经脉，其次治五脏。治五脏者，半死半生。盖间传者生，传之于其所胜者不治也。若夫病之变化，淫传绝败而不可治者，乃淫邪泮衍，血脉流传，大气入脏，不可以致生也。明于阴阳，如惑之解，如醉之醒，毕将服之，神自得之。所谓上古之人，其知道者，法于阴阳，和于术数，食饮有节，

---

① 泮 pán：同畔。

起居有常，不妄作劳，故能形与神俱，而尽终其天年。暗乎其无声，漠乎其无形，谓不知道者，肤腠空疏，血脉虚脱。虚邪之中人也微，莫知其情，莫见其形，渐致淫邪入脏，不可以致生。夫邪之中于人也，始于皮毛，则毛发折而腠理开，开则邪从毛发入，入则抵深而入于腠理。腠理者，三焦通会元真之处。是以正气横倾，淫邪泮衍于肌腠之间，则传流于血脉而内入于脏矣。盖经脉内属于脏腑，外络于形身，是以经脉受邪，入脏腑为内所因也。淫邪泮衍于肌腠则伤气，传流于血脉而入脏则伤神，神气并伤，故可以致死而不可以致生。是以圣人之教下也，虚邪贼风，避之有时，恬惔虚无，精神内守，病从何来？故可著于竹帛，盖欲使天下后世子孙黎民，咸知此养生之道焉。眉批：神气也。

黄帝曰：大气入脏奈何？岐伯曰：病先发于心，一日而之肺，三日而之肝，五日而之脾，三日不已死，冬夜半，夏日中。此论大邪入脏，传于其所不胜而死。盖五脏秉五方、五行之气而生，故生于相生，而死于相胜也。病先发于心，一日而传之肺，三日而传之肝，五日而传之脾，皆逆传其所不胜，再至三日不已而死。夫心为火脏，冬主水，夏主火，冬夜半者，水胜而火灭也。夏日中者，亢极而自焚也。眉批：木生酸，酸生肝，肝生筋，筋生心，木生火，而火生土也。杨元如曰：按：《素问·玉机真藏论》病入于五脏，逆传于所胜，尚可按、可浴、可药、可灸以救之，故曰，三日不已死，谓邪入于脏，犹有可已之生机。故首言导引、行气、乔摩、灸熨、刺

306

炳、饮药，末言诸病以次相传者皆有死期，不可刺也。盖邪在于形层者宜刺，入于脏者，止可按摩、饮药以救之。圣人救民之心，无所不用其极。

病先发于肺，三日而之肝，一日而之脾，五日而之胃，十日不已死，冬日入，夏日出。杨元如曰：肺主气，日出而气始隆，日入而气收引。冬日入者，气入而绝于内也。夏日出者，气出而绝于外也。按：止言冬夏而不言春秋者，四时之气，总属寒暑之往来，夜半日中，阴阳之分于子午也，日出日入，阴阳之离于卯酉也。病传之一、三、五日者，乃天之奇数，盖五脏生于地之五行，而本于天干之所化。

病先发于肝，三日而之脾，五日而之胃，三日而之肾，三日不已死，冬日入，夏早食。杨元如曰：按《素问·标本病传论》云：肝病，头目眩，胁支满，三日体重身痛；五日而胀；三日腰脊小腹痛胫痠，三日不已死。冬日入，夏早食，盖病先发于肝，故头目眩而胁支满，三日而之脾，则体重身痛；五日而之胃，则胀；三日而之肾，则腰脊小腹痛胫痠。冬日入，夏早食，乃木气绝于卯酉金旺之时。

病先发于脾，一日而之胃，二日而之肾，三日而之膂膀胱，十日不已死，冬人定，夏晏①食。杨元如曰：按《素问·标本病传论》云：脾病身重体痛，一日

---

① 晏 yàn：迟。

而胀，二日少腹腰脊痛胫痠。三日背膂筋痛，小便闭，十日不已死。冬人定，夏晏食。盖病发于脾，则身痛体重，一日而之胃则胀，二日而之肾，则少腹腰脊痛胫痠。膂膀胱者，膀胱附于脊背之膂筋也。是以三日而之膂膀胱，则背膂筋痛，小便闭。人定在寅，木旺而土绝也。夏之晏食在亥，水泛而土败也。

　　病先发于胃，五日而之肾，三日而之膂膀胱，五日而上之心，二日不已死，冬夜半，夏日昳。昳，音笛，日昃也。按：《素问·标本病传论》云：胃病胀满，五日少腹腰脊痛胻痠，三日背膂筋痛，小便闭，五日身体重，六日不已死。冬夜半，夏日昳，盖病先发于胃，故胀满五日而之肾，则少腹腰脊痛胻痠，三日而之膂膀胱，则背膂筋痛，五日而上之心，则身体重，盖心主血脉。血脉者，所以濡筋骨而利关节者也。二乃火之生数，六日者，水之成数也。死于二日者，火之生气绝也。死于六日者，水乘而火灭也。故冬夜半者，即水乘火灭之义。夏日昃者，亦太阳之生气绝也。朱济公曰：冬主水，夏主火。日昃者，盛而始亏之时。

　　病先发于肾，三日而之膂膀胱，三日而上之心，三日而之小肠，三日不已死，冬大晨，夏晏晡。按：《素问·标本病传论》曰：肾病者，少腹腰脊痛胻痠，三日背膂筋痛，小便闭，三日腹胀，三日两胁支痛，二日不已死。盖病先发于肾，故少腹腰脊痛胻痠，三日而之膂膀胱，则背膂筋痛、小便闭。三日而上之心，则腹胀。盖足少阴肾脉，下络膀胱，上从腹注胸中，入肺络

308

心，此邪入于脏，亦从血脉流传也。上节病在心，故身体重，此从膀胱而上传于心，复从心而下传小肠，故腹胀也。冬大晨者，乃寅卯木旺之时，木旺则泄其水之气矣。夏晏晡，土气所主之时，土克水也。三日者，水火之生气并绝。二日者，火之生气绝也。盖病之且死，有死于先发之脏气绝者，有死于所传之脏气绝者，是以《灵》、《素》经中，少有不同，学者自当理会。

病先发于膀胱，五日而之肾，一日而之小肠，一日而之心，二日不已死，冬鸡鸣，夏下晡。按：《标本病传论》云：膀胱病小便闭，五日少腹胀，腰脊痛胻痠，一日腹胀，一日身体痛，二日不已死，盖病发于膀胱，故小便闭，五日而之肾，则少腹胀，腰脊痛胻痠，一日而之小肠，则腹胀，一日而之心，故身体痛也。冬鸡鸣，夏下晡，即上节大晨晏晡之时也。按：五脏相传，而有膀胱胃腑者，胃居中央为水谷之海，乃五脏之生原，太阳为诸阳主气也。

诸病以次相传，如是者，皆有死期，不可刺也；间一脏及二三四脏者，乃可刺也。《玉机真藏论》曰：五脏相通，移皆有次，五脏有病，则各传其所胜，病之且死，必先传行至其所不胜病乃死。故如是者，乃逆传其所胜，皆有死期，不可刺也。如间一脏者，乃心传之肝，肺传之脾，子行乘母也。间二脏者，心传之脾，肺传之肾，乃母行乘子，子母之气互相资生者也。间三脏者，心传之肾，肺传之心，从所不胜来者为微邪也。按：五脏间传，止有间三而无间四。所谓间四脏者，以脏传

309

之腑，而腑复传之于他脏，盖腑亦可以名脏也。杨元如曰：按《五脏别论》黄帝问曰：余闻方士或以脑髓为脏，或以肠胃为脏。盖藏货物曰府，故腑亦可以名脏。

淫邪发梦第四十三

黄帝曰：愿闻淫邪泮衍奈何？岐伯曰：正邪从外袭内，而未有定舍，反淫于脏。不得定处，与营卫俱行，而与魂魄飞扬，使人卧不得安而喜梦。气淫于腑，则有余于外，不足于内；气淫于脏，则有余于内，不足于外。黄帝曰：有余不足有形乎？岐伯曰：阴气盛则梦涉大水而恐惧，阳气盛则梦大火而燔焫，阴阳俱盛则梦相杀。上盛则梦飞，下盛则梦堕，甚饥则梦取，甚饱则梦予。肝气盛则梦怒，肺气盛则梦恐惧、哭泣、飞扬，心气盛则梦善笑恐畏，脾气盛则梦歌乐，身体重不举。肾气盛则梦腰脊两解不属。凡此十二盛者，至而泻之立已。焫与热同。此承上章论淫邪泮衍而有虚邪、正邪之别也。虚邪者，虚乡不正之淫邪，中人多死。正邪者，风雨寒暑，天之正气也。夫虚邪之中人也，洒淅动形；正邪之中人也，微先见于色，不知于身，若有若无，若亡若存，有形无形，莫知其情。是以上章之淫邪泮衍，血脉传溜，大气入脏，不可以致生者，虚邪之中人也。此章论正邪从外袭内，若有若无，而未有定舍，与营卫俱行于外内肌腠募原之间，反淫于

310

脏，不得定处，而与魂魄飞扬，使人卧不得安而喜梦。夫邪之折毛发理，邪从皮毛入而发于腠理之间。腠理者，在外肤肉之文理，在内脏腑募原之肉理，卫气所游行出入之理路也。是以淫邪泮衍，与营卫俱行，行于募原之肉理，则反淫于脏矣。夫心藏神，肾藏精，肝藏魂，肺藏魄，脾藏意。随神往来谓之魂，并精而出为之魄。志意者，所以御精神，收魂魄者也。与魂魄飞扬而喜梦者，与五脏之神气飞扬也。腑为阳而主外，脏为阴而主内，邪气与营卫俱行于脏腑募原之间，故气淫于脏，则有余于内，不足于外，气淫于腑，则有余于外，不足于内。今反淫于脏，则有余于内，而五脏之阴气盛矣。阴气盛则梦涉大水恐惧，阳气盛则梦大火燔焫，此心肾之有余也。阴阳俱有余，则心气并于肺，肾气并于肝，而梦相杀。相杀者，梃①刃交击也，此肝肺之有余也。夫魂游魄降，上盛则梦飞，下盛则梦堕，此魂魄之有余于上下也。饥则梦取，饱则梦予，是脾胃之有余不足也。此邪与五脏之神气游行而形之于梦也。如肝气盛则梦怒，肺气盛则梦悲，心气盛则梦笑，脾气盛则梦歌乐，肾气盛则梦腰脊不属，此邪干五形脏而形之于梦也。凡此十二盛者，乃气淫于脏，有余于内，故泻之立已。眉批：大气，淫邪也。正邪，正气也。虚邪动形，故从血脉传溜而入脏。正邪病气，故与营卫俱行，与魂魄飞扬。邪气从外袭内，故曰反。梃刃者，金水交击也。

---

① 梃 tǐng：棍棒。

厥气客于心，则梦见丘山烟火。客于肺，则梦飞扬，见金铁之奇物。客于肝，则梦山林树木。客于脾，则梦见丘陵大泽，坏屋风雨。客于肾，则梦临渊，没居水中。客于膀胱，则梦游行。客于胃，则梦饮食。客于大肠，则梦田野。客于小肠，则梦聚邑冲衢①。客于胆，则梦斗讼自刳②。客于阴器，则梦接内。客于项，则梦斩首。客于胫，则梦行走而不能前，及居深地窌③苑中。客于股肱，则梦礼节拜起。客于胞膻，则梦泄便。凡此十五不足者，至而补之立已也。窌，音教，地藏也。夫邪之所凑，其正必虚。上章论邪气之有余，此论正气之不足。厥气者，虚气厥逆于脏腑之间。客者，薄于脏腑之外也。客于心，则梦丘山烟火。眉批：济公曰：心为丹邱。心属火而心气虚也。客于肺，则梦飞扬，肺主气而肺气虚也。金铁之奇物，金气虚而见异象也。客于肝，则梦山林树木，肝气之变幻也。客于脾，则梦丘陵大泽，土虚而水泛也。脾者，营之居也，名曰器。夫形谓之器，脾主肌肉形骸，乃人之器宇。梦风雨坏屋者，脾气虚而为风雨所坏也。客于肾则梦临渊，没居水中，肾气虚陷也。客于膀胱，则梦游行，太阳之气虚行也。客于胃，则梦饮食，虚则梦取也。客于大肠，则梦田野，田野者，水谷之所生也。大肠为传导之官，

---

① 衢 qú：四通八达的大路。
② 刳 kū：剖的意思。
③ 窌 jiào：同"窖"。

312

主受水谷之余，济泌别汁，止梦见田野者，大肠之气虚也。客于小肠，则梦聚邑冲衢。夫聚邑冲衢，乃通聚货物之处，小肠受盛化物，止梦见衢邑者，小肠之气虚也。胆为中正之官，决断出焉，故厥气客于胆，则梦斗讼自刳。客于阴器，则梦接内，精气泄也。三阳之气，皆循项而上于头，故头为诸阳之首，客于项，则阳气不能上于头，故梦斩截其首也。客于胫，则梦行走不前，胫气虚也。足为阴，深居地窈苑中，地气下陷也。客于股肱，则梦礼节拜起者，手足不宁也。客于胞，则梦泄前溺。客于直肠，则梦后便。凡此十五不足者，至而补之，立已也。嗟乎！人生梦境耳，得其生神之理，则神与俱成，如醉之醒，如梦之觉。若迷而不寤，暗乎其无声，漠乎其无形矣。

顺气一日分为四时第四十四

黄帝曰：夫百病之所始生者，必起于燥湿、寒暑、风雨、阴阳、喜怒、饮食、居处，气合而有形，得脏而有名，余知其然也。夫百病者，多以旦慧昼安，夕加夜甚，何也？岐伯曰：四时之气使然。此章论阳气昼夜出入，应四时之生长收藏。五脏主五运于中，而外合木火土金水之五气。人之百病，不出于外内二因。燥湿风雨寒暑，外因于天之六气，气合于有形而为病，借人气之生长以慧安。盖六淫之邪，外合于形而病于形

313

也。阴阳喜怒，饮食居处，内因于人之失调，得之于脏而有病名。如伤喜则得之于心而有心病矣；伤怒则得之于肝而有肝病矣；伤悲则得之于肺而有肺病矣；伤恐则得之于肾而有肾病矣；伤于饮食，则得之脾胃而有脾胃之病矣。是必以脏气之所胜时者起，盖内因之病，得之于脏而病脏也。此论人之正气，合天地之阴阳五行，人气盛可以胜天之淫邪，得地之五行，可以起人之脏病，人与天地参合而互相资助者也。

黄帝曰：愿闻四时之气。岐伯曰：春生夏长，秋收冬藏，是气之常也。人亦应之，以一日分为四时，朝则为春，日中为夏，日入为秋，夜半为冬。朝则人气始生，病气衰，故旦慧；日中人气长，长则胜邪，故安；夕则人气始衰，邪气始生，故加；夜半人气入脏，邪气独居于身，故甚也。春生夏长，秋收冬藏，一岁之四时，天地之阴阳出入也。朝则为春，日中为夏，日入为秋，夜半为冬，一日之四时，人气之阴阳出入也。人气生则病衰，气长则安，气衰则病加，气藏则甚，此邪正之气，交相胜负。人之正气，可以胜天之淫邪。是以圣人春夏养阳，秋冬养阴。以从其根，养一日之气，以应天之四时，顺天地之四时，以调养其精气，可以寿敝天地。眉批：玉师曰：天有一日之四时，人有一岁之四时。

黄帝曰：其时有反者何也？岐伯曰：是不应四时之气，脏独主其病者，是必以脏气之所不胜时者甚，以其所胜时者起也。黄帝曰：治之奈何？岐伯曰：顺

314

天之时，而病可与期。顺者为工，逆者为粗。此言因于阴阳、喜怒、饮食、居处者，五脏独主其病，是必以脏气之所不胜时者甚，以其所胜时者起也。如肝病不能胜申酉时之金气，心病不能胜亥子时之水气，脾病不能胜寅卯时之木气，肺病不能胜巳午时之火气，肾病不能胜辰戌丑未时之土气，是脏气之所不胜时者甚也。如肝病至辰戌丑未时而起，心病至申酉时而起，脾病至亥子时而起，肺病至寅卯时而起，肾病至巳午时而起，以其所胜时而起也。故良工顺天之时，以调养五行之气，则病之起可与之期。若不知天地、阴阳、四时、五行之理者，不可以为工矣。

黄帝曰：善。余闻刺有五变，以主五输，愿闻其数。岐伯曰：人有五脏，五脏有五变，五变有五输，故五五二十五输，以应五时。黄帝曰：愿闻五变。岐伯曰：肝为牡脏，其色青，其时春，其音角，其味酸，其日甲乙。心为牡脏，其色赤，其时夏，其日丙丁，其音徵，其味苦。脾为牝脏，其色黄，其时长夏，其日戊己，其音宫，其味甘。肺为牝脏，其色白，其音商，其时秋，其日庚辛，其味辛。肾为牝脏，其色黑，其时冬，其日壬癸，其音羽，其味咸。是为五变。此言五脏之气，应天之四时、五音、五色、五味也。五脏有五变者，有五时、五行、五音、五色之变异。五变有五输者，一脏之中，有春刺荥，夏刺输，长夏刺经，秋刺合，冬刺井之五输。故五五有二十五输，以应五时也。肝属木，心属火，故为牡脏。脾属土，肺属金，肾属水，故为牝脏。

黄帝曰：以主五输奈何？岐伯曰：脏主冬，冬刺井；色主春，春刺荥；时主夏，夏刺输；音主长夏，长夏刺经；味主秋，秋刺合。是谓五变，以主五输。此五脏之气，应天之五时，而取之五输，各有所主也。肾者，主封藏之本，藏主冬，此肾合冬藏之气也。肝主色，色主春，此肝合春生之气也。心者，生之本，神之变也。时主夏，心合夏长之气也。土数五，五者音也，音主长夏，脾合长夏之气也。五味入口，藏于肠胃，阳明主秋金之气，味主秋，肠胃合秋收之气也。此五脏之气，应五时之变，而取之五输，各有所主也。眉批：玉师曰：五输者，井、荥、输、经、合，而合于四时五脏之气。大肠乃肺之腑，与胃皆属阳明。春刺荥，夏刺输，长夏刺经，秋刺合，冬刺井，皆从子以透发母气。

黄帝曰：诸原安合以致六输？岐伯曰：原独不应五时，以经合之，以应其数，故六六三十六输。此六腑之应五时也。春令木，夏令火，长夏主土，秋令金，冬令水，此五时之合于五行也。肝藏木，心藏火，脾藏土，肺藏金，肾藏水，此五脏之合于五行也。井主木，荥主火，输主土，经主金，合主水，此五输之合于五行也。六腑有原穴，故不应五时，以经与原合之，则合于五行，以应六六三十六之数矣。盖木火土金水，地之五行也，以生人之五脏，地之五行，上呈天之六气，以合人之六腑。六气者，木火土金水火也。君火以明，相火

316

以位，是以六气之中有二火，以六气合六腑，六腑有六输，故应六六三十六之数，以经火与原火合之，则又合五行之数矣。此阴阳离合之道，五行变化之机，天地生成之妙用也。眉批：六腑之井、荥、输、经、原、合乃金、水、木、火、火、土。王子方曰：地天相合而后成三十年之一纪，六十岁为一周。

黄帝曰：何谓藏主冬，时主夏，音主长夏，味主秋，色主春？愿闻其故。岐伯曰：病在脏者，取之井；病变于色者，取之荥；病时间时甚者，取之输；病变于音者，取之经；经满而血者病在胃及以饮食不节得病者，取之合。故命曰味主合，是谓五变也。前节论五脏之气，应于五时而取之五输，各有所主，此复论五脏之病，合于五输，而各有所取也。脏者，阴也，里也。肾治于里，故病在脏者取之井，以泄冬藏之气。肝应春而主色，故病变于色者，取之荥。时间时甚者，火之动象，神之变也，故取之输。脾主土，其数五，其音宫，宫为五音之主音，故变于音者，取之经。肺与阳明主秋金之令，饮入于胃，上输于肺，食气于胃，淫精于脉，脉气流经，经气归于肺，肺朝百脉，输精于皮毛，毛脉合精，行气于腑，而通于四脏。是入胃之饮食，由肺气通调输布，而生此营卫血脉，故经满而血者病在胃。饮食不节者，肺气不能转输而得病也。按：《灵》、《素》经中，凡论五脏必兼论胃腑，以胃为五脏之生原也。肺与阳明，并主秋令，此章以腑合脏，而脏合于四时、五行，味主秋，则秋令所主之脏腑，皆睏于中矣。眉批：

317

《灵》、《素》中多有复问以补未尽之意者。

外揣第四十五

黄帝曰：余闻九针九篇，余亲受其调，颇得其意。夫九针者，始于一而终于九，然未得其要道也。夫九针者，小之则无内，大之则无外，深不可为下，高不可为盖，恍惚无穷，流溢无极，余知其合于天道、人事、四时之变也，然余愿杂之毫毛，浑束为一，可乎？岐伯曰：明乎哉问也！非独针道焉，夫治国亦然。此章帝以九针之道，合而为一，以应天道。夫九针者，始于一以应天，二以应地，三以应人，四以应时，五以应音，六以应律，七以应星，八以应风，九以应野，始于一而终于九者，合于天地、人事、四时之变也。然道之要，惟一而后能贯通。故九针者，小之则无内，大之则无外，深不可为下，高不可为盖，恍惚无穷，流散无极。今欲如毫毛之繁杂者，浑束为一可乎？

黄帝曰：余愿闻针道，非国事也。岐伯曰：夫治国者，夫惟道焉。非道，何可小大、深浅，杂合而为一乎？夫治民与自治，治彼与治此，治大与治小，治国与治家，夫惟道而已矣。故非独针道，治国亦然。伯以九针之道，合于阴阳，推之可千可万，合之惟归于一。犹庖牺氏之卦象，有变易不易之理。所以修身、齐家、治国、平天下，总不外乎此。

318

黄帝曰：愿卒闻之。岐伯曰：日与月焉，水与镜焉，鼓与响焉。夫日月之明，不失其影，水镜之察，不失其形，鼓响之应，不后其声，动摇则应和，尽得其情。此言浑束而为一者，合于天之道也。日月丽天，绕地环转，不失其光明之影；司天在上，在泉在下，如水与镜，不失其照应之形；动静有常，刚柔推荡，如鼓与响，不失其传应之声，言天道也。动摇则应和，尽得其情者，外可以揣内，内可以揣外，外内相应，天地之道也。眉批：此论上下若桴鼓之相应。

黄帝曰：窘乎哉！昭昭之明不可蔽。其不可蔽，不失阴阳也。合而察之，切而验之，见而得之，若清水明镜之不失其形也。五音不彰，五色不明，五脏波荡，若是则内外相袭，若鼓之应桴，响之应声，影之应形。故远者司外揣内，近者司内揣外，是谓阴阳之极。天地之盖，请藏之灵兰之室，弗敢使泄也。此言天地之道而合于人道也。夫六气主外，天之道也；五运主内，地之道也，而人亦应之。六气运行于上下，以应十二经脉，如升降息则气立孤危；五运出入于外内，以应五脏之气，如出入废则神机化灭。是以五音、五色之彰明于外者，五脏之气著也。如五脏波荡于内，则五音不彰，五色不明矣。眉批：此论外内若桴鼓之相应。此外内相袭，若桴鼓影响之相应也。远者，司外揣内，应天之道也。近者，司内揣外，应地之道也。是谓阴阳之极，天地之盖，藏之灵兰秘室，不敢妄泄也。眉批：五气入鼻，藏

319

于心肺，上使五色修明，音声能彰。杨元如曰：始云高不可为盖，谓天之覆盖于上也。又曰：天地之盖，谓天包乎地之外，上下合而为盖也。此章始论合束为一以应天道，然后提出天地、阴阳、上下、外内，犹卦象之始于一而成两，奇偶相合而为三，三而三之成九，九九八十一，以起黄钟之数。是九针之道，合于天地、人事、四时之变。如杂之毫毛，若浑然为一，复归于天道之无极也。朱济公曰：九针者，有九针之名，有九针之式，合而为一，是为微针矣。此篇照应首章之义。

卷 之 六

清·钱塘　　张志聪隐庵集注
同学　朱长春永年　倪洙龙冲之　高世栻士宗合参

五变第四十六

黄帝问于少俞曰：余闻百疾之始期也，必生于风雨寒暑，循毫毛而入腠理，或复还，或留止，或为风肿汗出，或为消瘅，或为寒热，或为留痹，或为积聚，奇邪淫溢，不可胜数，愿闻其故。夫同时得病，或病此，或病彼。意者天之为人生风乎，何其异也？少俞曰：夫天之生风者，非以私百姓也。其行公平正直，犯者得之，避者得无殆非求人而人自犯之。眉批：胜，平声，数，上声。马仲化曰：此言人之感邪同，而病否异者，非天之有私，而人有避不避之异也。

黄帝曰：一时遇风，同时得病，其病各异，愿闻其故。少俞曰：善乎哉问！请论以比匠人。匠人磨斧斤砺刀，削斫材。木之阴阳，尚有坚脆，坚者不入，脆者皮弛，至其交节而缺斤斧焉。夫一木之中，坚脆不同，坚者则刚、脆者易伤，况其材木之不同，皮之厚薄，汁之多少，而各异耶。夫木之早花先生叶者，遇春霜烈风，则花落而叶萎。久曝大旱，则脆木薄皮者，枝条汁少而叶萎。久阴淫雨，则薄皮多汁者，皮溃而漉。卒风暴起，则刚脆之木。枝折杌伤，秋霜疾风，则刚脆之木，根摇而叶落。凡此五者，各有所伤，况于人乎？黄帝曰：以人应木奈何？少俞答曰：木之所伤也，皆伤其枝，枝之刚脆而坚未成伤也。人之有常病也，亦因其骨节皮肤腠理之不坚固者，邪之所舍也，故常为病也。此章论因形而生病，乃感六气之化，有五变之纪也。夫形之皮肤肌腠筋骨，有厚薄坚脆之不同。故邪舍有浅深，而其病各异，即五脏之病消瘅，肠胃之有积聚，亦因形之皮肤肌肉，而病及于内也，故以木之皮汁坚脆多少方之。阴阳者，木之枝干皮肉也。交节而缺斧斤者，比人之皮弛肉脆，而骨节坚刚也。是以一木之中，尚有坚脆之不同。坚者则刚，脆者易伤，况其材木之不同耶？木之皮薄枝脆者，比人之皮不致密肤腠疏也。木之多汁、少汁者，比皮肤之津液多少也。木之早花先叶者，木气外敷而不禁风霜也。溃，散也。漉，渗也。皮薄多汁者，遇久阴淫雨则溃而漉。刚脆之木，遇卒风暴起则枝折杌伤。盖汁多者不宜阴雨，刚脆者又忌暴风，以比人之腠理疏者漉汗，刚直多怒者消瘅也。木之所伤，皆伤其枝，枝之刚脆者易伤，而坚者未成伤也。故人之常病，亦因其骨节皮肤腠理之不坚固者，邪之所舍，而常为病也。眉批：《宝命论》曰：木敷者，其叶发。朱永年曰：木枝者，比人之四肢。本经曰：中于阴，常从跗臂始，是以上古之人，起居有常，不妄作劳，养其四体也。

黄帝曰：人之善病风厥漉汗者，何以候之？少俞答曰：肉不坚，腠理疏，则善病风。黄帝曰：何以候肉之不坚也？少俞答曰：腘肉不坚而无分理。理者粗理，粗理而皮不致者，腠理疏。此言其浑然者。朱永年曰：此言皮不致密，肉理粗疏，致风邪厥逆于内，而为漉漉之汗。盖津液充于皮腠之间，皮溃理疏，则津泄而为汗矣。委中之下曰腘，太阳之部分也。盖太阳之气，主于皮肤，如腘肉不坚，而无分理。无分理者，粗理也。理粗而皮不致密，则腠理疏而浑然汗出矣。倪冲之曰：太阳之津气，运行于肤表，如天道之浑然，水随气行者也。故皮不密则气泄，气泄则津亦泄矣。眉批：下经曰：腘肉不坚者，皮缓。经云：水道不行则形气消索。

黄帝曰：人之善病消瘅者，何以候之？少俞答曰：五脏皆柔弱者，善病消瘅。黄帝曰：何以知五脏之柔弱也？少俞答曰：夫柔弱者，必有刚强，刚强多怒，柔者易伤也。黄帝曰：何以候柔弱之与刚强？少俞答曰：此人皮肤薄而目坚固以深者，长冲直扬。其心刚，刚则多怒，怒则气上逆，胸中畜积，血气逆留，䐃皮充肌，血脉不行，转而为热，热则消肌肤，故为消瘅。此言人之暴刚而肌肉弱者也。消瘅者，瘅热而消渴、消瘦也。《邪气脏腑篇》曰：五脏之脉，微小为消瘅。盖五脏主藏精者也。五脏皆柔弱，则津液竭而善病消瘅矣。夫形体者，五脏之外合也。薄皮肤而肌肉弱，则五脏皆柔弱矣。夫柔弱者，必有刚强，谓形质弱而性气刚也。故此人薄皮肤而目坚固以深者，其气有长冲直扬之势。其心刚，刚则多怒，怒则气上逆而血积于胸中。气逆留则充塞于肌肉，血蓄积则脉道不行，血气留积，转而为热，热则消肌肤，故为消瘅。此言其人暴刚而肌肉弱者也。盖肌肉弱则五脏皆柔，暴刚则多怒而气上逆矣。朱永年曰：按本经有五脏之消瘅，有肌肉之消瘅。五脏之消瘅，津液内消而消渴也。肌肉之消瘅，肌肉外消而消瘦也。盖因于内者必及于外，因于外者必及于内，形体五脏外内之相合也。高士宗曰：按《平脉篇》云：肾气微，少精血，奔气促迫，上入胸膈。盖精血少则逆气反上奔，故曰柔弱者必有刚强。谓五脏之精质柔弱，而气反刚强，是柔者愈弱，而刚者愈强，刚柔之不和也。

黄帝曰：人之善病寒热者，何以候之？少俞答曰：小骨弱肉者，善病寒热。黄帝曰：何以候骨之小大，肉之坚脆，色之不一也。少俞答曰：颧骨者，骨之本也。颧大则骨大，颧小则骨小。皮肤薄而其肉无䐃，其臂懦懦然，其地色殆然，不与其天同色，污然独异，此其候。然后臂薄者，其髓不满，故善病寒热也。䐃，音窘。懦，音糯。此言骨小肉弱者，善病寒热也。夫肾主骨，颧者，肾之外候也。故颧骨为骨之本，

324

颧大则周身之骨皆大，颧小则知其骨小也。䐃者，肉之指标也。臑臑，柔弱也。臂薄者，股肱之大肉不丰也。地色者，地阁之色殆，不与天庭同色，此土气之卑污也。髓者，骨之充也，骨小则其髓不满矣。夫在外者，皮肤为阳，筋骨为阴，骨小皮薄，则阴阳两虚矣。阳虚则生寒，阴虚则发热，故其人骨小皮薄者，善病寒热也。倪冲之曰：津液随三焦出气，以温肌肉，充腠理，淖泽注于骨，补益脑髓，润泽皮肤。如臂薄者，通体之皮肉薄弱矣。皮肉薄弱，则津液竭少。故曰：臂薄者，其髓不满。高士宗曰：邪在皮肤则发热，深入于骨则发寒。

黄帝曰：何以候人之善病痹者？少俞答曰：粗理而肉不坚者，善病痹。黄帝曰：痹之高下有处乎？少俞答曰：欲知其高下者，各视其部。此言理粗而肉不坚者，善病痹也。理者，肌肉之文理，如粗疏而不致密，则邪留而为痹。夫皮脉肉筋骨，五脏之分部也。《痹论》曰：风寒湿三气杂至，合而为痹。以冬遇此者为骨痹，以春遇此者为筋痹，以夏遇此者为脉痹，以至阴遇此者为肌痹，以秋遇此者为皮痹。故各视其部，则知痹之高下。盖心肺之痹在在高，肝肾脾痹在下也。

黄帝曰：人之善病肠中积聚者，何以候之？少俞答曰：皮肤薄而不泽，肉不坚而淖泽，如此则肠胃恶。恶则邪气留止，积聚乃伤。脾胃之间，寒温不次，邪气稍至；稸积留止，大聚乃起。朱永年曰：此言善病肠中积聚者，以肠胃之恶也。夫皮肤薄而气不充身泽毛，肉不坚而津液不能淖①泽，如此则肠胃恶。眉批：
马氏曰：恶者，俗云不好也。盖津液血气，肠胃之所生也，
恶则邪气留止而成积聚，乃伤脾胃之间。若再饮食之寒
温不节，邪气稍至，即蓄积而大聚乃起。夫肠乃肺之合，
而主皮、主气，胃乃脾之合，而主肉、主津，故皮肤薄
而肉不坚，则气不充而津液不淖泽矣。气不充而液不淖
泽，则毫毛开而腠理疏，疏则邪气留止，渐溜于肠胃之
间而成积聚矣。

　　黄帝曰：余闻病形，已知之矣，愿闻其时。少俞
答曰：先立其年，以知其时，时高则起，时下则殆。
虽不陷下，当年有冲通，其病必起，是谓因形而生
病，五变之纪也。风雨寒暑，运行之六气也。六气在外
以病形，故当先立其年，以知其时之六气。如辰戌之岁，
太阳司天，二之客气，乃阳明燥金。主气乃少阴君火，
此主气胜临御之气，值此时气高而病必起。起者，即帝
所谓或复还也。如三之客气，乃太阳寒水，主气乃少阳
相火。四之客气乃厥阴风木，主气乃太阴湿土。五之客
气乃少阴君火，主气乃阳明燥金。终之客气乃太阴湿土，
主气乃太阳寒水，值时气下而为客气所胜，故其病必殆。
殆，将也。时气下而不能胜，则病将留止，即帝所谓或
留止也。盖风雨寒暑，乃临御之化，六期环转，客于形
而为病。故必因时气以胜之，此论六气之在外也。陷下

────────

　　① 淖 nào：泥沼，柔和。

326

者，陷于肠胃之间而成积聚也。冲通者，五运之气通出于外，而冲散其病气也。如太阳寒水司天，而五运乃太宫土运，此在内之运气胜之，故病亦不能留止也。盖六气在外，以应天之三阴三阳；五运主中，以应地之五行、人之五脏，此脏气胜岁气。故虽不陷下，病留止于外者，亦能冲通而散。盖六气主升降于上下，五运主出入于外内者也。是谓因形而生病，五变之纪也。夫皮肤肌腠曰形，腠者，皮肤肌肉之文理，乃营卫出入之道路，此病形而不病气者也。如病气则与营卫俱行，淫于内而与魂魄飞扬矣。如传溜于血脉，则入脏腑，为内所因矣。此病形而不病气，亦不溜于脉中，故为泄汗、消瘅、寒热、留痹、积聚五者之病，即陷于内，乃伤脾胃之间，郭①郭之中，而不及于脏腑。此奇邪淫溢，或病形，或病气，或溜于血脉，或入于脏腑，病之变化，不可胜数也。是以《伤寒论》六篇，首论三阴三阳之气，以及六经之证。然亦有病形而不病气者，故《太阳篇》中曰：形作伤寒。盖在天成气，在地成形，此天地之生命，所以立形定气，而视寿夭者，必明乎此。临病人以观邪之中人，或病气，或病形，或溜于血脉，或入于脏腑，以知病之轻重，人之死生者，必明乎此。朱氏曰：《素问》岁运诸篇，有客气胜主气而为民病者，主气胜客气而为民病者，有六气胜五运而为民病者，五运胜六气而为民病者，此概论岁运之太过不及也。此篇论人之皮薄理疏，风雨

---

① 郭 fú：指城外围着的大城。

寒暑之气，循毫毛而入腠理，为五变之病，故借主气以胜之。主气者，吾身中有此六气，而合于天之四时也。朱卫公曰：气者，三阴三阳之气，相将出入之营气、卫气，三焦通会元真之气，所以充行于皮肤肌腠之间。此病形而不病气，故借此形中之阴阳，合四时之六气以胜邪，若病气则又有气之变证矣。倪冲之曰：按《阴阳别论》云：气伤痛，形伤肿，先痛而后肿者，气伤形也；先肿而后痛者，形伤气也。盖形舍气，气归形，故病形必及于气，病气必及于形。此章论病形而不病气。盖阴阳之道，有有形，有无形，有经常，有变易。士宗曰：理者，皮肤、脏腑之文理也。盖在外乃皮肤肌肉之文理，在内乃脏腑募原之文理。故留止而成积聚者，在脏腑外之募原，故乃伤脾胃之间，而不涉于脏腑募原者，连于肠胃之膏膜。

本藏第四十七

黄帝问于岐伯曰：人之血气精神者，所以奉生而周于性命者也。经脉者，所以行血气而荣阴阳，濡筋骨，利关节者也。卫气者，所以温分肉，充皮肤，肥腠理，司开阖者也。志意者，所以御精神，收魂魄，适寒温，和喜怒者也。是故血和则经脉流行，营覆阴阳，筋骨劲强，关节清利矣；卫气和则分肉解利，皮肤调柔，腠理致密矣；志意和则精神专直，魂魄不

328

散，悔怒不起，五脏不受邪矣；寒温和则六腑化谷，风痹不作，经脉通利，肢节得安矣，此人之常平也。五脏者，所以藏精神血气魂魄者也。六腑者，所以化水谷而行津液者也。此人之所以具受于天也，无愚智贤不肖，无以相倚也。然有其独尽天寿，而无邪僻之病，百年不衰，虽犯风雨卒寒大暑，犹有弗能害也。有其不离屏蔽室内，无怵惕之恐，然犹不免于病，何也？愿闻其故。岐伯曰：窘乎哉问也！五脏者，所以参天地，副阴阳，而运四时，化五节者也。五脏者，固有小大、高下、坚脆、端正、偏倾者；六腑亦有小大、长短、厚薄、结直、缓急。凡此二十五者各不同，或善或恶，或吉或凶，请言其方。上章论在外之皮肤肌腠，因刚柔厚薄而生病。此章论在内之五脏六腑，有大小、高下、偏正、厚薄之不同，亦因形而生病也。夫营卫血气，脏腑之所生也。脉肉筋骨，脏腑之外合也。精神魂魄，五脏之所藏也。水谷津液，六腑之所化也。是以血气神志和调，则五脏不受邪而形体得安。然又有因于脏腑之形质，而能长寿不衰，虽犯风雨寒暑，邪勿能害者；有外不离屏蔽室内，内无怵惕之恐，然犹不免于病者。此缘脏腑有大小、厚薄之不同，致有善恶凶吉之变异。盖五脏六腑，本于天地、阴阳、四时、五行之气，而成此形，故宜中正坚厚，以参副天地阴阳之正气。

心小则安，邪弗能伤，易伤以忧；心大则忧不能伤，易伤于邪。心高则满于肺中，悗而善忘，难开以

329

言；心下则脏外易伤于寒，易恐以言。心坚则脏安守固；心脆则善病消瘅热中；心端正则和利难伤；心偏倾则操持不一，无守司也。心小则神气收藏，故邪弗能害，小心故易伤以忧也。心大则神旺而忧不能伤，大则神气外弛，故易伤于邪也。肺者，心之盖，故心高则满于肺中，在心主言，在肺主声，满则心肺之窍闭塞，故闷而善忘，难开以言也。经云：心部于表。故心下则脏外易伤于寒，心卑下故易恐以言也。心坚则脏安守固。心脆则善病消瘅热中。按《邪气脏腑篇》五脏脉微小为消瘅，盖五脏主藏精者也。五脏脆弱，则津液微薄，故皆成消瘅。心正则精神和利，而邪病难伤。心偏倾则操持不一，无守司也。

肺小则少饮，不病喘喝；肺大则多饮，善病胸痹、喉痹、逆气。肺高则上气、肩息、咳；肺下则居贲迫肺，善胁下痛。肺坚则不病咳上气；肺脆则苦病消瘅，易伤；肺端正则和利，难伤；肺偏倾则胸偏痛也。贲，叶奔。肺主通调水道，故小则少饮，大则多饮。肺居胸中，开窍于喉，以司呼吸，故小则不病喘喝，大则善病胸痹、喉痹。肺主气，故高则上气息肩而咳也。贲乃胃脘之贲门，在胃之上口，下则肺居贲间而胃脘迫肺，血脉不通，故胁下痛，胁下乃肺脉所出之云门、中府处也。肺坚则气不上逆而咳；肺脆则苦病消瘅，而肺易伤也。肺藏气，气舍魄，肺端正则神志和利，邪不能伤。肺偏倾则胸偏痛也。眉批：肺伤者，肺燥也。

330

肝小则脏安，无胁下之痛；肝大则逼胃迫咽，迫咽则苦膈中，且胁下痛。肝高则上支贲切，胁悗为息贲；肝下则逼胃，胁下空，胁下空则易受邪。肝坚则脏安，难伤；肝脆则善病消瘅，易伤；肝端正则和利，难伤；肝偏倾则胁下痛也。眉批：咽从胃上膈而出喉，肝在膈之下，此迫在胃脘间，故曰：则苦膈中。肝居胁下，故小则脏安而无胁下之痛。肝居胃之左，故大则逼胃而胃脘上迫于咽也。肝在膈之下，故大则苦于膈中，且胁下痛。肝脉贯膈，上注肺，故高则上支贲切，胁悗为息贲。肝居胃旁，故下则逼胃而胁下空，空则易受于邪，盖胁乃邪正出入之枢部也。肝坚则脏安，难伤。脆则善病消瘅而易伤也。肝藏血，血舍魂，端正则神志和利。偏倾则胁痛也。眉批：木侵土，故上迫胃、咽。魂、魄、志、意乃五脏之神。

脾小则脏安，难伤于邪也；脾大则苦凑眇①而痛，不能疾行。脾高则眇引季胁而痛；脾下则下加于大肠，下加于大肠，则脏苦受邪。脾坚则脏安，难伤；脾脆则善病消瘅，易伤；脾端正则和利，难伤；脾偏倾则善满善胀也。眇，音秒，与秒同。脾为中土，而主于四旁，故小则脏安而难伤于邪也。脾居于腹，在胁骨之眇，故大则苦凑眇而痛。脾主四肢，故不能疾行也，胁在眇之上，故高则眇引季胁而痛。下则加于大肠，加

---

① 眇 miǎo：微小。

于大肠则脏苦受邪，盖脏虚其本位也。脾坚则脏安难伤；脾脆则善病消瘅而易伤也。脾藏意，意舍荣，端正则神志和利，偏倾则善满善胀也。

肾小则脏安难伤；肾大则善病腰痛，不可以俯仰，易伤以邪。肾高则苦背膂痛，不可以俯仰；肾下则腰尻痛，不可以俯仰，为狐疝。肾坚则不病腰背痛；肾脆则苦病消瘅，易伤；肾端正则和利，难伤；肾偏倾则苦腰尻痛也。凡此二十五变者，人之所苦常病也。尻，音敲，脽骨也。夫脏者，藏也。故小则脏安难伤，大则善病腰痛，腰乃肾之府也。夫腰脊者，身之大关节也，故腰痛、背膂痛、腰尻痛，皆不可以俯仰。肾附于腰脊间，故病诸痛也。眉批：背膂在腰之上，尻在腰之下。狐疝者，偏有大小，时时上下。狐乃阴兽，善变化，而藏睾丸上下，如狐之出入无时，此肾脏之疝也。肾坚则不病腰背痛，脆则苦病消瘅而易伤也。肾藏精，精舍志，脏体端正则神志和利而难伤，偏倾则苦腰尻痛也。夫身形，五脏之外合也。皮薄理疏，则风雨寒暑之邪，循毫毛而入腠理以病形，盖六气之客于外也。如在内之藏形薄脆偏倾，则人之所苦常病。常病者，五五二十五变病也。

黄帝曰：何以知其然也？岐伯曰：赤色小理者，心小；粗理者，心大。无𩩲骭①者，心高；𩩲骭小短

---

① 骭 gàn：肋骨。

举者，心下。髑骬长者，心下坚；髑骬弱小以薄者，心脆。髑骬直下不举者，心端正；髑骬倚一方者，心偏倾也。髑，音结，骬，音干。小理者，肌肉之文理细密；粗理者，肉理粗疏。大肉䐃脂，五脏之所生也。故候肉理之粗细，即知脏形之大小。髑骬，胸下蔽骨也。本经曰：膏人纵腹垂腴，肉人者上下客大。盖人之䐃肉，本于脏腑募原之精液以资生。募原者，脏腑之膏肓也。五脏所藏之精液，溢于膏肓而外养于䐃肉。是以五脏病者，大肉陷下，破䐃脱肉。

白色小理者，肺小；粗理者，肺大。巨肩反膺陷喉者，肺高；合腋张胁者，肺下。好肩背厚者，肺坚；肩背薄者，肺脆。背膺厚者，肺端正；胁偏疏者，肺偏倾也。肺居肩膺之内，胁腋之上，故视其肩背膺腋，即知肺之高下、坚脆、偏倾。倪冲之曰：肺属天而华盖于上，背为阳而形身之上也，故肺俞出于肩背。朱永年曰：《脉要精微论》云：尺内两旁则季胁也，尺外以候肾，尺里以候腹中，推而外之，内而不外，有心腹积也。推而内之，外而不内，身有热也。盖形身之上下，即脏腑所居之外候也。

青色小理者，肝小；粗理者，肝大。广胸反骹者，肝高；合胁兔骹者，肝下。胸胁好者，肝坚；胁骨弱者，肝脆。膺腹好相得者，肝端正；胁骨偏举者，肝偏倾也。骹，音交。骹者，胸胁交分之扁骨内膈，前连于胸之鸠尾，旁连于胁，后连于脊之十一椎。肝在

333

膈之下，故广胸反骹者肝高，合胁兔骹者肝下。兔者，骨之藏伏也。肝脉下循于腹之章门，上循于膺之期门，在内者，从肝别贯膈，故膺腹好相得者肝端正。

黄色小理者，脾小；粗理者，脾大。揭唇者，脾高；唇下纵者，脾下。唇坚者，脾坚；唇大而不坚者，脾脆。唇上下好者，脾端正；唇偏举者，脾偏倾也。倪氏曰：唇者脾之候，故视唇之好恶，以知脾脏之吉凶。

黑色小理者，肾小；粗理者，肾大。高耳者，肾高；耳后陷者，肾下。耳坚者，肾坚；耳薄不坚者，肾脆。耳好前居牙车者，肾端正；耳偏高者，肾偏倾也。凡此诸变者，持则安，减则病也。倪氏曰：耳者，肾之候，故视耳之好恶，以知肾脏之高下偏正。凡此诸变者，神志能持则安，减则不免于病矣。

帝曰：善。然非余之所问也。愿闻人之有不可病者，至尽天寿，虽有深忧大恐，怵惕之志，犹不能减也，甚寒大热，不能伤也；其有不离屏蔽室内，又无怵惕之恐，然不免于病者，何也？愿闻其故。岐伯曰：五脏六腑，邪之舍也，请言其故。五脏皆小者，少病，苦燋心，大愁忧；五脏皆大者，缓于事，难使以忧。五脏皆高者，好高举措；五脏皆下者，好出人下。五脏皆坚者，无病；五脏皆脆者，不离于病。五脏皆端正者，和利得人心；五脏皆偏倾者，邪心而善盗，不可以为人，平反复言语也。倪冲之曰：此总结

334

五脏之形不同，而情志亦有别也。五脏者，所以藏精神、血气、魂魄、志意者也，故小则血气收藏而少病，小则神志畏怯，故苦燋心大忧愁也。五脏皆大者，神志充足，故缓于事，难使以忧。五脏皆高者，好高举措。五脏皆下者，好出人下。此皆因形而情志随之也。和于中则著于外，故得人心。善盗者，贪取之小人，语言反复，不可以为平正人也。

黄帝曰：愿闻六腑之应。岐伯答曰：肺合大肠，大肠者，皮其应。心合小肠，小肠者，脉其应。肝合胆，胆者，筋其应。脾合胃，胃者，肉其应。肾合三焦膀胱，三焦膀胱者，腠理毫毛其应。倪氏曰：五脏为阴，六腑为阳，脏腑雌雄相合，五脏内合六腑，六腑外应于形身，阴内而阳外也。故视其外合之皮、脉、肉、筋、骨，则知六腑之厚薄、长短矣。肾将两脏，一合三焦，一合膀胱。

黄帝曰：应之奈何？岐伯曰：肺应皮。皮厚者，大肠厚；皮薄者，大肠薄；皮缓，腹里大者，大肠大而长；皮急者，大肠急而短；皮滑者，大肠直；皮肉不相离者，大肠结。倪氏曰：五脏内合六腑，外应于皮、脉、肉、筋、骨，是以肺应皮，而皮厚者大肠厚，皮薄者大肠薄，脏腑之形气，外内交相输应者也。

心应脉，皮厚者脉厚，脉厚者小肠厚；皮薄者脉薄，脉薄者小肠薄；皮缓者脉缓，脉缓者小肠大而长；皮薄而脉冲小者，小肠小而短；诸阳经脉皆多纡屈者，小肠结。《邪气脏腑篇》曰：脉急者，尺之皮肤亦急；脉缓者，尺之皮肤亦缓，皮脉之相应也。故皮厚者脉厚，脉厚者小肠厚，皮薄者脉薄，脉薄者小肠薄。

脾应肉，肉䐃坚大者，胃厚；肉䐃么者，胃薄；肉䐃小而么者，胃不坚；肉䐃不称身者，胃下。胃下者，下脘约不利；肉䐃不坚者，胃缓；肉䐃无小裹累者，胃急；肉䐃多少裹累者，胃结。胃结者，上脘约不利也。䐃，音窘。称，去声。倪氏曰：䐃，肥脂也。么，亦小也。约，约束也。胃有上脘、中脘、下脘，故胃下则下脘约不利，结则上脘约不利也。

肝应爪，爪厚色黄者，胆厚；爪薄色红者，胆薄；爪坚色青者，胆急；爪濡色赤者，胆缓；爪直色白无约者，胆直；爪恶色黑多纹者，胆结也。朱氏曰：爪者，筋之余，故肝应爪。视爪之好恶，以知胆之厚薄、缓急也。五脏六腑皆取决于胆，故秉五脏、五行之气色。莫子瑜曰：胆属甲子，主天干地支之首，故备五行之色。

肾应骨，密理厚皮者，三焦膀胱厚；粗理薄皮者，三焦、膀胱薄；疏腠理者，三焦、膀胱缓；皮急而无毫毛者，三焦、膀胱急；毫毛美而粗者，三焦、膀胱直；稀毫毛者，三焦、膀胱结也。倪氏曰：太阳之气主皮毛，三焦之气通腠理，是以视皮肤腠理之厚薄，则内应于三焦膀胱矣。又津液随三焦之气，以温肌肉，充皮肤。三焦者，少阳之气也。本经云：熏肤、充身、泽毛，是谓气。是以皮毛皆应于三焦膀胱。朱永年曰：经云：溪谷属骨，是肌肉之属于骨也。又曰：脾生肉，肉生肺，肺生皮毛，是骨肉皮毛，交相资生者也，故曰肾应骨。密理厚皮者，三焦膀胱厚。

黄帝曰：厚薄美恶皆有形，愿闻其所病。岐伯答曰：视其外应，以知其内脏，则知所病矣。倪氏曰：六腑内合五脏，外应于皮肉筋骨，故视其外应，以知其内脏，则知其所病矣。盖六腑之厚薄、缓急、大小而为病者，与五脏之相同也。

禁服第四十八

雷公问于黄帝曰：细子得受业，通于《九针》六十篇，旦暮勤服之，近者编绝，久者简垢，然尚讽诵弗置，未尽解于意矣。《外揣》言浑束为一，未知所谓也。夫大则无外，小则无内，大小无极，高下无度，束之奈何？士之才力，或有厚薄，智虑褊浅，不能博大深奥，自强于学若细子。细子恐其散于后世，绝于子孙，敢问约之奈何？黄帝曰：善乎哉问也！此先师之所禁，坐私传之也，割臂歃血之盟也。子若欲得之，何不斋乎？雷公再拜而起曰：请闻命于是矣。乃斋宿三日而请曰：敢问今日正阳，细子愿以受盟。黄帝乃与俱入斋堂，割臂歃血。黄帝亲祝曰：今日正阳，歃血传方，有敢背此言者，反受其殃。雷公再拜曰：细子受之。黄帝乃左握其手，右授之书，曰：慎之慎之，吾为子言之。凡刺之理，经脉为始，营其所行，知其度量。内刺五脏，外刺六腑，审察卫气，为百病母。调其虚实，虚实乃止。泻其血络，血尽不殆矣。夫气合于天，天合于地，血合于水，《外揣篇》论九针之道，浑束为一，而合于天道，故篇名《外揣》，言天道之运行于外，司外可以揣内也。此篇以气血约而为一，候其人迎气口，外可以知六气，内可以验其脏腑之病，盖经脉本于脏腑之所生而合于六气也。故曰：凡刺之理，经脉为始，营其所行，知其度量。内刺五脏，外刺六腑，审察卫气为百病母，谓邪之中人，必先始于皮毛气分，而入于络脉，从经脉而入于脏腑，故泻其血络，血尽不殆。盖络脉络于皮肤之间，乃气血之交会，故视其血络，尽泻其血，则邪病不致传溜于经脉脏腑，而成危殆之证矣。虚实者，血气之虚实也。盖邪在气，则气实而血虚，陷于脉中，则血实而气虚，故必审察其本末以调之。夫血脉者，上帝之所贵，先师之所禁也。藏之金匮，非其人勿教，非其真勿授。故帝与歃血立盟，而后乃传方，篇名《禁服》者，诚其佩服而禁其轻泻也。眉批：首篇有禁服二字，因以名篇。莫子瑜问曰：此篇论约束气血为一，奚复引外揣而论，曰天与水相连，而运行于上下，水天之合一也。故曰：如水镜之察，不失其形，《外揣篇》论九针之道，浑束为一，而合于天道。远者司外揣内，近者司内揣外，是谓阴阳之极，天地之

338

盖，谓天地之合一也。天地相合，而水在其中矣。此篇论气血约而为一，应水天之相合，故引外揣而问者，补申明前章之义也。

雷公曰：此皆细子之所以通，未知其所约也。黄帝曰：夫约方者，犹约囊也。囊满而弗约，则输泄；方成弗约，则神与弗俱。雷公曰：愿为下材者，弗满而约之。黄帝曰：未满而知约之以为工，不可以为天下师。未满而知约者，知气与血合，候人迎气口，以知三阴三阳之气，而不知阴阳血气，推变无穷，可浑束为一，而合于天之大数。故通人道于天道者，斯可以为天下师。约方者，约束血气之法。如约囊者，谓气与血合，犹气在橐籥①之中，满而弗约则输泄矣。故方成而弗约，则神与弗俱，谓血与气不能共居而合一也。满而弗约者，谓不知经治，脉急弗引也。约而为一者，脉大以弱，此血气已和，则欲安静也。眉批：血气，神气也。

雷公曰：愿闻为工。黄帝曰：寸口主中，人迎主外，两者相应，俱往俱来，若引绳大小齐等。春夏人迎微大，秋冬寸口微大，如是者名曰平人。愿闻为工者，愿闻血气之相应，而后明合一之大道。是由工而上，上而神，神而明也。寸口主阴，故主中，人迎主阳，故主外。阴阳中外之气，左右往来，若引绳上下齐等。如脉大者，人迎气口俱大。脉小者，人迎气口俱小。春夏

---

① 籥 yuè：古代一种乐器。

阳气盛而人迎微大，秋冬阴气盛而寸口微大，如是者，阴阳相应，是谓平人。若不应天之四时，而更偏大于数倍，是为溢阴、溢阳之关格矣。此论三阴三阳之气，而应于人迎、气口之两脉也。高子曰：人迎、气口，谓左右之两寸口，所以分候阴阳之气，非寸、关、尺三部也。若以三部论之，则左有阴阳，而右有阴阳矣。

人迎大一倍于寸口，病在足少阳，一倍而躁，病在手少阳。人迎二倍，病在足太阳，二倍而躁，病在手太阳。人迎三倍，病在足阳明，三倍而躁，病在手阳明。盛则为热，虚则为寒，紧则为痛痹，代则乍甚乍间。盛则泻之，虚则补之。紧痛则取之分肉，代则取血络，且饮药。陷下则灸之，不盛不虚，以经取之，名曰经刺。人迎四倍者，且大且数，名曰溢阳。溢阳为外格，死不治，必审按其本末，察其寒热，以验其脏腑之病。间，去声。数，叶朔。此论阴阳之气偏盛，而脉见于人迎、气口，及病之在气、在脉，以证明血气之相应、相合也。三阳之气偏盛，则人迎大二倍三倍，此气血之相应也。脉大以弱，则欲安静，此血气之相合也。痛痹者，病在于皮腠之气分，气伤故痛。气血相搏，其脉则紧，此病在气而见于脉也。代则乍甚乍间、乍痛乍止者，病在血气之交，或在气，或在脉，有交相更代之义，故脉代也。盛则泻之者，气盛宜泻之也。虚则补之者，气虚宜补之也。紧痛之在气分，故当取之分肉。代则病在血气之交，故当刺其血络。且饮药者，助其血

340

脉脏腑，勿使病从络脉而入于经脉，从经脉而入于脏腑
也。陷下则灸之者，气之下陷也。不盛不虚者，气之和
平也。以经取之者，病不在气，而已入于经，则当取之
于经矣。若人迎大于四倍，且大且数，名曰溢阳。溢阳
者，死不治。夫始言人迎大一倍、二倍、三倍者，此阳
气太盛而应于脉也。后言以经取之，名曰经刺。人迎四
倍者，且大且数，名曰溢阳。此阳盛之气，溢于脉中，
气血之相合也。此以阴阳气之偏盛，病之在气、在脉，
以明气之应于脉而合于脉也。故必审按其本末，察其寒
热，以验其脏腑之病。本者，以三阴三阳之气为本；末
者，以左右之人迎、气口为标。盖言阴阳血气，浑束为
一，外可以候三阴三阳之六气，内可以候五脏六腑之有
形，此阴阳离合之大道，天运常变之大数也。眉批：躁者，
阴之动象。阴阳六气皆从阴而生，自下而上，故止合足之六经。在下
之气躁动而后上合于手。相应者，未合。而相应相合者，已合为一
也。伤寒病太阳之气，其脉则紧。气伤则痛入于络，则止矣。络脉外
交于皮肤，内通于经脉。气应于脉，若大气入于脉则兼数矣。盛气并
于脉中则死，和气合于脉中则欲安静也。

　　寸口大于人迎一倍，病在足厥阴，一倍而躁，病
在手心主。寸口二倍，病在足少阴，二倍而躁，病在
手少阴。寸口三倍，病在足太阴，三倍而躁，病在手
太阴。盛则胀满、寒中、食不化，虚则热中、出糜、
少气、溺色变，紧则痛痹，代则乍痛乍止。盛则泻
之，虚则补之，紧则先刺而后灸之。代则取血络而后
调之，陷下则徒灸之。陷下者，脉血络于中，中有着

血，血寒，故宜灸之。不盛不虚，以经取之，名曰经刺。寸口四倍者，名曰内关。内关者，且大且数，死不治。必审察其本末之寒温，以验其脏腑之病。夫在天苍黅丹素玄之气，经于十干之分，化生地之五行。地之五行，上呈天之六气。六气合六经，五行生五脏，是六气本于五脏之所生。故阴气太盛则胀满寒中，虚则热中出糜溺色变，气从内而外，由阴而阳也。是以候人迎、气口，则知阴阳六气之盛虚，内可以验其脏腑之病，阴阳外内之相通也。夫痛痹在于分腠之气。分腠者，皮肤、脏腑之肉理，故病在阳者取之分肉，病在阴者先刺而后灸之。盖灸者，所以启在内、在下之气也。代则气分之邪，交于脉络，故先取血络而后饮药以调之。陷下则徒灸之，盖言气陷下者宜灸。今入于脉中，又当取之于经矣。如陷于脉而宜灸者，乃脉受络之留血而陷于中。中有着血血寒，故宜灸。若气并于血，又非灸之所宜也。此盖因气之盛虚，病之外内，以证明血气之有分有合，有邪病有和调，反复辨论，皆所以明约束之道。所谓邪病者，中有着血，犹囊满而弗约则输泄矣。和调者，气并于血，神与气俱，浑束为一，阴阳已和，则欲安静，毋用力烦劳，不可灸也。朱永年曰：本经中论人迎、寸口大一二三倍之文凡四见，其中章旨不同，学者各宜体会。若仅以三阴三阳论之，去经义远矣。马氏以六气增注脏腑，更为蛇足。眉批：脾子脏腑血络之肉理者。

　　通其营输，乃可传于大数。大数曰：盛则徒泻之，虚则徒补之，紧则灸刺且饮药，陷下则徒灸之，不盛不虚，以经取之。所谓经治者，饮药，亦曰灸刺。脉急则引，脉大以弱，则欲安静，用力无劳也。此总结上文，以申明约束为一之道。通其营输者，谓血气之相合，从荣输而溜注于脉也。大数者，谓合一之道，通天道也。故知其大数，则曰盛则徒泻之，虚则徒补之，陷下则徒灸之。盖谓气盛者宜泻，气虚者宜补，气陷下者宜灸。今气与血合，浑束为一，有病者则当取之于经；气盛于脉中者，又当引而伸之；血气和平而相合者，则欲安静调养，是以徒泻、徒补、徒灸也。所谓经治者，饮药，亦曰灸刺，此病入于经，所当以经治之。脉急则引者，阴阳偏盛之气，并于脉中，故脉数急，又当引而伸之，盖囊满勿约则输泄矣。若脉大以弱者，此平和之气，与血相合而已。和调则欲安静以调养，无用力以伤其血脉，无烦劳以伤其气也。此章假人迎、气口之盛躁，以明气血之合一，故曰脉急则引者，先言盛躁之气而合于脉中也。继言脉大以弱者，乃平和之气血，浑束于一也。气并于脉中，故脉大，血气和调故柔软也。《外揣篇》论浑束为一，而合于天道，天地有外内、上下之气交，故司外可以揣内，司内可以揣外，此天地之合一也。此篇论阴阳六气，与血脉浑束为一，应司天在上，在泉在下，如水镜之察，不失其形，此水天之合一也。眉批：脉中有着血者，亦宜灸，故曰亦。愚按：此篇大义，谓阴阳六气，外合于手足六经，内合于五脏六腑，可分可合，可外可内者也。候人迎、气口者，候六气之在外而不涉于经也。陷下则灸之者，谓气陷于内而不陷于脉也。故曰：审察卫气为百病母。卫气外行于皮肤分肉，内行于脏腑之募原。六气在外，同卫气而在肤表之间，陷于内则入于脏腑之募原矣。故曰：审察其本末之寒温，以验其脏腑之病。盖以内为本而外为末，血为本而气为标，审其病之在气、在脉，在外、在内也。如病在外之六气，有不涉于六经者，有病在气而转入于经者，有陷于内而不干于脏腑者，有陷于募原之中而病及于脏腑者，此六气之于经脉脏腑，可分而可合也。紧则为痛痹者，病形而伤气也。代则乍甚乍间者，气始入于脉也。盖六气本于五脏之所生，而外出于肤表，合而为一，则从络而脉，脉而经，经而脏腑也。六气出入于脏腑经脉之间，有离有合，运行无息者也。春夏人迎微大，秋冬寸口微大，此六气行于脉外也。脉大以弱，则欲安静，此气与血合，混束而为一矣。即如中风伤寒，六经相传，七日来复，此病在六气而不涉于经也。如病一二日，即见呕吐、泻泄诸证者，此陷于内而入腑也。有病一二日，即见神昏、气促、烦躁诸证者，此陷于脏腑之募原而为半死半生之证矣。盖客于脏外者生，干脏者死；干脏而脏真完固不为邪伤者生，脏真伤而神昏躁盛者死。故曰治五脏者，半死半生也。如伤寒之黄连阿胶桃花小陷胸证，此病在气而溜于经也。盖邪入于经，其脏气实，不必动脏则溜于腑。若血脉传溜，大气入脏，腹痛下淫，可以致死，而不可以致生矣。夫邪气淫泆，不可胜数，有病一二日，或即溜于经，或即陷于内，或即干脏入腑者；有病多日

344

而渐次溜经陷内，干脏入腑者；有病久而止在气在形，不入于内者，此邪病之有重轻，正气之有虚实也。此篇论血气之离合出入，审病气之轻重死生，大有关于至道。故帝令斋宿而始授其书，予亦不厌琐赘而复明之。以勉后学，知正气之出入，则知邪病之浅深。治其始蒙，捄其未逆，弗使邪气内入而成不救，此医道中修身善后之大功德也。高子曰：《外揣篇》论气与形合，此篇论气与血合，《五变章》论病在形而不病气，《本藏篇》论病在脏腑而不病气，本经《厥逆》诸篇有病气者、有病血者、有血气之兼病者。此阴阳离合之道，变化之不测也。

眉批：经云：营为根，卫为叶。假病以分气血之离合。痹证止在形。

五色第四十九

雷公问于黄帝曰：五色独决于明堂乎？小子未知其所谓也。黄帝曰：明堂者，鼻也；阙者，眉间也；庭者，颜也；蕃者，颊侧也；蔽者，耳门也。其间欲方大，去之十步，皆见于外，如是者，寿必中百岁。此承三十七章之《五阅五使》，复辨明五脏之气见色于明堂，见脉于气口，察其色，切其脉，以知病之间甚，人之寿夭也。《五阅》章曰：五官已辨，阙庭必张，乃立明堂。明堂广大，蕃蔽见外，方壁高基，引垂居外，五色乃治。平博广大，寿中百岁。故帝复释之曰：明堂者，鼻也；阙者，眉间也；庭者，颜也；蕃者，颊侧也；蔽者，耳门也。其间欲方大，去之十步，皆见于外，如是者寿必中百岁。盖言面部之形色，应天地之形气，欲其清明而广厚也。夫五脏生于地之五行，地之五行，上呈天之五色，及三阴三阳之六气，故色见于明堂，脉出于气口，乃五脏之气见于色而应于脉也。故曰：五气者，五脏之使也，五时之副也。气口者，左之人迎，右之寸口，所以候三阴三阳之气。三阴三阳者，五脏六腑之气也。朱氏曰：按《五脏生成篇》云：凡相五色之奇脉，面黄目青、面黄目赤、面黄目白、面黄目黑者，皆不死也。面青目赤、面赤目白、面青目黑、面黑目白、面赤目青，皆死也。盖五脏之气色见于面，五脏之血色见于目也。《脉要精微论》曰：尺外以候肾，中附上，左外以候肝，右以候脾；上附上，右外以候肺，左外以候心。是五脏之有形候，见于左右三部之寸、关、尺，五脏之气候见于气口也。故曰：脉之浮沉及人迎与寸口气小大等者，病难已。此五脏之形气，各有所候也。夫天地之生命，所以立形定气，故视人之寿夭，决病之死生者，必明乎此。眉批：王方曰：照应后之目有所见。五脏之形候三部之沉浮，五脏之气候在气口。

雷公曰：五官之辨奈何？黄帝曰：明堂骨高以起，平以直，五脏次于中央，六腑挟其两侧。首面上于阙庭，王宫在于下极，五脏安于胸中，真色以致，病色不见，明堂润泽以清，五官恶得无辨乎？恶，叶乌。五官者，五脏之外候也。明堂者，鼻也。鼻之准骨，贵高起而平直者也。五脏次于中央，阙庭之中，肺也；阙下者，心也；直下者，肝也；再下者，脾也。脏为阴

346

而主中，故候次于中央也。六腑挟其两侧，肝左者，胆也；方上者，胃也；中央者，大肠也；面王以上者，小肠也；面王以下者，膀胱子处也。腑为阳而主外，故位次于两侧也。肾为水脏，故挟大肠而位于蕃蔽之外，应地居中而海水之在外也。首面上于阙庭，王宫在于下极，应天阙在上，王宫在下，有天、地、人之三部也。阙庭者肺也，肺主天而居上也。极下者脾也，脾主地而居下也。王宫者，心之部也，心为君主而居中也。五脏安居于胸中，而藏真之色，致见于外，五官恶得无辨乎？

雷公曰：其不辨者，可得闻乎？黄帝曰：五色之见也，各出其色部。部骨陷者，必不免于病矣。其色部乘袭者，虽病甚，不死矣。朱永年曰：不辨者，谓不辨其真色而辨其病色也。五色之见，各出其色部者，谓五脏之病色，各见于本部也。《刺热论》曰：色荣颧骨，热病也。部骨陷者，谓本部之色，隐然陷于骨间者，必不免于病矣。盖病生于内者，从内而外，色隐现于骨者，病已成矣。承袭者，谓子袭母气也。如心部见黄，肝部见赤，肺部见黑，肾部见青，此子之气色承袭于母部，虽病甚不死，盖从子以泄其母病也。

雷公曰：官五色奈何？黄帝曰：青黑为痛，黄赤为热，白为寒，是为五官。倪冲之曰：此察五部之色，而知外淫之病也。青黑者，风寒之色，故为痛。黄赤者，火土之色，故为热。白者，清肃之气，故为寒。是为五色之所司，而为外因之病也。莫子瑜曰：上节论五脏之病色，各出其部。此论天之风寒，见于五色，审别外内，是为良工。

雷公曰：病之益甚，与其方衰如何？黄帝曰：外内皆在焉。切其脉口滑小紧以沉者，病益甚，在中；人迎气大紧以浮者，其病益甚，在外；其脉口浮滑者，病日进；人迎沉而滑者，病日损。其脉口滑而沉者，病日进，在内；其人迎脉滑盛以浮者，其病日进在外。脉之浮沉及人迎与寸口气小大等者，病难已。病之在脏，沉而大者易已，小为逆；病在腑，浮而大者，其病易已。人迎盛坚者，伤于寒；气口盛坚者，伤于食。此切其脉口人迎，以知病之间甚外内也。夫外因之病，从外而内，自阳而阴；内因之病，从内而外，由阴而阳。脉口主内，人迎主外，故曰外内皆在，谓候其脉口人迎，而外感内伤之病，皆可以知其甚衰也。故切其脉口滑小紧以沉者，病甚在内也。人迎气大紧以浮者，病甚在外也。夫浮为阳，沉为阴，其脉口浮滑者，阳气在阴，故病主日进。人迎沉而滑者，阴气出阳，故病日损也。其脉口滑以沉者，病日进在内也。其人迎滑以浮者，病日进在外也。脉之浮沉，谓左右寸、关、尺三部之脉，与人迎、寸口之气大小、浮沉等者，此脏腑之形气俱病，故为难已。病之在脏沉而大者，此阴病见阳脉，故为易已。是以小则为逆，病在腑，浮而大者，阳病在外，故其病易散也。人迎主外，是以人迎盛坚者伤于寒，病因于外也。气口主中，是以气口盛坚者伤于

348

食，病因于内也。人迎气口，主脏腑阴阳之气，故候其两脉，而外内之病皆在焉。眉批：人迎、寸口在左右之两脉口，而不兼关尺。

雷公曰：以色言病之间甚奈何？黄帝曰：其色粗以明，沉夭者为甚，其色上行者病益甚，其色下行如云彻散者病方已。五脏各有藏部，有外部，有内部也。色从外部走内部者，其病从外走内；其色从内走外者，其病从内走外。病生于内者，先治其阴，后治其阳，反者益甚；其病生于阳者，先治其外，后治其内，反者益甚。朱永年曰：此察其色而知病之间甚外内也。粗明主阳，沉大主阴，阴阳交见，故为病甚。夫色乃五脏、五行之气，从内而出，自下而上，以见于面。其色上行者，病气方殷，故为益甚。夫地气升而为云，得天气降而彻散，故病方已也。脏部，脏腑之分部也。五脏次于中央为内部，六腑挟其两侧为外部。色从外部走内部者，外因之病，从外走内也；其色从内走外者，内因之病，从内走外也。盖腑为阳而主外，脏为阴而主内也。故病生于内者，先治其阴，后治其阳，反者益甚。其病生于阳者，先治其外，后治其内，反者益甚也。眉批：内外阴阳错综而言，五脏地气之所生也。

其脉滑大以代而长者，病从外来，目有所见，志有所恶，此阳气之并也，可变而已。承上文而言气分之病，并于血脉也。上文之所谓阴阳外内者，病在气也。故脉见于气口，色见于明堂，若气并于血，则脉见寸、关、尺之三部，而色见于目矣。滑者寒水之象，大者暑

349

热之象，代者湿土之象，长者风木之象，此外因风寒暑湿之气，并于血脉而见此胗。故曰以代，曰而长，谓或滑大或代或长，皆病从外来，非四气之同并而同见此脉也。目有所见者，色见于目也。志有所恶者，五脏之神志有所不安也。此阳气之并也，可变而已。谓先治其外，后治其内，使之通变于外而病可已也。眉批：诸经中论脉内用衬贴字者，俱宜分看。

雷公曰：小子闻风者，百病之始也；厥逆者，寒湿之起也。别之奈何？黄帝曰：常候阙中，薄泽为风，冲浊为痹，在地为厥，此其常也，各以其色言其病。地者面之下部，名地阁也。风乃天气，故常候于阙庭。寒湿者地气，故候在地部。风乃阳邪，故其色薄泽。寒湿者阴邪，故其色冲浊。此承上启下之文，言风寒湿邪，可并于脉中，可入于脏腑，而为卒死之不救。故邪风之至，疾如风雨，而为百病之长。故善治者，治皮毛，其次治肌肤，其次治筋脉，其次治脏腑。治脏腑者，半死半生也。是以医者当明于分部，审察外内，用阴和阳，用阳和阴，勿使邪入于脏而成不救，斯谓之良工而万举万当也。朱永年曰：气并于脉，则血脉传溜，大气入脏，不可以致生。盖邪在血脉，尚可变而已，已入于脏，不亦晚乎？是故圣人之教人察色辨脉，盖欲其不治已病而治未病，不治已乱治未乱也。倪冲之曰：扁鹊望见桓侯之色，正欲其治未病也。所谓未病者，病未传溜于深隧也。

雷公曰：人不病卒死，何以知之？黄帝曰：大气入于脏腑者，不病而卒死矣。雷公曰：病小愈而卒死者，何以知之？黄帝曰：赤色出两颧，大如母指者，病虽小愈，必卒死。黑色出于庭，大如母指，必不病而卒死。此承上文而言外因、内因之病，并于血脉而入脏者，皆为卒死也。大气入脏者，外淫之邪入于脏腑，故不病而卒死矣。不病者，无在外之形证也。病小愈而卒死者，内因之病，脏腑相乘也。赤色出两颧，黑色出于庭，即下文之所谓肾乘心，心先病，肾为应，色皆如是。盖赤者，火之色；黑者，水之色也。小愈者，水济其火。卒死者，水淫而火灭也。盖五行之气，制则生化，淫胜则绝灭矣。夫病在气者，其色散而不聚，乘于脉中者，其色聚而不散。大如母指者，血脉之聚色也。肾脉注胸中，上络心，赤色出两颧者，肾上乘心，而心火之气外出也。黑色出于庭者，肾乘心而心先病，肾为应，而亦随之外出，故色皆如是。皆如是者，色皆如母指也。盖脏者，藏也。五色之见于面者，五脏之气见于色也。聚色外见者，脏真之外泄也。倪冲之曰：水上乘心，则心先病，故曰病，曰小愈，肾气上乘则自虚其本位矣。复为后应而上出，故不病而卒死。不病者，不为他脏所乘而自脱也。朱永年曰：五行之气，有相生、有承制，制则生化，胜制太过则绝灭矣。故病之小愈者，制则生化也。小愈而卒死者，胜制太过也。举心肾而五脏皆然。高士宗曰：庭者，天庭也。水通于天，上下环转，黑色出于庭，乃水归于天，而无施转之机矣。在人则卒死，在天为混濛。

雷公再拜曰：善哉！其死有期乎？黄帝曰：察色以知其时。雷公曰：善乎！愿卒闻之。黄帝曰：庭者，首面也。阙上者，咽喉也。阙中者，肺也。下极者，心也。直下者，肝也。肝左者，胆也。下者，脾也。方上者，胃也。中央者，大肠也。挟大肠者，肾也。当肾者，脐也。面王以上者，小肠也。面王以下者，膀胱子处也。颧者，肩也。颧后者，臂也。臂下者，手也。目内眦上者，膺乳也。挟绳而上者，背也。循牙车以下者，股也。中央者，膝也。膝以下者，胫也。当胫以下者，足也。巨分者，股里也。巨屈者，膝膑也。此五脏六腑肢节之部也，各有部分。有部分，用阴和阳，用阳和阴，当明部分，万举万当，能别左右，是谓大道，男女异位，故曰阴阳。察色以言其时者，察五脏、五行之色，以知所死之时也。如赤色出于两颧者，所死之期，其日壬癸，其时夜半也。黑色出于庭而死者，其日戊己，其时辰戌丑未时也。脏腑各具五行之色，各有所主之部，故当明其部分，用阴和阳，用阳和阴，阴阳和调，万举万当矣。左右者，阴阳之道路，阳从左，阴从右，能别左右，是谓天地之大道。男子之色，从左而右；女子之色，从右而左，男女异位，故曰阴阳。倪冲之曰：男从左，女从右，气之顺也，顺则散。如男从右，女从左，气之逆也，逆则聚，聚则有胜克绝灭之患。此节论内因之色，有阴阳、左右、死生、逆顺之分。眉批：脏腑之肢节见于面部者，形于色也，天

352

道从左而右，地道从右而左。

审察泽夭，谓之良工。沉浊为内，浮泽为外，黄赤为风，青黑为痛，白为寒，黄而膏润为脓，赤甚者为血，痛甚为挛，寒甚为皮不仁。五色各见其部，察其浮沉，以知浅深；察其泽夭，以观成败；察其散搏，以知远近；视色上下，以知病处；积神于心，以知往今。故相气不微，不知是非，属意勿去，乃知新故。色明不粗，沉夭为甚；不明不泽，其病不甚。此言审察其色，以知外因之病也。沉浊为内，浮泽为外，谓外因之病，从外而内，察其色之浮沉，则知病之外内也。风乃天之阳邪，故色见黄赤。痛为阴痹，故色见青黑。色白为寒，色黄而膏润为痈脓。赤甚者为留血，痛在筋骨，故甚则为拘挛。寒伤皮肤，故甚为皮不仁。此外因之邪见于五色，而各见其部，察其色之浮沉，以知病之浅深；察其色之泽夭，以观人之成败；察其色之散搏，以知病之远近；视其色之上下，以知病之所在。夫色脉者，上帝之所贵，先师之所传也。上古使僦贷季理色脉而通神明，合之四时五行，八风六合，不离其常。是以积神于心，然后以知往古来今。故相气不微，不知是非，属意勿去，乃知新故。若色明不粗而反见沉夭者，其病为甚。其色虽不明泽而不沉夭者，其病不甚。盖外因之病，宜从外散而不宜内入也。眉批：见，去声。

其色散，驹驹然未有聚，其病散而气痛，聚未成也。肾乘心，心先病，肾为应，色皆如是。此复申明

353

内因之病，有聚散死生之别。夫脏病之散而不聚，则其色散如驹驹然，而病未有聚也。若搏聚于脏，血脉相乘，则见搏聚之色，而为卒死之病矣。驹驹然者，如驹之过隙，行而不留者也。其色行散，故病未有聚也。夫气伤痛，其病散于气分而痛者，聚未成于血脉也。若脏病不出于气分，如肾乘心，则心先病而搏聚之，赤色出于两颧，大如拇指矣。肾即为应，而黑色出于庭，亦大如母指矣。此脏邪聚于脏，从血脉相乘，故色皆如是之聚而不散也。《金匮要略》云：血气入腑即死，入脏即愈。非为一病，百病皆然。在外者可治，入里者即死。眉批：上句言未聚在脏，下句言未聚脉中。

　　男子色在于面王，为小腹痛，下为卵痛，其圆直为茎痛，高为本，下为首，狐疝癀阴之属也。女子在于面王，为膀胱子处之病，散为痛，搏为聚，方圆左右，各如其色形。其随而下至胝为淫，有润如膏状，为暴食不洁。左为左，右为右，其色有邪，聚散而不端，面色所指者也。园、圆同。邪、斜同。此言外因之病色，见于腑部者，其病在腑，色虽搏聚，非死征也。面王以上者，小肠也；面王以下者，膀胱子处也。故男子色见于面王，为小腹痛，其圆直为茎痛。夫外因之病，从外而内，其色从上而下，故以高为本，下为所行之首，其病乃在下。狐疝，阴癀之属也。女子色见于面王，为膀胱子处之病。男女之病，散在气分则为痛，搏于血分则为聚。夫狐疝阴癀之属，乃有形之证，其形之或方或圆，或左或右，各如其色形。盖病聚于内则见聚色于外，

354

形方则色方，形圆则色圆，此病形而不病脏，虽有聚色，非死色也。此五脏六腑各有部分，有外内，能明乎部分，知其外内，万举万当矣。脈者，面王之下部也。其面王之色，随而下至脈者，主有淫浊之证。其色润如膏状者，为暴食不洁之物。盖腑为阳而主外，主受纳水谷，传导糟粕，是以或外受风寒，或内伤饮食，皆为病腑而色见于腑部也。色见于左，则为病在左；色见于右，则为病在右。其所见之色，或聚或散，皆斜而不端，其搏聚之面色，所谓如指者也。夫血脉传溜，大邪入脏则为卒死。今腑病而为狐疝阴癩之属，因邪搏而为聚病，故见其聚色，非入脏之死征也。眉批：此即下文所谓首空。男子为狐疝，女子为阴癩。病形者，有形之病在于肠胃之分。左为左，右为右，形见于色也。男左女右者，气见于色也。散为痛则其色散，搏为聚则其色聚。

色者，青黑赤白黄，皆端满有别乡。别乡赤者，其色赤大如榆荚，在面王为不日。此言色之搏聚而端满者，乃大气入脏而为卒死矣。青黄赤白黑，五脏五行之色也。别乡者，如小肠之部在面王，而面王者，乃心之别乡也。胆之部在肝左，胆部者，肝之别乡也。大如榆荚者，血分之聚色，即如母指之状也。不日者，不终日而卒死也。此言五脏之病色见于本部，五脏之死色见于别乡。如心受外淫之邪而卒死者，其色见于面王；心受内因之病而卒死者，其色出于颧，皆非心脏之本部。但在脏者，其色端满而不斜；在腑者，其色斜而不端，此脏腑死生之有别也。高士宗曰：脏真藏于内，绝则从腑而脱于外，故色见于腑部。眉批：此申明大气入脏之色。篇内止提肾乘心，此言五脏相乘，各具五色，各有别乡，亦如心脏。

其色上锐，首空上向，下锐下向，在左右如法。此承上文以申明端邪之色状也。锐，尖也。空，虚也。其色上行者，上锐首虚，浮而上行；其色下行者，下锐首虚，浮而下行。盖病从内而外者，其本在下，其首在上；病从外而内者，其本在上，其首在下，是以本沉实而首虚浮，此端满之色状也。有邪而不端者，其本在左，其首向右行；其本在右，其首向左行，皆如上锐首空、下锐首空之法，此病在腑而搏为聚之聚色也。朱永年曰：榆荚上下皆锐，但虚浮者其锐形外见，所沉之本不见其锐形也。故曰：察其浮沉以知浅深。眉批：上节单论外因故以高为本下为首，此总论外内二因故有上下之别。

以五色命脏，青为肝，赤为心，白为肺，黄为脾，黑为肾。肝合筋，心合脉，肺合皮，脾合肉，肾合骨也。此总结五脏各具五色，而各有外内之形层也。上文言赤色出于两颧，黑色出于庭，赤色在面王，此心肾之色也。若以五色命脏，则五脏各有五者之色矣。至于肩臂、膺背、膝胫、手足之部，俱各有五脏所合之皮、脉、肉、筋、骨。视其五色，则知病在内之五脏，在外合之形层，此五脏内合五行，外见五色。若外因风寒暑湿之邪而见于色者，六气之应于色也。倪冲之曰：病五脏于内，则外见五色，邪中外合之皮、脉、肉、筋、骨，则内入于五脏，此外内出入之道也。按：《病传》章曰：血脉传溜，大邪入脏，可以致死，不可以致生。帝曰：

356

大气入脏奈何？伯曰：病先发于心，一日而之肺，三日而之肝。盖血脉传溜，故先发于心。若邪中皮而内人，则先发于肺矣。夫邪从形层，次第而入于内者，先皮毛而肌腠，腠而络，络而脉，脉而经，经而腑脏，此邪在外之皮脉，即中内合之五脏。故曰：人不病而卒死，谓不病在外之形层，而即入于脏也。

论勇第五十

黄帝问于少俞曰：有人于此，并行并立，其年之长少等也，衣之厚薄均也。卒然遇烈风暴雨，或病或不病，或皆病，或皆不病，其故何也？少俞曰：帝问何急？黄帝曰：愿尽闻之。少俞曰：春青风、夏阳风、秋凉风、冬寒风，凡此四时之风者，其所病各不同形。黄帝曰：四时之风，病人如何？少俞曰：黄色薄皮弱肉者，不胜春之虚风；白色薄皮弱肉者，不胜夏之虚风；青色薄皮弱肉，不胜秋之虚风；赤色薄皮弱肉，不胜冬之虚风也。黄帝曰：黑色不病乎？少俞曰：黑色而皮厚肉坚，固不伤于四时之风。其皮薄而肉不坚，色不一者，长夏至而有虚风者病矣；其皮厚而肌肉坚者，长夏至而有虚风不病矣；其皮厚而肌肉坚者，必重感于寒，外内皆然，乃病。黄帝曰：善。朱永年曰：上章论五脏之气见于色，而分别于明堂。此论五脏之气充于形，而审其虚实。盖皮肤肌腠之间，五脏元真之所通会，是以薄皮弱肉，则脏真之气虚矣。五脏之气虚，则不能胜四时之虚风矣。虚风者，虚乡不正之邪风也。黑者，水之色。论肾气之厚薄也。不伤于四时之风者，谓土旺于四季也。不病长夏之风者，谓土主于长夏也。设有皮厚肉坚，而伤于四时之风者，必重感于寒也。夫在地为水，在天为寒，肾为水脏，上应天之寒气，是以色黑而皮厚肉坚之为病者，必重感于寒，外内皆然，乃病。谓外受天之寒邪，内伤肾脏之水气。此言人之五脏与天之六气相合，是以五色之薄弱者，不能胜四时之风气也。倪冲之曰：《五变》章论形之厚薄坚脆。此章论形中之气，有强弱之不同。眉批：《伤寒》小青龙汤、真武汤证，即此义也。

黄帝曰：夫人之忍痛与不忍痛者，非勇怯之分也。夫勇士之不忍痛者，见难则前，见痛则止；夫怯士之忍痛者，闻难则恐，遇痛不动。夫勇士之忍痛者，见难不恐，遇痛不动；夫怯士之不忍痛者，见难与痛，目转面盼，恐不能言，失气惊，颜色变化，乍死乍生。余见其然也，不知其何由？愿闻其故。少俞曰：夫忍痛与不忍痛者，皮肤之薄厚，肌肉之坚脆，缓急之分也，非勇怯之谓也。倪冲之曰：此言形气之有别也。夫忍痛与不忍痛者，因形之厚薄坚脆也。勇怯者，气之强弱也。上节论因形而定气，此论形气之各有分焉。盖形舍气，气归形，形气之可分、可合而论者也。

黄帝曰：愿闻勇怯之所由然。少俞曰：勇士者，目深以固，长冲直扬三焦理横，其心端直，其肝大以坚，其胆满以傍。怒则气盛而胸张，肝举而胆横，眦裂而目扬，毛起而面苍，此勇士之由然者也。黄帝曰：愿闻怯士之所由然。少俞曰：怯士者，目大而不减，阴阳相失，其焦理纵，髑骬短而小，肝系缓，其胆不满而纵，肠胃挺，胁下空，虽方大怒，气不能满其胸，肝肺虽举，气衰复下，故不能久怒，此怯士之所由然者也。朱永年曰：此言勇怯者，本于心之端小，气之盛衰，肝胆之强弱也。目深以固，长冲直扬，肝气强也。理者，肌肉之文理，乃三焦通会之处。三焦理横，少阳之气壮而胆横也。其心端直，自反而缩也。肝大以坚，脏体之坚大也。胆满以傍，胆之精汁，充满于四旁，此肝胆之形质壮盛也。气盛而胸张，气之盛大也。肝举胆横，眦裂毛起，肝胆之气强也。夫心者，君主之官，神明出焉。肝者，将军之官，谋虑出焉。胆者，中正之官，决断出焉。是以心直气壮，肝举胆横，此勇士之所由然者也。目大不减者，目虽大而不深固也。阴阳相失者，血气不和也。焦理纵者，三焦之理路纵弛也。髑骬短而小者，心小而下也。肝系缓，胆不满，肠胃缓，胁下空，肝胆之体质薄也。夫肺主气，气不能满其胸，故虽方大怒，肝肺虽举，气衰复下，此怯士之所由然者也。

黄帝曰：怯士之得酒，怒不避勇士者，何脏使然？少俞曰：酒者，水谷之精，熟谷之液也。其气慓悍，其入于胃中，则胃胀，气上逆，满于胸中，肝浮胆横。当是之时，固比于勇士，气衰则悔，与勇士同类，不知避之，名曰酒悖也。朱氏曰：此复申明人之勇怯，本于气之弱强、气之壮盛，由胃腑水谷之所生也。酒者，水谷之精，熟谷之液也，其气慓悍，故能助气之充满，而使肝胆浮横。然酒散则气衰，气衰则悔矣。故善养乎气者，饮食有节，起居有常，则形气充足矣。暴喜伤阳，暴怒伤阴，和其喜怒，则阴阳不相失矣。形气壮盛，虽遇裂①风暴雨，无由入其腠理，而况四时之虚风乎？倪氏曰：气之敢勇，本于心之端直，肝之大坚，胆之汁满，是气生于形也。气满胸中，而使肝浮胆横，是形本乎气也。形不离乎气，气不离乎形，此天之生命，所以立形定气，以观人之寿夭者也。高士宗曰：怯士之得酒，与勇士同类，即虽方大怒，肝肺举而气衰，复下相同。盖因酒、因怒以壮其气，酒散气衰则复怯矣。故无暴其气，此善养乎大勇者也。

背腧第五十一

黄帝问于岐伯曰：愿闻五脏之腧出于背者。岐伯曰：背中大腧在杼骨之端，肺腧在三焦之间，心腧在五焦之间，膈腧在七焦之间，肝腧在九焦之间，脾腧在十一焦之间，肾腧在十四焦之间，皆挟脊相去三寸

---

① 裂：疑当作“烈”。

所，则欲得而验之，按其处，应在中而痛解，乃其腧也。灸之则可，刺之则不可。气盛则泻之，虚则补之。以火补者，毋吹其火，须自灭也。以火泻者，疾吹其火，传其艾，须其火灭也。倪冲之曰：五脏六腑之俞，皆在于背，帝止问五脏之俞者，脏腑雌雄相合，论地之五行也。焦，椎也。在脊背骨节之交，督脉之所循也。大杼在第一椎端之两旁，肺俞在三椎之间，心俞在五椎之间，膈俞在七椎之间，肝俞在九椎之间，脾俞在十一椎之间，肾俞在十四椎之间，皆挟脊相去三寸所，左右各间中行一寸五分也。按其俞，应在中而痛解者，太阳与督脉之相通也。是以问五脏之俞，而先言大杼者，乃项后大骨之端，督脉循于脊骨之第一椎也。问五脏而言七焦之膈俞者，五脏之气，皆从内膈而出。故曰：七节之旁，中有小心。中膈者，皆为伤中，其病虽愈，不过一岁必死。夫五脏之俞，皆附于足太阳之经者，膀胱为水腑，地之五行，本于天一之水也。按太阳之经，而应于督脉者，太阳寒水之气，督脉总督一身之阳，阴阳水火之气交也。灸之则可者，能启脏阴之气也。刺之则不可者，中心者环死，中脾者五日死，中肾者七日死，中肺者五日死，盖逆刺其五脏之气皆为伤中，非谓中于脏形也。以火补之者，以火济水也。以火泻之者，艾名冰台，能于水中取火，能启发阴脏之气，故疾吹其火，即传上其艾，以导引其外出也。朱氏曰：太阳之上，寒水主之，是以标阳而本寒，秉水火阴阳之气者也。督脉环绕于周身之前后，从阴而上行者，循阴气别绕臀上股内后廉，贯脊属肾；从阳而下行者，与太阳起于目内眦，上额交巅，入络脑，还出别下项，挟脊，抵腰中，下循膂①络肾。是督脉环绕于前后上下，而属络于两肾者也。天一生水，地二生火，此太极始分之阴阳，人秉先天之水火，化生五行以成此形，是以五脏之俞，皆本于太阳而应于督脉也。眉批：督脉应天道之环转一周，水随天气而运行。

卫气第五十二

黄帝曰：五脏者，所以藏精神魂魄者也。六腑者，所以受水谷而化行物者也。其气内于五脏，而外络肢节。其浮气之不循经者，为卫气；其精气之行于经者，为营气。阴阳相随，外内相贯，如环之无端，亭亭淳淳乎，孰能穷之？然其分别阴阳，皆有标本虚实所离之处。能别阴阳十二经者，知病之所生。候虚实之所在者，能得病之高下。知六腑之气街者，能知解结契绍于门户。能知虚实之坚软者，知补泻之所在。能知六经标本者，可以无惑于天下。此章论营行脉中，卫行脉外，然经脉皮肤之血气，外内出入，阴阳相贯，环转之无端也。其气者，谓水谷所生之营卫，内营于五脏，以养精神魂魄；外络于支节，以濡筋骨关节，此言脏腑阴阳十二经脉之外内也。其浮气之不循经者为

---

① 膂 lǚ：脊梁骨。

卫气，其精气之行于经者为营气。谓营行脉中，卫行脉外，各走其道，交相逆顺而行者也。阴阳相随，外内相贯，谓脉内之血气，出于脉外，脉外之气血贯于脉中，阴阳相随，外内出入，如环无端，莫知其纪也。合天地之亭毒，乃阴阳之化淳，亭亭淳淳，孰能穷之？然其分别阴阳，皆有标本、虚实所离之处。盖以经脉所起之处为本，所出之处为标。虚实者，谓血气出于气街，离经脉而荣于肤腠，则经脉虚而皮肤实矣。高下者，谓本在下而标出于上也。气街者，气之径路，络绝则径通，乃经脉之血气，从此离绝而出于脉外者也。契，合也。绍，继也。门户者，血气所出之门户。知六腑之气街，则知血气之结于脉内者，解而通之，脉内之血气与脉外之气血，相合相继而行，则知出于气街之门户矣。脉内之血气，从气街而出于脉外；脉外之气血，从井营而溜于脉中。出于气街，则经脉虚软而皮肤石坚；溜于脉中，则经脉石坚而皮肤虚软。故能知虚实，则知补泻之所在矣。皮肤之气血，犹海之布云气于天下；经脉之血气，合经水之流贯于地中。故能知六经之标本，可以无惑于天下。篇名《卫气》者，谓脉内之营气出于气街，与卫气相将，昼行阳而夜行于阴也。夫营卫者，水谷之精气，营行脉中，卫行脉外，乃无形之气也。水谷之津液，化而为血以奉生身，命曰营气，乃有形之血。行于经隧皮肤者，皆谓之营气。夫充肤热肉之血，有从冲脉而散于皮肤者；有从大络而出于脉外者；有随三焦出气之津液，化而为赤者，皆谓之营气。盖以血为营，血之气为营气也。此章论行于脉中之营气，出于气街，与卫气相将而行，故篇名《卫气》。曰：阴阳相随，外内相贯，血气之生始出入，阴阳离合，头绪纷纭，学者当于全经内细心穷究，庶可以无惑矣。眉批：人之经脉如长江、大海，人之络脉如水之支流，至稍妙而尽绝。

岐伯曰：博哉！圣帝之论，臣请尽意悉言之。足太阳之本，在跟以上五寸中，标在两络命门。命门者，目也。足少阳之本，在窍阴之间，标在窗笼之前。窗笼者，耳也。足少阴之本，在内踝下上三寸中，标在背腧与舌下两脉也。足厥阴之本，在行间上五寸所，标在背腧也。足阳明之本，在厉兑，标在人迎颊挟颃颡也。足太阴之本，在中封前上四寸之中，标在背腧与舌本也。此分别十二经脉之本，出于手足之腕踝，其标在于胸腹头气之街。标者，犹树之梢秒，秒绝而出于络外之径路也。本者，犹木之根干，经脉之血气从此而出也。足太阳之本，在跟以上五寸中，其标在于两目而出于头气之街。夫气在头者，止之于脑，两目之脉入于脑而绝于内也。足少阳之本，在足窍阴之间，其标在耳窗笼之前，而出于头气之街。足少阴之本，在内踝下上三寸中，其标在于背俞与舌下之两脉，而出于胸气之街。盖气在胸者，止之膺与背俞，谓络脉之循于胸者，或绝于膺胸之间，或行至背俞而始绝也。《根结篇》曰：少阴结于廉泉舌下两脉。廉泉，玉英也。盖少阴主先天之精气，及受藏水谷之精，故从本经之络脉，

364

而出于胸气之街,复从任脉而上出于廉泉,从冲脉而下出于胫气之街,少阴为水脏而富于精血者也。足厥阴之本,在行间上五寸所,标在背俞,而出于胸气之街。足阳明之本,在足之厉兑,标在人迎颊侠颃颡,而出于头气之街。颃颡者,鼻之上窍,以收洞涕者也。足太阴之本,在中封前上四寸之中,标在背俞与舌本,而出于胸气之街。盖三阳之经上循于头,是以络脉亦上出于头而始绝。三阴之脉,止于膺胸之间,故络脉亦至膺与背俞而止。按:此章与《根结篇》大义相同,而各有分别。《根结篇》论三阴三阳之开阖枢,此章论十二络脉之标本出入。倪氏曰:开阖枢者,三阴三阳之气也。入于脉中为阖,出于肤表为开,出入于皮肤经脉之外内为枢,此论气而及于脉络也。此章论血气出入于十二经脉之中,以合三阴三阳之气,故曰太阳、少阳、阳明、太阴、少阴、厥阴,而不言脏腑之经脉,此论络脉而及于气也。盖血气之行于肤表者,应六气之司天在泉,运行于地之外,肤表之气血,溜注于脉中,应天泉之复通贯于地内。《五运行篇》之所谓燥胜则地干,暑胜则地热,风胜则地动,湿胜则地泥,寒胜则地裂,火胜则地固也。十二经脉,应经水之流行于地中,经脉之血气,从络脉而出于肤表,犹经水之从支流而注于海,海之云气复上通于天。是以论阴阳六气,不离乎经脉;论十二经脉,不离乎阴阳,人与天地参也。

手太阳之本,在外踝之后,标在命门之上一寸也。手少阳之本,在小指次指之间,上二寸,标在耳后上角下外眦也。手阳明之本，在肘骨中，上至别阳，标在颜下合钳上也。手太阴之本，在寸口之中，标在腋内动也。手少阴之本，在锐骨之端，标在背腧也。手心主之本，在掌后两筋之间二寸中，标在腋下下三寸也。手太阳之本，在外踝之后，标在命门之上一寸，而出于头气之街。手少阳之本，在小指次指之间上二寸，标在耳后上角下外眦，而出于头气之街。手阳明之本，在肘骨上至别阳，标在颜下合钳上而出于头气之街。钳上者，耳上也。手太阴之本，在寸口之中，标在腋内之动处，而出于胸气之街。手少阴之本，在锐骨之端，标在背俞而出于胸气之街。手心主之本，在掌后两筋之间二寸中，标在腋下三寸，而出于胸气之街。按十二经脉之终始，出于井，溜于荥，注于输，行于经，入于合，而内属于脏腑，此脏腑之十二经脉也。十二络脉之本标，乃经脉之支别，故曰此气之大络也，络绝则径通。盖血气从络脉之起处为本，尽处为标，而出于气街也。然支络乃经脉之分派，故曰足太阳之本，在跟以上五寸中，足少阴之本，在内踝下三寸中。盖以本支所分之处为本，而不定在于经输之穴会也。至于标在头气之街者，止之于脑。如太阳之在目内，少阳之在耳中，阳明之在颃颡，乃三阳之络脉，绝于头脑之中，亦非头面之穴会也。经脉之内属脏腑，外络形身，应神机之出入；血气之从络脉出于气街，运行于肤表，应精气之降升。出入废则神机化灭，升降息则气立孤危。故曰：亭亭淳淳，孰能穷之？言血气之升降出入，合天地之化育运行无息者也。眉批：绝，尽也。血气从络脉之尽。

凡候此者，下虚则厥，下盛则热；上虚则眩，上盛则热痛。故石者绝而止之，虚者，引而起之。虚实者，谓十二络脉之血气，有虚而有实也。下虚下盛者，虚实之在本也，是以下虚则厥，下盛则热。上虚上盛者，虚实之在标也，是以上虚则眩，上盛则热痛。故石者绝而止之，谓绝之于下而止之盛于上也。虚者引而起之，谓引之于上而起之出于下也。此候手足之十二络脉，上出于头气、胸气之街者也。朱氏曰：绝者，绝其经脉之血气，溢于络脉之中。起者，起其经脉之血气，而引出于气街也。此盖以申明血脉之贯通，非补泻之谓也。眉批：血气从经脉出于络脉，而上出于气街。

请言气街，胸气有街，腹气有街，头气有街，胫气有街，故气在头者，止之于脑。气在胸者，止之膺与背腧。气在腹者，止之背俞，与冲脉于脐左右之动脉者。气在胫者，止之于气街，与承山踝上以下。取此者，用毫针，必先按而在久应于手，乃刺而予之。所治者，头痛眩仆，腹痛中满暴胀，及有新积。痛可移者，易已也；积不痛，难已也。街，路也。气街者，气之径路，络绝则径通，乃络脉之尽绝处，血气从此通出于皮腠者也。止，尽也。止之于脑者，言头气之街，络脉尽于脑也。止之膺与背俞者，谓胸气之街，络脉有尽于膺胸之间者，有从胸上循肩背而始绝者，脉内之血

367

气，或从膺腋之络脉尽处，而出于皮肤；或从背俞之络脉尽处，而出于皮肤也。夫十二经脉，止出于头气之街。胸气之街者，血气从下而上出于标也。经云：冲脉者，经脉之海也。主渗灌溪谷，与阳明合于宗筋，阴阳总宗筋之会，会于气街，而阳明为之长，皆属于带脉，而络于督脉。是阳明之血气，又从冲脉而出于腹气之街，故与冲脉会于脐之左右动脉也。本经《动输篇》曰：冲脉与少阴之大络，起于肾下，出于气街，循阴股内廉，邪入腘中。腘中乃足太阳之部分，故与足太阳之承山，交会于踝上以下，此足少阴又同冲脉而出于胫气之街也。毫针，微细之针，取气之出于皮毛者也。按之在久者，候气之至也。夫少阴、阳明为血气之生始，少阴之血气，逆于胫气之街，则不能上行而为头痛眩仆；阳明之血气，逆于腹气之街，则不能布散而为腹痛中满。此因少阴、阳明之气厥逆，故用毫针久按以候气。故所治者，头痛眩仆中满也。及有新积痛可移者，积在气分，故为易已；积不痛者，积在血分，故难已也。此盖假积以申明经络之荣血出于气街，与卫气偕行，环转无端，或有因于气逆，或有因于血逆也。阳明为血气所生之腑，少阴乃先天精气之脏，故复从冲脉出于腹气之街、胫气之街，而充布于皮肤肌腠。是以《动输篇》论足少阴、阳明独动不休者，乃血气之盛。眉批：与者，谓阳明、少阳之血气出于头气、胸气之街，而复与冲脉，出于腹气，胫气之街。暴胀新积，谓腹内亦有络绝之处，血气从络绝处而出于郭郭之中，则成积矣。脉内之血气上行，脉外之血气下行，外内相贯，环转无端。带脉横束于

368

腹，督脉从少腹直上者，贯其中央。曰暴、曰新、非久积也。谓血气之偕行，而各有所阻。气逆、血逆，皆能为头痛眩仆，腹痛中满。玉师曰：积者，邪出于腹内也。

论痛第五十三

黄帝问于少俞曰：筋骨之强弱，肌肉之坚脆，皮肤之厚薄，腠理之疏密，各不同，其于针石火焫之痛如何？肠胃之厚薄坚脆亦不等，其于毒药何如？愿尽闻之。少俞曰：人之骨强、筋弱、肉缓、皮肤厚者耐痛，其于针石之痛，火焫亦然。黄帝曰：其耐火焫者，何以知之？少俞答曰：加以黑色而美骨者，耐火焫。黄帝曰：其不耐针石之痛者，何以知之？少俞曰：坚肉薄皮者，不耐针石之痛，于火焫亦然。焫、热同。此承上文复申明人之皮肉筋骨，皆借少阴、阳明之所资生而资养者也。少阴秉先天之精气，阳明化水谷之精微，是以筋骨之强弱，肌肉之坚脆，皮肤之厚薄，腠理之疏密，皆秉气于少阴、阳明者也。黑色而美骨者，少阴之血气盛也。肉缓皮肤厚者，阳明之血气盛也。莫子曰：肾为水脏，故少阴之气盛者，能耐火焫。阳明秉秋金之气，故气弱则不能耐针石火焫矣。

黄帝曰：人之病，或同时而伤，或易已，或难已，其故何如？少俞曰：同时而伤，其身多热者易已，多寒者难已。此分论少阴之气。少阴者，至阴也，而为生气之原，故其身多热者，少阴之生气盛也；多寒者，少阴之生气虚也。人之形气，生于后天之水谷，始于先天之阴阳。形气盛则邪散，形气虚则邪留，是以病之难易已者，由少阴生气之盛衰也。朱氏曰：少阴先天之精气，借后天水谷以资培，两火并合，故曰阳明。阳明秉燥热之气者也。其身多热者，少阴之气盛也，少阴之气盛，受阳明之所资也。此节论少阴受阳明之气以资培，下节论阳明受少阴之气以合化。眉批：《厥论》曰：气青于中。

黄帝曰：人之胜毒，何以知之？少俞曰：胃厚色黑、大骨及肥者，皆胜毒；故其瘦而薄胃者，皆不胜毒也。胜，平声。此复论少阴与阳明之相合也。阳明居中土，主受纳水谷，借少阴之气上升，戊癸相合，化大火土之气，而后能蒸泌水谷之精微。是以胃厚色黑、大骨及肥者，少阴、阳明之气并盛，故皆能胜毒。倪氏曰：中下二焦，互相资生，然后筋骨强坚，肌肉丰厚，此注与《素问·厥论》合看。

天年第五十四

黄帝问于岐伯曰：愿闻人之始生，何气筑为基，何立而为楯？何失而死，何得而生？岐伯曰：以母为基，以父为楯。失神者死，得神者生也。倪冲之曰：此篇论人之生死寿夭。皆本于少阴、阳明也。夫阳为父，阴为母，基始也。言人本于少阴而始生也。楯者，干盾之属，所以杆御四旁，谓得阳明之气，而能充实于四体也。两精相搏谓之神。两精者，一生于先天之精；一生于水谷之精。相搏者，搏聚而合一也。谓得先后天之精气充足，然后形与神俱，度百岁乃去。眉批：神者，水谷之精气也。

黄帝曰：何者为神？岐伯曰：血气已和，营卫已通，五脏已成，神气舍心，魂魄毕具，乃成为人。朱永年曰：此言有生之初，得先天之精气，生此营卫气血、五脏神志，而后乃成人。

黄帝曰：人之寿夭各不同，或夭寿，或卒死，或病久。愿闻其道。岐伯曰：五脏坚固，血脉和调，肌肉解利，皮肤致密，营卫之行，不失其常，呼吸微徐，气以度行，六腑化谷，津液布扬，各如其常，故能长久。朱氏曰：此言已生之后，借水谷之精气，资生营卫津液，资养脏腑形身，而后能长久。

黄帝曰：人之寿百岁而死，何以致之？岐伯曰：使道隧以长，基墙高以方，通调营卫，三部三里起，骨高肉满，百岁乃得终。此总论人秉先后天之精气充足，营卫通调，骨肉丰满，可长享其天年。使道者，血脉之道路。《本输篇》之所谓间使之道，盖心包络之主血脉也。队，行列也。长者，环转之无端也。此言血气充足，循序而流通也。土基高以方者，肌肉厚而充于四体也。脉道流长，肌肉高厚，则营卫通调矣。三部者，

371

形身之上中下。三里者，手足阳明之脉，皆起发而平等也。骨高者，少阴之气足也。肉满者，阳明之气盛也。如此者，寿之征也。倪氏曰：心包络主脉，包络三焦，乃肾脏所生之气，出归于心下，为有形之脏腑而主血脉，此先天之精气也。基墙者，土基厚而四壁坚固，此后天水谷之精气也。眉批：经脉之血气本于足，皮肤之血气本于手。莫子曰：身半以上手阳明主之，身半以下足阳明主之。

黄帝曰：其气之盛衰，以至其死，可得闻乎？岐伯曰：人生十岁，五脏始定，血气已通，其气在下，故好走。二十岁，血气始盛，肌肉方长，故好趋。三十岁，五脏大定，肌肉坚固，血脉盛满，故好步。四十岁，五脏六腑十二经脉，皆大盛以平定，腠理始疏，荣华颓落，发颇颁白，平盛不摇，故好坐。五十岁，肝气始衰，肝叶始薄，胆汁始灭，目始不明。六十岁，心气始衰，善忧悲，血气懈惰，故好卧。七十岁，脾气虚，皮肤枯。八十岁，肺气衰，魄离，故言善误。九十岁，肾气焦，四脏经脉空虚。百岁，五脏皆虚，神气皆去，形骸独居而终矣。此言人之生长，从阴而生，自下而上，故曰其气在下。好走、好趋、好步者，春夏生动之气也。人之衰老，从上而下，自阳而阴，故肝始衰而心，心而脾，脾而肺，肺而肾。好坐、好卧者，秋冬收藏之气也。肌肉坚固，血脉盛满，少阴、阳明之气盛也。腠理空疏，发颇颁白，阳明、少阴之气衰也。朱氏曰：人之生长，先本于肾脏之精气，从水火而生木金土，先天之五行也。人之衰老，从肝木以及于火土金水，后天之五行也。眉批：《方盛衰论》曰：老从上，少从下。

黄帝曰：其不能终寿而死者，何如？岐伯曰：其五脏皆不坚，使道不长，空外以张，喘息暴疾，又卑基墙，薄脉少血，其肉不石，数中风寒，血气虚，脉不通，真邪相攻，乱而相引，故中寿而尽也。数，叶朔。此言人秉先天之气虚薄，而后天犹可资培，更能无犯贼风虚邪，亦可延年益寿。若秉气虚弱，而又不能调养，兼之数中风寒，以致中道夭而不能尽其天年矣。五脏不坚，使道不长，空外以张，喘息暴疾，先天之气不足也。又卑基墙，薄脉少血，其肉不石，又失其饮食起居之调养矣。数中风寒，又不知虚邪贼风，避之有时矣，致使真邪相攻，乱而相引，故中寿而尽也。倪冲之曰：先天者，肾脏之精气也。然有生之后，惟借后天以资培。水谷入口，其味有五，津液各走其道。酸先入肝，苦先入心，甘先入脾，辛先入肺，咸先入肾。五脏主藏水谷之精者也。肾为水脏，受五脏之精而藏之。是以先天之精气不足，得后天以资养，亦可以享其永年。故曰：六腑化谷，津液布扬，各如其常，故能久长。

卷 之 七

清·钱塘　张志聪隐庵集注
同学　余国锡伯荣　任充谦谷庵合参
门人　王弘义子方校正

逆顺第五十五

黄帝问于伯高曰：余闻气有逆顺，脉有盛衰，刺有大约，可得闻乎？伯高曰：气之逆顺者，所以应天地、阴阳、四时、五行也。脉之盛衰者，所以候血气之虚实有余不足也。刺之大约者，必明知病之可刺，与其未可刺，与其已不可刺也。余伯荣曰：此论病气亦随血气出入于皮肤经脉之外内而刺之有法也。气有逆顺者，谓经脉外内之气，交相逆顺而行，所以应天地阴阳，四时五行之升降出入。脉有盛衰者，谓经脉外内之血气，有出有入，是以有虚有实，有有余有不足也。刺之大约者，必明知病之方来之可刺也，与其方盛之未可刺也，与其已过之不可刺也。眉批：出则内虚外实，入则内有余外不足也。大气已过，刺之则真气脱。

黄帝曰：候之奈何？伯高曰：《兵法》曰：无迎

逢逢之气，无击堂堂之阵。《刺法》曰：无刺熇熇之热，无刺漉漉之汗，无刺浑浑之脉，无刺病与脉相逆者。黄帝曰：候其可刺奈何？伯高曰：上工，刺其未生者也。其次，刺其未盛者也。其次，刺其已衰者也。下工，刺其方袭者也，与其形之盛者也，与其病之与脉相逆者也。故曰：方其盛也，勿敢毁伤，刺其已衰，事必大昌。故曰：上工治未病，不治已病，此之谓也。逢，叶彭。此言《刺法》有如兵法，当避其来锐，击其惰归。按：《史记》轩辕之时，神农时世衰，诸侯相侵伐，及蚩尤作乱。轩辕乃习用干戈，以征不享，故即以用兵之法，而为刺之大约。夫战，勇气也。一鼓作气，再而衰，三而竭。是以无迎逢逢之气，无击堂堂之阵，俟其气衰辄乱，然后击之，无有不克者矣。熇熇之热，热盛于皮肤也。漉漉之汗，邪盛在肌腠也。浑浑之脉，邪入于经脉也。病与脉相逆者，真邪相攻也。《离合真邪论》曰：夫邪去络入于经也，舍于血脉之中。其寒温未相得，如涌波之起也，时来时去，方其来也，必按而止之，无逢其冲而泻之。知机之道，不可挂以发。盖邪之方盛不可迎，邪之已往不可追，俟其来去之时，如发机之速，不可差之毫发者也。刺其未生者，未生于脉中也。未盛者，邪来之未盛。已衰者，邪去之已衰。故曰：方其盛也，勿敢毁伤，谓邪气方盛，则真气大虚，故勿敢泻邪以伤正气。刺其已衰，事必大昌。上工治未病者，未病于脉中也。盖传溜于血脉，则有入腑干脏之

375

患矣。余伯荣曰：按此篇篇名《逆顺》，而伯高曰：气之逆顺，所以应天地阴阳，四时五行也。是虽论刺之大约，而重在气之逆顺。夫天道右迁，地道左转，四时之气，寒往则暑来，暑往则寒来，升降出入于天地之外内者也。五脏者，生长化收藏之气，此皆阴阳相贯，环转无端。夫人皮以应天，肌肉应地，血脉应地之经水。气之逆顺，谓气之环转于经脉、皮肤之外内，交相逆顺而行，以应天地阴阳四时五行之气。是以下工刺其方袭者，谓病之方袭于脉中也。与其形之盛者，谓病之盛于皮腠，而为熇熇之热漉漉之汗也。与其病之与脉相逆者，谓病邪始入于脉也。盖脉气之出于皮肤，从经而脉，脉而络，络而孙，孙络绝而后出于气街。邪之入于经脉，去皮肤而入于络，去络而入于经，是以病与脉之相逆也。夫邪去络入于经也，如涌波之起，时来时去，无有常在，其病气已衰，则顺脉而行矣。故曰：刺其已衰，事必大昌。此篇重在知人气之逆顺，应天地四时五行，则知邪病之盛虚出入矣。眉批：始入于脉则相逆，真邪已合则涌波不起，顺脉而行。

五味第五十六

黄帝曰：愿闻谷气有五味，其入五脏分别奈何？伯高曰：胃者，五脏六腑之海也，水谷皆入于胃，五脏六腑皆禀气于胃。五味各走其所喜，谷味酸，先走肝；谷味苦，先走心；谷味甘，先走脾；谷味辛，先走肺；谷味咸，先走肾。谷气津液已行，营卫大通，乃化糟粕，以次传下。任谷庵曰：此章论五脏六腑，津液营卫，皆秉气于胃腑水谷之所生养。夫谷入于口，其味有五，各归所喜，津液各走其道。谷气津液已行，营卫大通，所化之糟粕，乃传于小肠大肠，循下焦而渗入膀胱也。

黄帝曰：营卫之行奈何？伯高曰：谷始入于胃，其精微者，先出于胃之两焦，以溉五脏。别出两行，营卫之道。其大气之抟而不行者，积于胸中，命曰气海，出于肺，循喉咽，故呼则出，吸则入。天地之精气，其大数常出三入一，故谷不入半日则气衰，一日则气少矣。抟，音团。任氏曰：此言入胃水谷所生之精气，先出于胃之两焦，以溉五脏。两焦，上焦中焦也。上焦出胃上口，中焦亦并胃中，故曰：胃之两焦。谷入于胃以传于肺，五脏六腑，皆以受气，别出两行营卫之道。其清者为营，浊者为卫，营行脉中，卫行脉外。大气，宗气也。胸中，膻中也。其宗气之抟而不行者，积于胸中，命曰气海，上出于肺，循喉咽以司呼吸，呼则气出，吸则气入也。天食人以五气，地食人以五味，谷入于胃，化其精微，有五气五味，故为天地之精气，五谷入于胃也。其糟粕、津液、宗气分为三隧，故其大数常出三入一。盖所入者谷，而所出者乃化糟粕，以次传下，其津液溉五脏而生营卫，其宗气积于胸中以司呼吸，其所出有三者之隧道，故谷不入半日则气衰，一日则气少矣。余伯荣曰：按本篇言，大气之抟而不行者，积于胸中，命曰气海，出于肺，循喉咽，故呼则出，吸则入，此宗气之行于脉外也。盖肺主皮毛，人一呼则气出，而八万四千毛窍皆阖；一吸则气入，而八万四千毛窍皆开，此应呼吸而司开阖者也。《邪客篇》云：宗气积于胸中，出于喉咙，以贯心脉而行呼吸，此宗气之行于脉中也。一呼一吸脉行六寸，昼夜一万三千五百息，脉行八百十丈为一周，此应呼吸而脉行循度环转者也。故曰：宗气流于海，其下者注于气街，其上者走于息道。盖行于脉外者，直下注于气街，而充遍于皮毛也。

黄帝曰：谷之五味，可得闻乎？伯高曰：谓尽言之。五谷：秔米甘，麻酸，大豆咸，麦苦，黄黍辛。五果：枣甘，李酸，栗咸，杏苦，桃辛。五畜：牛甘，犬酸，猪咸，羊苦，鸡辛。五菜：葵甘，韭酸，藿咸，薤苦，葱辛。五色：黄色宜甘，青色宜酸，黑色宜咸，赤色宜苦，白色宜辛。凡此五者，各有所宜。所谓五色者，脾病者，宜食秔米饭、牛肉、枣葵；心病者，宜食麦、羊肉、杏薤；肾病者，宜食大豆、黄卷、猪肉、栗藿；肝病者，宜食麻、犬肉、李韭；肺病者，宜食黄黍、鸡肉、桃葱。秔、粳同。余伯荣曰：五谷为养，五果为助，五畜为益，五菜为充，气味合而服之，以补精益气，是以五色合五味而各有所宜也。五脏内合五行，外合五色。五味入胃，各归所喜，津液各走其道，以养五脏，故五脏病者，随五味所宜也。

378

眉批：色合于气，气合于味。

五禁：肝病禁辛，心病禁咸，脾病禁酸，肾病禁甘，肺病禁苦。余氏曰：五味五气，有生有克，有补有泻。故五脏有病，禁服胜克之味。

肝色青，宜食甘，秔米饭、牛肉、枣、葵皆甘。心色赤，宜食酸，犬肉、麻、李、韭皆酸。脾色黄，宜食咸，大豆、豕肉、栗、藿皆咸。肺色白，宜食苦，麦、羊肉、杏、薤皆苦。肾色黑，宜食辛，黄黍、鸡肉、桃、葱皆辛。《藏气法时论》曰：肝苦急，急食甘以缓之。心苦缓，急食酸以收之。脾苦湿，急食苦以燥之。肺苦气上逆，急食苦以泄之。肾苦燥，急食辛以润之。夫色者，气之华也。缓急燥湿，脏气之不和也。五脏有五气之苦，故宜五味以调之，用阴而和阳也。愚按：脾苦湿，急食苦以燥之。而又曰：脾色黄，宜食咸，大豆豕肉栗藿皆咸。盖脾为阴中之至阴，而主湿土之气，乃喜燥而恶寒湿者也，故宜食苦以燥之。然灌溉于四脏，土气润湿而后乃流行，故又宜食咸以润之。是以《玉机真藏论》曰：脾者，土也，孤脏以灌四旁者也，其来如水之流者，此谓太过，病在外，故宜急食苦以燥之。如鸟之喙者，此谓不及，病在中，谓如黔喙之属，艮止而不行，是以食咸以滋其润湿而灌溉也。盖脾为土脏，位居中央，不得中和之气，则有太过不及之分，是以食味之有两宜也。眉批：苦乃火之味，故主燥热。

379

水胀第五十七

黄帝问于岐伯曰：水与肤胀、鼓胀、肠覃、石瘕、石水，何以别之？覃，音尽。余伯荣曰：此章论寒水之邪，而为水与肤胀、鼓胀、肠覃、石瘕诸证。经云：太阳之上，寒水主之，寒者水之气也。肾与膀胱，皆积水也，故曰石水。石水者，肾水也。如水溢于皮间则为皮水，寒乘于肌肤则为肤胀，留于空郭则为鼓胀，客于肠外则为肠覃，客于子门则为石瘕，皆水与寒气之为病也。夫邪之所凑，其正必虚，外之皮肤肌腠，内之脏腑募原，肠胃空郭，皆正气之所循行，气化则水行，气伤则水凝聚而为病。是以凡论水病，当先体认其正气，知正气之循行出入，则知所以治之之法矣。

岐伯答曰：水始起也，目窠上微肿，如新卧起之状，其颈脉动，时咳，阴股间寒，足胫肿，腹乃大，其水已成矣。以手按其腹，随手而起，如裹水之状，此其候也。余氏曰：此太阳膀胱之水，溢于皮肤而为水胀也。太阳之气，运行于肤表，此水随气溢而为病也。太阳之脉，起于目内眦，上额交巅，循颈而下，目窠上微肿，水循经而溢于上也。其颈脉动，水伤气而及于脉也。咳者，水邪上乘于肺也。阴股寒，足胫肿，太阳之气虚而水流于下也。腹大者，水泛而土虚也。水在皮中，故按之随手而起，如裹水之状，此其候也。

黄帝曰：肤胀何以候之？岐伯曰：肤胀者，寒气客于皮肤之间，鼞鼞然不坚，腹大，身尽肿，皮厚，按其腹，窅而不起，腹色不变，此其候也。鼞，音空，鼓声。窅，音杳。余氏曰：寒者，水之气也，此无形之气，客于皮肤而为虚胀也。无形之气，故鼞鼞然不坚。气胀，故腹大身尽肿也。寒气在于肌腠，故皮厚窅深也。夫水在皮中，故按之即起，此病在气，故按其腹窅而不起，腹色不变者，寒气在皮肤，而脾土未伤也。

鼓胀何如？岐伯曰：腹胀身皆大，大与肤胀等也，色苍黄，腹筋起，此其候也。余氏曰：此寒气乘于空郭之中，所谓脏寒生满病也。脏寒者，水脏之寒气盛，而火土之气衰也。身皆大者，脾主肌肉也。色苍黄，腹筋起者，土败而木气乘之也。眉批：肝木主筋。

肠覃何如？岐伯曰：寒气客于肠外，与卫气相搏，气不得营。因有所系，癖而内著，恶气乃起，瘜肉乃生。其始生也，大如鸡卵，稍以益大，至其成，如怀子之状，久者离脏，按之则坚，推之则移，月事以时下，此其候也。"脏"旧文"岁"，今改正。此寒气客于肠外而生覃也。夫卫气夜循脏腑之募原，行阴二十五度，寒气客于肠外，与卫气相搏，则卫气不得营行矣。因有所系癖而内著者，此无形之气，相搏于肠外空郭之中，而著于有形之膏募也。是以血肉之恶气乃起，瘜肉乃生，而成此覃。久则离于脏腑之脂膜，如怀子之虚悬，按之则坚，推之则移，不涉于脏腑，故月事以时下，此

381

其候也。眉批：离脏，故如怀子之状，推之则移。

石瘕何如？岐伯曰：石瘕生于胞中，寒气客于子门，子门闭塞，气不得通，恶血当泻不泻，衃以留止，日以益大，状如怀子，月事不以时下。皆生于女子，可导而下。余氏曰：胞中，血海也，在少腹内。男子之血，上唇口而生髭须，女子月事以时下。寒气客于子门，则子门闭而胞中之血，当泻不泻，留积而成衃块，日以益大，状如怀子。血留胞中，故月事不以时下。覃瘕皆生于女子，治之者可导下之。眉批：留积一血月而下，不主妊娠，故曰恶血。

黄帝曰：肤胀鼓胀可刺耶？岐伯曰：先泻其胀之血络，后调其经，刺去其血络也。余氏曰：肤胀者，寒气客于外，鼓胀者，寒气客于内，故先泻其胀之血络，后调其经，刺去其血络，盖先泻其外，后调其内，而复治其外，外内之相通也。任氏曰：肠覃石瘕，乃有形之血积，可从气分而导之。肤胀鼓胀，乃无形之气胀，可从血络而泻之，血气之相通也。

贼风第五十八

黄帝曰：夫子言贼风邪气之伤人也，令人病焉，今有其不离屏蔽，不出室穴之中，卒然病者，非不离贼风邪气，其故何也？岐伯曰：此皆尝有所伤于湿气，藏于血脉之中，分肉之间，久留而不去。若有所堕坠，恶血在内而不去，卒然喜怒不节，饮食不适，寒温不时，腠理闭而不通。其开而遇风寒，则血气凝结，与故邪相袭，则为寒痹。其有热，则汗出，汗出则受风，虽不遇贼风邪气，必有因加而发焉。此篇论病形而伤其精气神也。三邪杂至，合而为痹，在内而伤其精气神者，有似乎鬼神可祝由而已也。篇名《贼风》者，言往古之人，恬惔虚无，精神内守，邪不能深入，故可移精祝由而已，当今之世不然。忧患缘其内，苦形伤其外，贼风数至，虚邪朝夕，内至五脏骨髓，外伤空窍肌肤，故祝由不能已也。夫心主脉，诸血者皆属于心，尝有所伤于湿气，藏于血脉之中，则伤心藏之神矣。分肉者，三焦通会元真之处，留于分肉之间，则伤其气矣。若有所堕坠，则有伤于筋骨，筋即为肝，骨即为肾，血即为心，恶血在内，则伤心藏之神有伤于筋，则伤肝藏之魂，有伤于骨，则伤肾藏之精，卒然喜怒不节，则更伤所藏之神魂，饮食不适，则更伤水谷之精液，寒温不时，则伤在外之形气，形气伤则腠理闭而不通，其开而遇风寒，则血气凝结，与故之湿邪相袭，则风寒湿三气杂合而为痹矣。其开而遇风者，以有热则汗出，盖热乃火之气，汗乃精血之液，因伤其精神，是以热则气弛汗出而开也。汗出则受风，虽不遇贼风邪气，必有因加于风寒而发焉。任谷庵曰：贼风邪气，不正之邪气也。风寒，天之正气也。因有故邪，开而汗出，故因加而合为邪病焉。王子方曰：风伤气，寒伤神，湿伤精。盖风伤卫，寒伤营，而寒水之气，又伤心火也。湿乃土之邪气，

383

故伤肾藏之精，是以伤于湿者则为痿厥。痿者骨痿，厥者肾脏之生气厥逆而四肢清冷也。

黄帝曰：夫子之所言者，皆病人之所自知也。其毋所遇邪气，又毋怵惕之所志，卒然而病者，其故何也？唯有因鬼神之事乎？岐伯曰：此亦有故邪，留而未发，因而志有所恶，及有所慕，血气内乱，两气相搏。其所从来者微，视之不见，听而不闻，故似鬼神。毋、无同。恶，去声。此言病在内而伤其精气神也。故邪留而未发者，留于脏腑募原之间，则有伤于气矣。水之精为志，火之精为神，志有所恶，则伤肾藏之精，心有所慕，则伤心藏之神，血气内乱，真邪相搏，其所由来者渐矣。此病气而不病形，故视之不见，听而不闻，若有似乎鬼神。夫魂游为神，魄降为鬼，随神往来谓之魂，并精而出谓之魄，精神内伤，则魂魄飞扬，而有似乎鬼神也。眉批：内之募原，与外之分肉相通。肝藏魂，肺主气而藏魄。

黄帝曰：其祝而已者，其故何也？岐伯曰：先巫者，因知百病之胜，先知其病之所从生者，可祝而已也。知百病之胜者，知精气神三者，能胜其百病也。知其病之所从生者，知先伤其精气神，而病之所由生也。可祝而已者，先巫之能移精变气而通神明也。王子方曰：上古有十三科，祝由乃其一也。先巫者，言上古之能祝由而愈病者，谓之巫医，故古之医字从巫，非与师巫之贱役比也。南人有言曰：人而无恒，不可以作巫医，即上古祝而已病之医，非医巫之有二也。

卫气失常第五十九

黄帝曰：卫气之留于腹中，搐积不行，菀蕴不得常所，使人支胁胃中满，喘呼逆息者，何以去之？伯高曰：其气积于胸中者，上取之；积于腹中者，下取之；上下皆满者，傍取之。黄帝曰：取之奈何？伯高对曰：积于上，泻人迎、天突、喉中；积于下者，泻三里与气街；上下皆满者，上下取之，与季胁之下一寸。重者，鸡足取之。诊视其脉大而弦急，及绝不至者，及腹皮急甚者，不可刺也。黄帝曰：善。菀，音郁。此篇论卫气失常，以明卫气所出所主之常所，有浮沉浅深，太过不及之别。按：第七十六之《卫气行》章，卫气昼行于阳，夜行于阴，外内出入之循度，此篇论卫气始生始出之道路，主于皮肉筋骨之间，所以温分肉，充皮肤，肥腠理而司开阖者也。夫卫气者，阳明水谷之悍气也。谷入于胃，其精微者，先出于胃之两焦以溉五脏，别出两行营卫之道，营行脉中，卫行脉外。所谓别出者，与谷入于胃乃传之肺，流溢于中，布散于外，精专者行于经隧，常营无已，终而复始之，营气所出之道路各别也，卫气与宗气所出之道路各别也。两行者，谓营气出于气分而行于脉中，卫气出于脉中而散于脉外，此阴阳血气交互之妙道也。夫精专者行于经隧之营血，

385

始于手太阴肺，终于足厥阴肝，脏腑相通，外内相贯，环转无端，终而复始，与营行脉中，一呼一吸，脉行六寸，日行二十五度，夜行二十五度之道路各别也。所谓营行脉中以应呼吸漏下者，乃中焦所生之津液，随三焦出气，外注于皮肤溪谷之气分，渗入于孙脉，络脉化而为赤者也。《五癃篇》之所谓三焦出气以温肌肉充皮肤为其津，其流而不行者为液。《决气》章之所谓糟粕、津液、宗气，分为三隧。营气者，泌其津液，注之于脉，化而为血，以营四末，内注五脏六腑以应刻数。《痈疽》章之所谓中焦出气如露，上注溪谷而渗孙脉，津液和调，变化而赤为血，血和则孙脉先满溢，乃注于络脉，皆盈，乃注于经脉，阴阳已张，因息乃行，行有经纪，周有道理，与天合同，不得休止。是行于脉中以应呼吸之营气，乃中焦所生之津液，随三焦之出气，注于皮肤分肉之气分，渗于孙络，变化而赤为血，因息乃行，行有经纪，与《营气篇》之始于手太阴肺，终于足厥阴肝之道路各别也。宗气积于胸中，上出于肺，循喉咽，呼则出，吸则入。夫肺主皮毛，人一呼则气出，而八万四千毛窍皆阖，一吸则气入，而八万四千毛窍皆开，此宗气之应呼吸而司开阖者也。卫气者，出其悍气之慓疾，而先行于四末分肉皮肤之间，昼日行于阳，夜行于阴，司昼夜之开阖者也。呼吸之开阖，人之开阖也。昼夜之开阖，应天之开阖也。是以营气卫气之所出所行，各有其道，故曰别出两行营卫之道。此篇论卫气之始生始出，从阳明之脉络，分行于上下四旁，而布散于形身之外，蓄积菀

386

蕴者，犹草木之生长茂盛于内也。不得常所者，不得所出所主之常处也。故内积于上者，取之大迎天突，盖卫气之上出者，从胃之大迎，任之天突，而外出于皮肤也。积于下者，取之三里，盖卫气之下出者，从胃之三里而外出于皮肤也。积于中者，取之气街，与季胁之带脉，盖卫气之布于四旁者，从腹之气街带脉之章门，而外出于四旁也。夫卫气乃胃腑水谷所生之气，足阳明与任脉会于中脘，上会于承浆，与带脉会于脐之左右，而出于腹气之街，是阳明所生之气，从阳明之经脉而出散于皮肤，此卫气始出之常所也。夫卫为阳，从脉而出，由内而外，自阴而出于阳。营为阴，从溪谷气分而入于孙脉经脉，自外而内，由阳而入于阴。此阴阳血气外内交互之妙道也。鸡足者，以足缓伸缓缩，如鸡足之践地，盖以疏阳明之经脉，以通卫气之所出也。诊视其脉大而弦急及绝不至者，及腹皮急甚者，此卫气留滞于始生之处，非蓄蕴于所行所出之道路。故不可取之外穴也。此论卫气始生始出之常所，与行阳行阴之度数不同，故反论其失常以证明之。眉批：前论有余于内，后论有余于外，皆谓之失常。营卫血气之生始出入，乃本经宗旨，而营血流行更有多歧，学者应细心体析。

　　黄帝问于伯高曰：何以知皮肉、气血、筋骨之病也？伯高曰：色起两眉薄泽者，病在皮；唇色青黄赤白黑者，病在肌肉；营气濡然者，病在血气；目色青黄赤白黑者，病在筋；耳焦枯受尘垢，病在骨。此言卫气从内之脉络，布散于皮肉筋骨之间，而各有所在也。

色者，气之章也。两眉间即阙中，乃肺之部，肺合于皮，故色起两眉薄泽，知卫气之病在皮也。肌肉者，脾土之外合，土灌四脏，故观唇色青黄赤白黑者，知卫气之病在肌肉也。营者，血之气也。濡，润也。血之液为汗，汗出而濡然者，知卫气之病在血气也。肝主筋而开窍在目，视目色之青黄赤白黑者，知卫气之病在筋也。筋合于三阴三阳十二经脉，故五色之并见也。耳者，肾之窍，耳焦枯受尘垢者，知卫气之病在骨也。夫皮肉筋骨，脉外之气分，卫气出于形身，而各在其处也。眉批：血气者，充肤热肉之气血。

黄帝曰：病形何如，取之奈何？伯高曰：夫百病变化，不可胜数，然皮有部，肉有柱，血气有输，骨有属。黄帝曰：愿闻其故。伯高曰：皮之部，输于四末；肉之柱，有臂胫诸阳分肉之间，与足少阴分间。血气之输，输于诸络，气血留居，则盛而起，筋部无阴无阳，无左无右，候病所在。骨之属者，骨空之所以受益，而益脑髓者也。黄帝曰：取之奈何？伯高曰：夫病变化，浮沉深浅。不可胜穷，各在其处，病间者浅之，甚者深之，间者小之，甚者众之，随变而调气，故曰上工。数，上声。胜，平声。间，去声。此承上文而言卫气行于皮肉筋骨之间，各有所主之部属也。卫气行于皮，输于四末，为所主之部。盖卫气出于阳，从头目而下注于手足之五指，故以四末为部也。行于肌肉，在臂胫诸阳分肉之间，为肉之柱，柱之为言主也。盖肉

388

之大分为谷，小分为溪，分肉之间，溪谷之会，以行营卫，以会大气，臂胫之大肉，肉之大分也，营卫大气，先会于大分之间，故以臂胫之肉为主，犹屋宇之有四柱也。足少阴分间，乃足少阴出于气街，行于分肉之间。卫气者，后天水谷之所生也，会少阴先天之气于分间，此气之大会也。诸络者，孙脉、络脉也。营气从络而行于经脉，卫气从络而出于皮肤，血气输转于诸络之间，故气血留居，则络脉盛而起矣。卫气之行于骨者在骨空之所，以受益而益脑髓者也。骨空者，津液淖泽注于骨，骨属屈伸，补益脑髓，髓空在脑后三分，颅际锐骨之下。盖髓之所以补益脑者，从尾骶而渗于脊骨，从脊骨而上渗于髓空以入脑。卫气一日一夜大会于风府，其明日日下一节，二十一日下至尾骶，二十二日入脊内，其行九日出于缺盆，故卫气之行于骨者，以脊骨为所属也。卫气之行于筋者，无分阴阳左右，如留滞于手足某经之筋，即为病之所在。盖卫气者，应天之气也。筋者，厥阴风气之所主也。风者，大块之噫气，充满于天地之间，故于卫气相合，阴阳左右，无处不有。若夫皮之部，肉之柱，犹天之四方，骨之属，犹天之道也。百病变化者，审察卫气为百病母，行于皮肉筋骨之间，是以浮沉浅深，各在其处。余伯荣曰：卫气司昼夜之开阖，以应天之气也。一日一夜大会于风府，明日日下一节，二十一日下至尾骶。二十二日，入脊内，其行九日上出缺盆，一月而环转一周，是又应月之一月而一周天也。是以月郭空则海水东盛，卫气去形独居。盖水与天气，上下相通，日月运行，随天道环转，日日行一度，故一岁而一周天，月行十三度有奇，故一月而一周天，此阴阳之运行无息者也。人与天地相参，一息不运，则失其旋转之机，而为奇恒之病。学者玩索而有得焉，非惟临病人以观死生，更可以通玄门，为养生之秘要。眉批：南北为道，东西为度。卫气去，行而独居于内。

黄帝问于伯高曰：人之肥瘦、大小、寒温，有老壮少小，别之奈何？伯高对曰：人年五十已上为老，二十已上为壮，十八已上为少，六岁已上为小。此论卫气之有盛衰也。年少小者，卫气始长，年壮者，卫气正盛，五十已上，卫气渐衰，盖应天之气，而有四时生长收藏之盛衰也。《方盛衰论》曰：老从上，少从下。老者应秋冬之气，从上而方衰于下，少者应春夏之气，从下而方盛于上。王子方曰：数始于一，成于三，三而两之为六，三而三之成九，十八者，二九之数也，二十者，阴阳之生数始也，五十者，五行之生数终也。马元台曰：十八已上，六岁已上，俱当作已下。

黄帝曰：何以度知其肥瘦？伯高曰：人有肥、有膏、有肉。黄帝曰：别此奈何？伯高曰：腘肉坚，皮满者，肥。腘肉不坚，皮缓者，膏。皮肉不相离者，肉。腘，音国。此以下论卫气之所以温分肉、充皮肤、肥腠理者也。腠理者，肌肉之文理，如豕之精肉，条分而有理路，理中之白膜曰脂，肉外连皮之肥肉曰肥，故曰腘肉坚而皮满者肥。盖肥在皮之内，肉之外，故肉坚而皮满也。膏者，即肥之脂膏，谓如豕肉之红白相间，而

390

有数层者为膏。盖肥膏之间于肉内，故肉不坚而皮缓也。此论卫气之肥腠理，故止论膏而不论肥，然先言人有肥者，以明膏肥之有别也。皮肉不相离者，谓肉胜而连于皮，内无膏而外无肥，此亦卫气之盛于肉理者也。任谷庵曰：䐃肉者，俗名腿肚也。盖肉之柱在臂胫诸阳分肉之间，故䐃肉坚则通体之肉坚矣。又止言胫而不言臂者，气从下而上也。

黄帝曰：身之寒温何如？伯高曰：膏者，其肉淖而粗理者，身寒，细理者，身热。脂者，其肉坚，细理者热，粗理者寒。任谷庵曰：此言卫气之所以温分肉也。膏者，肉不坚，故其肉淖。淖，和也。言膏与肉之相间而相和者也。脂者，腠理固密，故其肉坚。粗理者，卫气外泄，故身寒。细理者，卫气收藏，故身热。

黄帝曰：其肥瘦大小奈何？伯高曰：膏者，多气而皮纵缓，故能纵腹垂腴。肉者，身体容大。脂者，其身收小。任氏曰：此复申明卫气之所以肥腠理、温分肉也。卫气盛则腠理肥，是以膏者多气而皮纵，缓故能纵，腹垂腴。腴者，脐下之少腹也。肉者，身体容大，此卫气盛而满于分肉也。脂者，其身收小，此卫气深沉不能充于分肉。以致脂膜相连，而肌肉紧充，故其身收小也。余伯荣曰：卫气之所以温分肉者，充实于肉之理路。所谓血气盛则充肤热肉，盖非止温肌肉而能使肌肉盛满，身体容大，故反复以申明之。

黄帝曰：三者之气血多少何如？伯高曰：膏者多

气，多气者热，热者耐寒，肉者多血，多血则充形，充形则平。脂者，其血清，气滑少，故不能大。此别于众人者也。任谷庵曰：此言卫气与营血，相将充盈于分肉之文理，其膏肥之内，止有卫气而血不营也。膏者，卫气盛，故热而耐寒。肉者，肌肉隆盛，故多血。血气盛则充肤热肉，故充形。血随气行，血气皆盛，是为营卫和平。脂者肌肉紧密，是以血清气少，故不能大。此三者有肥瘦大小之不同，故与平人之有别也。王子方曰：脂者，卫气不充于分肉，是以血亦清少，血气相将而行者也。

黄帝曰：众人奈何？伯高曰：众人皮肉脂膏不能相加也，血与气不能相多，故其形不小不大，各自称其身，命曰众人。余伯荣曰：此言卫气之浮沉浅深，而各有常所者，其形不大不小也。众人者，平常之大众也。不能相加者，谓血气和平，则皮肉脂膏，不能相加于肥大也。血气之浮沉浅深，各有常所，不能相多于肌肉间也。皮肉筋骨，各自称其身，故其形不大不小也。

黄帝曰：善。治之奈何？伯高曰：必先别其三形，血之多少，气之清浊，而后调之，治无失常经。是故膏人纵腹垂腴；肉人者，上下容大；脂人者，虽脂不能大也。此言人之血气，当使之无过不及也。三者人之，有肥大之太过，瘦小之不及，故当审其血之多少，气之清浊，而后调之，无失卫气之常经，期为平和之人矣。此因卫气失常，是故膏人纵腹垂腴，肉人者上下容大，脂人者虽脂不能大也。盖卫气主于皮肉筋骨之间，浮沉浅深，各在其处，若独充盛于皮肤分肉之间，而使纵腹垂腴，上下容大，或深沉于筋骨之间，以致脂不能大，皆卫气之失常也。是以浮沉深浅，不可胜穷，随变而调其气，命曰上工，此篇论卫气失常，以明卫气所出所循之常所，使后学知阴阳血气之生始出入，为治道之张本也。眉批：浊者为卫。故浊为气多，清为气少。

玉版第六十

黄帝曰：余以小针为细物也，夫子乃言上合之于天，下合之于地，中合之于人，余以为过针之意矣，愿闻其故。岐伯曰：何物大于天乎？夫大于针者，惟五兵者焉。五兵者，死之备也，非生之具。且夫人者，天地之镇也，其不可不参乎？夫治民者，亦惟针焉。夫针之与五兵，其孰小乎？此章论充溢于皮肤分肉之气血，从脏腑之大络，而出于孙络皮肤，应天气之出于地中，而布散于天下，逆之则伤其所出之机，胜五兵之杀人矣。大络者，手太阴之络，名曰列缺；手少阴之络，名曰通里；手心主之络，名曰内关；手太阳之络，名曰支正；手阳明之络，名曰偏历；手少阳之络，名曰外关；足太阳之络，名曰飞扬；足少阳之络，名曰光明；足阳明之络，名曰丰隆；足太阴之络，名曰公孙；足少阴之络，名曰大钟；足厥阴之络，名曰蠡沟。此十二脏腑之大络，阳走阴而阴走阳，左注右而右注左，与经脉缪处，其气血布散于四末，溢于皮肤分肉间，不入于经俞，以应天气之运行于天表，故曰：所谓夺其天气。夫九针之道，一者天，二者地，三者人。小针，微针也。亦所以合于天地人者也。且夫人者，天地之镇也，其不可不参乎？故治天下之万民者，亦惟针道所合之三才而已。余伯荣曰：上章论卫气从阳明之脉络，而出于皮肉筋骨之间，此章论皮肤分肉之血气，从胃之经隧脏腑之大络，而出于外，即与卫气相将之营气也。营卫血气，虽皆生于胃腑水谷之精，然外内出入之道路不一，学人非潜心玩索，不易得也。按《管子》曰：蚩尤受卢山之铜，而作五兵，是黄帝时即有五兵矣。一弓，二殳，三矛，四戈，五戟。一云：东方矛，南方弩，中央剑，西方戈，北方锻。

黄帝曰：病之生时，有喜怒不测，饮食不节，阴气不足，阳气有余，营气不行，乃发为痈疽。阴阳不通，两热相搏，乃化为脓，小针能取之乎？岐伯曰：圣人不能使化者，为其邪不可留也。故两军相当，旗帜相望，白刃陈于中野者，此非一日之谋也。能使其民，令行禁止，士卒无白刃之难者，非一日之教也，须臾之得也。夫至使身被痈疽之病，脓血之聚者，不亦离道远乎。夫痈疽之生，脓血之成也，不从天下，不从地出，积微之所生也。故圣人自治于未有形也，愚者遭其已成也。黄帝曰：其已形，不予遭，脓已成，不予见，为之奈何？岐伯曰：脓已成，十死一生，故圣人勿使已成，而明为良方，著之竹帛，使能者踵而传之后世，无有终时者，为其不予遭也。此言皮肤分肉之气血，从内而出于外，少有留滞，则渐积而成痈脓。如发于外而小者易愈，大者多害。若留积在内，成痈脓而不见者，十死一生也。喜怒不测，饮食不节，内因之所伤也。是以痈疽之生，脓血之成，不从天地之风寒暑湿，乃积微之所生也。是犹两军相当，旗帜相望，白刃陈于中野者，此非一日之谋也。能使其民令行禁止，士卒无白刃之难者，非一日之教也，非须臾之可得也。故圣人勿使已成而明为良方，著之竹帛，使后学之能者，踵而传之后世，无有终时者，为其不予遭，而成十死一生之证也。遭，遇也。言其已形而不予遭。脓已成而不予见，此痈生于脏腑之间，而不与我见，乃多死少生之候也。余伯荣曰：按本经及《素问》论所生痈疽，多因于风寒外邪，有伤营卫，留积而成痈脓，此因内伤喜怒饮食，故曰不从天下，不从地出。

黄帝曰：其已有脓血而后遭乎，不导之以小针治乎？岐伯曰：以小治小者其功小，以大治大者多害，故其已成脓血者，其惟砭石铍锋之所取也。余伯荣曰：此言痈发于外而予见者，有大小之难易也。痈小而以小针治之者，其功小而易成；痈大而以大针治之者，多有逆死之害。故其已成脓血者，其惟砭石铍锋之所取也。盖小而浅者，以砭石取脓，大而深者，以铍锋取之。

395

铍锋，大针也。

黄帝曰：多害者，其不可全乎？岐伯曰：其在逆顺焉。黄帝曰：愿闻逆顺。岐伯曰：以为伤者，其白眼青，黑眼小，是一逆也；内药而呕者，是二逆也；腹病渴甚，是三逆也；肩项中不便，是四逆也；音嘶色脱，是五逆也。除此五者，为顺矣。内，叶讷。此言痈发于外而大者，有逆顺死生之分焉。夫皮脉肉筋骨，五脏之外合也，痈发于皮肉筋骨之间，其气外行者为顺，若反逆于内，则逆伤其脏矣。如白眼青，黑眼小，肺肝肾三脏之气伤也。内药而呕，胃气败也。脾主为胃行其津液，腹痛渴甚，脾气绝也。太阳为诸阳主气，肩项中不便，阳气伤也。在心主言，心之合脉也，其荣色也。音嘶色脱，心脏伤也。犯此五逆者死，除此五者为顺矣。

黄帝曰：诸病皆有逆顺，可得闻乎？岐伯曰：腹胀，身热，脉大，是一逆也；腹鸣而满，四肢清泄，其脉大，是二逆也；衄而不止，脉大，是三逆也；咳且溲血脱形，其脉小劲，是四逆也；咳脱形身热，脉小以疾，是谓五逆也。如是者，不过十五日而死矣。此言血气之逆于经脉者，不过半月而死也。夫血气留滞而成痈脓者，积微之所生，其所由来者渐矣。若失其旋转之机，又不待成痈，而有遄死之害。诸病者，谓凡病多生于营卫血气之不调，非独痈脓也。如腹胀身热脉大者，逆伤于脾也。腹鸣而满，四肢清泄，其脉大者，逆伤于肾也。肝主藏血，衄而不止。逆伤肝也。肺朝百脉，

396

输精于皮毛，咳而溲血形脱，其脉小劲，逆伤肺也。夫心主血脉，肺者心之盖，咳形脱身热，脉小以疾，逆伤心也。夫血脉者，五脏之所生也。血气逆则失其旋转之机，而反伤其脏真矣。经脉应地之经水，水以应月，不过十五日而死者，随月之盈虚而死，不能终周天之数矣。王子方曰：堪舆家凿井，度月影以取泉。

其腹大胀，四末清，脱形，泄甚，是一逆也；腹胀便血，其脉大，时绝，是二逆也；咳溲血，形肉脱，脉搏，是三逆也；呕血，胸满引背，脉小而疾，是四逆也；咳呕，腹胀且飧泄，其脉绝，是五逆也。如是者，不及一时而死矣。工不察此者而刺之，是谓逆治。飧，叶孙。此言气血之逆于气分者，不过一周时而死矣。夫皮肤分肉之气血，从胃腑而注于脏腑之大络，从大络而出于孙络，从孙络而外渗于皮肤，如腹大胀，四肢清，形脱泄甚，是逆于胃之大络，不得出于皮肤，充于四体也。腹胀便血，其脉大时绝，逆于肾络也。咳溲血，形肉脱，脉搏逆于肺络也。呕血胸满引背，脉小而疾，逆于心络也。咳呕腹胀，且飧泄，其脉绝，逆于肝脾之络也。夫胃者，水谷血气之海也。五脏之大络，海之所以行云气于天下之道路也。水天之气，上下相通，一昼一夜，绕地环转一周，如逆而不行，则开阖已息，是以不过一周而死矣。夫人皮以应天，皮肤之气血逆而不行，不过一周而死，工不察此天运之大道，如逆伤其气，迟则死于家中，速则死于堂上矣。任谷庵曰：以上

397

论人之气血，参合天地之道，运行无息者也。少有留滞，或渐积而成痈脓，或一息不续，即为霄壤之判。眉批：经脉有络脉、孙脉，大络有络脉、孙脉。当与《缪刺篇》合看。

黄帝曰：夫子之言针甚骏，以配天地，上数天文，下度地纪，内别五脏，外次六腑，经脉二十八会，尽有周纪，能杀生人，不能起死者，子能反之乎？岐伯曰：能杀生人，不能起死者也。黄帝曰：余闻之则为不仁，然愿闻其道，弗行于人。岐伯曰：是明道也，其必然也。其如刀剑之可以杀人，如饮酒使人醉也，虽勿诊犹可知矣。黄帝曰：愿卒闻之。岐伯曰：人之所受气者，谷也。谷之所注者，胃也。胃者，水谷气血之海也。海之所行云气者，天下也。胃之所出气血者，经隧也。经隧者，五脏六腑之大络也，迎而夺之而已矣。黄帝曰：上下有数乎？岐伯曰：迎之五里，中道而止，五至而已，五往而脏之气尽矣，故五五二十五而竭其输矣，此所谓夺其天气者也，非能绝其命而倾其寿者也。黄帝曰：愿卒闻之。岐伯曰：阙门而刺之者，死于家中；入门而刺之者，死于堂上。黄帝曰：善乎方，明哉道，请著之玉版，以为重宝，传之后世，以为刺禁，令民勿敢犯也。阙、窥同。此言胃腑所生之气血，如云气之布散于天下者，从脏腑之经隧布于四末，充于皮肤分肉之间，不入于经俞者也。骏，大也。言针道之大，配乎天地也。上数天文，应天之数也。下度地纪，应地之经也。内别五脏，应五

398

运之在中也。外次六腑，应六气之在外也。经脉二十八会，脉度之十六丈二尺也。此言小针者，上合于天，下合于地，中合于人，通其经脉，调其血气，营其顺逆，出入之会，可传于后世，无有终时者。若不察此三才之大道，反逆伤其旋转之机，又胜五兵之杀人矣。大络者，十二脏腑之经别也。五里者，手阳明之穴，在肘上三寸，盖脏腑之大络，与经相干，而布于四末，手阳明之大络，与手阳明之经相干，循五里而散于尺肤。夫脏为阴，腑为阳，经脉为阴，皮肤为阳。手阳明者，手太阴之腑也。五脏之血气，行于脉中者，因胃气而至于手太阴，以应尺寸之脉。五脏之气血，行于脉外者，因胃气而出于手阳明之络，以应于尺肤。是以脉急者，尺之皮肤亦急，脉缓者，尺之皮肤亦缓，善调尺者，不待于寸，此十二脏腑之血气，行于经脉皮肤之外内者，大会于手太阴、阳明也，故迎之五里，中道而止。至者，迎其气之至也。往者，追其气之行也。故五至而迎其五脏之气至即已，若五往而追之，则五脏之气，尽泄于外矣。五脏各有五输，五五二十五输，若皆取之，则竭其输矣。此所谓夺其天气者也，非由命之自绝，寿之自倾，实所以杀生人也。阙者，窥俟其所出也。门者，《卫气篇》之所谓契绍之门户，乃气血从孙络而出于皮肤之门也。故俟其气之出门而刺之者，稍缓而死于家中，入门而逆刺于络内者，即死于医者之堂上也。夫天气一日一夜，绕地环转一周，逆则不过一周而死，况针刺之伤乎？是以著之玉版，以为重宝，传之后世，以为刺禁，令民勿敢犯也。

任谷庵曰：人之皮表以应天，经脉应地之经水，天气运行于地之外，而复通贯于地中，升降出入，环转无端，而人亦应之。肤表之气血，从五脏之大络，而出于皮肤分肉之外，复从手足之指井而溜于荥，注于输。行于经，而与经脉中之血气，相合于肘膝之间，此人合天地阴阳环转出入之大道也。故曰：五往而脏之气尽矣。谓迎之五里，复五往而追之，则五脏之气，尽泄于外。盖谓皮肤之气血，由五脏之所出也。五五二十五而竭其输，此谓夺其天气，谓手足五输之气血，从皮肤之所入也。若尽取其五脏之五输，则竭其输中之血，而夺其皮表之天气也。血气之生始出入，参合天地阴阳，乃端本澄源之学，大有裨于治道，学者当以为首务焉。余伯荣曰：按《内经》论经脉之血气，曰藏之金匮，论皮肤分肉之血气，曰著之玉版。盖因金玉之黄白，而分血气之阴阳也。类而推之，如金银花，王不留行花开黄白，陶隐君即用之以行气血，张仲祖以鸡卵黄治血，卵白治气，此皆体先圣之遗意，学者引而伸之，触类而长之，天下事物之理，用之不穷矣。

五禁第六十一

黄帝问于岐伯曰：余闻刺有五禁，何谓五禁？岐伯曰：禁其不可刺也。黄帝曰：余闻刺有五夺。岐伯曰：无泻其不可夺者也。黄帝曰：余闻刺有五过。岐伯曰：补泻无过其度。黄帝曰：余闻刺有五逆。岐伯曰：病与脉相逆，命曰五逆。黄帝曰：余闻刺有九宜。岐伯曰：明知九针之论，是谓九宜。余伯荣曰：此承上章，复论刺有五禁、五夺、五过、五逆，以为刺禁令民勿犯者也。五过者，五脏外合之皮脉肉筋骨，有邪正虚实，宜平调之，如补泻过度，是为五过。九宜者，九针之论各有所宜，神而明之，是为九宜。

黄帝曰：何谓五禁？愿闻其不可刺之时。岐伯曰：甲乙日自乘，无刺头，无发蒙于耳内。丙丁日自乘，无振埃于肩喉廉泉。戊己日自乘四季，无刺腹去爪写水。庚辛日自乘，无刺关节于股膝。壬癸日自乘，无刺足胫，是谓五禁。余氏曰：天之十干，始于甲乙，终于壬癸，故甲乙以应头，壬癸以应足，丙丁应身半以上，庚辛应身半以下，配天之四时也。戊己属土，故乘于四季。夫甲为阳木，乙为阴木，自乘者，阴阳自合，非化气也。发蒙振埃者，所以通气也。天之十干，化生地之五行。通气者，通五运之化气，此天干自乘，故为取气之禁。眉批：发蒙振埃去爪，论神气之所出。针取神气，谓无犯尻神。

黄帝曰：何谓五夺？岐伯曰：形肉已夺，是一夺也；大夺血之后，是二夺也；大汗出之后，是三夺也；大泄之后，是四夺也；新产及大血之后，是五夺也。此皆不可泻。余氏曰：形肉血气已虚脱者，虽有实邪，皆不可泻。

黄帝曰：何谓五逆？岐伯曰：热病脉静，汗已出，脉盛躁，是一逆也；病泄，脉洪大，是二逆也；著痹不移，䐃肉破，身热，脉偏绝，是三逆也；淫而夺形，身热，色夭然白，及后下血衃，血衃笃重，是谓四逆也；寒热夺形，脉坚搏，是谓五逆也。余氏曰：热病脉静者，阳病见阴脉也。汗已出脉盛躁者，阳热之邪，不从汗解，阴液去而邪反盛也。病泄者，脉宜沉弱，反洪大者，阴泄于下，阳盛于上，阴阳上下之相离也。著痹不移，䐃肉破，身热者，湿邪伤形，久而化热。脉偏绝者，脾胃之气败也。淫者，酷虐之邪。夺形者，邪伤形也。如但热不寒之疟气，内藏于心而外淫于分肉之间，令人消烁脱肉。夫心主血而血脉荣于色，色夭然白，及后下衃血笃重者，形气消于外，血液脱于内，血气外内之离脱也。寒热夺形，脉坚搏者，寒热之邪盛而正气伤也。此为五逆，皆不可刺也。

动输第六十二

黄帝曰：经脉十二，而手太阴、足少阴、阳明，独动不休，何也？岐伯曰：是明胃脉也。胃为五脏六腑之海，其清气上注于肺，肺气从太阴而行之，其行也，以息往来，故人一呼脉再动，一吸脉亦再动，呼吸不已，故动而不止。黄帝曰：气之过于寸口也，上十焉息？下八焉伏？何道从还？不知其极。岐伯曰：

气之离脏也，卒然如弓弩之发，如水之下岸，上于鱼以反衰，其余气衰散以逆上，故其行微。此章论营卫宗气，循度行于经脉之外内，冲脉行于足少阴、阳明之经，而出于腹气、胫气之街，以明血气之行于经脉、皮肤之间，交相和平俞应者也。帝问手太阴、足少阴阳明独动不休者，谓手太阴之太渊、经渠，足阳明之人迎、冲阳，足少阴太溪之动脉也。伯言是明胃脉者，谓胃为五脏六腑之海，其营卫宗气，皆胃腑谷精之所生也，清气上注于肺者，营气宗气也，肺气从太阴而行之者，脉气随三阴三阳之气而行也。其行也，以息往来者，人一呼一吸，脉行六寸，日夜一万三千五百息，脉行八百十丈为一周也。帝问气之过于寸口，上十焉息者，乃营气、卫气、宗气尽走于息道，而变见于寸口也。下八焉伏者，谓流溢于中之营血，下伏于胞中，故如水之下岸也。按：本经《营气篇》曰：营气之道，内谷为宝。谷入于胃，乃传之肺，流溢于中，布散于外，精专者行于经隧，常营无已，终而复始。夫帝言下伏之营血有八，是精专而行于经隧之营止二分矣。夫营气行于脉中，卫气行于脉外，宗气两行营卫之道，此经脉外内之气，相为和平，而有形之营血，分行于外内，亦相为匀等者也。夫冲脉起于胞中，上循背里为经络之海，其浮而外者，循腹右上行，至胸中而散，充肤热肉，澹渗皮毛，此下伏于胞中之血，半随冲脉而行于脉内，半随冲脉而散于皮肤。又足阳明之脉，与冲脉于脐左右之动脉，而出于腹气之街，冲脉与少阴之大络，循阴股而下出于胫气之街。夫

403

精专者二分行于经隧，随冲脉者，二分出于气街，是经脉外内之气血相为匀等矣，皮肤之气血，从指井而溜注于荥俞，脉中之血气，从本标而外出于肤表，从道往还，莫知其极矣。伯言气之离脏，卒然如弓弩之发者，谓五脏之气，至于手太阴而变见于寸口者，应手而动，若弓弩之发弦，上于鱼际则动气衰而无动脉矣。其余气衰散以逆上者，谓余气分散而上注于手阳明大肠之经，故其脉上鱼而其行微缓也。此言五脏之气，因胃气而至于手太阴，腹走手而手走头，头走足而足走腹，常营无已，终而复始，环转之无端也。眉批：脏腑通于十二经脉，十二经脉外合于三阴。三分行于脉内，三分充于皮肤。二分出于经隧，二分行于气街，则经脉外内之血匀等矣。此乃营气之行，与应呼吸漏下之行各别，故帝复问而伯复答之。

　　黄帝曰：足之阳明，何因而动？岐伯曰：胃气上注于肺，其悍气上冲头者，循咽上走空窍，循眼系，入络脑。出顑，下客主人，循牙车，合阳明，并下人迎，此胃气别走于阳明者也。故阴阳上下，其动也若一。故阳病而阳脉小者为逆。阴病而阴脉大者为逆，故阴阳俱静俱动若引绳，相倾者病。顑，音坎。此言阳明之气盛，而独动不休者也。《阴阳系日月论》曰：两阳合于前，故曰阳明。又曰两火合并，故为阳明。是阳明主燥金之气，而又有悍热之火气也。胃气上注于肺者，胃腑所生之营气宗气上注于肺，而行于经脉之外内，以应呼吸漏下。其悍热之气上冲头者，循咽上走空窍，循眼系，入络脑，出顑下客主人，循牙车，此阳明之悍气，

404

上走空窍，行于皮肤之气分，而下合于阳明之脉中，并下人迎，此胃腑所生之悍气，别走于阳明者也。故阴阳上下，其动也若一。盖身半以上为阳，身半以下为阴，谓在上之人迎，在下之冲阳，其动之相应也。故阳病而阳脉小，阴脉大者为逆，阴病而阴脉大，阳脉小者为逆。故阴阳上下，静则俱静，动则俱动，若引绳墨如相倾而不相应者，则为病矣。按上章曰：胸气有街，腹气有街，头气有街，胫气有街，气在腹者，止之背腧与冲脉于脐左右之动脉间。夫足阳明之脉，其支者下人迎，入缺盆，从缺盆下乳内廉，挟脐入气街中；其支者下循腹里，至气街中而合，以下髀关，循股外廉至足跗上。夫胃之悍气，合阳明之脉而下人迎，挟脐入气街中，则与冲脉相合，而出于腹气之街矣。其下行而出于足跗者，动于冲阳而上与人迎之相应也。眉批：十二脏腑之本标，止出于头气胸气之街。

　　黄帝曰：足少阴何因而动？岐伯曰：冲脉者，十二经之海也，与少阴之大络，起于肾下，出于气街，循阴股内廉，邪入腘中，循胫骨内廉，并少阴之经，下入内踝之后，入足下；其别者，邪入踝，出属、附上，入大指之间，注诸络，以温足胫，此脉之常动者也。邪、斜同。此言流溢于中之血气，一从冲脉与足少阴之大络，而下出于足胫之气街，循阴股内廉者，血气出于皮肤，仍循少阴之经而行也。斜入腘中者，与太阳之承山踝上以下也。其别者，乃少阴之支络，别走于踝跗，上入大指之间，而散于十指之络，是以阳气起于足五指

405

之表，阴气起于足五指之里，盖阴阳二气，本于先天之水火，藏于肾脏，出于下而升于上也。夫卫气者，阳明所生之气也。上节论卫气之别走阳明，合于人迎，是从膺胸脐腹而下至跗上，如左右之动脉，与冲脉会于脐间，则阳明之血气，随冲脉而出于腹气之街矣。此节论冲脉与少阴出于胫气之街，盖手足十二经之本标，止出于头气之街，胸气之街，营卫之行，从本而入，从标而出，上下相贯，如环无端。其腹气之街，胫气之街，乃别出阳明、少阴之血气，不在十二经脉本标之内，故别提出阳明、少阴之动输焉。眉批：阳气亦下出于五指，此后天所之升阳气也。

黄帝曰：营卫之行也，上下相贯，如环之无端，今有其卒然遇邪气，及逢大寒，手足懈惰，其脉阴阳之道，相输之会，行相失也，气何由还？岐伯曰：夫四末阴阳之会者，此气之大络也。四街者，气之径路也。故络绝则径通，四末解则气从合，相输如环。黄帝曰：善。此所谓如环无端，莫知其纪，终而复始，此之谓也。此申明经脉之血气，从四街而出行于脉外，皮肤分肉之气血，从四末而入行于脉中，上下相贯，环转之无端也。四末者，四肢之杪末，手足之指井也。其脉者，谓手足三阴三阳之经输。阴阳之道者，血气从此所行之道路也。相输之会气从合者，谓皮肤之气血，从四末而溜于脉中，输行于经而与脉中之血气相会，入于肘膝之间，而与脉中之血气相合，故曰四末解，则气从合。盖假风寒之邪，以明四末乃阴阳之会，气从此而所

406

入之大络也。如因邪气所阻，则手足懈惰，而道路不通，气何由而环转？如四末和解，则气血输会于脉中，而还转于气街矣？夫经脉者，内连于脏腑，外络于形身，外内出入，常营无已。络脉者，乃经脉之支别，如江河之支流，至梢杪而有尽也。四街者，气之径路也，故络绝则径通。手足十二经之本标，出于头气之街，胸气之街，阳明所生之血气，复出于腹气之街。少阴所藏之血气，复出于胫气之街。此经脉中之血气，复从络脉之尽处，出于气街，而行于皮肤分肉之外也。此营卫之行于皮肤经脉之外内，上下相贯，如环无端，莫知其纪也。王子方曰：本经云：营行脉中，卫行脉外。又曰：浮气之不循经者为卫气，精气之营于经者为营气。今复言营卫之行，环转于经脉之外内，岂经义自相矛盾与？曰：卫气昼行于阳，夜行于阴，应天气之晦明，天道右旋，地道左转，天运于地之外，交相逆顺而行，应营气行于脉中，卫气行于脉外，外内清浊之不相干也。然天气运行于地之外，而复通贯于地中，有四时之寒暑往来，生长收藏。此天地阴阳之气，上下升降，外内出入，有分有合，环转无端，是以营卫之行，环转于皮肤经脉之外内者，应天地之气交也。夫所谓营行脉中者，始于手太阴肺，终于足厥阴肝，腹走手而手走头，头走足而足走腹，一脉流通，终而复始，此营血之行于脉中也。又别出两行营卫之道，清者为营，浊者为卫，营行脉中，卫行脉外，营于脉中者，循手足之十二经脉，及阴跷、阳跷、任脉、督脉，合十六丈二尺为一周，昼行二十五度，夜行二十五度，应呼吸漏下者，此营气之行于脉中也。卫气昼行阳二十五度，夜行阴二十五度，此营气卫气各走其道，清浊外内之不相干也。若夫手足之三阴三阳十二经脉，皆从指井所出，而营于五脏之二十五腧，六腑之三十六腧。夫指井离爪甲如韭许，乃血肉筋骨之尽处，血气皆从何来，而曰所出为井耶？盖受皮肤之气血，从此而溜注于脉中，十二经脉之血气，始从此而生出，故曰所出为井，所溜为荥，所注为输，所行为经也，充肤热肉之气血，妇随夫唱，相将而行，同溜于经脉之中，故曰营卫之行也。上下相贯，四末阴阳之会者，此气之大络也。夫宗气半行于脉中，半行于脉外，营血半营于经隧，半营于皮肤，营气行于脉中，卫气行于脉外，阴中有阳，阳中有阴，犹两仪四象之定体，血气贯通于外内，应天地之气交，一息不运则生化灭矣。夫皮肤气分为阳，经脉血分为阴，阳走阳而阴走阴，此阴阳之相离也。阴出于阳，阳入于阴，此阴阳之相合也。阴阳之道，有离而有合也。若行于阳者，止行于阳，行于阴者，止行于阴，无外内出入之神机，而生化亦灭矣。阴阳之奥，会心者明之。余伯荣曰：《五乱》、《胀论》言卫气乱脉，是谓大悗，卫气逆为脉胀，卫气并脉循分为肤胀。若卫气行于脉内，岂非乱脉乎？曰：卫气之在身也，常然并脉循分肉，行有逆顺，阴阳相随，乃得天和，谓脉内之血气顺行，而脉外之气血逆转，行有逆顺，乃得天地之和，卫气乱脉者，谓卫气顺脉而行也。若夫环转于皮肤经脉之外内，正所谓交相逆顺而行，又何乱之有？眉批：营血

408

行于脉中，止营督脉，而无任脉、跷脉。

五味第六十三

黄帝问于少俞曰：五味入于口也，各有所走，各有所病。酸走筋，多食之，令人癃；咸走血，多食之，令人渴；辛走气，多食之，令人洞心；苦走骨，多食之，令人变呕；甘走肉，多食之，令人悗心，余知其然也，不知其何由，愿闻其故。悗、闷同。任谷庵曰：按《五运行大论》云：东方生风，风生木，木生酸，酸生肝，肝生筋，南方生热，热生火，火生苦，苦生心，心生血，是五脏本于五味之所生，而生外合之筋骨血肉也。是以五味入口，而各有所走。夫心主血，肾主骨，苦乃火之味，咸乃水之味，苦走骨而咸走血者，阴阳水火之交济也。肺主气，故辛走气。

少俞答曰：酸入于胃，其气涩以收，上之两焦，弗能出入也，不出即留于胃中，胃中和温，则下注膀胱，膀胱之胞薄以懦，得酸则缩绻，约而不通，水道不行，故癃。阴者，积筋之所终也，故酸入而走筋矣。任氏曰：五味阴阳之用，辛甘发散为阳，酸苦涌泄为阴，咸味涌泄为阴，淡味渗泄为阳，六者或收或散，或缓或急，或燥或润，或软或坚，是发散涌泄之中，而又有收散缓急之性矣。上焦开发，宣五谷味，中焦出气如露，以行水谷之津，酸气收涩，故弗能出于上之两焦，不出，则留于胃而溜于下焦，注于膀胱矣。膀胱为胕之室，胕居于中，故膀胱之体质脆薄以懦，得酸则易于缩绻，缩则约而不通，水道不行，故为癃闭，阴者前阴，积筋骨宗筋也，宗筋者筋之主也。酸入于宗筋，故走筋也。按：《经筋》章云：足厥阴之筋，上循阴股，结于阴器络诸筋，其病阴股痛转筋，阴器不用，伤于内则不起，伤于寒则阴缩入，伤于热则纵挺不收，是足厥阴肝经主宗筋而外合于通体之筋。

黄帝曰：咸走血，多食之，令人渴，何也？少俞曰：咸入于胃，其气上走中焦，注于脉，则血气走之，血与咸相得则凝，凝则胃中汁注之，注之则胃中竭，竭则咽路焦，故舌本干而善渴。血脉者，中焦之道也，故咸入而走血矣。任氏曰：中焦并胃中，出上焦之后。此所受气者，泌糟粕，蒸津液，化其精微，上注于肺，脉乃化而为血，咸入于胃，其气上走中焦，注于脉者，咸性之上涌也，注于脉则走于血气矣。血者，中焦之汁，奉心神而化赤，咸乃寒水之味，故血与咸相得则凝，凝则燥结，而胃中之汁以滋之。胃中汁竭，则咽路焦枯，故舌本干而善渴。血脉者，中焦之道路，咸气上走于中焦，故走血。王子方曰：胃腑水谷之精汁，化而为赤，营于脉中，人一呼一吸，脉行六寸者，血气之流行也。呼吸不已，血气之行无少停息，故血凝则胃中之汁注之，以资其流行。

黄帝曰：辛走气，多食之，令人洞心，何也？少

410

俞曰：辛入于胃，其气走于上焦，上焦者，受气而营诸阳者也，姜韭之气熏之，营卫之气不时受之，久留心下，故洞心。辛与气俱行，故辛入而与汗俱出。任氏曰：上焦开发，宣五谷味，熏肤，充身，泽毛，若雾露之溉，是谓气。辛走气，故其气走于上焦。上焦者，受中焦之气，而营诸表阳者也。夫营卫之气，生于中焦，皆从上而出，故姜韭之气上熏，则营卫之气不时受之，久留心下，则为洞心。辛与上焦之气，俱行于表阳，则开发皮腠而汗出。余伯荣曰：辛气留于心下而上熏，则为洞心，与气俱行，则与汗共并而出，盖汗乃中焦水谷之液也。王子方曰：论五味而曰气者，味之性也。

　　黄帝曰：苦走骨，多食之，令人变呕，何也？少俞曰：苦入于胃，五谷之气，皆不能胜苦，苦入下脘，三焦之道，皆闭而不通，故变呕。齿者，骨之所终也，故苦入而走骨，故入而复出，知其走骨也。任谷庵曰：炎上作苦，君主之味也，故五谷之气，皆不能胜之，苦性下泄，故入于下脘。三焦者，少阳相火也。苦性寒，故三焦之道，皆闭塞不通。三焦不通，则入胃之水谷，不得通调布散，故变而为呕也。夫肾主骨，肾为寒水之脏，苦性寒，故走骨，同气相感也。然苦乃火味，故入于下，而复出于上，以其性下泄而上涌也。余伯荣曰：少阴之上，君火主之，标阳而本寒也。炎上作苦，而苦寒下泄，此少阴之味也。故能从本从标，天食人以五气，地食人以五味，地之五行，上呈天之六气，

411

是以味合五行，气合三阴三阳之六气。

黄帝曰：甘走肉，多食之。令人悗心，何也？少俞曰：甘入于胃，其气弱小，不能上至于上焦，而与谷留于胃中者，令人柔润者也，胃柔则缓，缓则虫动，虫动则令人悗心。其气外通于肉，故甘走肉。任谷庵曰："稼穑"作"甘"，坤土之味也。坤德柔顺，故其气弱小。太阴湿土，主气，故令人柔润。柔者土之性，润乃湿之气也。夫虫乃阴类，胃秉阳明燥热之气，若胃柔而缓，则虫动而上入于胃矣。虫上食，故令人悗心。土气外主于肌肉，故甘走肉。马元台曰：蛊，当作虫。

卷之八

清·钱塘　张志聪隐庵集注

同学　仇时御汝霖　徐开先振公合参

门人　倪昌大仲宣校正

阴阳二十五人第六十四

黄帝曰：余闻阴阳之人何如？伯高曰：天地之间，六合之内，不离于五，人亦应之。故五五二十五人之政，而阴阳之人不与焉。其态又不合于众者五，余已知之矣。愿闻二十五人之形，血气之所生，别而以候，从外知内何如？岐伯曰：悉乎哉问也，此先师之秘也，虽伯高犹不能明之也。黄帝避席遵循而却曰：余闻之，得其人弗教，是谓重失，得而泄之，天将厌之。余愿得而明之，金匮藏之，不敢扬之。岐伯曰：先立五形金木水火土，别其五色，异其五形之人，而二十五人具矣。黄帝曰：愿卒闻之。岐伯曰：慎之慎之，臣请言之。仇汝霖曰：天地之间，不离于五者，天有五色、五气、五时、五音，地有五方、五行、五运、五味也。《五运行论》曰：东方生风，风生木，

413

木生酸，酸生肝，在脏为肝，在体为筋；南方生热，热生火，火生苦，苦生心，在脏为心，在体为脉；中央生湿，湿生土，土生甘，甘生脾，在脏为脾，在体为肉；西方生燥，燥生金，金生辛，辛生肺，在脏为肺，在体为皮毛；北方生寒，寒生水，水生咸，咸生肾，在脏为肾，在体为骨；风寒热湿燥，天之五气也。木火土金水，地之五行也。在天成气，在地成形，天地合气，命之曰人。人之形体，秉在地五行之所生，然本于天之五气，是以形合五行，而气合五色、五音也。五阴而合五阳者，在地之阴而合天之阳也。五五二十五者，合天之数也。阴阳之人不与者，通天论之所谓少阴、太阴、少阳、太阳之人也。其态又不合于众者，不合五行全备之人也。夫三阴三阳者，天之阴阳也。五人之形者，地之所成也。是以此章论形合五行，而上应天之五气，下章论阴阳之人，应天气之所生，故篇名通天论。眉批：苍、黄、丹、素、玄，天之气色也；青、黄、赤、白、黑，五行之色也。

　木形之人，比于上角，似于苍帝。其为人苍色，小头，长面，大肩背直，身小手足好，有才，劳心，少力，多忧劳于事。能春夏不能秋冬，感而病生足厥阴，佗佗然。大角之人，比于左足少阳，少阳之上遗遗然。左角之人，比于右足少阳，少阳之下随随然。钛角之人，比于右足少阳，少阳之上推推然。判角之人，比于左足少阳，少阳之下栝栝然。能，叶耐，义同。钛，音大。马仲化曰：木主东方。其音角，其色苍，故木形之人，当比之上角，似于上天之苍帝。色苍者，木之

414

色苍也。头小者，木之巅小也。面长者，木之体长也。肩背大者，木之枝叶繁生，其近肩之所阔大也。身直者，木之体直也，小手足者，木之枝细而根之分生者小也，此自其体而言耳。好有材者，木随用而可成材也。力少者，木易动摇也。内多忧而外劳于事者，木不能静也。耐春夏者，木春生而夏长也。不耐秋冬者，木至秋冬而凋落也。故感而病生焉，此自其性而言耳。足厥阴风木主气。佗佗，美也，如木之美材也。比，量也，和也。夫五音主五运之化气，三阳应六气之司天，五音之合于三阳者，应岁运之干支相合也。足厥阴与足少阳相合，以一阴而合左右太少之四阳者，应地居天之中，而天运于上下左右也。大谓之钛，即太角也。大角之人，比于左足少阳。钛角之人，比于右足少阳。少阳之上遗遗推推然者，下文之所谓足少阳之上，血气盛则通髯美长也。遗遗，谦下之态，如枝叶之下垂也。推推，上进之态，如枝叶之上达也。半谓之判，即少角也。左角之人，比于右足少阳。判角之人，比于左足少阳。少阳之下随随栝栝然者，下文之所谓足少阳之下，血气盛则胫毛美长外踝肥也。随随，从顺之态，如木体之委曲也。栝栝，正直之态，如木体之桯直也。仇汝霖曰：左右手足，即阴阳系日月论之手合十干，足合十二支也。眉批：马莳，字仲化，另号元台。本经止有马氏注释。枝叶应上，根干应下。

　　火形之人，比于上徵，似于赤帝。其为人赤色广朋，锐面小头，好肩背髀腹，小手足，行安地，疾心行摇，肩背肉满，有气轻财，少信，多虑，见事明，

415

好颜，急心，不寿暴死。能春夏不能秋冬，秋冬感而病生，手少阴核核然。质徵之人，比于左手太阳，太阳之上肌肌然。少徵之人，比于右手太阳，太阳之下慆慆然。右徵之人，比于右手太阳，太阳之上鲛鲛然。质判之人，比于左手太阳，太阳之下支支颐颐然。火主南方，其音徵，其色赤，故火形之人，似于上天之赤帝。色赤者，火之色赤也。胭，脊肉也。广胭者，火之中势炽而大也。面锐头小者，火之炎上者，锐且小也。好肩背髀腹者，火之自下而上，光明美好也。手足小者，火之旁及者其势小也。行安地者，火从地而起也。疾心者，火势猛也。行摇者，火之动象也。肩背肉满者，即胭广也。有气者，火有气势也。此自其体而言耳。轻财者，火性易发而不聚也。少信者，火性不常也。多虑而见事明者，火性通明而旁烛也。好颜者，火色光明也。急心者，火性急也。不寿暴死者，火性不久也。此自其性而言耳。耐春夏者，木火相生之时，不耐秋冬者，火畏凉寒也，故秋冬感而病生焉。手少阴，君火主气。核核，真实之义，如火之神明正直也。手少阴与手太阳相合。质者，火之形质也。质徵即太徵，质判即少徵也。质徵之人，比于左手太阳，右徵之人，比于右手太阳，太阳之上，肌肌鲛鲛然者，下文之所谓手太阳之上，血气盛则有多须面多肉以平也。肌肌然者，肉之充满也，鲛鲛然者，性之踊跃也。少徵之人，比于右手太阳，质判之人，比于左手太阳，太阳之下慆慆支支然者。下文

416

之所谓手太阳之下，血气盛则掌肉充满也。怡怡，喜悦之态，支支颐颐，上下之相应也。

土形之人，比于上宫，似于上古黄帝。其为人黄色，圆面、大头，美肩背，大腹，美股胫，小手足，多肉，上下相称，行安地。举足浮，安心，好利人，不喜权势，善附人也。能秋冬不能春夏，春夏感而病生，足太阴敦敦然。太宫之人，比于左足阳明，阳明之上婉婉然。加宫之人，比于左足阳明，阳明之下坎坎然。少宫之人，比于右足阳明，阳明之上，枢枢然。左宫之人，比于右足阳明，阳明之下，兀兀然。中央主土，其音宫，其色黄，故土形之人，比于上宫，似于上古之黄帝。曰：上古者，以别于本帝也。色黄者，土之色黄也。面圆者，土之体圆也。头大者，土之高阜也。肩背美者，土之体厚也。腹大者，土之阔充也。股胫美者，充于四体也。小手足者，土溉四旁，至四末而土气渐微也。多肉者，土主肉也。上下相称者，土丰满也。行安重者，土体安重也。举足浮者，土扬之则浮也。此自其体而言耳。安心者，土性静也。好利人者，土以生物为德也。不喜权势善附人者，土能藏垢纳污，不弃贱趋贵也。耐秋冬者，土得令也；不耐春夏者，受木克而土燥也，故春夏感而病生焉。此自其性而言耳。足太阴湿土主气，敦敦然者，有敦厚之道也。足太阴与足阳明相合。太宫之人，比于左足阳明，少宫之人，比于右足阳明，阳明之上，婉婉枢枢然者，下文之所谓足阳明

417

之上，血气盛则髯美长也。婉婉，和顺之态，土之德也。枢枢，如枢转之持重，土之体也。加宫，土之加厚，比上宫也。加宫之人，比于左足阳明，左宫之人，比于右足阳明，阳明之下，坎坎兀兀然者，下文之所谓足阳明之下，血气盛则下毛美长至胸也。坎坎然者，行地之或安或浮，如山路之不平也。兀兀，不动貌，如平陆之安夷也。眉批：称、好，皆去音。仇汝霖曰：东南为左，西北为右，天缺西北，地陷东南。加宫者，右宫也，盖西北之地，高厚而多山岳，故曰加宫。

　　金形之人，比于上商，似于白帝。其为人方面，白色，小头，小肩背，小腹，小手足，如骨发踵外，骨轻，身清廉，急心静悍，善为吏。能秋冬不能春夏，春夏感而病生，手太阴敦敦然。钛商之人，比于左手阳明，阳明之上廉廉然。右商之人，比于左手阳明，阳明之下脱脱然。左商之人，比于右手阳明，阳明之上监监然。少商之人，比于右手阳明，阳明之下严严然。西方主金，其音商，其色白，故金形之人，比于上商，似于上天之白帝。面方者，金之体方也。色白者，金之色白也。头腹肩背俱小者，金质收敛而不浮大也。小手足如骨发踵外骨轻者，金体坚刚而骨胜也。身清廉者，金之体冷而廉洁，不受污也。此自其体而言耳。急心静悍者，金质静而性锐利也。善为吏者，有斧断之才也。秋冬者，金水相生之时。不能春夏者，受木火之制也。故春夏感而病生焉，此自其性而言耳。手太阴燥

418

金主气，敦敦然者，如金体之敦重也。手太阴与手阳明相合，钛商之人，比于左手阳明。左商之人，比于右手阳明，阳明之上，廉廉监监然者，下文之所谓手阳明之上血气盛则髭美也。廉廉，如金之洁而不污。监监，如金之鉴而明察也。右商之人，比于左手阳明，少商之人，比于右手阳明，阳明之下，脱脱严严然者，下文之所谓手阳明之下，血气盛，则腋下毛美，手鱼肉以温也。脱脱，如金之坚白，涅而不淄。严严，如金之整肃也。仇汝霖曰：五行五音，上应五星。故曰：似于苍帝者，上应岁星也。似于白帝者，上应太白也。

水形之人，比于上羽，似于黑帝。其为人黑色，面不平，大头，廉颐，小肩，大腹，动手足，发行摇身，下尻长，背延延然，不敬畏，善欺绐人，戮死。能秋冬不能春夏，春夏感而病生，足少阴汗汗然。大羽之人，比于右足太阳，太阳之上颊颊然。少羽之人，比于左足太阳，太阳之下纡纡然。众之为人，比于右足太阳，太阳之下洁洁然。桎之为人，比于左足太阳，太阳之上安安然。北方主水，其音羽，其色黑，故水形之人，比于上羽，似于上天之黑帝。色黑者，水之色黑也。面不平者，水面有波也。头大者，水面平阔也。颐乃肾之部，廉颐者，如水之清濂也。小肩大腹者，水体之在下也。动手足者，水流于四旁也。发身摇者，水动而不静也。下尻长者，足太阳之部，如水之长也。背主督脉，背延延然，太阳之水上通于天也。水懦弱，民狎而玩之，则多死焉，故人不敬畏而善欺给人也。戮死者，多因戮力劳伤而死，盖水质柔弱而不宜过劳也。秋冬者，金水相生之时，春时木泻水气，夏时火熯水涸也，故春夏感而病生焉。足少阴寒水主气，汗汗然者，卑下之态，如川泽之纳污也。足少阴与足太阳相合。大羽之人，比于右足太阳，桎之为人，比于左足太阳，太阳之上，颊颊安安然者，下文之所谓足太阳之上，血气盛则美眉。眉，有毫毛也。颊，侠辅也。颊颊然者，谓太阳在上，如有侠辅而尊贵也。安安然者，安然而不动也。少羽之人，比于左足太阳，众羽之人，比于右足太阳，太阳之下，纤纤洁洁然者，下文之所谓足太阳之下，血气盛则跟肉满踵坚也。纤纤，纤洄之态，如水之洄旋也。洁洁，如水之清洁也。曰众之为人者，谓居海滨平陆之大众，如水之在下而形体清洁也。桎之为人者，谓居岗陵山谷之人民，如山之在上安然而不动也。盖水性动而不静，故水形之人，动手足，发行摇身，如居于高陵山谷之中，受加宫之所胜制，则手足如桎梏而安然不动矣。盖言五形之人，有居海滨傍水者，有居山陵高阜者，有居平原污下者，五方杂处之不同也。又如钛角之人，居于东方，质徵之人，生于南土，则木火之性更偏甚矣。如少商之人，居于南土，少羽之人，处于加宫之山陵高阜，又各有所调制矣。盖人之五形，本于五方、五行之所生，故各因其所居之处，而又有生制之甚衰，故以此义申明于五形之末云。马仲化曰：桎者，受桎梏之人，意水形之人为戮死耶。仇汝霖曰：按疏属之山有神焉。名曰：二负。桎其手足，抑以山居之人，以比山之神欤？倪仲宣曰：不曰左羽右羽，而曰众之为人，桎之为人，此即以众桎而为左右也。东南为左而地土卑下，西方为右而土阜山高。倪仲玉曰：水形之人，岂应桎梏而戮死耶，经义渊微，圣辞古朴，非覃思精粹，不易疏也。眉批：动手足照应，桎之为人。太阳之下，众人为人。太阳之上，众人为人。

是故五形之人二十五变者，众之所以相欺者是也。仇汝霖曰：言此五行之人二十五变者，乃众人中之所以相偏欺者也。众人者，谓平常之人，得五行、五音之全者也。倪仲宣曰：相术以五行中，具一形者，乃富贵之人，若五行混杂者，平常之人也，故曰众人，谓平常之大众也。故下文曰形色相得者，富贵大乐，谓木形之人，其色苍；火形之人，其色赤，此偏欺之人也。

黄帝曰：得其形，不得其色何如？岐伯曰：形胜色，色胜形者，至其胜时年加感则病行，失则忧矣。形色相得者，富贵大乐。黄帝曰：其形色相当胜之时，年加可知乎？岐伯曰：凡年忌下上之人，大忌常加七岁，十六岁，二十五岁，三十四岁，四十三岁，五十二岁，六十一岁，皆人之大忌，不可不自安也，感则病行，失则忧矣。当此之时，无为奸事，是谓年忌。仇汝霖曰：形胜色者，如大角之人，其色黄；色胜形者，如太宫之人，其色青也。夫形者，五行之体也；色者，五行之气也。形气相得，感天地之生成，故主富

421

贵大乐。下上之人者，谓左右太少之上下，合手足三阳之人，而三阴之人不与焉。年加者，始于七岁，每加九年，乃形色不相得者之所大忌也。夫七岁者，少阳也，加九年乃十六岁，再加九年乃二十五岁。盖以手足三阳之人，始于七岁之少阳，再加穷九之老阳，阳亢极而有悔矣。凡此相加之年，皆为斯人之大忌，不可不自安其分也，如感之则病行，有所疏失，失则忧矣。倪仲宣曰：五形合手足之三阴，故虽逢阳九，不以为忌，若变而为大少左右者，此手足之三阳，故为大忌也。

黄帝曰：夫子之言，脉之上下，血气之候，以知形气奈何？岐伯曰：足阳明之上，血气盛则髯美长；血少气多则髯短，故气少血多则髯少；血气皆少则无髯，两吻多画。足阳明之下，血气盛，则下毛美长至胸，血多气少则下毛美短至脐，行则善高举足，足指少肉，足善寒；血少气多则肉而善瘃①，血气皆少则无毛，有则稀枯瘁，善痿厥足痹。瘃，音祝，寒疮也。吻，音刎。以下八节，申明形者乃皮脉肉筋骨，然藉皮肉经脉之血气，以生养此形，而有上下盛衰之不同也。夫生长须毛者，乃充肤热肉澹渗皮毛之血气，然手足三阳之气血，各因本经之经脉所循之处，而各分皮部，故帝问脉之上下血气之候，以知形气，盖以各经脉络所循之上下候之，以知形中之气血也。形者，谓皮肉筋骨也，足阳

---

① 瘃 zhú：冻疮。

明之脉，其上行者挟口环唇，下交承浆，是以皮肤之血气盛，则髭美而长，血少气多则髭短，气少血多则髭少，气血皆少则无髭，盖血盛则澹渗皮肤而生毫毛。气者，所以熏肤充身泽毛者也，是以在上之须眉，在下之毫毛，皆借皮肤之气血以生长，故气少则髭少，血少则髭短，血气皆少则无髭矣。血气少而不能充皮肤，肥腠理，故两吻多画，盖肌肉不得充满而多瘦纹也。足阳明之脉，其下行者，循膺胸，下脐腹，从膝膑而至足跗，故在下皮肤之血气盛，则下毛美而长至胸，血多气少则下毛美短至脐，血气皆少则无毛，虽有亦稀而枯瘁也。足指少肉，足善寒者，气之所以熏肤充身泽毛者也。瘃者，手足寒冷之冻疮。血少则肉而善瘃者，血之所以温肤热肉者也。痿厥足痹者，血气少而不能营养筋骨也。此言二十五人之形者，皮脉肉筋骨也。然皮肉筋骨之间，又借血气之所资益，而有上下盛衰之不同也。

足少阳之上，气血盛则通髯美长；血多气少则通髯美短；血少气多则少髯，血气皆少则无须，感于寒湿则善痹，骨痛爪枯也。足少阳之下，血气盛则胫毛美长，外踝肥；血多气少则胫毛美短，外踝皮坚而厚；血少气多则胻毛少，外踝皮薄而软；血气皆少则无毛，外踝瘦无肉。足少阳之经脉，其上行者，循于耳之前后，加颊车，下颈项。是以皮肤之血气盛，则通髯美长，血多气少，则通髯美短。盖须发乃血之余，是以血多气少，虽短而亦美也。在外者，皮肤为阳，筋骨为阴。病在阳者，名曰风，病在阴者名为痹。爪者，筋之余。血气皆少，不能营养筋骨，以致寒湿之邪，留痹而为骨痛爪枯也。其经脉之下行者，循膝外廉下辅骨之前，抵绝骨之端，下出外踝之前，循足跗上，是以在下皮肤分肉之血气盛，则胫毛美长，外踝肥，血多则皮坚而厚，血少则皮薄而软，盖血之所以澹渗于皮肤者也。

足太阳之上，血气盛则美眉，眉有毫毛；血多气少则恶眉，面多少理；血少气多则面多肉；血气和则美色。足太阳之下，血气盛则跟肉满，踵坚；气少血多则踵，跟空；血气皆少则善转筋，踵下痛。"少理"当作"小理"。足太阳之脉，起于目内眦，循两眉而上额交巅，是以皮肤之血气盛，则眉美而眉有毫毛也。夫充肤热肉，生须毛之血气，乃后天水谷之所生，在上之髭须，在下之长毛，皆生于有生之后，眉乃先天所生。故美眉者，眉得血气之润泽而美也。毫毛者，眉中之长毛，因血气盛而生长，亦后天之所生也。恶眉者，无华彩而枯瘁也。面多小理者，多细小之纹理，盖气少而不能充润皮肤也。血少气多则面多肉，气之所以肥腠理也。《内经》云：心之合脉也，其荣色也。《平脉篇》曰：缓则阳气长，其色鲜，其颜光。血气和者，谓经脉皮肤之血气和调，则颜色鲜美也。盖五脏六腑之俞，皆出于太阳之经，太阳为诸阳主脉。转筋踵下痛者，血气少而不能营养筋骨也。眉批：血气和则美色，照应美眉者，足太阳之脉气血多。

手阳明之上，血气盛则髭美；血少气多则髭恶；

424

血气皆少则无髭。手阳明之下，血气盛则腋下毛美，手鱼肉以温；气血皆少则手瘦以寒。手阳明之脉，其上行者，挟口交人中，上挟鼻孔，是以皮肤之血气盛则髭美。恶者，稀而枯瘁也。其经脉之下行者，循臑臂，上入两筋之间，出合谷，故血气盛则腋下毛美，而手鱼肉以温，血气皆少，则手瘦以寒也。仇汝霖曰：手阳明之脉，出合谷两骨之间，手鱼肉乃手太阴之部分，阳明之血气盛，而手鱼肉以温者，脏腑之血气互相交通者也。

手少阳之上，血气盛则眉美以长，耳色美；血气皆少则耳焦恶色。手少阳之下，血气盛则手卷多肉以温；血气皆少则寒以瘦；气少血多则瘦以多脉。手少阳之脉，其上行者，出走耳前，交颊上，至目锐眦。是以皮肤之血气盛，则眉美以长，长者即生毫毛之意也。其下行者，从肩臑肘臂而上，出于手腕，故血气盛则手卷多肉以温。盖手少阳之血气循于表腕，盛则皮缓肉淖，故善于卷握也。多脉者，皮肉瘦而脉络多外见也。仇汝霖曰：阳气者，所以温分肉、充皮肤、肥腠理者也，是以气少则皮肉瘦而多脉。

手太阳之上，血气盛则有多须，面多肉以平；血气皆少则面瘦恶色。手太阳之下，血气盛则掌肉充满；血气皆少则掌瘦以寒。手太阳之脉，其上行者，循于颧颊耳鼻目眦之间，是以皮肤之血气盛，则有多须，面多肉以平，血气皆少，则面瘦色恶。太阳为诸阳主气也，其下行者，循肩臑肘臂而下出于手腕，是以血气盛则掌肉充满，血气皆少则掌瘦以寒也。以上论手足三阳之血气，各循本经之部分，充肤热肉，澹渗皮毛，肥腠理，濡筋骨，以养二十五变之形。如血气皆少，则又不能佗佗遗遗之自然矣。

黄帝曰：二十五人者，刺之有约乎？岐伯曰：美眉者，足太阳之脉，气血多；恶眉者，血气少；其肥而泽者，血气有余；肥而不泽者，气有余，血不足；瘦而无泽者，气血俱不足。审察其形气有余不足而调之，可以知逆顺矣。此言足太阳之主脉也。二十五人之形者，皮脉肉筋骨也。以五形之人论之，则当手少阴主脉，今变为二十有五，合于手足之三阳，故以足太阳主脉。盖十二经脉之俞，皆会于足太阳之经也。故美眉者，足太阳之脉气血多也。恶眉者，足太阳之脉，气血少也。其肌肉肥而颜色润泽者，手足三阳之脉，血气皆有余也。盖足太阳为诸阳主脉，太阳之脉，气血盛而美眉，则诸阳之脉，血气皆有余，而肌肉肥泽矣。故当再审察其皮肤，分肉之气血有馀不足而调之，可以知逆顺矣。逆顺者，皮肤经脉之血气，交相逆顺而行者也。知逆顺之有余不足，则知所以调之矣。仇汝霖曰：脉字其字宜玩，盖用脉字，以知足太阳之脉之气血多少，加其字，以分别肥而泽者，乃诸阳之脉之血气有余也。倪仲宣曰：按《口问篇》论足太阳之精气行于脉外，以濡空窍，十二奇邪之走空窍，独取足太阳之外踝。此章论太阳为诸阳主脉，而诸阳脉之血气有余不足，皆以足太阳为准绳。

426

盖太阳之上，寒水主之，在天为阳，在地为水，在人即为精气，是以足太阳为诸阳主气，而又为诸阳主精血也。

黄帝曰：刺其诸阴阳奈何？岐伯曰：按其寸口人迎，以调阴阳，切循其经络之凝涩，结而不通者，此于身皆为痛痹，甚则不行，故凝涩。凝涩者，致气以温之，血和乃止。其结络者，脉结血不和，决之乃行。故曰：气有余于上者，导而下之；气不足于上者，推而休之；其稽留不至者，因而迎之；必明于经隧，乃能持之，寒与热争者，导而行之；其菀陈血不结者，则而予之。必先明知二十五人，则血气之所在，左右上下，刺约毕也。此言手足三阴三阳皮肤分肉间之气血，皆从脏腑之经隧，而外出于形身者也。盖二十五变之形者，皮脉肉筋骨也。是以上节论脉之血气，此节论皮肉筋骨之气血焉。诸阴阳者，足之少阴、太阴、厥阴，手之少阴、太阴，以应五音、五行之人也。手之太阳、阳明，足之少阳、太阳、阳明，以应左右太少二十五变之人也。诸阴阳之血气，所以充肤热肉，渗泽皮毛，肥腠理，濡筋骨者，皆从本脏、本腑之经隧，而出于孙络皮肤，各并本经之脉络以分界畔，此非经脉之血气，故当按其寸口人迎，以知阴阳之有余不足而调之，切循其经络之凝涩，结而不通者。此于形身中，皆有邪痹于皮肉筋骨之间，甚则留而不行，以致经络之血气有所凝涩。盖充肤热肉之气血，从内之经隧，而外出于孙络皮肤，此因邪闭于络脉之外，气血不得外行，以致凝

427

涩于经络之中，故当致诸阳之气以温之，则寒痹解而血得以和于外矣。其结络者，血气留结于脉内，以致脉结而血不行，又当决之使行。盖邪闭于皮腠，而致经络之凝涩者，当理其气血，结于脉络者，当决其血也。故曰：气有余于上者，导而下之，不足于上者，推而上之。盖气血之出于皮肤，而又有上下有余不足之分者，因络脉所出于上下，有疏通阻滞之不同也。其有稽留于经络中而不至者，因而迎之，此必明于经隧，乃能持之。经隧者，五脏六腑之大络也。胃海所出之气血，而布散于天下者。从脏腑之大络而出于孙络皮肤，大络虽与经脉缪处，然上下左右，与经相干，而布于四末，盖并经而外出于皮部，各随本经之脉以分界限。是以足阳明之上，血气盛则髯美长，足太阳之上，血气盛则美眉也。寒与热争者，阴阳之血气混乱也，故当导而行之，使各归于本部。盖手足三阴三阳之血气，行于皮肤分肉之间，如不分界畔，则混乱交争矣。菀陈者，陈莝之物，菀积于肠胃之内，以致血气不至，此不因于血结于脉络而不通，故当则而予之。盖用逐陈莝之法则而予夺之也。此手足三阴三阳之血气，本于胃腑之所生，从经隧而外出，故必先明知二十五人，则血气之所在，左右上下刺之，约法毕矣。如知少宫太宫之人，则知比于足之阳明，而足阳明之脉，其上行者，挟口环唇，则知经隧之络脉，亦络于唇口，而皮肤之气血，亦分部于唇口也。仇汝霖曰：此皆为痛痹之皆字，照应气有余于上或不足于上。盖十二经隧之络脉孙络，与十二脏之经脉络脉，并行于形身

428

之上下，若此身中皆为痛痹，则十二经隧之络脉，皆为之不通，如止痹于足阳明之上，则阳明之上气不足而下气有余矣。若止痹于足阳明之下，则阳明之下气不足而上气有余矣。痹在阳明之部分，则知阳明之气血结而不通，又不涉于诸阴阳之络矣。此盖假痛痹以申明皮肤分肉之气血，各并本经而出，各从本经经脉所循之上下，而各分界畔者也。眉批：先审皮肤之结，次审络中之结，次审胃中之宛陈。盖血气从内而外，故审擦从外而内。行于脉中之血气与痹无碍，不出于上则有余于下。

五音五味第六十五

右徵与少徵，调右手太阳上。此承上章谓五音之人血气不足者，当调之以五谷、五畜之五味也。上章云：右徵之人，比于右手太阳，太阳之上鲛鲛然。又云：手太阳之上，血气盛则有多须，面多肉以平，血气皆少则面瘦恶色。是右徵之人，当调手太阳上矣。又云：少徵之人，比于右手太阳，太阳之下恬恬然。又云：手太阳之下，血气盛则掌肉充满，血气皆少则掌瘦以寒。是少徵之人，当调手太阳下矣。今右徵与少徵，同调手太阳上者，谓血气上下之相通也。左商与左徵，调左手阳明上。少徵与大宫，调左手阳明上。此言皮肤分肉之血气，虽各有分部，然通融渗溉，交相往来，审经络之相联者，亦可以通融调治也。夫左商之人，调左手阳明上者宜矣。而左徵与少徵，应调手太阳，而同调于手阳

429

明者，谓手太阳与手阳明之脉，并出于巨虚，而上行手足三阳之脉，皆纵横联络于头面，然虽各有界畔，而皮肤血气之流行，交相往来，故有经脉相联者，亦可以同调之也。是以左徵、少徵之人，同调于手阳明上，且手阳明主皮肤之气血者也。手阳明之脉，出于足阳明之巨虚、上廉而上行，故太宫之人，当调足阳明上，而亦可调之手阳明上也。右角与太角，调右足少阳下。<small>按：前章有"左角"而无"右角"，"左右"二字有误。前章云：左角之人，比于右足少阳，少阳之下随随然，是右角之人，宜调之右足少阳下也。又云：太角之人，比于左足少阳，少阳之人遗遗然，此以太角之人，同调右足少阳下者，左右上下之相通也。太徵与少徵，调左手太阳上。前章云：质徵之人，比于左手太阳，太阳之上肌肌然，是太徵之人，当调手太阳上矣。又云：少徵之人，比于右手太阳，太阳之下慆慆然，今以太徵与少徵，同调左手太阳上，亦左右上下之相通也。仇汝霖曰：右角与太角，故从下，少阳之气从下而上也。太徵与少徵，故从上，太阳之火气炎上也。众羽与少羽，调右足太阳下。前章云：众之为人，比于右足太阳，太阳之下洁洁然。又曰：少羽之人，比于左足太阳，太阳之下纡纡然，是宜调足太阳下也。少商与右商，调右手太阳下。此以少商与右商调手太阳者，即左徵、少徵之调手阳明，乃互相交通之义。桎羽与众羽，调右足太阳下。前章曰：桎之为人，比于左足太阳，太阳之上安安然，众之为人，</small>

430

比于右足太阳，太阳之下洁洁然，今皆调足太阳下者，太阳之气从下而上也。少宫与太宫，调右足阳明下。前章云：少宫之人，比于右足阳明，阳明之下枢枢然，太宫之人，比于左足阳明，阳明之下婉婉然，以上而同调之下者，阴阳血气，皆从下而上，足而手也。倪仲宣曰：足多从下，盖以下而通于上也。手多从上，盖以上而通于下也。阴阳血气，上下环转之无端也。判角与少角，调右足少阳下。前章云：判角之人，比于左足少阳，少阳之下括括然。夫半谓之判，"判角"即"少角"也，前章止有太角、左角、钛角、判角，而无少角，恐传写之误耳。倪仲宣曰：下文亦无少角。钛商与上商，调右足阳明下。钛商主手阳明大肠，上商主手太阴肺，足阳明者，胃腑之经气也，此以手太阴、阳明而调之足阳明者，血气生于胃腑水谷之精也。谷入于胃，乃传之肺，盖肺手太阴之脉，起于中焦，下络大肠，还循胃口，上膈属肺，肺与大肠之血气，皆从胃腑始出，而行于手太阴、阳明之经，故钛商与上商，调足阳明也。倪仲宣曰：脏腑通连者曰下。钛商与上角，调左足太阳下。钛商，手阳明大肠也。足太阳者，膀胱水府也。《营卫生会篇》曰：水谷者常并居于胃中，成糟粕而俱下于大肠，而成下焦，渗而俱下，济泌别汁，循下焦而渗入膀胱，是大肠与膀胱，并属下焦，而交相通贯者也。是以钛商而调之足太阳下者，以腑气之交通于下也。上角应足厥阴肝经，五脏之脉络，皆不上循头面，惟足厥阴之脉，

431

连目系上出额，与督脉会于巅，足太阳之脉，与督脉会于目之睛明而上额交巅，是足太阳与督脉厥阴，会于目而交于额也。是以上角而调之足太阳下，盖血气津液主于肠胃之下也。按：此节论调手足之三阳，有左右上下之相通者，有手太阳而调之手阳明者，有手阳明而调之手太阳者，有手阳明而调之足阳明者，有足厥阴而调之足太阳者，阴阳之血气，各有分部，而调治错综，抑经气之交通，或鲁鱼之舛误，姑从臆见笺疏，以俟后贤参正。仇汝霖曰：此节论调左右太少之血气，比手足之三阳，而不涉于五音之三阴，今以上商上角论调于后者，谓血气之生始也。《营气篇》曰：营气之道，内谷为宝。谷入于胃，乃传之肺，始于手太阴肺，终于足厥阴肝，其支别者，上额循巅，交于督脉，复循腹里，下注于肺中，是以论调上商之手太阴上角之足厥阴者，谓血气之营于脏腑十二经脉之中，而渗注于外也。张子所谓鲁鱼之误者，疑辞也。且前后不从本经之调治者，计什有一条，岂差误之过半耶？学者当从气交中求之。眉批：大肠主津液。

上徵与右徵同，谷麦，畜羊，果杏，手少阴，脏心，色赤，味苦，时夏。此节以五谷、五畜、五果之五味，调养五音之人，及二十五变之人，盖左右太少者，从五音之所变也。上徵者，手少阴之人也。右徵者，左右上下手足三阳之人也，上徵与右徵同者，举一而概四也。盖四变之人，本于五音之所出，是以五味调五音，而四变之人，亦调之以此五味也。麦成于夏，火之谷也。

432

巳午未会成火局，羊乃火之畜也。杏色赤而味苦，心之
果也。经云：五谷为养，五果为助，五畜为益。夫血归
形，气归精，是以五音之形，及二十五变之形，不足者
当补之以味也。五音者，在气为手少阴，在脏为心，在
色为赤，在味为苦，在时为夏，此五音之所主也。右徵
者，以阴而变阳也。仇汝霖曰：按前后二篇，并无"针
刺"二字，所谓调右手太阳上，左足太阳下者，即以此
五味调之也。列左右上下者，分别二十五变之人，使后
学观形，以知血气之盛虚，非用五味之中，而有上下之
分也。如用调左手太阳上，右手太阳下，总以麦谷羊畜
调之也。书不尽言，言不尽意，学人以意逆之，则得之
矣。眉批：五行外合五形、五音，内合五志，外内互相输应者也。
上羽与太羽同，谷大豆，畜彘，果栗，足少阴，脏
肾，色黑，味咸，时冬。上羽，足少阴之人也。太羽
者，二十五变之形也。曰右徵，曰太羽，经文错综其间
者，举一而左右太少，总调之以此味也。豆色黑，性沉，
水之谷也。彘乃亥畜，水之畜也。栗色黑，味咸，肾之
果也。上羽者，在经气为足少阴，在脏为肾，在色为黑，
在味为咸，在时为冬。倪仲宣曰：所言足少阴脏肾者，
谓大豆彘栗之味，在经气调养足少阴，在脏则调养肾也。
余脏同义。上宫与太宫同，谷稷，畜牛，果枣，足太
阴，脏脾，色黄，味甘，时季夏。上宫，足太阴之人
也。太宫者，变而为足阳明也。稷色黄，味甘，土之谷
也。牛乃土之畜。枣者，脾之果也。在气为足太阴，在
脏为脾，在色为黄，在味为甘，在时为长夏。上宫、太

宫、加宫、左宫、少宫之人，同调此谷畜之味也。上商与右商同，谷黍，畜鸡，果桃，手太阴，脏肺，色白，味辛，时秋。上商，手太阴之人也。右商，四变之形也。黍色白而秋成，金之谷也。鸡属酉而鸣于巳，酉丑时，金之畜也。桃色白，而有毛肺之果也。在气主手太阴，在脏为肺，在色为白，在味为辛，在时为秋，上商、右商、少商、钛商、左商之人，同调此谷畜之味也。上角与太角同，谷麻，畜犬，果李，足厥阴，脏肝，色青，味酸，时春。上角，足厥阴之人也。太角，四变之形也。麻色青茎直，木之谷，犬属戌而味酸，厥阴之畜也。李色青味涩，肝之果也。在经气主足厥阴，在脏为肝，在色为青，在味为酸，在时为春，上角、太角、右角、钛角、判角，同调此谷果之味也。仇汝霖曰：调五音者，补五脏，调四变者补六腑。眉批：戌者，九月，主右足之厥阴。王子方曰：胡麻可以作饭。

　　太宫与上角同，右足阳明上。夫生长须毛者，乃充肤热肉，澹渗皮毛之气血，从脏腑之经隧，而出于皮肤，是以上节论右徵与少徵，调右手太阳上，左商与左徵，调左手阳明上者，论皮肤分肉之气血，各分手足三阳之上下也。此复论手足三阳之经脉，有上下之相交者，各审其经而调之。上角者，足厥阴肝经也。厥阴肝脉，循喉咙，入颃颡，连目系，上出额，与督会于巅，而足阳明之脉，起于鼻，交颏中，循发际，至额颅，从大迎下人迎，循喉咙，入缺盆。夫颃颡者，鼻内之上窍，在颏中之分，口鼻气涕相通之窍也。足阳明与肝脉，交会

434

于喉咙、颃颡、额颅之间，是以太宫与上角，同调于足阳明也。仇汝霖曰：五音之人，及二十五变之形，总以此谷畜之五味调养，前后错综，分列二十余条者，重在经气有上下之交通也，学者识之。倪仲宣曰：前后二十余则为经气之交通，是以论手足之三阳，而前后兼论厥阴之上角。盖厥阴之脉络，上循头目，或与三阳之经络交通，或与皮肤之血气相合，故前后分列二则。眉批：上节以上角结束，此复论上角于首。下经曰：人之鼻洞涕出不收者，颃颡不开分气失也。左角与太角同，左足阳明上。足少阳之脉，上循于头者，抵于顑下，加足阳明之颊车，是足少阳与足阳明之脉络相通，故左角与太角，同调足阳明上。仇氏曰：前曰调，此曰同。合而言之，是同调也。少羽与太羽同，右足太阳下。太阳之上，寒水主之，少羽、太羽属水，故同调足太阳下。左商与右商同，左手阳明上。阳明之上，金气主之，左商与右商属金，故调手阳明上。仇氏曰：金气应天，故从上，水气在泉，故从下。倪氏曰：手多从上，足多从下。加宫与太宫同，左足少阳上。加宫与太宫，比于足阳明也。足阳明之脉，上出于耳前者，会足少阳之客主人，是足阳明、少阳之经脉，交通于上，故加宫与太宫，同调足少阳下。质判与太宫同，左手太阳下。质判属火，宜调手太阳者也。太宫属土，同调手太阳下者。手太阳之脉，循咽下膈抵胃，而所出之经脉，本于足阳明之巨虚上廉，是足阳明与手太阳之经脉，交通于下，故同调手太阳下。判角与太角同，左足少阳下。前章云：太角之人，比于左足少阳，少阳之上遗遗然。判角之人，比于左足少阳，少阳之下推推然。今同调足少阳下者，上下之相通也。仇汝霖曰：以此经而调彼经者，论经气之交通也。以本经而调本经者，论左右上下之相通也。太羽与太角同，右足太阳上。太羽属水，宜调足太阳者也。太角属木，同调足太阳上者。足太阳之脉，抵耳上角，交于足少阳之浮白、率谷、窍阴诸穴，是足太阳与足少阳之脉络，交通于上，故太角同调足太阳上。眉批：此与二十一篇臂阳明经有入颃偏齿结合参。太角与太宫同，右足少阳上。太角属木，宜调足少阳者也。太宫属土，同调足少阳上者。足阳明之脉，上交于足少阳，足少阳之脉，上交于足阳明也。夫皮肤分肉之血气，所以生须毛，温肌肉，肥腠理，濡筋骨者，本于胃腑水谷之精，从胃之大络，出于脏腑之经隧，而外渗于皮肤，是以前节论形中之气血不足者，宜调此五味。此复论脉中之血气不足者，同调此五味也。倪仲宣曰：左角与太角，同足阳明上者，少阳之脉，上交于阳明也。加宫与太宫，同足少阳下者，阳明之脉，上交于少阳也。今复以太角在上，少阳在下，而太宫居中，谓少阳之脉，交于阳明者，亦可调之少阳，阳明之脉交于少阳者，亦可调之阳明也。眉批：王子方曰：此正经语之错综处。

　　右徵、少徵、质徵、上徵、判徵。右角、钛角、上角、太角、判角。右商、少商、钛商、上商、左商。少宫、上宫、太宫、加宫、左宫。众羽、桎羽、

436

上羽、太羽、少羽。夫上徵、上角、上商、上宫、上羽者，乃五音五行，而合于手足之三阴者也。左右太少者，乃四变之形，而比于手足之三阳者也。以五阴而错综在中者，阴内而阳外也。上章论质徵之人，比于左手太阳上；少徵之人，比于右手太阳下；右徵之人，比于右手太阳上；质判之人，比于左手太阳下。盖以上徵之人，变质徵、右徵于上之左右，少徵、质判于下之左右也。今复以五音错综其间者，是右徵之人，可比于左太阳上；少徵之人，可比于右太阳上也。质徵之人，可比于右太阳下；判徵之人，可比于左太阳下也。当知五音之人肌肌然而美眉者，即变徵之人，又不必拘于质徵、右徵、少徵、判徵，及太阳左手、右手之人也。夫分太少钛判左右上下者，因四变而分也。是以上章以左右太少之人，比于手足左右之三阳。此章论调手足左右之阴阳，以养五音、五变之人也。五变之中，又不必专主于质在左而少在右，质在上而少在下，故复序此一节，盖欲使学人通变以论阴阳，不可胶柱而鼓瑟也。

黄帝曰：妇人无须者，无血气乎？岐伯曰：冲脉、任脉，皆起于胞中，上循背里，为经络之海。其浮而外者，循腹右上行，会于咽喉，别而络唇口。血气盛则充肤热肉，血独盛则澹渗皮肤，生毫毛。今妇人之生，有余于气，不足于血，以其数脱血也，冲任之脉，不营口唇，故须不生焉。此复论充肤热肉、澹渗皮毛之血气，又起于胞中，从冲脉、任脉而散于脉中者也。上章论胃腑所生之血气，出于胃之大络，注脏腑之经隧，而外渗于皮肤，此后天水谷之精，从中焦而出也。此言胞中之血气，从冲任而行于经脉之外内。乃先天所藏之精气，从下焦而上也。盖言形中之血气，所以营养皮脉肉筋骨者，本于先后天之资生而资始也。胞中为血海，下焦少阴之所主也。冲脉、任脉，皆起于胞中，上循背里，为经络之海者，胞中之血气，从冲任而半营于脉中也。其浮而外者，循腹右，上行至胸中而散此，半随冲脉，而散于皮肤分肉者也。故血气盛则充肤热肉，血独盛则澹渗皮肤，生毫毛，妇人之生，因月事以时下，数脱于血，而血不足，不得上营于唇口，故须不生焉。上章论生须眉毫毛之气血，手足三阳之所主也。此章论络唇口生髭须之血气，冲脉之所濡也。血气生始出入之道路多歧，若非潜心体会，反兴亡羊之叹。仇汝霖曰：妊娠之血，皮肤之血也。此血卧则归肝，故卧出而风吹之，则为血痹。如热入血室，刺肝之期门。眉批：中焦所生之血气，亦半营于脉中，半营于脉外。

黄帝曰：士人有伤于阴，阴气绝而不起，阴不用，然其须不去，其故何也？宦者独去何也？愿闻其故。岐伯曰：宦者去其宗筋，伤其冲脉，血泻不复，皮肤内结，唇口不荣，故须不生。宗筋者，前阴也。宦者去其宗筋，伤其冲脉，血泻而不复，上营于唇口，故须不生，此因割去前阴，而伤其先天之精气也。

黄帝曰：其有天宦者，未尝被伤，不脱于血，然其须不生，其故何也？岐伯曰：此天之所不足也，其

438

任冲不盛，宗筋不成，有气无血，唇口不荣，故须不生。此言胞中之血气，本于先天之所生也。天宦者，谓之天阉不生，前阴即有而小缩，不挺不长，不能与阴交而生子，此先天所生之不足也。其冲任不盛，宗筋不成，有气无血，唇口不荣，故须不生。仇汝霖曰：髭须生于有生之后，然又本于先天之精气。以上二篇，论阴阳血气有互相资生之妙。学者再于五音、五行之外求之。

黄帝曰，善乎哉！圣人之通万物也，若日月之光影，音声鼓响，闻其声而知其形，其非夫子，孰能明万物之精。是故圣人视其颜色，黄赤者多热气，青白者少热气，黑色者多血少气。美眉者太阳多血，通髯极须者少阳多血，美须者阳明多血，此其时然也。此复论人道之归于天道也。青黄赤白黑，五音、五行之色也。赤主夏而黄主长夏，故黄赤者多热气，热气者阳气也。青主春而白主秋，故青白者少热气也。黑主冬令之水，而阳气深藏，故多血而少气也。三阴三阳者，乃天之六气，亦合于四时。初之气，厥阴风木；二之气，少阴相火；三之气，少阳君火；四之气，太阴湿土；五之气，阳明燥金；终之气，太阳寒水。在天有此六气，而人有此六气者也。合人之脏腑经脉，有手足十二之分，在天之阴阳，止有太少之六气也。故美眉者，太阳多血；通髯极须者，少阳多血；美须者，阳明多血。此论人归于天道，而合于天之四时，又以分手与足也。夫人之常数，太阳常多血少气，少阳常多气少血，阳明常多血

439

多气，厥阴常多气少血，少阴常多气少血，太阴常多血少气，此天之常数也。此以人之常数，而合于天之常数也。常数者，地之五行，天之六气，五六相合，而成三十年之一纪，六十岁之一周，而人亦有此五运六气者也。是以首论地之五行，以合人之五形，末论人之六气，而合于天之六气也。在天成气，在地成形，人秉地之五行，而成此形。然本于天之六气，故复归论于天之六气焉。男玉师曰：血气生于阳明，故阳明多血多气，其余阴阳，有多气少血者，有多血少气者，此大数之不全，自然之理也。然本经以厥阴常多气少血，太阴常多血少气，而《素问·血气形志篇》，及本经《九针论》，以厥阴多血少气，太阴多气少血，岂经义之矛盾耶？抑相传之错误欤？曰：此正以人之常数，合天之常数也。夫厥阴之上，风气主之。风者，大块之噫气，故厥阴之多气也。太阴湿土主气，地气升而为云、为雨。故曰：太阴所至为湿生，终为注雨。雨者，下注于地而为经水，故太阴之多血也，此天之常数也。在人之形脏，足厥阴主肝，肝主藏血，手厥阴主包络，包络主生血，故厥阴之多血也。太阴者，脾土也。命门相火生脾土，脾土生肺金，三者主生诸阳之气，故太阴之多气也，此人之常数也。故有此六气，而人有六气。在天之阴阳，应天之常数；在人之阴阳，应人之常数。故以人合于天，而合有异同也。虽然，阴阳之道，未有常而无变者也。以天之常变论之，厥阴司天之政，云趋雨府，湿化乃行，是厥阴之多血矣。太阴所至为雷霆烈风，是太阴之多气矣。

440

以人之常变论之，厥阴不从标本，从中见少阳之火化。从中者，以中气为化。是厥阴之多气矣。脾统诸经之血，而足太阴独受水谷之浊，是太阴之多血矣。噫！知阴阳常变之道者，然后能明万物之精微。仇汝霖曰：首言天地之间，六合之内，不离于五。人亦应之，谓人合天地之五数也。末结云：夫人之常数，此天之常数也，谓人合天之六数也。故曰：其生五，其数三，谓人之生于地之五行，而合于三阴三阳之天数。倪仲宣曰：五者，应五运之在中，主神机之出入。六者，合六气之在外，应天气之降升，人能养此五运六气。与天地合同，弗使形气有伤，可以神仙不老。

百病始生第六十六

黄帝问于岐伯曰：夫百病之始生也，皆生于风雨寒暑，清湿喜怒。喜怒不节则伤脏，风雨则伤上，清湿则伤下，三部之气，所伤异类，愿闻其会。岐伯曰：三部之气各不同，或起于阴，或起于阳，请言其方。喜怒不节则伤脏，脏伤则病起于阴也；清湿袭虚，则病起于下；风雨袭虚，则病起于上，是谓三部。至于其淫泆，不可胜数。胜，平声。数，上声。眉批：邪者，谓风雨之邪。按：本经云：风寒伤形，忧恐忿怒伤气，气伤脏，乃病脏，寒伤形，乃病形，风伤筋脉，筋脉乃应，此形气外内之相应也。又曰：邪气在上者，言

441

邪气之中人也高，故邪气在上也。清气在下者，言清湿地气之中人也，必从足始，故清气在下也。是风雨清湿之邪，病在外而伤于形之上下。喜怒不节，则伤脏而病起于阴。夫形者，皮脉肉筋骨，五脏之外合也，此盖承上章而言五行之形。不足于上者，则风雨袭虚，而病起于上；不足于下者，则清湿袭虚，而病起于下。脏气不足者，则喜怒伤气，而病起于阴，故当用五谷、五畜、五果之五味，合而服之，以补益精气，使阴阳和调，血气充满，病则无由入其腠理。此贤人之所以养生，良医之治未病也。徐振公曰：五音之人应五脏，左右太少之人，应身形之上下。五音之人，阴气多而阳气少，左右太少之人，阴气少而阳气多，是五音之人当病形。左右太少之人当病脏矣，虽然，阴中有阳，阳中有阴，阳盛者有血气之不足，阴盛者亦有血气之不足也。倪仲宣曰：此注照应下章《行针论》。

黄帝曰：余固不能数，故问先师，愿卒闻其道。岐伯曰：风雨寒热，不得虚邪，不能独伤人。卒然逢疾风暴雨而不病者，盖无虚，故邪不能独伤人，此必因虚邪之风，与其身形，两虚相得，乃客其形，两实相逢，众人肉坚。其中于虚邪也，因于天时，与其身形，参以虚实，大病乃成，气有定舍，因处为名，上下中外，分为三员。眉批：风乃阳邪，雨乃阴邪，故为风为热。此言风雨之邪客于形而不伤气者，传舍于内而成积也。《金匮要略》云：一者经络受邪入脏腑，为内所因。此

442

言邪伤六经之气，而内入于脏腑者也。盖三阴三阳之气，主于肤表而合于六经，故邪伤于气，则折毛发理，使正气横倾，淫邪泮衍于肌腠络脉之间，而传溜于血脉。经脉内连脏腑，是以大邪入脏，腹痛下淫，可以致死，而不可以致生。盖阴阳六气，生于五行，五脏内合五行，外合六气，故伤于气者，传溜于血脉，则内干脏腑矣。如病形而不病气者，虽传舍于经脉，止留于肠胃之外而成积也。夫虚邪之中人也，洒淅动形。正邪之中人也，微先见于色，不知于其身。若有若无，若亡若存。有形无形，莫知其情，是虚邪伤形而正邪伤气也。正邪者，天之正气，风寒暑湿燥火也。盖天有此六气，而人亦此六气，是以正邪中气，同气相感也。故曰：风雨寒热，不得虚邪，不能独伤人。伤人者，谓伤人之形也。虚邪者，虚乡不正之邪风形者，皮脉肉筋骨，五脏之外合，应地之五行也。地之五行，应天之五时，地之五方。虚风者，春时之风，从西方来，夏时之风，从北方来，此五行不正之气，故伤人之形。是天之六气伤人之六气，地之五行伤人之五形，盖人秉天地之形气，而生成此形气也。是以虚邪之风，与其身形两虚相搏，乃客于形，传舍于肠胃之外而成积也。众人肉坚者，承上文而言二十五形之人，血气不足，不能充肤热肉，以致虚邪之客于形，非比众人之肉坚也。因于天时者，因春时之西风，夏时之北风也。大病乃成者，大邪著于肠胃之间而成积也。气有定舍者，言邪气淫泆不可胜论，或著于孙络，或著于经输，而后有定名也。此论风雨伤上，下节论清湿伤下，末节论喜怒伤中，而分为三员也。徐振公曰：一篇之中，并不提一"气"字，而此节用三"形"字，反复三转。下节云：内伤于忧怒，则气上逆。正所谓风寒伤形，忧恐忿怒伤气，阐发圣义，须全经贯通，方能具大手眼。眉批：气主皮毛，气伤，故毛折。王子方曰：谓二十五形之人。五形之人，众之所以相欺也，风寒为大邪。

是故虚邪之中人也，始于皮肤，皮肤缓则腠理开，开则邪从毛发入，入则抵深，深则毛发立，毛发立则淅然，故皮肤痛。留而不去，则传舍于络脉，在络之时，痛于肌肉，其痛之时息，大经乃代。留而不去，传舍于经，在经之时，洒淅喜惊。留而不去，传舍于输，在输之时，六经不通，四肢则肢节痛，腰脊乃强。留而不去，传舍于伏冲之脉，在伏冲之时，体重身痛。留而不去，传舍于肠胃，在肠胃之时，贲响腹胀，多寒则肠鸣飧泄，食不化，多热则溏出糜。留而不去，传舍于肠胃之外，募原之间，留著于脉，稽留而不去，息而成积，或著孙脉，或著络脉，或著经脉，或著输脉，或著于伏冲之脉，或著于膂筋，或著于肠胃之募原，上连于缓筋，邪气淫泆，不可胜论。飧，叶孙。胜，平声。此言风雨虚邪，伤于形身之上，从形层传舍于内而成积也。夫邪之中人，必先始于皮毛，人之形虚，则皮肤缓而腠理开，开则邪从毛发入，入则抵深，深则毛发立。盖气者，所以充肤泽毛，如邪伤气，则折毛发理，此邪入于皮肤而气不伤，故毛发立。淅然

444

者，洒淅动形也。皮肤痛者，邪留于皮肤也。络脉者，浮见于皮肤之孙脉、络脉。在络之时，痛于肌肉者，邪留于肌肉络脉之间，而不得入于经也。《缪刺篇》曰：邪之客于形也，必先舍于皮毛；留而不去，入舍于孙脉；留而不去，入舍于络脉，留而不去，入舍于经脉，内连五脏，散于肠胃。此邪之从皮毛而入极于五脏之次也，如此则治其经焉。今邪客于皮毛，入舍于孙络，留而不去，闭塞不通，不得入于经，流溢于大络而生奇病也。息，止也。大经乃代者，谓邪止于肌肉络脉之间，不得入于经脉，而流于大经也。大经者，经隧也。经隧者，五脏六腑之大络也。传舍于经者，传舍于胃腑之经隧，足阳明之脉，病故惕然而喜惊也。输者，转输血气之经脉，即脏腑之经隧也。脏腑之大络，左右上下，并经而出，布于四末，故邪留于输，则六经不通，四肢之肢节痛也。腰脊乃强者，脏腑之大络，通于督络之长强也。伏冲者，伏行腹内之冲脉。冲脉者，起于胞中，挟脐上行至胸中，而散于皮肤，充肤热肉，濡养筋骨，邪留于内，则血气不能充溢于形身，故体重身痛也。留而不去，传舍于肠胃。在肠胃之时，贲响腹胀，多寒则肠鸣飧泄，多热则溏出糜。糜者，谷之不化者也。募原者，肠胃外之膏膜。留着于脉者，募原间之脉络也。稽留其间而不去，则止于此而成积矣。孙脉络脉者，募原中之小络。经脉者，胃腑之大经也。输脉者，脏腑之大络，转输水谷之血气者也。伏冲者，伏行于腹之冲脉。募原者，肠胃之脂膜也。膂筋者，附于脊膂之筋。缓筋者，循于腹

445

内之筋也。此数者在于肠胃之前后左右，邪随着而为积，邪之淫泆，不可胜数也。徐振公曰：邪伤气则邪从经脉而内干脏腑，盖三阴三阳之气，生于脏腑，从经脉而出于肤表，故邪亦从经脉而内干于脏腑也。邪伤形，则从别络而入于肠胃之外。盖形中之血气，出于胃腑水谷之精，渗出于胃外之孙脉络脉，溢于胃之大络，转注于脏腑之经隧，外出于孙络皮肤，所以充肤热肉，渗皮毛，濡筋骨者也。是以形中之邪，亦从外之孙络，传于内之孙络，留于肠胃之外而成积。故下文曰：其着孙络之脉而成积者，其积往来上下，臂手孙络之居也。浮而缓，不能拘积而止之。盖外内孙络之相通，是以外内之相应也。倪仲宣曰：古来论完谷不化，有言因于寒者，有言因于热者，今本经以多热则溏出糜，是因于热矣。盖火能速物而出，故不及化。眉批：经脉之大者为输。六经者，手之六经也。募原之内有细络。玉师曰：本经凡论针、论证之中，宜体认经脉形气之内外出入。

黄帝曰：愿尽闻其所由然。岐伯曰：其著孙络之脉而成积者，其积往来上下，臂手孙络之居也。浮而缓，不能句积而止之，故往来移行肠胃之间，水凑渗注灌，濯濯有音，有寒则䐜满雷引，故时切痛，其著于阳明之经，则挟脐而居，饱食则益大，饥则益小。其著于缓筋也，似阳明之积，饱食则痛，饥则安。其著于肠胃之募原也，痛而外连于缓筋，饱食则安，饥则痛。其著于伏冲之脉者，揣之应手而动，发手则热气下于两股，如汤沃之状。其著于脊筋在肠后者，饥

446

则积见，饱则积不见，按之不得。其著于输之脉者，闭塞不通，津液不下，孔窍干壅。此邪气之从外入内，从上下也。_{眉批：句，叶钩，拘也。}此承上文申明留著而成积者，各有形证也。孙络者，肠胃募原间之小络。盖胃腑所出之血气，渗出于胃外之小络，而转注于大络，从大络而出于孙络皮肤。其著于内之孙络而成积者，其积往来上下，其臂手孙络之居于外也。浮而缓，不能拘束其积而止之，故往来移行于肠胃之间。胃腑之水津，渗注于外，则濯濯有声，盖留滞于孙络而不能注于大络也。阳明之经，乃胃之大络，故挟脐而居。饱则水谷之津注于外，故大；饥则津血少，故小也。缓筋者，经于腹内之筋，故有似乎阳明之积，饱则胀，故痛，饥则止而安也。募原者，肠胃之膏膜，饱则津液渗润于外，故安，饥则干燥，故痛也。伏冲之脉，挟于脐间，故揣之应手而动。发手则热者，冲脉之血气充于外也，冲脉下循阴股，出于胫气之街，其气下于两股，如汤沃之状者，因积而成热也。膂筋者，附于齐膂之内，在肠之后，故饥则积见，饱则不见，而按之不得也。输之脉者，转输津液之脉，脏腑之大络也。胃腑水谷之精，从胃之大络，而注于脏腑之大络，从脏腑之大络，而出于皮肤。故积着于输之脉，则脉道闭塞不通，津液不下，而皮毛之孔窍干塞也。此邪气之从外而内，从上而下，以成其积也。徐振公曰：手孙络之居也，浮而缓者，谓无力也。诊孙络之浮缓者，诊尺肤也。盖脉之急者，尺之皮肤亦急；脉缓者，尺之皮肤亦缓。胃腑所出之气血，从阳明之五里而出于尺肤，是以诊孙络之浮缓，则知其无力而不能拘积也。倪仲宣曰：寸关尺三部，以候脏腑，经脉之气，人迎气口以候在外之气，尺肤以候在内之气。眉批：在外之血气从孙络出于气街而行于皮肤，在内之血气从孙络出于气街而行于募原。此邪从孙络内出而成积，盖在内在外之络尽处则为气街也。

黄帝曰：积之始生，至其已成奈何？岐伯曰：积之始生，得寒乃生，厥乃成积也。此承上启下之文。风雨者，在天之邪而伤上；清湿者，在地之邪而伤下。在天曰生，在地曰成，故积之始生，得寒而生清湿之邪，厥逆于下而成积也。

黄帝曰：其成积奈何？岐伯曰：厥气生足悗，悗生胫寒，胫寒则血脉凝涩，血脉凝涩则寒气上入于肠胃，入于肠胃则䐜胀，䐜胀则肠外之汁沫迫聚不得散，日以成积。卒然多食饮则肠满，起居不节，用力过度，则络脉伤。阳络伤则血外溢，血外溢则衄血；阴络伤则血内溢，血内溢则后血。肠胃之络伤，则血溢于肠外，肠外有寒汁沫与血相搏，则并合凝聚不得散而积成矣。卒然外中于寒，若内伤于忧怒，则气上逆，气上逆则六输不通，温气不行，凝血蕴裹而不散，津液涩渗，著而不去，而积皆成矣。悗，莫本切，叶门，上声。此言清湿之邪，伤下之形而成积也。悗，闷也。厥逆生足悗者，邪气厥逆于下，则足胫悗，而不得疏利矣。悗则生寒，寒则血脉凝涩，而寒气上入于肠胃，入于肠胃则䐜胀。䐜胀则肠外之汁沫迫聚不得散，日久

448

而成积矣。若卒然多食饮则肠满，又或起居不节，用力过度，则络脉伤。络脉者，即脏腑所出血气之别络也。阳络者，上行之络脉，伤则血外溢于上而为衄；阴络者，下行之络脉，伤则血内溢而为后血。肠胃之络伤，则血溢于肠外，肠外有寒汁沫与血相搏，则并合凝聚，不得散而积成矣。或卒然外中于寒邪，若兼之内伤于忧怒，则气上逆，气上逆则六输不通。输者，转输血气之脉。六者，手经之输，即阳络也。六输不通，则温肤热肉之气不行，血凝蕴裹而不散，津液涩于络中，渗于络外，著而不去而积成矣。此言汁沫迫聚，或肠外之寒汁沫与血相搏，皆为成积也。或外中于寒，兼之内伤忧怒，凝血与津液留着，亦皆成积也。按：经脉有手三阴三阳之大络，并经而上循于手足三阴三阳之大络，并经而下循于足。主行血气，渗出于脉，外以养形。是以阳络伤则上出于空窍而为衄血，阴络伤则内出于肠胃而为便血。六输不得上通于外，则内溢于脉外而成积，是外内皆主渗出于脉外者也。徐振公曰：因于风雨，所生之积，著于有形而生，故曰生因于清湿。所成之积，乃凝血与津汁搏聚于空郭之中，如怀子之状，虚悬而成形。盖因于天者本于无形，故附于有形而生，因于地者，乃自成其形也。眉批：《小针解》曰：夫气之在脉也。清湿地气之中，必从足始。盖天之风雨伤人皮肤，从皮肤而入于络脉。地之水湿伤人脉络，从脉络而于于肌腠。血外溢者，外溢于皮肤而为衄。血内溢者，内溢于募原而便血。血溢于肠外者，从络脉之尽处，外出于郛郭之中而成积。上下皆伤，形中之血气六输者，即上文所谓输之脉。

黄帝曰：其生于阴者奈何？岐伯曰：忧思伤心；重寒伤肺；忿怒伤肝；醉以入房，汗出当风，伤脾；用力过度，若入房汗出，则伤肾，此内外三部之所生病者也。此言喜怒不节，则伤五脏之形，而病起于阴也。忧思伤心；形寒饮冷则伤肺；忿怒不节则伤肝；醉以入房，汗出当风则伤脾；用力过度，若入房汗出则伤肾。此外因于天之风雨，地之清湿，内因于五脏之情志，而成上中下三部之积也。按：五脏止曰生病，而不曰积，盖五脏之病，积在气而非有形也。《难经》所谓在肝曰肥气，在肺曰息奔，在心曰伏梁，在脾曰痞气，在肾曰奔豚，此乃无形之气积，而非有形之血积也。倪仲玉曰：忧思忿怒伤气，故积在气。

黄帝曰：善，治之奈何？岐伯答曰：察其所痛，以知其应，有余不足，当补则补，当泻则泻，毋逆天时，是谓至治。痛者，为积之痛于内也。察其所痛，知其所应者，如著于孙络之积，则外应于手臂之孙络，著于阳明之经积，则外应于光明，著于肠胃募原之积，则外应于溪谷之穴会，著于伏冲之积，则外应于气冲、大赫，著于膂筋之积，则应于足少阴太阳之筋，结于缓筋之积，则应于足太阴、阳明之筋，成于六输之积，则外应于内关、外关、通里、列缺、支正、偏历，积于空郭之中，则外应于阳明之五里，臂腕之尺肤，积于五脏，察其左右上下，则外应于五脏之经输。审其有余不足，当补则补，当泻则泻，随四时之序，气之所处，病之所

450

舍，脏腑之所宜，毋逆天时，是谓至治。倪仲玉曰：外因之积应于形，内因之积应于脉。

行针第六十七

黄帝问于岐伯曰：余闻九针于夫子，而行之于百姓，百姓之气血，各不同形，或神动而气先针行，或气与针相逢，或针已出，气独行，或数刺乃知，或发针而气逆，或数刺病益剧。凡此六者，各不同形，愿闻其方。此承前章论刺阴阳之人，而行针之不同也。夫五音之人多阴，左右太少之人多阳。百姓者，天下之大众。盖天地之间，六合之内，不离于五，而人亦应之。百姓之气血，各不同形者，谓形中之血气，有盛有少也。六者，谓重阳之人，阳中有阴之人，阴阳和平之人，多阴之人，阴中有阳之人，及粗工之所败也。倪仲玉曰：此篇论刺形，故提二“形”字，末结一“形”字。

岐伯曰：重阳之人，其神易动，其气易往也。黄帝曰：何谓重阳之人？岐伯曰：重阳之人，熇熇高高，言语善疾，举足善高，心肺之脏气有余，阳气滑盛而扬，故神动而气先行。眉批：易字含意言易。此言重阳之人，神气之易行也。夫五脏内合五行，外合五音，三阴之所主也。心肺居上为阳，肝肾脾居下为阴，阴中之有阳也。重阳之人者，手足左右太少之三阳，及心肺之脏气有余者也。熇熇高高，手三阳之在上也。言语善

451

疾，阴中之阳在中也。举足善高，足三阳之在下也。心藏神，肺主气，心肺之脏气有余，阳气滑盛而扬，故神动而气先行也。眉批：言语，五脏之所发也。

黄帝曰：重阳之人，而神不先行者，何也？岐伯曰：此人颇有阴者也。黄帝曰：何以知其颇有阴也？岐伯曰：多阳者多喜，多阴者多怒，数怒者易解，故曰颇有阴。其阴阳之离合难，故其神不能先行也。心为阳中之太阳，肝为阴中之少阳。心主喜，肝主怒，心藏神，肝藏魂，魂随神以往来者也。神动而气先行者，神魂之相离也。重阳而颇有阴者，阴阳之相合也。阴阳之离合难，故神与魂合，则其神不能先行矣。上文曰气先行，此则曰神不能先行。盖气行则神行，神行则气行，神气之相随也。夫行针者，贵在得神取气，然而神有易动，气有易往，是以数刺而病益甚者，反伤其神气也。仇汝霖曰：喜为心志，怒为肝志，数怒者易解，言其人易怒而易解者，重阳之人颇有阴也。盖多阴者多怒，此阳中之阴，故易怒而易解也。

黄帝曰：其气与针相逢奈何？岐伯曰：阴阳和调而血气淖泽滑利，故针入而气出疾而相逢也。徐振公曰：此言阴阳和平之人，血气淖泽滑利，故气出疾而与针相逢也。倪仲玉曰：谓阴阳之气，皆应于针。

黄帝曰：针已出而气独行者，何气使然？岐伯曰：其阴气多而阳气少，阴气沉而阳气浮，沉者内藏，故针已出，气乃随其后，故独行也。徐振公曰：

452

此言多阴之人，针已出而阴气独行也。其阴气多而阳气少者，阴气沉而阳气浮，阴阳之相离也。故针已出则微阳之气，随针外泄，阴气独行于内，此阴阳不和，不能亦相厮守，而微阳之易脱也。眉批：有多少故不相和。

黄帝曰：数刺乃知，何气使然？岐伯曰：此人之多阴而少阳，其气沉而气往难，故数刺乃知也。徐振公曰：此言阴中有阳之人，数刺而始知也。阴中有阳者，多阴而少阳，其气沉而难于往来，故数刺乃知，此阴阳厮守于内也。二节言多阴少阳之人，有阴阳之相离者，有相守者，阴阳离合之道，行针者不可不知。仇汝霖曰：多阴少阳，故阴阳不合，阴中有阳，故阴阳相和，盖阳生于阴也。

黄帝曰：针入而气逆者，何气使然？岐伯曰：其气逆与其数刺病益甚者，非阴阳之气，浮沉之势也，此皆粗之所败，工之所失，其形气无过焉。徐振公曰：重阳之人，其神易动，其气易往，神气之易散也。多阴之人，气随针出，微阳之易脱也。阴阳有离有合，气之有浮有沉，粗工不知浮沉离合之道而失之，以致数刺而病益甚也。夫五音之形，阴气多而阳气少，左右太少之形，阳气多而阴气少。故善用针者，调其阴阳，而使形气之无过焉。仇汝霖曰：神气者，五脏之神气也。重阳之人，使神气外弛，则愈亡其阴矣。多阴少阳之人，使阳气随针而出，则愈亡其阳矣。此皆粗之所败，工之所失也。

上膈第六十八

黄帝曰：气为上膈者，食饮入而还出，余已知之矣。虫为下膈，下膈者，食晬时乃出，余未得其意，愿卒闻之。岐伯曰：喜怒不适，食饮不节，寒温不时，则寒汁流于肠中，流于肠中则虫寒，虫寒则积聚，守于下管，则肠胃充郭，卫气不营，邪气居之。人食则虫上食，虫上食则下管虚，下管虚则邪气胜之，积聚已留，留则痈成，痈成则下管约。其痈在管内者，即而痛深；其痈在外者，则痈外而痛浮，痈上皮热。管、脘同。此言汁沫积于肠胃而成痈膈者，内之膈肉，前连于胸之鸠尾，后连于脊之十一椎，旁连于胁，膈上为膻中，名曰气海。上焦宗气之所居，上焦开发，宣五谷味，所以熏肤、充身、泽毛。膈下胃腑之所居，名水谷之海，受中焦之气，泌糟粕，蒸津液，化其精微，随三焦出气，以温肌肉，充皮肤。若因于喜怒不适，食饮不节，寒温不时，病在膈上者，食饮入而还出，因于膈下者，食入晬时乃还。晬时，周时也。夫胃者，水谷血气之海也。汁沫者，胃腑所生之津液，渗出于肠胃之外，募原间之孙脉、络脉，化赤为血，注于胃之大络，从脏腑之经隧，外出于皮肤。如因于外邪，以致汁沫渗留于肠外不得散，则日以成积矣。如因于内伤，汁沫留于肠内，渐积而成痈。此皆因于中上二焦之气有伤，不

454

能宣化输布。故帝曰：气为上膈，虫为下膈。上膈者，上焦之气也。下膈者，中焦之气也。盖虫为阴类，遇阳热则消，中焦之气虚寒，则阴类生聚而上食矣。寒汁流于肠中，则肠胃充郭，而卫气不能营于外，则留积而成痈矣。其痈在脘内者，即痛而深，其痈在外者，则隐见于外而痛浮，在痈上之腹皮则热。徐振公曰：此篇亦承前数章而言，谓形中之肌肉血气，借胃腑水谷之所生养，若食饮入而还出，或朝食暮吐，暮食朝吐，则形气消索矣，此皆因于喜怒不节。若伤于五脏之形，则成五脏之积，伤于肠胃，则成肠胃之痈。本经曰：五脏不和，则七窍不通；六腑不和，则留而为痈。眉批：寒汁不得肺，则不能行散。

黄帝曰：刺之奈何？岐伯曰：微按其痈，视其所行，先浅刺其傍，稍内益深，还而刺之，毋过三行，察其沉浮，以为深浅，已刺必熨，令热入中，日使热内，邪气益衰，大痈乃溃，伍以参禁，以除其内，恬憺无为，乃能行气，后以咸苦化谷乃下矣。视气所行者，视卫气之行于手足阳明而取之也。毋过三行者，先浅刺之，以逐阳邪而来血气，复深刺之，以致阴气之邪，最后还而复深刺之，以下谷气。谷气者，水谷所生之正气也。若过取之，则谷气出，故曰毋过三行。察其浮沉者，察痈之生于脘内、脘外，而为浅深之刺也。已刺必熨者，温散其寒汁沫也。伍以参禁者，参伍而禁忌之，以除其内积也。《上古天真论》曰：恬憺虚无，真气从之。故宜恬憺无为，乃能行气。咸苦化谷者，以咸苦之物，同谷食之。盖咸能软坚，苦能泄下，谷则卫其正气者也。徐振公曰：此因喜怒不适，食饮不节，寒温不时之所致。故曰：伍以参禁，谓禁其饮食之所当忌者。恬憺无为是和其喜怒，适其寒温矣。倪仲玉曰：当忌者忌，不当忌者不忌，故曰参伍。

忧恚无言第六十九

黄帝问于少师曰：人之卒然忧恚而言无音者，何道之塞，何气出行，使音不彰？愿闻其方。音声者，五音之声，嘹亮而有高下者也。语言者，分别清浊，字面发言而有语句也。在肺主声，心主言，肝主语，然由足少阴肾气之所发。又曰：五者，音也。音主长夏，是音声之道，本于五脏之气全备，而后能音声响亮，语句清明。故善治者，审其有音声而语言不清者，当责之心肝，能语言而无音声者，当责之脾肺，不能语言而无音声者，此肾气之逆也。夫忧则伤肺，肺伤则无声矣。恚怒伤肝，肝伤则语言不清矣。徐振公曰：土数五而主宫音，宫乃君主之音，五音之主也。仇汝霖曰：此篇亦承前数章而言。盖忧恐忿怒，伤五脏之形，则病五脏而成积，如伤五脏之气，则无音声矣。倪仲玉曰：忧恐忿怒伤气，气伤脏，乃病脏，是因气而病五脏之形，或伤五脏之气。眉批：肺属金，故有。

少师答曰：咽喉者，水谷之道也。喉咙者，气之

456

所以上下者也。会厌者,音声之户也。口唇者,音声之扇也。舌者,音声之机也。悬雍垂者,音声之关也。颃颡者,分气之所泄也。横骨者,神气所使,主发舌者也。故人之鼻洞涕出不收者,颃颡不开,分气失也。是故厌小而疾薄,则发气疾,其开阖利,其出气易;其厌大而厚,则开阖难,其气出迟,故重言也。人卒然无音者,寒气客于厌,则厌不能发,发不能下至,其开阖不致,故无音。厌,上声。胃之上脘为咽喉,主进水谷,在喉咙之后,肺之上管为喉咙,主气之呼吸出入,在咽喉之前。会厌者,在喉咙之上,乃喉咽交会之处,凡人饮食,则会厌掩其喉咙,而后可入于咽,此喉咙之上管,故为音声之户,谓声气之从此而外出也。脾开窍于口唇,口开阖而后语句清明,故为音声之扇。心开窍于舌,足少阴之脉,上挟舌本,舌动而后能发言,故为音声之机。悬雍者,喉间之上腭,有如悬雍之下垂者,声从此而出,故为音声之关。肝脉循喉咙,入颃颡。颃颡者,腭之上窍,口鼻之气及涕唾,从此相通。故为分气之所泻,谓气之从此而分出于口鼻者也。横骨者,在舌本内,心藏神,而开窍于舌。骨节之交,神气之所游行出入,故为神气之所使主发舌者也。盖言横骨若弩,舌之发机,神气之所使也。人之鼻洞涕出不收者,因颃颡不开,分气失也。盖以申明颃颡乃腭之上窍,口鼻之气,及涕唾之从此而相通者也。会厌者,为开为阖,主声气之出入,是以薄小则发声疾,厚大则开

457

阖难，其气出迟，故重言也。重言者，口吃而期期也。寒气者，足少阴寒水之气也。盖少阴之脉，上系于舌，络于横骨，终于会厌，其正气上行，而后音声乃发。如寒气客于厌，则厌不能发，谓不能开也。发不能下，谓不能阖也。是以至其开阖不致，而无音声矣。

黄帝曰：刺之奈何？岐伯曰：足之少阴，上系于舌，络于横骨，终于会厌。两泻其血脉，浊气乃辟。会厌之脉，上络任脉，取之天突，其厌乃发也。足少阴主先天之生气，留于膻中，上出于肺，以司呼吸者，后天水谷所生之宗气也。是以呼出心与肺，吸入下通于肝肾，呼吸定息上下之相通也。故寒气客之，则正气不通，而会厌失其开阖之机矣。浊气者，寒水之浊气。辟，除也。两泻其血脉者，谓脉道有两歧，一通气于舌本，一通精液于廉泉、玉英，盖足少阴主藏先天之精气，而上通于空窍者也。

寒热第七十

黄帝问于岐伯曰：寒热瘰疬在于颈腋者，皆何气使生？岐伯曰：此皆鼠瘘寒热之毒气也，留于脉而不去者也。此承上章之义，而论足少阴之水火焉。寒热者，先天水火之气。水火者，精气也。以上数章论后天所成之身形，及水谷所生之血气，有盛有虚，为痹为积。上章论少阴所生之气，上出于会厌，而发于音声，所藏之精，上通于任脉，以濡空窍。然有正气则有邪淫，如寒热之毒气，下藏于脏，上通于颈腋之间，留于脉而不去，则为瘰疬者，此肾藏先天之水毒也。天开于子，天一生水，其毒在外，故名曰鼠。夫颈腋之脉，少阳之脉也。少阳乃初阳之气，生于先天之水中，少阳与肾脏经气相通，故本经曰少阳属肾。愚按：本经凡论刺、论疾，其中暗合天地阴阳之道，及血气之生始出入。盖欲使学者知邪病之所由生，则知正气之所出入，若能触类旁通，斯得圣人之微义。

黄帝曰：去之奈何？岐伯曰：鼠瘘之本，皆在于脏，其末上出于颈腋之间，其浮于脉中，而未内著于肌肉而外为脓血者，易去也。黄帝曰：去之奈何？岐伯曰：请从其本引其末，可使衰去而绝其寒热。审按其道以予之，徐往徐来以去之，其小如麦者，一刺知，三刺而已。此言阴脏之毒气，传于腑阳，而外出于末者，可刺而易已也。夫脏为本，脉为末，其毒在脏而上出于颈腋之间，其浮于脉中而外为脓血者，此毒气出于末，而从脉溃，故易已也。未内著于肌肉者，未转及于阳明也，故从其本，引其末，可使衰去而绝其寒热之毒。审按其所出之道路，以予夺之，徐往徐来，以引去之。其小如麦者，毒之轻微者，可一刺知，三刺而已。此章与《素问集注》第六十篇之《骨空论》合参，其大义晓然矣。徐振公曰：手厥阴少阳，皆与肾合，阴脏之毒，出于腑阳，故为易治。若传于厥阴之脏，故为不治之死证矣。

459

黄帝曰：决其生死奈何？岐伯曰：反其目视之，其中有赤脉，上下贯瞳子，见一脉，一岁死；见一脉半，一岁半死；见二脉，二岁死；见二脉半，二岁半死；见三脉，三岁而死。见赤脉不下贯瞳子，可治也。夫肾藏天一之水，地二之火，此先天始分之两仪也。少阳、厥阴之气，皆出于肾，厥阴之气，上舍于心，下之包络，而为有形之一脏。包络主脉，而代君行其血焉。少阳之气，游行于上中下，出入于肌腠，归于中焦之部署，而为有形之一腑，与心主包络之相合也。是厥阴少阳之形脏，在于心下中焦之部分，而二气皆本于肾脏之所生。瞳子者，水脏之骨睛也。赤脉从上而下贯瞳子者，水脏之毒气，上交于包络之火脏。火脏之毒气，复下交于水脏之骨睛，此为阴阳交者，死不治。盖毒气在于阴阳之脏内往来，不能出于末而从脉溃，故为不治之恶疾也。夫天一地二，合而为三，一脉一岁死者，水脏之毒甚也；二脉二岁死者，水脏之毒，传之于火脏也；三脉三岁死者，毒气分于二岁之间也。盖毒之专者重故死之速，分者死之迟也。一脉半者，一二之间也。二脉半者，二三之间也。夫人秉先天之水火而成此形，有感于正气，必协于邪淫，是以痘毒发原在肾，先天之火毒也，瘰疬者，先天之水毒也。盖火有毒而水亦有毒，但火毒多而水毒少也。仇汝霖曰：心包络为阳脏，阴传于阳，而不复下交于阴者，尤为可治。故复曰：赤脉不下贯瞳子者，可治也。圣人救民之心甚切，医者可轻忽而待其死焉。

眉批：厥，后人以包络非命门，皆不知形气之故，天地有正气亦有淫

460

气，《骨空论》有救治之法。

邪客第七十一

黄帝问于伯高曰：夫邪气之客人也，或令人目不瞑、不卧出者，何气使然？此篇论卫气行于形身之外内，宗气行于经脉之外内。行于脉内者，偕营气而行；行于脉外者，随卫气而转，外内自相逆顺而行者也。徐振公曰：此章假邪客以明卫气、宗气之行，故篇名《邪客》，而经文皆论其正气焉。

伯高曰：五谷入于胃也，其糟粕、津液、宗气，分为三隧。故宗气积于胸中，出于喉咙，以贯心脉，而行呼吸焉。营气者，泌其津液，注之于脉，化以为血，以营四末，内注五脏六腑，以应刻数焉。卫气者，出其悍气之慓疾，而先行于四末、分肉、皮肤之间而不休者也。昼日行于阳，夜行于阴，常从足少阴之分间，行于五脏六腑。今厥气客于五脏六腑，则卫气独卫其外，行于阳，不得入于阴。行于阳则阳气盛，阳气盛则阳跷陷，不得入于阴，阴虚，故目不瞑。眉批：卫气先行于四末者，先行皮肤，先充络脉。循经而行，以应呼吸漏下。昼行于阳，夜行于阴者，与皮肤之营气相搏而行于形身之外内。出于咽喉以负心脉者，以手太阴而负于脉中，与《动输篇》合参。厥气者，脏腑之厥气。此论宗气同营气行于脉中，以应呼吸漏下，卫气行于脉外，昼行于阳，夜行于阴，皮肤经脉之血气，交相逆顺而行也。按：《五味篇》曰：

461

大气之抟而不行者，积于胸中，命曰气海，出于肺，循喉咽，故呼则出，吸则入。此宗气随肺气行于皮肤，呼则气出，而八万四千毛窍皆阖，吸则气入，而八万四千毛窍皆开。此章论宗气贯心脉而行呼吸。心脉者，手心主包络之脉。包络主脉，是从心脉而行于十六经脉之中，呼吸定息脉行六寸，昼夜一万三千五百息，脉行八百十丈，以终五十营之一周。是宗气、营气，皆半营于脉中，而半行于脉外者也。卫气者，慓悍滑疾，独行于脉外，昼行于阳，夜行于阴，以司昼夜之开阖，行于阳则目张而起，行于阴则目瞑而卧，如厥逆之气，客于五脏六腑，则卫气独卫于外，行于阳不得入于阴，故目不瞑。愚按：卫气不得入于阴，则目不瞑之论。多有重见，然各有意存，学者宜体析明白。徐振公曰：《大惑篇》云：卫气不得入于阴，则阳气满，阳气满则阳跷盛。此章"陷"字疑误。

　　黄帝曰：善。治之奈何？伯高曰：补其不足，泻其有余，调其虚实，以通其道，而去其邪，饮以半夏汤一剂，阴阳已通，其卧立至。黄帝曰：善。此所谓决渎壅塞，经络大通，阴阳和得者也。愿闻其方。伯高曰：其汤方以流水千里以外者八升，扬之万遍，取其清五升煮之，炊以苇薪，火沸，置秫米一升，治半夏五合，徐炊，令竭为一升半，去其滓，饮汁一小杯，日三稍益，以知为度，故其病新发者，覆杯则卧，汗出则已矣。久者，三饮而已也。秫，音术，稷之黏

462

者。此论调足少阴、阳明之气，以通卫气之行于内。盖卫气之行于阴，从手足阳明下行至足，而交于足少阴，从足少阴而注于五脏六腑，故当调此二经之气焉。补不足者，补卫气之不足；泻有余者，泻厥气之有余；调虚实者，期外内之虚实，以通其道路，而去其厥逆之邪。半夏色白形圆，味甘而辛，阳明之品也。月令五月半夏生，感一阴之气而生者也。胃属戊土，肾脏天癸，饮以半夏汤一剂者，启一阴之气，上交于胃，戊癸合而化大火土之气，则外内之阴阳已通。其卧立至，此所谓决渎壅塞，经络大通，阴阳得和者也。夫肾为水脏，而为生气之原，气行则水涣，胃乃燥热之腑而主中土，欲得阴阳以合化，而不欲寒水之上乘，故用流水千里以外者，所谓劳水也。再扬之万遍，则水性无力，不能助寒水上行矣。八乃金之成数，五乃土之生数，阳明主秋金而胃居中土，故用八升、五升者，助阳明之胃气也。苇乃水草，炊以苇薪者，助水中之生气也。火乃土谷而秋成，置秫米一升者，助胃气也。上古以腹中和，小便利为知，覆杯则卧，汗出而已者，正气和而厥气散，卫气得从其道而出入矣。徐振公曰：厥气者，脏腑之逆气也。气本于足少阴肾，而生于足阳明胃，故调此二经之气，而逆气自解矣。曰阴阳已通，曰阴阳和得者，一谓卫气所行于外内之阴阳，一谓少阴、阳明之阴阳相得而和也。眉批：阳明主秋金而居中土，胃属癸水。仲祖名甘澜水，主治奔豚。

黄帝问于伯高曰：愿闻人之肢节，以应天地奈何？伯高答曰：天圆地方，人头圆足方以应之。天有日月，人有两目。地有九州，人有九窍。天有风雨，人有喜怒。天有雷电，人有音声。天有四时，人有四肢。天有五音，人有五脏。天有六律，人有六腑。天有冬夏，人有寒热。天有十日，人有手十指。辰有十二，人有足十指、茎、垂以应之；女子不足二节，以抱人形。天有阴阳，人有夫妻。岁有三百六十五日，人有三百六十节。地有高山，人有肩膝。地有深谷，人有腋腘。地有十二经水，人有十二经脉。地有泉脉，人有卫气。地有草蓂，人有毫毛。天有昼夜，人有卧起。天有列星，人有牙齿。地有小山，人有小节。地有山石，人有高骨。地有林木，人有募筋。地有聚邑，人有腘肉。岁有十二月，人有十二节。地有四时不生草，人有无子。此人与天地相应者也。此论人之形身四体，脏腑阴阳，应天地之日月星辰，山川草木，人与天地参也。卫气昼行于阳，夜行于阴，应天道之绕地一周，一岁而终三百六十五度。日月五星，随天道之环转，风雨雷电，从天气以施行，山川泉谷，上天之无不覆帱，林木草蓂，感天气而生长。卫气日行于阳，上至头目口齿，下至足胫膝腘，四旁之四肢，肢节腘肉皮毛；夜行于阴，内循五脏六腑，熏于募筋，充于胸腹。人之身形脏腑，应六气之降升，五运之出入，卫气之行，应天地之绕地环转，而复通贯于地中。故曰：地有泉水，人有卫气，是卫气非独行于形身之外内，而复贯通于经脉之外内者也。**眉批：通篇论形，单提"卫气"二字，谓卫气之**

464

出入于有形也。徐振公曰：地有草萁，人有毫毛，女子月事以时下者，澹渗皮毛之血也。男子冲任不盛，宗筋不成，则须不生，是以四时之草不生，以应人之无子。仇汝霖曰：上古有萁草，一茎三十叶，日落一叶，如月小则落二十九叶，盖以应女子之月事以时下。

黄帝问于岐伯曰：余愿闻持针之数，内针之理，纵舍之意，扦皮开腠理，奈何？脉之屈折，出入之处，焉至而出，焉至而止，焉至而徐，焉至而疾，焉至而入？六腑之输于身者，余愿尽闻。少序别离之处，离而入阴，别而入阳，此何道而从行？愿尽闻其方。岐伯曰：帝之所问，针道毕矣。黄帝曰：愿卒闻之。内，叶纳。舍，叶拾。此问用针之理，而兼问血气之行于皮肤经脉之外内，有出入至止离别之处焉。皮腠者，脉外之气分也。脉之屈折出入之处，焉至而出，焉至而止？谓血气之行于经脉外内，有至止出入之处。而内针之理，何以为之至止疾徐也。六腑之输于身者，即手足三阳之本标。别离之处者，别经脉而出于气街之处也。夫皮肤为阳，经脉为阴，离而入阴者，脉外之气血，离皮肤而入于经脉也。别而入阳者，脉内之气血，别经脉而入于皮肤也。此何道从行？愿尽闻其方。伯言帝之所问，乃阴阳血气之流行，知血气之外内，则知所以用针矣。仇汝霖曰：此因针道以明血气之运行出入，盖针道与血气之流行，皆合天地之大道。

岐伯曰：手太阴之脉，出于大指之端，内屈，循白肉际，至本节之后太渊留以澹，外屈，上于本节下，内屈，与阴诸络会于鱼际，数脉并注，其气滑利，伏行雍骨之下，外屈，出于寸口而行，上至于肘内廉，入于大筋之下，内屈，上行臑阴，入腋下，内屈，走肺，此顺行逆数之屈折也。屈，叶曲。数，上声。此分论脉外之宗气，循手太阴之经，顺行而逆数也。夫宗气之行于脉外者，从肺气而出，故其气滑利，伏行于雍骨之下，外屈出于寸口而行，外屈上于本节之下，留以澹渗皮毛。手太阴之脉，出于大指之端，内屈，循白肉际至本节之后太渊，内屈与诸阴络会于鱼际，数脉并注，上至于肘内廉，入于大筋之下，内屈上行臑阴，入腋下，内屈走肺，此太阴之脉，从指井而走肺，脉外之宗气，从臑腋以上鱼，此顺行逆数之屈折也。

心主之脉，出于中指之端，内屈，循中指内廉以上留于掌中，伏行两骨之间，外屈，出两筋之间，骨肉之际，其气滑利，上二寸，外屈，出行两筋之间，上至肘内廉，入于小筋之下，留两骨之会。上入于胸中，内络于心脉。此分论行于脉中之宗气，从心主之脉，营行于十二经脉之中，以应呼吸漏下，其脉外之宗气，亦随本经而屈折于皮肤之间。盖宗气之出于肺，而行于皮肤者，散于十二经脉之外，各从本经而为逆顺之行。故行于心主之脉外者，外屈出两筋之间，骨肉之际，其气滑利，上肘臂二寸，外屈而澹渗于皮毛。心主之脉，出于中指之端，内屈循中指内廉以上，留于掌中，伏行两骨之间，出行两筋之间，上至肘外廉，入于小筋之下，留两骨之会，上入于胸中，内络于心肺，此亦顺行而逆数也。夫脉外之气血，各随本经以分界畔，故行于脉中者，随脉而屈折于脉内。行于脉外者，亦随本经而屈折于脉外也。以上二节，论宗气之留于胸中，上出于肺，行于十二经脉之皮部，以司呼吸开阖，上贯心脉，营于十二经脉之中，以应呼吸漏下，外内之相应也。

黄帝曰：手少阴之脉独无腧，何也？岐伯曰：少阴，心脉也。心者，五脏六腑之大主也，精神之所舍也。其脏坚固，邪弗能容也。容之则心伤，心伤则神去，神去则死矣。故诸邪之在于心者，皆在于心之包络。包络者，心主之脉也，故独无腧焉。眉批：《本输篇》曰：心出于中冲，溜于劳宫。注于大陵，行于间使，入于曲泽，为合手少阴也。此申明宗气贯心脉而行呼吸之因。盖血脉者，心所主也。包络代行其血气者，君主无为而神明内藏，包络之相代君行其令也。精神内藏，其脏坚固，故邪弗能伤，心伤则死矣。少阴，心脉也。包络者，心主之脉也。独无腧者，包络代腧其血气也。

黄帝曰：少阴独无腧者，不病乎？岐伯曰：其外经病而脏不病，故独取其经于掌后锐骨之端。其余脉出入屈折，其行之疾徐，皆如手少阴心主之脉行也。故本输者，皆因其气之虚实疾徐以取之，是谓因冲而泻，因衰而补。如是者，邪气得去，真气坚固，是谓因天之序。眉批：上节论手太阴主气，手心主主脉。此申明十二经脉各分皮部，各有气血，各随经脉外内屈折而行。故曰其余脉出入

467

屈折，皆如手少阴心主之脉行。若因于邪，止取外经之神门，因正气之盛虚，然后补泻其腧。此承上文复申明少阴之无输者，谓精神内藏，不为各经转输其血气，而少阴之经脉，亦从外而循于内也。故外感于邪，独取其掌后锐骨之神门穴，盖病在外经而脏不病也。其余手足十二经脉之出入屈折，行之疾余，皆如手少阴心主之脉行。盖言十二经脉相同，非少阴之独无腧也。故取少阴之本腧者，皆因其正气之虚实以取之，而不因于邪也。因心气之盛而冲者泻之，心气之衰者补之，盖精神内藏，茋真坚固，邪在外经而不伤于内，故止因正气之盛虚而补泻其腧也。《八正神明论》曰：因天之序，盛虚之时，移光定位，正立而待。盖心为阳中之太阳，而上应于日，如衰而补之，以待日之方中，冲而泻之，以待日之将昃。

黄帝曰：持针纵舍奈何？岐伯曰：必先明知十二经脉之本末，皮肤之寒热，脉之盛衰滑涩。其脉滑而盛者，病日进；虚而细者，久以持；大以涩者，为痛痹；阴阳如一者，病难治。其本末尚热者，病尚在；其热已衰者，其病亦去矣。持其尺，察其肉之坚脆、大小、滑涩、寒温、燥湿。因视目之五色，以知五脏而决死生。视其血脉，察其色，以知其寒热痛痹。此论审别病气在于皮肤经脉之外内，有出入盛衰之别也。本末者，十二经脉之本标，血气之流行出入者也。皮肤之寒热，病气在于皮肤也。脉之盛衰滑涩，病气在于经脉也。其脉滑而盛者，病日进于经脉之中，虚而细者，病久持于脉外也。夫在外者，皮肤为阳，筋骨为阴，脉

468

大以涩者，为寒热痛痹也。如左右之阴阳如一者，病难治，谓皮肤筋骨之浅深皆病也。其本末尚热者，病尚在于血脉之中，其热已衰者，其病气随经脉之血气出于气街而亦去矣。《邪气脏腑篇》曰：脉滑者，尺之皮肤亦滑；脉涩者，尺之皮肤亦涩。故持其尺，察其尺肤之坚脆、大小、滑涩，以知皮肤分肉之寒热燥湿也。五脏之血色见于目，因视目之五色，以知五脏而决死生。盖病在脏者，半死半生也。视其血络，察其皮毛，以知痛痹之寒热也。《皮部论》曰：凡十二经络脉者，皮之部也。其色多青则痛，多黑则痹，黄赤则热，多白则寒，五色皆见，则寒热也。此篇论营卫宗气营行出入于经脉之外内，故持针纵舍，亦当察病气之在于皮肤，在于经脉，或在内之五脏也。

黄帝曰：持针纵舍，余未得其意也。岐伯曰：持针之道，欲端以正，安以静，先知虚实，而行疾徐，左手执骨，右手循之，无与肉果，泻欲端以正，补必闭肤，辅针导气，邪得淫泆，真气得居。此论刺血脉而当养其真气也。真气者，所受于天，与谷气并而充身者也。纵舍者，迎随也。无与肉果者，刺脉无伤肉也。眉批：真气，神气也。神气出入于皮肤络脉之间，内与《伤寒篇》合参。

黄帝曰：扞皮开腠理奈何？岐伯曰：因其分肉，左别其肤，微内而徐端之，适神不散，邪气得去。此论刺皮肤而当养其神气也。神气者，两精相抟之所生。两精者，天乙之精，后天水谷之精也。

469

黄帝问于岐伯曰：人有八虚，各何以候？岐伯答曰：以候五脏。黄帝曰：候之奈何？岐伯曰：肺心有邪，其气留于两肘；肝有邪，其气流于两腋；脾有邪，其气留于两髀；肾有邪，其气留于两腘。凡此八虚者，皆机关之室，真气之所过，血络之所游，邪气恶血，固不得住留，住留则伤经络，骨节机关，不得屈伸，故病挛也。眉批：节之交，三百六十五合。络脉之渗灌于诸节者也，言神气从血脉而游于机关之室。五脏之血气，各从本经而出。此言五脏之血气，从机关之虚出于肤表，与营卫宗气之相合也。《九针》章曰：节之交，神气之所游行出入，两肘、两腋、两髀、两腘，乃关节交会之处，心脏之神气，从此而出。如五脏有邪，则气留于此而不得布散矣。真气之所过，谓五脏之经脉，各从此而经过。邪气住留，则伤经络，谓邪在于皮肤，留而不去，则伤经络矣。此言机关之室，在于骨节之交，五脏之血气，从此而出于分肉皮肤，不涉于血脉也。故五脏有邪，则气留于此。如外感于邪气恶血，留滞于此，则骨节机关，不得屈伸而病挛也。按：本篇论营气行于脉中，卫气行于脉外，而宗气贯心脉而行于脉中，从手太阴而行于脉外，卫气日行于皮肤分肉，夜行于五脏之阴。而五脏之气，又从机关之虚，外出于肤表，此形身脏腑之气，游行于外内，而交相出入者也。至于皮肤经脉之血气，屈折于外内之间，出入于本标之处，皆假邪客，以明正气之流行，乃修身治民之大张本也。

卷 之 九

清·钱塘　张志聪隐庵集注
同学　赵尔功庭霞　闵振儒士先合参
门人　朱输卫公校正

通天第七十二

黄帝问于少师曰：余尝闻人有阴阳，何谓阴人，何谓阳人？少师曰：天地之间，六合之内，不离于五，人亦应之，非徒一阴一阳而已也，而略言耳，口弗能遍明也。黄帝曰：愿略闻其意，有贤人圣人，心能备而行之乎？少师曰：盖有太阴之人，少阴之人，太阳之人，少阳之人，阴阳和平之人。凡五人者，其态不同，其筋骨气血各不等。一阴一阳者，始生之两仪，应阴阳和平之人也。太阴、少阴、太阳、少阳，应所生之四象也。人秉天地之气而生成此形气，是以《阴阳二十五人》章论地之五行，以生此形，故论五音之形，此论人合天之阴阳四象，故篇名通天而论人之态也。

黄帝曰：其不等者，可得闻乎？少师曰：太阴之人，贪而不仁，下齐湛湛，好内而恶出，心和而不发，不务于时，动而后之，此太阴之人也。内，叶讷。恶，去声。赵庭霞曰：太阴之人，太偏于阴矣，其人阴险，故贪而不仁。阴内而阳外，故好内而恶出。湛湛，清洁貌。下齐，谦下整齐，足恭之态也。心和而不发，阴柔之性也。不务于时者，不通时务也。动而后之者，见人之举动而后随之，柔顺之态也。

少阴之人，小贪而贼心，见人有亡，常若有得，好伤好害，见人有荣，乃反愠怒，心疾而无恩，此少阴之人也。好，俱去声。赵氏曰：少阴之人，少偏于阴，故小贪。然阴险之性，局量褊浅，故常存贼害之心，利人之失，而忌人之得也。

太阳之人，居处于于，好言大事，无能而虚说，志发于四野，举措不顾是非，为事如常自用，事虽败而无常悔，此太阳之人也。赵氏曰：于于，自足貌。好言大事，无能而虚说，言大不惭，无必为之志也。志发于四野者，放旷而肆志也。举措不顾是非者，恣意妄行，颠倒从违也。自用者，言不式古，行不遵先也。虽败而无常悔者，阳刚而矫强也。阳在外，故偏阳之人，好夸张于外而无内之实行也。

少阳之人，諟①諦②好自贵，有小小官，则高自宜，好为外交而不内附，此少阳之人也。赵氏曰：諟

---

① 諟 shì：是，此，订正文字。
② 諦 dì：注意，仔细。

472

谛好自贵者，好自审为贵也。有小官则高者，妄自尊高也。好外交而不内附者，阳性之外务也。

阴阳和平之人，居处安静，无为惧惧，无为欣欣，婉然从物，或与不争，与时变化，尊则谦谦，谭而不治，是谓至治。赵氏曰：居处安静者，恬惔虚无也。无为惧惧，无为欣欣者，心安而不惧，志闲而少欲也。惋然从物，或与不静者，与物无竞，与世不争也。与时变化者，随世变迁，所谓禹稷颜回同道也。居尊而谦，其德愈光也。谭而不治者，无为而治也。至治者，不治之治也。此阴阳和平之象，贤人圣人，心能备而行之，则心正身修，而可以平治天下矣。

古之善用针灸者，视人五态乃治之，盛者泻之，虚者补之。偏阳之人，泻阳补阴；偏阴之人，泻阴补阳，此言针合天、地、人三才之道，可以挽回天地阴阳之造化者也。朱卫公曰：阴阳之气，皆从下而上。古之善灸者，能启阴阳之气以上行。

黄帝曰：治人之五态奈何？少师曰：太阴之人，多阴而无阳，其阴血浊，其卫气涩，阴阳不和，缓筋而厚皮，不之疾泻，不能移之。赵庭霞曰：太阴之人，多阴无阳，故其阴血浓浊。阳气者，通会于腠理。无阳，故卫气所行之涩滞也。阴血多，故筋缓。血多气少，故皮坚而厚。此阴阳不和之剧，不之疾泻，不能移易也。

少阴之人，多阴少阳，小胃而大肠，六腑不调，其阳明脉小而太阳脉大，必审调之，其血易脱，其气易败也。赵氏曰：在内者，五脏为阴，六腑为阳，多阴少阳，故六腑不调也。阳气生于中焦，其阳明脉小者，生阳之本不足也。太阳之气，生于水中。太阳脉大者，寒水之气盛也。此阴阳不和，故其血易脱而气易败，必审察其盛虚以调之。闵士先曰：多阴无阳，故不疾泻其阴血，则阴阳不能移易；多阴少阳，故宜调之。盖阴阳不和，自不能交相厮守矣。朱卫公曰：中下二焦之精气，互相资生而资益者也。阳明脉小，太阳脉大，此先后天之气不和，故易脱而易败。倪仲玉曰：上节论在外之阴阳，此论在内之阴阳，盖外有阴阳而内有阴阳也。外不和必因于内，内不和必及于外。

　　太阳之人，多阳而少阴，必谨调之，无脱其阴，而泻其阳，阴重脱者阳狂，阴阳皆脱者，暴死不知人也。赵氏曰：无脱其阴而泻其阳者，阳为阴之固也。若阴气重脱则为阳狂，阴阳皆脱则为暴死。盖阳为阴之固，阴为阳之守，阳气生于阴中，阴重脱则阳亦脱矣。

　　少阳之人，多阳少阴，经小而络大，血在中而气外，实阴而虚阳，独泻其络脉则强，气脱而疾，中气不足，病不起也。赵氏曰：经脉为里，支而横者为络。小胃而大肠者，以上为阳而下为阴也。经小而络大者，以里为阴而表为阳也。血在中而气外者，阴在内而阳在外，血为阴而气为阳也。故欲实阴而虚阳，独泻其络脉则强，如泻气则气脱而疾，致中气不足，病不起也。闵士先曰：上节论泻阳，当防其阴脱，谓阴阳之二气也。

此以血为阴而气为阳，充肤热肉之气从里之经隧而出于络脉皮肤。故欲实阴虚阳，独泻其络脉则强。至于三焦通会之元真不可泻也，泻之则疾脱，脱则中气不足，病不起也。此章论阴阳之理，参伍错综，盖阴阳者有名而无形，若以有形之肠胃经络表里上下，皆可以论阴阳者也。朱卫公曰：阴阳血气之源流，头绪纷纭，须贯通全经，而后可以无惑。

阴阳和平之人，其阴阳之气和，血脉调，谨诊其阴阳，视其邪正，安其容仪，审有余不足，盛则泻之，虚则补之，不盛不虚，以经取之。此所以调阴阳，别五态之人者也。赵庭霞曰：阴阳之气和，气有阴阳也。血脉调，谨诊其阴阳，血有阴阳也。视其邪正，安其容仪，形中之阴阳也。审其有余不足，盛则泻之，虚则补之，调其气之盛虚也。如气无盛虚，则以经取之，调其血之虚实也。此所以调阴阳，别五态之人也。朱卫公曰：始论无形之四象，而渐及于有形之五行。

黄帝曰：夫五态之人者，相与毋故，卒然新会，未知其行也，何以别之？少师答曰：众人之属，不知五态之人者，故五五二十五人，而五态之人不与焉。五态之人，尤不合于众者也。毋、无同。赵氏曰：此论视其状而即知其态也。盖阴阳五态之人，与五音之二十五人不同也。尤不合于众人者也，故当视其形状以别之。闵士先曰：在天呈象，在地成形，天地合气，命之曰人，故前章论五行之形，而后合于六气。此论阴阳四象，而

475

复合于有形。

黄帝曰：别五态之人奈何？少师曰：太阴之人，其状黮黮然黑色，念然下意，临临然长大，腘然未偻，此太阴之人也。赵氏曰：黮黮然者，黑暗而无光明也。念然下意，即下齐足恭之意。身半以下为阴，是以临临然腘胫之长大也。朱卫公曰：腘胫长大，故俯恭于身半以上，而腘未伛偻也。念然下意，而腘未偻者，形容其无阳之人而作此态也。

少阴之人，其状清然窃然，固以阴贼，立而躁崄，行而似伏，此少阴之人也。崄、险同。马仲化曰：清然，冷貌。窃然者，消沮闭藏之貌也。以阴险贼害为心，故有此态也。其立也躁而不静，阴善躁也。行而似伏者，其内藏沉思，反侧之心故耳。

太阳之人，其状轩轩储储，反身折腘，此太阳之人也。马氏曰：车之向前曰轩。轩者，面高而轩昂也，储储挺然之状。反身折腘者，腹仰而倨然也。此居处于于，好言大事之人，故有此状也。

少阳之人，其状立则好仰，行则好摇，其两臂、两手则常出于背，此少阳之人也。赵氏曰：立则好仰，即反身折腘之状。行则好摇者，初阳生动之象也。其两臂、两手，常出于背者，谓常反挽其手于背，此皆轻倨傲慢之状，无叉手掬恭之貌也。

阴阳和平之人，其状委委然，随随然，颙颙然，愉愉然，暶暶然，豆豆然，众人皆曰君子，此阴阳和

476

平之人也。赵氏曰：委委，雍雍自得之貌。随随，不急遽也。颙颙，尊严貌。愉愉，和悦也。暶暶，目好貌。豆豆，有品也。盖存乎人者，莫良于眸子，胸中正，故眸子了然而美好也。此阴阳和平之人，众人皆曰君子，盖自贤人以至于圣人，皆可以君子称也。

官能第七十三

黄帝问于岐伯曰：余闻九针于夫子，众多矣，不可胜数，余推而论之，以为一纪。余司诵之，子听其理，非则语余，请正其道，令可久传，后世无患，得其人乃传，非其人勿言。岐伯稽首再拜曰：请听圣王之道。黄帝曰：用针之理，必知形气之所在，左右上下，阴阳表里，血气多少，行之逆顺，出入之合，谋伐有过。知解结，知补虚泻实，上下气门，明通于四海，审其所在，寒热淋露，以输异处，审于调气，明于经隧，左右支络，尽知其会。寒与热争，能合而调之，虚与实邻，知决而通之。左右不调，犯而行之，明于逆顺，乃知可治。阴阳不奇，故知起时，审于本末，察其寒热，得邪所在，万刺不殆。知官九针，刺道毕矣。此章论用针之理，必明知阴阳血气之流行出入，逆顺浅深，五脏六腑之经输配合，虚实疾徐而针论毕矣。形气之所在，左右上下，阴阳表里，血气多少，此形中之阴阳血气也。行之逆顺者，皮肤经脉之血气，交相逆顺而行也。出入之合者，经脉外内之气血，有本标之出入，有离而有合也。谋伐有过者，谓有过之脉，宜伐而去之。知解结者，谓契绍之门户，有所结而不通者宜解之。此言血气之流行于经脉外内之间，或留积于脉内，或阻滞于气街之门也。知补虚泻实，上下气门者，知六腑气街之门户，虚实之坚软者，则知补泻之所在也。明通于四海者，知膻中冲脉胃腑脑髓之出入也。寒热阴阳，血气也。淋露，中焦所生之津液也。审其所在，以输异处者，当知膻中之宗气，输于经脉之外内，以应呼吸漏下者也。冲脉之血气，半输于十二经脉之中，半散于皮肤之外者也。胃腑所生之津液，淖泽注于骨而补益脑髓者也。审于调气，明于经隧者，知胃腑所出之血气，注于经隧。经隧者，五脏六腑之大络也。左右支络尽知其会者，左注右而右注左。左右上下，与经相干，布于四肢。出于络脉，与脉外之气血，相会于皮肤分肉间也。寒与热争者，阴阳之气不和也，故当合而调之。虚与实邻者，血与气之不和也，故知决而通之。左右不调者，人迎气口之不调，故当犯而行之。阴阳不奇者，脏腑阴阳，交相配合，十二经脉，交相贯通也。故知起时者，如乘秋则肺先受邪，乘春则肝先受邪之类也。如春甲乙伤于风者为肝风，以夏丙丁伤于风者为心风之类也。以冬遇此者为骨痹，以春遇此者为筋痹之类也。如正月太阳寅，故为腰雎肿痛，阳明者午也，阳盛而一阴加之，故洒洒振寒之类也。如手太阳之筋病，名曰仲春痹。足少阳之筋病，名曰孟秋痹也。盖知脏腑之阴阳，故知病起之时也。本末，病之本标也。寒热，阴阳之邪也。用针之理，知阴阳血气之流行出入，则知邪之所在矣。按此篇乃全经之总纲，帝平时详析咨访于伯，已得其宗旨，故复宣扬以发明之。故曰：余闻九针于夫子众多矣，不可胜数，余推而论之，以为一纪。纪，纲也。眉批：本经曰：中焦出气如露。

明于五输徐疾所在，屈伸出入，皆有条理。言阴与阳，合于五行。五脏六腑，亦有所藏，四时八风，尽有阴阳，各得其位，合于明堂，各处色部。五脏六腑，察其所痛，左右上下，知其寒温，何经所在？审皮肤之寒温滑涩，知其所苦，膈有上下，知其气所在。先得其道，浠而疏之，稍深以留，故能徐入之。大热在上，推而下之，从下上者，引而去之，视前病者，常先取之。大寒在外，留而补之，入于中者，从合泻之。针所不为，灸之所宜，上气不足，推而扬之，下气不足，积而从之。阴阳皆虚，火自当之，厥而寒甚，骨廉陷下。寒过于膝，下陵三里，阴络所过，得之留止。寒入于中，推而行之，经陷下者，火则当之。结络坚紧，火所治之。不知所苦，两跷之下，男阴女阳，良工所禁，针论毕矣。五输者，五脏五输，五五二十五输；六腑六输，六六三十六输。本经云：因其气之实虚疾徐而取之，故明知五输之实虚，则知疾徐之所在矣。其脏腑之十二经脉，屈伸出入，皆有循度之条理也。言阴与阳，合于五行者。言五脏六腑，

479

合于天之阴阳，地之五行也。五脏六腑，亦有所藏者。五脏藏五神志，六腑传导水谷，胆为中精之腑，膀胱为津液之所藏也。四时八风，尽有阴阳，各得其位。合于明堂者，《五色篇》之所谓黄赤为风，青黑为痛，白为寒，五色各见其部，察其浮沉，以知浅深，视色上下，以知病处也。五脏六腑，察其所痛，在身形之左右上下，则知寒温之邪，在脏腑于之何经也？审皮肤之寒温滑涩，知其所苦者。《邪气脏腑篇》之所谓脉滑者，尺之皮肤亦滑。脉涩者，尺之皮肤亦涩。心脉滑甚为善渴，涩甚为瘖是也。膈有上下，知其气所在者，膈上为宗气之海，上焦开发宣五谷味，熏肤充身泽毛者也。膈下乃胃腑中焦之分，三焦出气，以温肌肉，充皮肤者也。故知其气之所在，先得其所出之道路，稀而疏之，以导气之出也。稍深以留，以致谷气，知谷气已至，故能徐而入之，复使气之入也。身半以上为阳，身半以下为阴。大热在上，故当推而下之，使下和于阴也。从下上者，热厥也。热厥之为热也，起于足而上，故当引行于上而去之。夫大热在上，由中焦之所生，热厥于下，因酒入于胃，气聚于脾中不得散。故视身以前痛者，常先取之，此气因于中，当先取之中焦也。太阳之上，寒气主之。太阳之气，主于肤表，大寒在外，寒水之气在表也。故当留而补之，候阳气至而针下热，补其阳以胜其寒。如寒邪上入于中者，从合以泻之。夫合治内腑，使寒邪从肠胃以泻出之也。夫寒气之甚于外而入于中者，因阳气之在下也，故针所不能为者，灸之所宜也。上气不足者，推而扬之；

480

下气不足者，积而从之，谓气本于下之所生也。阴阳皆虚，火自当之。盖艾能于水中取火，能启阳气于阴中也。厥而寒甚，起于廉骨下之陷中，而上逆于膝，此寒厥也。寒厥起于足五指之里，集于膝下，而聚于膝上。盖气因于中，阳气衰，不能渗营其经络。阳气日损，阴气独在，故为之寒。是以取阳明之下陵三里以补之，此寒厥之在气也。若寒气从络之所过，得之则留而止之。如寒入于中，则当推而行之，此治寒厥之法也。经气陷下，以火灸之。结络坚紧者，中有着血，血寒，故火所治之。《调经论》曰：病不知所痛，两跷为上。盖阳跷、阴跷，并起于足踝，上循胸里，故痛在跷脉之上者，不知痛处也。是以不知所苦痛者，当取两跷于踝下也。男子数其阳，女子数其阴，故男取阴而女取阳，此良工之所禁也。能知脏腑阴阳，寒热虚实，表里上下，补泻疾徐，针论毕矣。

　　用针之服，必有法则，上视天光，下司八正，以辟奇邪，而观百姓，审于虚实，无犯其邪。是得天之露，遇岁之虚，救而不胜，反受其殃，故曰：必知天忌。闵士先曰：服，事也。言用针之事，当合于天时也。夫针者，所以候气也，故当上视天光。因天之序，盛虚之时，移光定位，正立而待。盖俟天之阳，以助人之气也。下司八正，所以候八风之虚邪以时至者也。虚实者，人气之有盛衰也。得天之露者，清邪中上阳中雾露之气也。遇岁之虚者，逢年之虚，值月之空，失时之和，救而不能胜邪，则反受其殃。故曰：必知天忌。

乃言针意，法于往古，验于来今，观于窈冥，通于无穷，粗之所不见，良工之所贵，莫知其形，若神仿佛。闵氏曰：法于往古者，先知针经也。验于来今者，先知日之寒温，月之虚盛，以候气之浮沉。而调之于身，观其立有验也。观于窈冥者，言形气营卫之不形于外，而工独知之。通于无穷者，可以传于后世也，是故工之所以异也。然而不形见于外，故俱不能见也。视之无形，尝之无味，故莫知其形，若神仿佛。

邪气之中人也，洒淅动形。正邪之中人也微，先见于色，不知于其身，若有若无，若亡若存，有形无形，莫知其情。是故上工之取气，乃救其萌芽；下工守其已成，因败其形。闵士先曰：此言虚邪伤形而正邪中气也。虚邪者，虚乡不正之邪风。如春时之风从西方来，夏时之风从北方来。盖人秉地之五行而成此形，是以五方不正之气，而伤人之形也。正邪者，风寒暑湿燥火，天之正气也。天有此六气，而人亦有此六气，是以正邪中气者，同气相感也。中于气，故先见于色，不知于其身，若有若无，莫知其情。是故上工之取气，乃救其萌芽，必先见三部九候之气，尽调不败而救之。下工守其已成，救其已败，救其者，不知三部九候之相失，因病而败之也。

是故工之用针也，知气之所在，而守其门户，明于调气，补泻所在，徐疾之意，所取之处。泻必用圆，切而转之，其气乃行，疾而徐出。邪气乃出，伸

482

而迎之，摇大其穴，气出乃疾。补必用方，外引其皮，令当其门，左引其枢，右推其肤，微旋而徐推之，必端以正，安以静，坚心无懈，欲微以留，气下而疾出之，推其皮，盖其外门，真气乃存。用针之要，无忘其神。闵氏曰：知气之所。在者，知病气之所在，而守其门户。门者，邪循正气之所出入也。明于调气者，知气之实虚，而为之补泻，以疾徐之意而取之也。泻必用圆者，圆活而转之，其气乃行也。疾内而徐出者，疾而徐则虚也。邪气乃出，则实者虚矣。摇大其穴，以出其针，则邪气乃疾出矣。补必用方者，外引其皮，令当其穴门，左手引其枢转，右手推其肤，微旋转其针而徐推之，其针必端以正，安静以候气至，坚心而无懈惰，微留其针，候气下而疾出之，推其皮以盖其外门，则真气乃存于内矣。用针之要，贵在得神，盖存己之神，以俟彼之神也。朱卫公曰：按《素问·八正神明论》曰：泻必用方，补必用圆，盖方与圆非针也。乃用针之意耳，且方圆者，天地之象也。天气下降，气流于地，地气上升，气胜于天。天地之气，上下相交，是以方圆之意，皆可圆活用之。

雷公问于黄帝曰：《针论》曰：得其人乃传，非其人勿言。何以知其可传？黄帝曰：各得其人，任之其能，故能明其事。雷公曰：愿闻官能奈何？黄帝曰：明目者，可使视色。聪耳者，可使听音。捷疾辞语者，可使传论。语徐而安静，手巧而心审谛者，可使行针艾，理血气而调诸逆顺，察阴阳而兼诸方。缓节柔筋，而心和调者，可使导引行气。疾毒言语轻人者，可使唾痈咒病，爪苦手毒，为事善伤人者，可使按积抑痹。各得其人，方乃可行，其名乃彰。不得其人，其功不成，其师无名。故曰：得其人乃言，非其人勿传，此之谓也。手毒者，可使试按龟，置龟于器下而按其上，五十日而死矣；手甘者，复生如故也。闵士先曰：官之为言司也。言各因其所能，而分任之，以司其事，故曰官能。如目之明者，可使之察色。耳之聪者，可使之听音。可使行针艾者，任之其艾针之能。可使导引行气者，任之其导引之能。口毒者，可使唾痈咒病。手毒者，可使按积抑痹。各得其能，方乃可行，其名乃彰，不得其人，其功不成。盖圣人欲得其人，量材而官，授任而治，己不与于其间，而总司其成也。试按龟者言手毒之人，不可使之行针，即灵寿之物，亦遭其毒手，而况病人乎？惟手巧而甘美者，能活人也。朱卫公曰：五十乃大衍之数，谓不能尽百岁之天年。按：《阴阳别论篇》论五脏气绝，亦合五十之数，此皆出于理数之自然也。夫麟凤龟龙，谓之四灵，圣人制九针之法，所以救民之灾异，岂试以毒手而伤其灵瑞乎？盖以深戒，夫非其人勿传，非其人勿任耳。

论疾诊尺第七十四

黄帝问于岐伯曰：余欲无视色持脉，独调其尺，以言其病，从外知内，为之奈何？岐伯曰：审其尺之缓急、小大、滑涩，肉之坚脆，而病形定矣。此章以论疾诊尺，从外知内。论疾者，谓论其疾而知其证。诊，视也。诊尺者，谓视其尺肤而知其内，不待视面王之色，持手太阴之脉，独调其尺以知其病也。夫胃者，水谷血气之海也。故行于脉中者，至于太阴之两脉口，持其脉以知脏腑之病。血气之行于脉外者，从手阳明之大络，循经脉之五里，而散行于尺肤。故审其尺之缓急、大小、滑涩，肉之坚脆，而病形定矣。盖太阴主阴，阳明主阳，脏腑雌雄相合，气血色脉之相应也。故《邪气脏腑病形篇》曰：脉急者，尺之皮肤亦急；脉缓者，尺之皮肤亦缓；脉小者，尺之皮肤亦减而少；脉大者，尺之皮肤亦贲而起；脉滑者，尺之皮肤亦滑；脉涩者，尺之皮肤亦涩。闵士先曰：小儿视虎口纹，乃手阳明之色，与手太阴之脉相应者也。

视人之目窠上微痈，如新卧起状，其颈脉动，时咳，按其手足上，窅而不起者，风水肤胀也。痈、壅同。窅、窈同。此论其疾而知其病也。足太阳之脉，起于两目，而下出于颈项。太阳之上，寒水主之，太阳之气，运行于肤表，此水随气而溢于皮肤之间，故目窠微肿，颈脉动而肤胀。咳者，水留于皮毛，而动其肺气也。风水者，因外受于风，风行而水涣也。尺肤滑其淖泽者，风也。尺肉弱者，解㑊安卧。脱肉者，寒热不治。尺肤滑而泽脂者，风也。尺肤涩者，风痹也。尺肤粗如枯鱼之鳞者，水洙饮也，尺肤热甚，脉盛躁者，病温也。其脉盛而滑者，病且出也。尺肤寒，其脉小者，泄，少气。尺肤炬然，先热后寒者，寒热也。尺肤先寒，久大之而热者，亦寒热也。此论诊尺而知外内之病也。夫津液淖泽于皮肤，故尺肤滑其淖泽者，知风在于皮肤，而鼓动其津液也。脂者，肌肉纹理间之脂膜。尺肤滑而泽脂者，风在于肌肉间也。夫在外者，皮肤为阳，筋骨为阴。病在阳者名曰风病，病在阴者名曰痹。如尺肤涩者，此风痹于筋骨间也。此以尺肤之淖泽滑涩，而知风邪之浅深也。肌肉者，五脏元真之所通会，脾土之所主也。故尺肉弱者，主脾土虚而解㑊安卧。解㑊者，懈惰也。脱肉者，形损也。寒热者，阴阳血气虚也。阳虚则发寒，阴虚则发热，阴阳形气，皆已虚脱，故为不治。如枯鱼之鳞者，皮肤起寒粟也。寒者水之气，此水邪洙饮于内，故寒色见于外也。温病者，寒毒藏于肌肤，至春发为温病。故尺肤热甚而脉盛躁者，知其为病温也，其脉盛而滑者，知病且出于外也。尺肤寒，其脉小者少气。盖气者所以温肤热肉，从阴而生，自内而外，故知其泄于内而虚于外也。此诊其尺而知内因之病也。尺肤之先热后寒，先寒后热，而皆为寒热者，尺肤主三阴三阳之气也。眉批：分肉间之膏膜为脂。

肘所独热者，腰以上热；手所独热者，腰以下热。肘前独热者，膺前热；肘后独热者，肩背热。臂中独热者，腰腹热；肘后粗以下三四寸热者，肠中有

486

虫。掌中热者，腹中热；掌中寒者，腹中寒。鱼上白肉有青血脉者，胃中有寒。夫手太阴之脉，从指井之少商，过于输行于经，而入于肘之尺泽。脉外之气血，从手阳明之五里，走尺以上鱼，相逆顺而行也。是以《脉要精微篇》论两手之尺寸，上竟上者，胸喉中事也；下竟下者，少腹腰股膝胫足中事也。盖以尺上寸，以候身半以上，寸下尺以候身半以下。夫身半以上为阳，身半以下为阴。故以寸之阳以候上，尺之阴以候下也。肘所自寸而下尺也，手所自尺而上寸也。肘所独热者，腰以上热；手所独热者，腰以下热，此诊尺肤以候形身之上下，故与脉候之上下反其诊也。肘前乃手厥阴之曲泽处，肘后乃手少阳之天井处。盖以两手下垂，上以候上，下以候下，前以候前，后以候后也。夫所谓肘所手所者，论手臂之背面，臂中掌中鱼上，乃手臂之正面，背面为阳，故候形身之外。正面主阴，故候腰腹肠胃之内，即尺外以候季胁，尺里以候腹中之大义相同也。夫人生于天地六合之内，其血气之流行升降出入，应天运之环转于上下四旁，是以《脉要精微论》以寸尺之外内前后上下，候形身之外内前后上下。此章以手臂皮肤之前后外内，候形身之上下前后外内。盖脉内之血气，应地气之上腾于天；脉外之气血，应天气之下流于地，人与天地参也。眉批：从尺泽而上，故曰尺；以尺内分寸，故曰寸。《脉要精微》以手平于几上，以候左右前后上下。

尺炬然热，人迎大者，当夺血。尺坚大，脉小甚，少气，悗有加，立死。悗、闷同。尺炬然热，人迎

487

大者，三阳之气偏盛也，故当主夺血。夫皮肤为阳，血脉为阴，尺坚大，脉小甚者，阳盛而阴绝于外也。少气悗有加者，阳盛而阴绝于内也。

目赤色者，病在心，白在肺，青在肝，黄在脾，黑在肾。黄色不可名者，病在胸中。此以目色而候五脏之血气也。五脏之血气，行于脉中，而变见于寸口。五脏之气血，变见于色，而出于目中，盖五脏之精，皆上注于目而为之睛也。前节视目窠以知皮肤之水，此节视目色以知五脏之阴，皆从外以知内也。胸中膈中也，黄色不可名者，色黄而有黑白青赤之间色也。病在胸中者，五脏之气，皆从内膈而出，故所见之色若是。

诊目痛，赤脉从上下者，太阳病；从下上者，阳明病；从外走内者，少阳病。太阳为目上纲，故目脉从上下者，主太阳病。阳明为目下纲，故从下上者，主阳明病。少阳之脉，循目锐眦，故从外走内者，主少阳病。上节视目色以知五脏之阴，此诊目脉以知三阳之气。夫色为阳，脉为阴，此阴阳之变换。

诊寒热，赤脉上下至瞳子，见一脉，一岁死；见一脉半，一岁半死；见二脉，二岁死；见二脉半，二岁半死；见三脉，三岁死。此论血脉主于手少阴心主，而本于足少阴肾脏。寒热者，水火阴阳之气也。心主包络之气，发原于肾，归于心下之部署为一形脏而主脉。瞳子者，肾脏之骨精也。水脏之毒，上交于火脏，而火脏之气复下交于阴，所谓阴阳交者死不治。朱卫公曰：

此论水脏之毒气，随正气相交而死。故凡论疾，皆当体会其正气焉。眉批：越人以命门为包络，盖不知其本也。

诊龋齿痛，按其阳之来有过者独热，在左左热，在右右热，在上上热，在下下热。马仲化曰：齿痛曰龋。上齿属手阳明大肠经，下齿属足阳明胃经，故按其阳脉之来有过者，必为独热。其脉在左右上下，则病热亦分左右上下也。

诊血脉者，多赤多热，多青多痛，多黑为久痹，多赤、多黑、多青皆见者寒热。此以皮部之色，而知血脉之寒热也。《皮部论》曰：凡十二经脉者，皮之部也。其色多青则痛，多黑则痹。黄赤则热，多白则寒。五色皆见，则寒热也。

身痛而色微黄，齿垢黄，爪甲上黄，黄疸也。安卧，小便黄赤，脉小而涩者不嗜食。此论中土之病，统见于五脏之外合，土灌于四脏也。身痛，病见于肉也。色黄，病见于皮也。齿垢黄，病见于骨也。爪甲上黄，病见于筋也。黄疸，脾家病也，脾病故解㑊安卧。小肠为赤肠，心之腑也。心主血脉，小便赤黄，脉小而涩，病见于脉也。小便赤黄，下焦热也。不嗜食，上焦虚也。盖土位中央，而上下四旁皆为之应。

人病，其寸口之脉，与人迎之脉小大等，及其浮沉等者，病难已也。此论人迎气口，与手太阴两寸口之脉各有所候也。寸口者，手太阴之两脉，分寸、关、尺三部，以候脏腑之血气者也。人迎气口者，候三阴三阳之气也。人病，其寸口之脉与人迎之脉，大小浮沉等者，此表里阴阳血气留病，故为难已。按人迎气口，以左为阳而右为阴，手太阴之两脉，以寸为阳而尺为阴，是以宋·崔紫虚《四言举要》曰：关前一分，人命之主，左为人迎，右为气口，盖亦有所本也。夫寸口者，在太渊之分，关前一分者，寸关之间也。寸、关、尺三部，以候内之五脏六腑；人迎气口，以候外之三阴三阳。所候不同，而所取之部位，亦有别也。是以手太阴之两寸曰寸口，人迎寸口，又曰脉口，又曰气口，盖各有部位之分，故名亦有别也。《五色篇》曰：脉之浮沉，及人迎与寸口气小大等者，病难已。盖左右三部之脉，以候血脉，左右之人迎气口，以候三阴三阳之气，故曰气口。朱卫公曰：此篇论尺，故兼论人迎，盖尺肤与人迎气口之相应也。

女子手少阴脉动甚者，妊子。此论人之始生，本于先天之水火也。手少阴者，两手之少阴肾脉也。盖胞系于肾，故少阴之脉动甚也。夫妊始成形，先生两肾，犹太极中之阴阳，阴阳分而五行备，五行备而形始成。是以女子手少阴脉动甚者，主妊子也。闵士先曰：此篇论诊尺，若以手少阴心脉论之，则失其经旨矣。且本经云：阴搏阳别，谓之有子。夫寸为阳，尺为阴。阴搏者，尺脉滑利也；阳别者，与寸关之有别也。赵庭霞曰：动甚者，动脉也。厥厥动摇，状如小豆，与滑脉之流利，如珠同形，盖有诸内而形诸外也。朱卫公曰：动在左者，先感天一之气，故主男；动在右者，先感地二之气，故

490

主女。越人以胞系于命门者，谓气之所感，非着于右肾也。试按男子之胎，多偏于左。

婴儿病，其头毛皆逆上者，必死。此论人之血气，本于先天所生，而上下环转者也。婴儿者，始生之儿。毛发者，血之余，少阴精血之所生也。发复下垂，以应人之血气。从下而升，复从巅而下。若发上逆，是惟升而无降矣。升降息，故不免于死亡。眉批：婴儿之头毛从先天而生。

耳间青脉起者，掣痛。肾主骨而开窍于耳，故耳间青脉起者，当主筋骨掣痛。此承上文而言，人之血气，始于先天肾脏之所生。

大便赤瓣，飧泄，脉小者，手足寒，难已；飧泄，脉小，手足温，泄易已。瓣，音辨。内，从力。飧，音孙。瓣，别也。大便赤瓣者，谓黄赤之间别也。盖中焦泌糟粕，蒸津液，乃化而为血，独行于经隧。命曰营气，水谷常并居于胃。成糟粕而俱下于大肠，济泌别汁，而参入于膀胱。如大便赤办，乃中焦之血，与糟粕并下矣。飧泄，大肠虚而不能济泌矣。此肠胃虚泄于下，中焦之汁，不能营于脉中，故脉小也。若手足温者，得下焦之生气，故泄易已。此言中焦水谷之精微，有藉下焦之生气以合化。闵士先曰：本经凡论针、论疾之中，囊括阴阳血气之生始出入，能明乎正气之所从来，然后知邪病之浅深外内，学者当体认毋忽。眉批：此言血脉又本于中焦水谷之所生。

四时之变，寒暑之胜，重阴必阳，重阳必阴，故阴主寒，阳主热，故寒甚则热，热甚则寒。故曰：寒生热，热生寒，此阴阳之变也。此言人之阴阳血气，应四时之寒暑往来，而有寒热阴阳之变。盖变化者，阴阳之道也。邵子曰：少不变而老变。故重阴必阳，重阳必阴，寒甚则热，热甚则寒。故曰：冬伤于寒，春生瘅热；春伤于风，夏生飧泄、肠澼；夏伤于暑，秋生痎疟；秋伤于湿，冬生咳嗽，是谓四时之序也。此承上文申明阴阳寒热之变。冬伤于寒，春生瘅热者，寒毒藏于肌肤。至春时，人之阳气外出，寒随气而化热，故春发为瘅热之病。夏伤于暑，秋生痎疟者，暑气藏于募原，至秋时，人之阴气外出，邪随气而发为痎疟。痎疟者，阴疟也。此寒暑之伏邪，随人气之外内出入也。夫天之寒邪，化为瘅热，天之暑邪，化为阴疟。此天之阴阳，又随人气之变化也。夫阳者，天气也，主上。阴者，地气也，主下。风乃天之阳邪，故伤于风者，上先受之；湿乃地之阴邪，故伤于湿者，下先受之。阳病者，上行极而下，是以春伤于风，夏生飧泄；阴病者，下行极而上，是以秋伤于湿，冬生咳嗽。此天地之阴阳，又随四时之上下升降也。赵庭霞曰：人之阴阳出入，随四时之寒暑往来，故曰四时之变，寒暑之胜。至于阴阳寒热之变，有因于天气者，有因于人气者。闵士先曰：冬时阳气伏藏于内，里气实。故寒毒藏于肌肤，夏时阳气发越于外。里气虚，故暑热藏于募原，长夏湿土主气，太阴之气，主七月八月，故秋伤于湿。募原者，脏腑之膏膜。

492

在肠胃之外，是疟邪盛而透发不出者，若流于空郭之中，则成鼓胀，近时多用断疟之法，其误人不浅矣。眉批：瘅热者，热在肌肉而消瘅也。

刺节真邪第七十五

黄帝问于岐伯曰：余闻刺有五节奈何？岐伯曰：固有五节：一曰振埃，二曰发蒙，三曰去爪，四曰彻衣，五曰解惑。黄帝曰：夫子言五节，余未知其意。岐伯曰：振埃者，刺外，去阳病也。发蒙者，刺腑输，去腑病也。去爪者，刺关节肢络也。撤衣者，尽刺诸阳之奇输也。解惑者，尽知调阴阳，补泻有余不足相倾移也。此章论真气游行出入于肢节皮肤经脉之间，皆当调之和平，导其通利。真气者，所受于天，与谷气并而充身者也。受于天者，先天所生之精气。谷气者，水谷所生之营卫宗气津液也。节之交，三百六十五会，神气之所游行出入，故曰刺节。有因真气不调，有为邪气所阻，故篇名《刺节真邪》。赵庭霞曰：两精相搏谓之神，两精者，先天之精，后天水谷之精。是真气即是神气，分而论之，各有其名，合而论之，总属中下二焦所生之血气也。

黄帝曰：刺节言振埃，夫子乃言刺外经，去阳病，余不知其所谓也，愿卒闻之。岐伯曰：振埃者，阳气大逆，上满于胸中，愤䐜肩息，大气逆上，喘喝

493

坐伏。病恶埃烟，餲不得息，请言振埃，尚疾于振埃。黄帝曰：取之何如？岐伯曰：取之天容。黄帝曰：其咳上气穷诎胸痛者，取之奈何？岐伯曰：取之廉泉。黄帝曰：取之有数乎？岐伯曰：取天容者，无过一里；取廉泉者，血变而止。帝曰：善哉。膜，充人切。恶，去声。餲，音噎。诎，音屈。此阳气逆于内，而不能充行于形身也。阳气者，阳明水谷所生之气。大气，宗气也。阳气大逆，故愤膜肩息，大气逆上，故喘喝坐伏也。《六元正纪论》曰：阳明所至为埃烟。病恶埃烟，餲不得息，阳明之气病也。阳明者，土也。请言振发其阳明之气，疾如振发其尘埃也。天容，手太阳小肠之经，刺之以通阳气之逆。诎者，语塞也。其咳上气穷诎胸痛者，所受于天之气上逆，不得合并而充身也。故取任脉之廉泉，以通肾脏之逆气。一里者，如人行一里，其气已通，言其速也。血变者，通其血络也。闵士先曰：手太阳心之腑也，通神气，故取手太阳之天容。眉批：两火并合，故曰阳明埃烟者，火土之余也。二十五家为一里，言五五二十五俞皆通也。

黄帝曰：刺节言发蒙，余不得其意。夫发蒙者，耳无所闻，目无所见。夫子乃言刺腑输，去腑病，何输使然？愿闻其故。岐伯曰：妙乎哉问也！此刺之大约，针之极也，神明之类也。口说书卷，犹不能及也，请言发蒙耳，尚疾于发蒙也。黄帝曰：善。愿卒闻之。岐伯曰：刺此者，必于日中，刺其听宫，中其

494

眸子，声闻于耳，此其输也。黄帝曰：善。何谓声闻于耳？岐伯曰：刺邪以手坚按其两鼻窍而疾偃其声，必应于针也。黄帝曰：善。此所谓弗见为之，而无目视，见而取之，神明相得者也。此言神气之通于七窍也。蒙者，耳无所闻，目无所见，上窍之不通也。听宫，手太阳之经，心之腑输也。眸子，耳中之珠，刺耳之听宫，尚疾于发目之蒙，是耳窍与目窍之相通也。以手坚按其两鼻窍，而疾偃其声，必应其耳中之针，是耳窍与鼻窍、口窍之相通也。而上之七窍不通，独取手太阳以通心神之气，而七窍皆利，是神明之通于七窍也。心为阳中之太阳，故必于日中取之。眉批：疾偃其声，闭其口窍也。

黄帝曰：刺节言去爪，夫子乃言刺关节肢络，愿卒闻之。岐伯曰：腰脊者，身之大关节也。肢胫者，人之管以趋翔也。茎垂者，身中之机，阴精之候，津液之道也。故饮食不节，喜怒不时，津液内溢，乃下留于睾，血道不通，日大不休，俯仰不便，趋翔不能。此病荣然有水，不上不下，砭石所取，形不可匿，常不得蔽，故名曰去爪。帝曰：善。此言津液随神气，而渗灌于诸节者也。津液生于中焦阳明，淖泽于骨，所以濡筋骨而利关节。腰脊者，从大椎至尾骶，乃身之大关节也。手足肢胫之骨节，人之管以趋翔。盖津液淖泽于肢胫，则筋骨利而胫能步趋，肢能如翼之翔也。茎垂者，肾之前阴，乃宗筋之会。肾者，胃之机关，主

495

受藏津液。夫肾脏所藏之津液，从宗脉而上濡于空窍，故曰茎垂者，身中之机，阴精之候，津液之道也。此言胃腑所生之津液，随神气而淖注于骨节，肾脏所藏之津液，从宗脉而上濡于空窍。如饮食不节，喜怒不时，则津液内溢，乃下流于睾囊。血道不通，日大不休，俯仰不便，趋翔不能。此病荣然有水，不上不下，当用铍石取之。形谓前阴，爪者脉之余，谓形不可藏匿，常不得遮蔽，有若去其宗筋，故命曰去爪。眉批：宗脉者，上液之道也。

　　黄帝曰：刺节言彻衣，夫子乃言尽刺诸阳之奇输，未有常处也，愿卒闻之。岐伯曰：是阳气有余，而阴气不足，阴气不足则内热，阳气有余则外热。内热相搏，热于怀炭，外畏绵帛，近不可近身，又不可近席。腠理闭塞，则汗不出，舌焦唇槁，腊干嗌燥，饮食不让美恶。黄帝曰：善。取之奈何？或之于其天府、大杼三痏。又刺中膂以去其热，补足手太阴以出其汗，热去汗稀，疾于彻衣。黄帝曰：善。此因津液不外濡于皮毛，以致阳热盛而不可近席，不上济于心脏，以致内热盛而热如怀炭。盖阳气者，火热之气；阴气者，水阴之气也，故曰尽刺诸阳之奇输。奇输者，六腑之别络也。津液生于胃腑水谷之精，大肠主津液，小肠主液，胆者，中精之腑，膀胱者，州都之官，津液藏焉，是六腑之津液，从大络而外濡于皮肤分肉者也。心为阳中之太阳，太阳膀胱为水腑，水火上下相济者也。水液不上

496

滋于心，以致心火盛而热于怀炭，舌焦唇槁，腊干嗌燥，
心不和，故饮食不知味也。或之于其者，谓水谷之津液，
皆藏于膀胱，水液随太阳之气，运行于肤表，或不必尽
刺诸阳之奇输，取之于其天腑、大杼、三闾，使膀胱所
藏之津，外濡于皮毛。又刺太阳经之中膂，通津液上滋
于心脏，以去其热，手太阴乃金水之生源，而外主皮毛。
足太阴主脾而外主肌肉，脾主为胃行其津液者也，故当
补足手太阴以出其汗。热去汗稀，疾于彻衣之去热也。
眉批：津液又随三焦出气以充皮肤。上文论肾主藏精，此论膀胱主藏
津液。《内经》云：怯然少气者，是水道不行，形气消索也。

黄帝曰：刺节言解惑，夫子乃言尽知调阴阳，补
泻有余不足，相倾移也，惑何以解之？岐伯曰：大风
在身，血脉偏虚，虚者不足，实者有余。轻重不得，
倾侧宛伏，不知东西，不知南北，乍上乍下，乍反乍
复，颠倒无常，甚于迷惑。黄帝曰：善。取之奈何？
岐伯曰：泻其有余，补其不足，阴阳平复，用针若
此，疾于解惑。黄帝曰：善。请藏之灵兰之室，不敢
妄出也。此言阴阳不调，致神志之迷惑也。夫火为阳，
水为阴，水火者，阴阳之征兆也。火之精为神，水之精
为志。大风在身，则血脉偏虚，虚者不足，实者有余。
血脉偏虚，则轻重倾侧矣。阴阳不调，则神志迷惑矣。
神志迷惑，是以不知东西，不知南北，而反复颠倒也。
故当泻其有余，补其不足。阴阳平复，疾于解惑。夫血
者，神气也。心脏所主，而发原于肾，是以风伤血脉，
则阴阳不调，阴阳不调，则神志昏而甚于迷惑也。此五

节论神气不调，故曰刺节。节者，神气之所游行出入，神游最速，故曰疾于彻衣，疾于解惑。闵士先曰：以上五节，虽有气神津液之分，然总不出于下焦之肾脏膀胱，中焦之阳明胃腑。盖下焦乃所受于天之精，中焦乃后天之谷气，两者相搏而为神也。_{眉批：中焦之汁流于肾脏而为精，奉心化赤而为血。}

黄帝曰：余闻刺有五邪。岐伯曰：病有持痈者，有容大者，有狭小者，有热者，有寒者，是谓五邪。黄帝曰：刺五邪奈何？岐伯曰：凡刺五邪之方，不过五章，痈热消灭，肿聚散亡，寒痹益温，小者益阳，大者必去，请道其方。此节言真气通会于皮肤肌腠之间，而有壅滞大小寒热之病。邪者，谓不得中正之和调也。章，法也。谓阳盛于外而为痈热者，使之消灭，气热而为壅肿者，使之散亡，寒者致其神气以和之，真气小者益其阳，大者必使之归去，各有平调之法也。闵士先曰：始言刺节，中论真气，末言外邪，故曰刺节真邪。所谓邪病者，谓不得中和之道而为病也。若以外邪之病论之，去经义远矣。

凡刺痈邪无迎陇，易俗移性不得脓，脆道更行，去其乡，不安处所乃散亡。诸阴阳过壅者，取之其输泻之。此气滞于皮肤肌腠之间，而为肿聚也。痈者，壅也。此因气壅而肿，非痈脓者。《离合真邪论》曰：天暑地热，则经水波涌而陇起，经之动脉，其至也亦时陇起。盖言此气壅于皮肤分肉而为肿，无迎刺陇起之经脉也。俗，犹习俗。性者，心之所生也。谓心所生之神气，习聚于此，当移易其流行。非痛脓，故不得脓。脆道，肌肉之理路也。聚气从脆道更行，去其所聚之乡，不使安其处，则聚气乃行散矣。诸阴阳之脉，所过于壅处者，取其输而泻之。盖皮肤分肉之气，从经输络脉而出，恐聚气之流于脉络也。此言合并充身之真气，亦运行环转之无端也。

凡刺大邪日以小，泄夺其有余，乃益虚，剽其通，针其邪，肌肉亲，视之毋有反其真，刺诸阳分肉间。大者，谓真气容大于肌腠之间，故当使之日小。夫有饮于外则不足于内，若泄夺其有余，乃益虚其内矣。盖言日以小者，使之复反于内，非夺其外泄也。故剽切其真气通会之处，针其有余之气，以通于内。亲，近也。近视其肌肉致密而小，则外内和平矣。若毋有反其真者，再刺诸阳分肉间。盖真气者，神气也。从关节而出于肌腠之外，故剽通其关节，其有未反者，再取之肌肉也。闵士先曰：水谷所生之气，从大络而出于分肉，神气出入于关节之间，总属中焦之谷气，而分走其道。赵庭霞曰：谷气与下焦之精气相搏，而后谓之神。朱卫公曰：毋有反其真，刺诸阳分肉间，是真气从节而出，可复从分肉理路而入，亦环转出入者也。

凡刺小邪日以大，补其不足，乃无害，视其所在迎之界，远近尽至，其不得外侵而行之，乃自费，刺分肉间。小者，通会于肌腠之气虚小，故当使日以渐大，即追而补之，乃无害。视其气至之所在，而迎之于界。界者，节之交也。使上焦之神气，中焦之谷气，下焦之天真，远近尽至，则日以大矣。侵，渐进也。费，用也。其不得外侵而行之者，乃中焦之谷气自用，不与下焦之天真合并而充身，故当刺分肉间以通其谷气。闵士先曰：追而济之曰补，盖追其正气之内归，小者当迎之使出，不当追之使入，曰补其不足乃无害者，言此处追而补之，则彼处溢而自出矣，谓真气之环转出入者也。朱卫公曰：此节与上节交错环转，本篇论气血之离合出入。圣人反复辩论，曲尽婆心，学者不可不深体之。

凡刺热邪越而苍，出游不归乃无病，为开辟门户，使邪得出病乃已。热邪者，阳气盛而留于肌腠之间，故为热也。苍苍者，天之正色也。越而苍者，使邪热发越，而天真之气色见矣。出游不归，谓神气游行于外，而不返其真，此为开辟门户，使邪得出而后病乃已。故虽出游不归，乃无病。此盖言真气外内出入环转无息者也。

凡刺寒邪日以除，徐往徐来，致其神，门户已闭，气不分，虚实得调，其气存也。寒气者，所得于天之水寒。神者，火之精也。水火相感，神志合精，是为和平。故刺寒邪者，日以除其寒，徐往徐来，以致其神气，即闭其门户，使气不分，而寒热之虚实得调，其真气乃存矣。上节论开辟门户以去邪，此论门户已闭乃存正。

500

黄帝曰：官针奈何？岐伯曰：刺痈者用铍针，刺大者用锋针，刺小者用圆利针，刺热者用镵①针，刺寒者用毫针也。此申明五者之病，皆在皮肤肌肉之气分，故所用之针，皆取痹于肌肉者也。

请言解论，与天地相应，与四时相副，人参天地，故可为解。下有渐洳，上生苇蒲，此所以知形气之多少也。阴阳者，寒暑也，热则滋雨而在上，根荄②少汁。人气在外，皮肤缓，腠理开，血气减，汗大泄，皮淖泽，寒则地冻水冰，人气在中，皮肤致，腠理闭，汗不出，血气强，肉坚涩。当是之时，善行水者，不能往水；善穿地者，不能凿冻；善用针者，亦不能取四厥；血脉凝结，坚搏不往来者，亦未可即柔。故行水者，必待天温，冰释冻解，而水可行，地可穿也。人脉犹是也，治厥者，必先熨，调和其经，掌与腋、肘与脚、项与脊以调之，火气已通，血脉乃行。然后视其病脉，淖泽者，刺而平之；坚紧者，破而散之，气下乃止，此所谓以解结者也。此解论所受于天之气，从阴而生，自下而上，应天地之寒暑往来，随四时之生长收藏者也。渐洳，濡湿之地也。苇蒲生于水中，其质柔弱，中抽坚茎，名曰蒲槌。内刚外柔，为坚心之坎水，以比人之元阳，生于精水之中，故曰此所

① 镵：镵针，一种针具。
② 荄：草根。

以知形气之多少也。谓充于形中之气，生于天一水中，知所秉之厚薄，则知气有多少矣。人之阴阳出入，应天地之寒暑往来，热则滋雨在上，而万物之根荄少汁，盖言精水亦随气而上出者也。热则人气在外，腠理开而汗大泄，津气外泻，故在内之血气减少，此言人之血气，本于下焦之精气也。地冻水冰，则天气收藏，而人气在中，皮肤致密，而汗不出，精气内藏，故血气自强也。善行水者，不能凿冰，善用针者，不能取四厥，谓气随天地之寒暑出入，非人力之所能强也。治厥者，必先熨，通其气也，调和其经，通其经也，谓所受于天之精气，行于经脉之外内者也。调之掌与腋，肘与脚，项与脊，谓血气之行于上下四旁，无处不到也。淖泽者，行之太过，当刺而平之。紧涩者，涩滞不通。当破而散之，此所谓以针而解结者也。

　　用针之类，在于调气，气积于胃，以通营卫，各行其道，宗气流于海。其下者，注于气街，其上者，走于息道。故厥在于足，宗气不下，脉中之血，凝而留止，弗之火调，弗能取之。此言后天饮食之谷气，乃营卫宗气各走其道，充于形身之上下者也。厥在足者，少阴之气厥也。寒气厥逆于下，是以宗气不能不行，脉中之血，凝而留止，弗之火调，弗能通之，谓下焦之精气，乃阴阳水火，得火热而后能温其水寒。夫所受于天者，少阴肾脏之精气也。冲脉与少阴之大络，起于肾，出于气街，循阴股内廉，邪入腘中。厥在于足而宗气不

502

下者，谓宗气下行，而与少阴之气相合也。夫所谓合并而充身者，下焦先天之气，上与阳明之谷气相合，而出入于关节肌腠之间。然而后天所生之宗气，亦下行而与少阴之精气相合，注于气街，入于膈中，并行于经脉皮肤之外内者也。

用针者，必先察其经络之实虚，切而循之，按而弹之，视其应动者，乃后取之而下之。此申明血气之行于脉中也。《内经》云：络满经虚，泻阳补阴；经满络虚，泻阴补阳。盖以里之经脉为阴，外之络脉为阳，血气之行于脉中，从经而脉，脉而络，络而孙，故必先察其经络之虚实而后取之。

六经调者，谓之不病，虽病，谓之自已也。一经上实下虚而不通者，此必有横络盛加于大经，令之不通，视而泻之，此所谓解结也。此申明血气之行于脉外也。六经者，手足之十二经别也。大经者，经隧也。经隧者，五脏六腑之大络也。胃腑所出之气血，充于皮肤分肉之间者，从脏腑之大经，而外出于皮肤，横络者，经脉之支别也。如一经上实下虚而不通者，此必有经脉之横络，盛加于大经，而令之不通也。故视而泻之，此所谓解结也。此二节，论水谷所生之血气，营于脉中，充于肤腠，各有道路也。闵士先曰：以此二节，列于节中者，分别合并，而充身之真气各别也，当以自费之义参之。

上寒下热，先刺其项太阳，久留之，已刺则熨项与肩胛，令热下合乃止，此所谓推而上之者也。此言下焦所生之气，从下而上也。太阳为诸阳主气，而太阳之气，生于膀胱水中，上寒下热。此太阳之气，留于下而不上，故先刺其项太阳久留之，以候气至。已刺则熨项与肩胛，令火热与下之阳气交合乃止，此所谓推而上之者也。闵士先曰：本经凡曰项太阳，皆在气分上看，取表气，故不言经穴。赵庭霞曰：少阴太阳，主水火之标本，故俱用火以温气。

上热下寒，视其虚脉而陷之于经络者取之，气下乃止，此所谓引而下之者也。此言上焦所生之气，从上而下也。上焦开发，宣五谷味，熏肤、充身、泽毛，是谓气。此上焦之气，从上而下。如上热下寒，当视其虚脉而陷之于经络者取之，此因脉虚而气陷于脉内，不能熏肤热肉，故下寒也。故当取之于经，俟气下乃止，此所谓引而下之者也。

大热遍身，狂而妄见、妄闻、妄言，视足阳明及大络取之，虚者补之，血而实者泻之，因其偃卧，居其头前，以两手四指挟按颈动脉，久持之，卷而切推，下至缺盆中而复止如前，热去乃止，此所谓推而散之者也。此言中焦所生之气，从中而出，散行于上下者也。中焦之气，阳明水谷之悍气也。大热遍身，狂而妄见妄闻，此阳明之气，逆而为热狂也。故当视足阳明之皮部，及大络取之。虚者补之，如逆于血脉之中而血实者泻之。盖中焦之气，从大络而出于皮肤者也。其悍

504

气之上冲头者，循咽上走空窍，出颅下客主人，循牙车。复与阳明之脉相合，并下人迎。从膺胸而下至足跗，故当因其偃卧，居其头前，以两手四指，挟按颈中人迎之动脉，久持之。盖使悍热之散于脉外，勿使合于脉中，此所谓推而散之者也。以上三节，申明肤表之气，又有从上中下之三道而出者。是所受于天与谷气并而充身者，又有三气也。学者能明乎阴阳血气离合出入之道，全经大义，思过半矣。

黄帝曰：有一脉生数十病者，或痛、或痈、或热、或寒、或痒、或痹、或不仁，变化无穷，其故何也？岐伯曰：此皆邪气之所生也。此下论邪气之伤人营卫宗气，则真气去，邪独留。邪气淫泆，变化无穷，是以一脉而生数十病也。

黄帝曰：余闻气者，有真气，有正气，有邪气，何谓真气？岐伯曰：真气者，所受于天，与谷气并而充身者也。正气者，正风也，从一方来，非实风，又非虚风也。邪气者，虚风之贼伤人也，其中人也深，不能自去。正风者，其中人也浅，合而自去，其气来柔弱，不能胜真气，故自去。所受于天者，先天之精气；谷气者，后天水谷之精气，合并而充身者也。正气者，大块噫气，其名为风，从一方来，非实风，又非虚风，此天地之正气也。虚风者，从虚乡来之贼风，伤人正气，其中人也深，不能自去。正风者，其中人也浅，与真气合而自去。盖其气来柔弱，不能胜真气，故自去。

505

闵士先曰：人秉天地之正气所生，故天之正气与人之真气相合，不能胜真气者，合并之气盛也。朱卫公曰：风出于地隧之中，故其气来柔弱。实风者，天之怒气也。眉批：出于地隧，故为大块。

虚邪之中人也，洒淅动形，起毫毛而发腠理。其入深，内搏于骨，则为骨痹，搏于筋，则为筋挛。搏于脉中，则为血闭，不通则为痈。搏于肉，与卫气相搏，阳胜者则为热，阴胜者则为寒。寒则真气去，去则虚，虚则寒。搏于皮肤之间，其气外发，腠理开，毫毛摇，气往来行，则为痒，留而不去为痹。卫气不行，则为不仁。此言虚邪之伤形也。洒淅动形，故搏于皮脉肉筋骨而为痹、为挛、为痛、为痹。阴胜则为寒，寒则真气去，有伤卫气，则为不仁，此皆邪气之所生也。

虚邪偏客于身半，其入深，内居营卫，营卫稍衰，则真气去，邪气独留。发为偏枯，其邪气浅者，脉偏痛。此邪气偏客于形，伤其营卫，则真气去，而为偏枯也。其邪气浅者，脉偏痛。盖偏枯者，邪直伤于筋骨也。闵士先曰：营卫衰则真气去，当知营卫真气，同本所生，而各走其道，可离而可合者也。眉批：合则总谓之真气。

虚邪之入于身也深，寒与热相搏，久留而内著，寒胜其热，则骨疼肉枯。热胜其寒，则烂肉腐肌，为脓，内伤骨。内伤骨为骨蚀。有所疾前筋，筋屈不能伸，邪气居其间而不反，发为筋溜。有所结，气归之，卫气留之，不得反，津液久留，合而为肠溜，久者数岁乃成，以手按之柔，已有所结。气归之，津液留之，邪气中之，凝结日以易甚，连以聚居为昔瘤，以手按之坚，有所结。深中骨，气因于骨，骨与气并，日以益大，则为骨疽。有所结，中于肉，宗气归之，邪留而不去，有热则化而为脓，无热则为肉疽。凡此数气者，其发无常处，而有常名也。此虚邪伤气而病形也。寒与热搏者，形中之阴阳二气也。盖形舍气，气归形，形气之相合也。是以伤形则病气，伤气则病形。结气归之者，寒热相搏之气，归于邪留之形所也。凡此数气者，其发无定处，而有肉枯、骨蚀、筋溜、昔瘤之定名也。末章论邪气病形，则真气去而营卫伤，盖真气者，出入于节之交，游行于皮肤肌腠之间者也。

卫气行第七十六

黄帝问于岐伯曰：愿闻卫气之行，出入之合何如？伯高曰：岁有十二月，日有十二辰，子午为经，卯酉为纬。天周二十八宿，而一面七星，四七二十八星，房昴为纬，虚张为经。是故房至毕为阳，昴至心为阴，阳主昼，阴主夜。故卫气之行，一日一夜五十周于身，昼日行于阳二十五周，夜行于阴二十五周，周于五脏，是故平旦阴尽，阳气出于目，目张则气上行于头，循项下足太阳，循背下至小指之端。其散者，别于目锐眦，下手太阳，下至手小指之间外侧。其散者，别于目锐眦，下足少阳，注小指次指之间。以上循手少阳之分，侧下至小指之间。别者，以上至耳前，合于颔脉，注足阳明，以下行至跗上，入五指之间。其散者，从耳下下手阳明，入大指之间，入掌中。其至于足也，入足心，出内踝，下行阴分，复合于目，故为一周。"脏"字旧本误作"岁"，今改正。岁有十二月者，周天三百六十五度四分度之一，一昼一夜，日随天道环转，绕地一周而过一度，岁三百六十五日有奇而一周天。日有十二辰者，夜半为子，日中为午，日出为卯，日入为酉。子位于北，午位于南，卯位于东，酉位于西，子午为经，卯酉为纬。天周二十八宿，而一面七星，四七二十八星，是二十八宿，分位于周天之三百六十五度也。房位于卯，昴位于酉，虚位于子。张位于午，房昴为纬，虚张为经，房度在卯，毕度在酉。房至毕为阳者，日随天道，自东而西，漏下二十五刻，日正中而行至张度，又二十五刻，而行至毕度，此昼日行于阳也。昴度在酉，心度在卯。昴至心为阴者，日随天道，自西而东，绕地环转，漏下二十五刻，夜正中而行至虚度，又二十五刻，行至心度，此夜行于阴也。卫气之行，一日一夜，五十周于身者，谓营行脉中，卫行脉外，循脏腑之手足十二经脉，与督脉、任脉、阳跷、阴跷之脉度而行。一呼一吸，脉行六寸，水下二刻，计二百七十

508

息，脉行十六丈二尺为一周，昼行二十五周，夜行二十五周，总属此十六丈二尺之脉度，无分阴与阳也。其昼行于阳二十五周，夜行于阴二十五周。周于五脏者，昼行于三阳之分，夜行于五脏之阴，与循经而行者，各走其道。盖卫气之循经而行者，与脉内之营气，交相循度环转。昼行于阳，夜行于阴者，与脉外之营气，相将而行，昼行于皮肤肌腠之间，夜行于五脏募原之内，与昼夜循行十六丈二尺之经脉五十周者不同也。是以平旦气出于阳而目张，暮则气入于阴而目瞑，故下文曰：日行一舍，人气行一周，与十分身之八。盖言日行一舍，卫气之循度而行者，环转于十六丈二尺之一周，与行于三阳之分者，亦一周也。夫卫气之昼行于阳，夜行于阴者，应日随天道绕地环转，卫气之循经而行者，应月与海水之盛亏于东西。故曰：人与天地参也，与日月相应也。

眉批：一呼一吸为一息。按：《厥论》曰：阳气起于足五指之表，阴气起于足五指之里。阳明者，表也，为之行气于三阳。而卫气者，阳明水谷之悍气，合于阳明之颌脉，下行至足跗上。是以卫气之下入于五指之间者，合阳明而入于颌脉之人迎，下至足跗。故入于足五指之端，从指井而复出于皮肤之气分也。玉师曰：经言卫气先行皮肤，先充络脉，是卫气与络脉之相通也。卫气大会于风府，日下一节，二十一日，下至尾骶，内行于伏冲之脉，是卫气外行于皮肤，而内行于经脉也。此言卫气入于阳明之颌脉，是营卫之行于经脉外内，又不可执一而论。

是故日行一舍，人气行一周，与十分身之八；日行二舍，人气行二周于身，与十分身之六；日行三舍，人气行于身五周，与十分身之四；日行四舍，人气行于身七周，与十分身之二，日行五舍，人气行于身九周；日行六舍，人气行于身十周，与十分身之八；日行七舍，人气行于身十二周在身，与十分身之六；日行十四舍，人气二十五周于身有奇分，与十分身之四，阳尽于阴，阴受气矣。其始入于阴，常从足少阴注于肾，肾注于心，心注于肺，肺注于肝，肝注于脾，脾复注于肾为周。是故夜行一舍，人气行于阴分一周，与十分藏之八，亦如阳行之二十五周，而复合于目。阴阳一日一夜，合有奇分，十分身之四，与十分藏之二，是故人之所以卧起之时，有早晏者，奇分不尽故也。日行一舍者，日行乎一宿之度也。人气行一周者，言卫也。

黄帝曰：卫气之在于身也，上下往来不以期，候气而刺之奈何？伯高曰：分有多少，且有长短，春秋冬夏，各有分理，然后常以平旦为纪，以夜尽为始。是故一日一夜，水下百刻。二十五刻者，半日之度也。常如是无已，日入而止，随日之长短，各以为纪而刺之。谨候其时，病可与期，失时反候者，百病不治。故曰：刺实者，刺其来也；刺虚者，刺其去也。此言气存亡之时，以候虚实而刺之。是故谨候气之所

510

在而刺之，是谓逢时。在于三阳，必候其气在于阳而刺之；病在于三阴，必候其气在阴分而刺之。此论四时昼夜有长短之分，然各有分理，以定气之在阳在阴也。如春秋昼夜平分之时，常以平旦为纪，以夜尽为始。日出卯初一刻，以一刻人气在太阳为始，二刻在少阳，三刻在阳明，四刻在阴分。一日一夜，水下百刻为一周。二十五刻者，半日之度也。至日入而止为昼，随日之长短，皆以卯初一刻，人气在太阳为纪而刺之。谨候其人气在于阳分之时，以刺阳病；人气在于阴分之时，以刺阴病。此病可与期而愈，如失时反候，百病不治也。实者，邪气实也。来者，谓气之始来，如邪在阳分，以水下一刻、五刻、九刻，气始来于阳而即刺之，所谓迎而夺之也。虚者，正气虚也。去者，谓气之已去。如阳气虚者，以水下三刻、七刻、十一刻，人气将去阳而之阴之时以刺之，所谓追而济之也。如病在阴之虚实者，亦如此法，是谓逢时。如病在于三阳，必候其气在于阳而刺之。病在于三阴，必候其气在于阴而刺之。倪仲玉曰：必候其气在于阳者，在三阳之分也。在于阴者，在三阴之分也。以三阴三阳之为病，亦候其气之在三阴三阳之分治之。

水下一刻，人气在太阳；水下二刻，人气在少阳；水下三刻，人气在阳明；水下四刻，人气在阴分；水下五刻，人气在太阳；水下六刻，人气在少阳；水下七刻，人气在阳明；水下八刻，人气在阴

511

分；水下九刻，人气在太阳；水下十刻，人气在少阳；水下十一刻，人气在阳明；水下十二刻，人气在阴分；水下十三刻，人气在太阳；水下十四刻，人气在少阳；水下十五刻，人气在阳明；水下十六刻，人气在阴分；水下十七刻，人气在太阳；水下十八刻，人气在少阳；水下十九刻，人气在阳明；水下二十刻，人气在阴分；水下二十一刻，人气在太阳；水下二十二刻，人气在少阳；水下二十三刻，人气在阳明；水下二十四刻，人气在阴分；水下二十五刻，人气在太阳，此半日之度也。从房至毕一十四舍，水下五十刻，日行半度，回行一舍，水下三刻与七分刻之四。《大要》曰：常以日之加于宿上也，人气在太阳。是故日行一舍，人气行三阳，行于阴分。常如是无已，与天地同纪，纷纷盼盼，终而复始，一日一夜，水下百刻而尽矣。盼，普巴切。此论卫气应天道之绕地环转，在阳在阴，以为取刺之法。夫阳者，天气也，主外。阴者，地气也，主内。少阴之上，君火主之，君火者，日之太阳也。日随天道环转，昼明夜晦，盖天运以日光明也。是以水下一刻，人气在太阳；水下二刻，人气在少阳；水下三刻，人气在阳明；水下四刻，人气在阴分。阴分者，少阴之分也。水下二十五刻，此半日之度也。从房至毕，一十四舍，水下五十刻，日行天度之半，回行一舍者，绕地回转，从昴至心，而又行一舍

512

也。水下三刻者，谓五十三刻，而又加于太阳，与七分刻之四者，有一分二厘五毫之奇分也。此卫气随天道绕地环转，昼夜皆行于三阳之分，是以五十三刻，而复行于太阳，故《大要》曰：常以日之加于宿上也，人气在太阳。谓昼夜日之加于舍上，皆以太阳为始也。是故日行一日，人气行于三阳，而行于阴分，常如是无已，与天地同纪，谓地居天之中，而天道运行于地之外也。纷纷盼盼者，谓杂乱纷纭，而仍有明白之分度也。夫卫气昼行于阳，夜行于五脏之阴者，应天气之入于地中，有寒暑之往来，卫气环转一周，行于三阳之分，二十五周者，天道环转于地之下也。故病在于三阳，必俟其气在阳而刺之。病在于三阴，必俟其气在阴分而刺之。阴分者，少阴之分，少阴乃三阴之主也。卫气昼行于三阳，夜行于五脏，共计行五十周，应天运环转于地之外，昼夜止行二十五周，此气之有徐驶矣。若夫大会于风府，日下一节，二十二日，内行于伏冲，其行九日，上出于缺盆，其所行更迟矣。经言：卫气慓悍滑疾，而所行疾徐不同，此皆出于理数之自然，又非人之知力所能臆度也。王子律曰：昼夜行于三阳，乃在肌表气分，与昼夜循经而行，大略相同。经脉应地之经水，抑水流速而气行缓与。眉批：日行于阳，夜行于阴，日夜行五十周。三刻在阳，四刻在阴，日夜止二十五周。一分二厘五毫当作一厘二毫之小数，日之一刻，加于太阳，夜五十三刻加于太阳，日之四刻行于阴，夜之五十六刻行于阴。

九宫八风第七十七

合八风虚实邪正

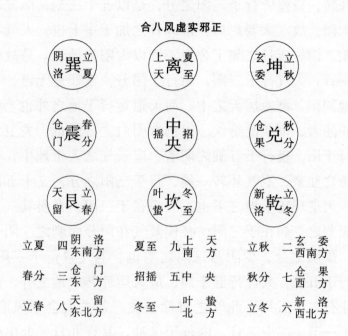

立夏	四	阴洛	东南方	夏至	九	上天	南方	立秋	二	玄委	西南方
春分	三	仓门	东方	招摇	五	中央		秋分	七	仓果	西方
立春	八	天留	东北方	冬至	一	叶蛰	北方	立冬	六	新洛	西北方

　　太一常以冬至之日，居叶蛰之宫，四十六日，明日居天留四十六日，明日居仓门四十六日，明日居阴洛四十五日，明日居天宫四十六日，明日居玄委四十六日，明日居仓果四十六日，明日居新洛四十五日，明日复居叶蛰之宫，曰冬至矣。卢良侯曰：此章论太一所居之宫，徙游之日，以下应君民将相之安否也。太乙，北极也。斗杓所指之辰，谓之月建，即气令所主之方，月令五日谓之候，三候谓之气，三气谓之节。冬至

514

子之半，一阳初动，乃岁时之首也。是以太一常以冬至之日，居叶蛰之宫。叶蛰，坎宫也。本宫居四十六日，明日四十七日，徙居于天留之宫。天留，艮宫也。居四十六日，明日徙居仓门之宫。仓门，震宫也。居四十六日，明日徙居于阴洛之宫。阴洛，巽宫也。居四十五日，明日徙居于天宫。天宫，离宫也。居四十六日，明日徙居于玄委之宫。玄委，坤宫也。居四十六日，明日徙居于仓果之宫。仓果，兑宫也。居四十六日，明日徙居于新洛之宫。新洛，干宫也。居四十五日，明日四十六日，复居于叶蛰之宫，是明岁之冬至矣。常如是无已，终而复始，此太乙一岁所居之宫也。倪仲玉曰：坎宫名叶蛰者，冬令主蛰封藏，至一阳初动之时，蛰虫始振，故名曰叶蛰。艮宫名天留者，艮为山，正而不动，因以为名。震宫名仓门者，仓，藏也。天地万物之气收藏，至东方春令而始震动开辟，故名仓门。巽宫名阴洛者，洛书以二四为肩。巽宫位居东南而主四月，因以为名。离宫名天宫者，日月丽天，主离明在上之象，因以为名。坤宫名玄委者，坤为地。玄，幽远也。委，随顺也。地道幽远柔顺，是以名之。兑宫名仓果者，果，实也。万物至秋而收藏成实，是以名之。乾宫名新洛者，新，始也。洛书戴九履一，一乃乾之始也。此九宫之位，应于八方、四时各随时而命名也。眉批：二四为阴。

太一日游，以冬至之日，居叶蛰之宫，数所在，日从一处，至九日，复反于一，常如是无已，终而复始。太一移日，天必应之以风雨，以其日风雨则吉，岁美民安少病矣。先之则多雨，后之则多汗。太一在冬至之日有变，占在君；太一在春分之日有变，占在相；太一在中宫之日有变，占在吏；太一在秋分之日有变，占在将；太一在夏至之日有变，占在百姓。所谓有变者，太一居五宫之日，疾风折树木，扬沙石。各以其所主占贵贱，因视风所从来而占之。风从其所居之乡来为实风，主生长，养万物。从其冲后来为虚风，伤人者也，主杀主害者。谨候虚风而避之，故圣人曰：避虚邪之道，如避矢石然，邪弗能害，此之谓也。"汗"当作"旱"。卢良侯曰：此太一日游于九宫也。数所在日者，以所在之宫。数至九日，而复反于本宫也。如居叶蛰之宫，即从叶蛰之一处。一日而至天留，二日而至仓门，三日而至阴洛，四日而至天宫，五日而至中宫，六日而至玄委，七日而至仓果，八日而至新洛，九日而复反于叶蛰之宫，如居天留之宫，即从天留数至九日，而复反于天留也。常如是无已，终而复始。风雨者，天地阴阳之和气，是以太一移宫之日。天必应之以风雨，其本日风雨则吉，岁美民安少病。如先期而风雨，主多雨水，后期而风雨，则多旱燥。此太一出游之第一日，即移宫之第四十七日也。二至二分，乃阴阳离合之候。中宫乃占八风之时，是以递居本宫之第一日有变，则占在君民将相也。疾风折木扬沙，暴戾之变气也。实风者，春之东风，夏之南风，秋之西风，冬之北风。春夏交之东南风，秋冬交之西北风，此天地四时之正气。故主生

516

长，养万物，从其冲后来者。如冬至从南西二方而来，春分从西北二方而来，是为虚乡不正之风，主伤人而杀害万物。故圣人日避虚邪之道，如避矢石。日避者，太一出游之一日也。

是故太一入徙，立于中宫，乃朝八风，以占吉凶也。风从南方来，名曰大弱风。其伤人也，内舍于心，外在于脉，气主热。风从西南方来，名曰谋风。其伤人也，内舍于脾，外在于肌，其气主为弱。风从西方来，名曰刚风。其伤人也，内舍于肺，外在于皮肤，其气主为燥。风从西北方来，名曰折风。其伤人也，内舍于小肠，外在于手太阳脉。脉绝则溢，脉闭则折不通，善暴死。风从北方来，名曰大刚风。其伤人也，内舍于肾，外在于骨，与肩背之膂筋，其气主为寒也。风从东北方来，名曰凶风。其伤人也，内舍于大肠，外在于两胁腋骨下及肢节。风从东方来，名曰婴儿风。其伤人也，内舍于肝，外在于筋纽，其气主为身湿。风从东南方来，名曰弱风。其伤人也，内舍于胃，外在肌肉，其气主体重。此八风皆从其虚之乡来，乃能病人。三虚相搏，则为暴病卒死。两实一虚，病则为淋露寒热。犯其雨湿之地，则为痿。故圣人避风，如避矢石焉。其有三虚，而偏中于邪风，则为击仆偏枯矣。卢氏曰：太一出游之第五日，立于中宫，乃朝八风，以占吉凶。八风者，四正四维之风也。夫人之五脏，生于五方、五行，内合六腑，外合于皮脉

517

肉筋骨，是以八方不正之风，内伤脏腑，外病形身，此皆从其虚之乡来，乃能病人也。如居叶蛰之宫，而出游之第五日，风从南西二方而来，如居仓门之宫，而出游之第五日，风从西北二方而来，数所在日而来不正之风，皆谓之虚风也。三虚者，乘年之虚，逢月之空，失时之和，三虚相搏，则为暴病卒死。两实一虚者，止伤于虚风也。淋露寒热者，汗出而为寒为热也。犯其雨湿之地，则风湿相击而为痿，其有三虚而偏中于邪风，则为击仆偏枯。故圣人避风，如避矢石焉。倪仲玉曰：重言圣人避风，如避矢石者，上节谓避太一出游之第一日，此避太一立于中宫所朝之八风也。眉批：在日谓在某宫之日。《内经》曰：汗出若雾露之溉。

九针论第七十八

黄帝曰：余闻九针于夫子，众多博大矣。余犹不能窥，敢问九针焉生？何因而有名？岐伯曰：九针者，天地之大数也，始于一而终于九。故曰：一以法天，二以法地，三以法人，四以法时，五以法音，六以法律，七以法星，八以法风，九以法野。黄帝曰：以针应九之数奈何？岐伯曰：夫圣人之起天地之数也，一而九之，故以立九野，九而九之，九九八十一，以起黄钟数焉，以针应数也。一者天也。天者，阳也。五脏之应天者肺，肺者，五脏六腑之盖也；皮者，肺之合也，人之阳也。故为之治针，必以大其头而锐其末，令无得深入而阳气出。二者地也。人之所以应土者，肉也。故为之治针，必筩其身而圆其末，令无得伤肉分，伤则气得竭。三者人也。人之所以成生者，血脉也。故为之治针，必大其身而圆其末，令可以按脉勿陷，以致其气，令邪气独出。四者时也。时者，四时八风之客于经络之中，为瘤病者也。故为之治针，必筩其身而锋其末，令可以泻热出血，而瘤病竭。五者音也。音者，冬夏之分，分于子午，阴与阳别，寒与热争，两气相搏，合为痈脓者也。故为之治针，必令其末如剑锋，可以取大脓。六者律也。律者，调阴阳四时，而合十二经脉，虚邪客于经络而为暴痹者也。故为之治针，必令尖如氂，且圆且锐，中身微大，以取暴气。七者星也。星者，人之七窍。邪之所客于经而为痛痹，舍于经络者也。故为之治针，令尖如蚊虻喙，静以徐往，微以久留，正气因之，真邪俱往，出针而养者也。八者风也。风者，人之股肱八节也。八正之虚风，八风伤人，内舍于骨解腰脊节腠理之间为深痹也。故为之治针，必长其身，锋其末，可以取深邪远痹。九者野也。野者，人之节解皮肤之间也。淫邪流溢于身，如风水之状，而溜不能过于机关大节者也。其为之治针，令小大如梃，其锋微圆，以取大气之不能过于关节者也。此篇论九针之道，应天地之大数，而合之于人，人之身形，应天地阴阳而

519

合之于针，乃交相输应者也。天地人者，三才之道也。天地之大数，始于一而成于三，三而三之成九，九而九之，九九八十一，以起黄钟之数焉，以针应数也。肺属金而位居尊高，为脏腑之盖，故应天者肺。脾属土而外主肌肉，故应土者肉也。血脉者，人之神气也。故人之所以成生者，血脉也。经络出于四肢，以应岁之十二月，故合于四时八风。五居九数之中，故主冬夏之分，分于子午，律分阴阳，故合十二经脉。七窍在上，故应天之七星，人之四肢，应于四旁，骨有八节，故应八方之风。九野者，在天为分野，在地为九州，在人为膺喉头首，手足腰胁。故曰其气九州九窍，皆通于天气，此论九针之道，通于天地人，而各有其式，各有其用也。

　　黄帝曰：针之长短有数乎？岐伯曰：一曰镵针者，取法于巾针，去末寸半，卒锐之，长一寸六分，主热在头身也。二曰圆针，取法于絮针，筩其身而卵其锋，长一寸六分，主治分肉间气。三曰锓针，取法于黍粟之锐，长三寸半，主按脉取气令邪出。四曰锋针，取法于絮针，筩其身，锋其末，长一寸六分，主痈热出血。五是铍针，取法于剑锋，广二分半，长四寸，主大痈脓，两热争者也。六曰圆利针，取法于氂，针微大其末，反小其身，令可深内也，长一寸六分，主取痈痹者也。七曰毫针，取法于毫毛，长一寸六分，主寒热痛痹在络者也。八曰长针，取法于綦针，长七寸，主取深邪远痹者也。九曰大针，取法于

520

锋针，其针微圆，长四寸，主取大气不出关节者也。针形毕矣，此九针大小、长短法也。眉批：乾为天，为盖，天主覆盖。此论九针之制，有大小、长短之法，而取用各不同也。夫人之气血，合天地阴阳，昼夜旋转，无所宁息，少有留滞，则为痹为痛，是以九针之用，皆取气取痛取痹。盖针者，所以斡旋天地阴阳之气。

黄帝曰：愿闻身形应九野奈何？岐伯曰：请言身形之应九野也。左足应立春，其日戊寅己丑。左胁应春分，其日乙卯。左手应立夏，其日戊辰己巳。膺喉首头应夏至，其日丙午。右手应立秋，其日戊申己未，右胁应秋分，其日辛酉。右足应立冬，其日戊戌己亥。腰尻下窍应冬至，其日壬子。六腑膈下三脏应中州，其大禁，大禁太一所在之日，及诸戊己。凡此九者，善候八正所在之处，所主左右上下，身体有痈肿者，欲治之，无以其所直之日溃治之，是谓天忌日也。九野者，九州之分野也。按：星书立春应天文箕尾分野，禹贡冀州之域。春分应天文心房分野，禹贡徐州之域。立夏应天文翼轸分野，禹贡荆州之域。夏至应天文井鬼分野，禹贡雍州之域。立秋应天文参井分野，禹贡梁州之域。秋分应天文奎娄分野，禹贡兖州之域。立冬应天文危室分野，禹贡青州之域。冬至应天文牛斗分野，禹贡扬州之域。中州应天文张柳分野，禹贡豫州之域。盖地有九野九州，人有九窍，九脏，皆上通于天气，是以身形应九野，而合于天之四时八节也。手足之主戊己者，土属四肢也。岁半以上，天气主之，岁半以下，地气主之。膺喉头首应夏至者，身半以上为阳也，腰尻以下应冬至者，身半以下为阴也。丙午属火，故主夏，壬子属水，故主冬。胁主外内出入之枢，故主春秋二分。盖春主阳气上而阴气下，秋主阴气上而阳气下也。乙卯属木，主于东方，故其日乙卯，辛酉属金，主于西方，故其日辛酉。六腑膈下三脏，居形身之中而在下，故应地之中州。太一所在之日，谓移宫出游之一日，并立中宫之日也。八正者，八方之正位，所以候八风之虚邪以时至者也。所直之日，谓太一所在之日。及诸戊己，凡此九者，是谓天忌日也。王子律曰：按《遁甲经》云：六戊为天门，六己为地户，故为天忌。卢良侯曰：肺应天，心应日，故止膈下之三脏应地。倪仲玉曰：气从下而上，故左足应立春，右足应立冬者，气复归于下也。

形乐志苦，病生于脉，治之以灸刺。形苦志乐，病生于筋，治之以熨引。形乐志乐，病生于肉，治之以针石。形苦志苦，病生于咽喝，治之以甘药。形数惊恐，筋脉不通，病生于不仁，治之以按摩醪药。是谓形。"喝"当作"嗌"。此言人有贵贱、君子、小人之不同，形志有偏苦、偏乐之分异，故治法亦宜守一勿失也。夫富贵之人，形乐志苦；村野之人，形苦志乐；澹忘舒泰者，形志皆乐；系牵拘畏者，形志皆苦。形乐者，四体不运，则血脉留滞，故当治之以灸刺，而通血脉；形苦者，劳其筋骨，故当治之以熨引，以舒其筋；形乐志乐，则心广体胖，故当治之针石以疏气。志者，心之所发也，咽乃胃腑之门，而胃主肌形。当作髑骭乃心之蔽骨，而内应于心脏，故形志皆苦者，病生于咽骭，此病在不足，故当调之以甘药也。惊伤心肝，恐则伤肾，是以形数惊恐，则筋脉不通，营气不行，则为不仁，此病因于内，故当治之以按摩、醪药，是谓五形志也。

五脏气：心主噫，肺主咳，肝主语，脾主吞，肾主欠。此以下意言明乎九针之道，更当知五运六气之微。五运者，五行之化运，合于五脏六腑而主出入。六气者，主司天在泉，合人之三阴三阳，而通于手足之十二经脉。以九九之大数，而合于五六之变化，可通于无穷，可传于后世矣。噫者，中焦之逆气，上走心为噫，故心主噫。《阴阳应象论》曰：肺在变动为咳。语者，论难也。肝者，将军之官，谋虑出焉，故肝主语。脾主为胃行其津液者也，脾气不能灌溉于四脏，则津液反溢于外窍，故为吞咽之证。本经曰：阳者主上，阴者主下；阳引而上，阴引而下；阴阳相引，故数欠，当泻足少阴，补足太阳。盖肾气上逆，欲引而下则为欠。

六腑气：胆为怒，胃为气逆哕，大肠小肠为泄，膀胱不约为遗溺，下焦溢为水。王子律曰：胆者，中正之官，决断出焉，故气逆则为怒。《口问篇》曰：人之哕者，谷入于胃，胃气上注于肺，今有故寒气与新谷气俱还入于胃，新故相乱，真邪相攻，气并相逆，复出于胃，故为哕。大肠小肠，受盛水谷，变化糟粕，病则不能化物而为泄矣。膀胱者，州都之官，津液藏焉，气化则出，是以不约则为遗溺。下焦如渎，水道出焉，病则反溢而为水病矣。眉批：哕，叶诲，呃逆也。《素问》云：五气所病。

五味：酸入肝，辛入肺，苦入心，甘入脾，咸入肾，淡入胃，是谓五味①。

五走：酸走筋，辛走气，苦走血，咸走骨，甘走肉，是谓五走也。王氏曰：酸苦甘辛咸，五行之味也；血气肉筋骨，五脏之所生也，是以五味各自走其道。

五裁：病在筋，无食酸；病在气，无食辛；病在骨，无食咸；病在血，无食苦；病在肉，无食甘。口嗜而欲食之，不可多者，必自裁也，命曰五裁。王子律曰：裁者，酌其适中而不可多也。夫五味入口，内养五脏，外濡形身，病则嗜食，故宜裁之。

五发：阴病发于骨，阳病发于血，阴病发于肉，阳病发于冬，阴病发于夏。王子律曰：肾为阴脏。在体为骨，故阴病发于骨。心为阳脏，在体为脉，故阳病发于血。脾为阴中之至阴，在体为肉，故阴病发于肉。即《调神论》之所谓逆夏气，则太阳不长，心气内洞；逆冬气，则少阴不藏。肾气独沉之义，盖因本气自逆而发病也。肝为牡脏，逆冬气则奉生者少，春为痿厥，故肝脏之阳病发于冬。肺为牝脏，逆夏气则奉收者少，秋为痎疟，故肺脏之阴病发于夏。故言五脏发病，有因所

---

① 是谓五味：此下《灵枢》有"五并""五恶""五液""五劳"四项，计110字。

生之母气而为病者，有因本气自逆而为病者，以五脏错综而论之，皆能为病者也。

五邪：邪入于阳，则为狂；邪入于阴，则为血痹；邪入于阳，转则为癫疾；邪入于阴，转则为瘖；阳入之于阴，病静；阴出之于阳，病喜怒。"喜"当作"善"。《宣明五气》章曰：阴出之阳，病善怒。王子律曰：邪入于阳，则阳盛，阴不胜其阳，则脉流薄疾，并乃狂。又四肢为诸阳之本，阳盛则四肢实，实则能登高也。热盛于身，则弃衣欲走也。阳盛则使人骂詈，不避亲疏也。痹者，闭也，痛也。邪入于阴，闭而不行，则留着而为痹痛矣。夫在外者，皮肤为阳，筋骨为阴，故曰病在阳者名曰风，在阴者名曰痹，癫乃重阴邪入于阳，转入于阴，则为癫疾矣。夫心主言，由肾间之动气而后发，邪入于肾脏之阴，转入于心脏之阳，则为瘖矣。阳分之邪而入于阴，则病者静；阴分之邪而出于阳，则善怒。上节论五脏之气自伤，此论五脏为邪所病。

五藏：心藏神，肺藏魄，肝藏魂，脾藏意，肾藏志也。《本神篇》曰：肝藏血，血舍魂。脾藏营，营舍意。肺藏气，气舍魄。心藏脉，脉舍神。肾藏精，精舍志。神志魂魄意，五脏所藏之神也。

五主：心主脉，肺主皮，肝主筋，脾主肌，肾主骨。王子律曰：上节论五脏内藏之神，此论五脏外合之形。

阳明多血多气，太阳多血少气，少阳多气少血，

525

太阴多血少气，厥阴多血少气，少阴多气少血。故曰刺阳明出血气，刺太阳出血恶气，刺少阳出气恶血，刺太阴出血恶气，刺厥阴出血恶气，刺少阴出气恶血也。恶，叶乌，去声。王子律曰：此与《五音》、《五味》篇中之论相同而重见者，以五运而生六气也。多者宜出，少者不宜，故曰恶。

足阳明、太阴为表里，少阳、厥阴为表里，太阳、少阴为表里，是谓足之阴阳也。手阳明、太阴为表里，少阳、心主为表里，太阳、少阴为表里，是谓手之阴阳也。三阴三阳者，天之六气也。而人亦有此六气，合于手足十二经脉六脏六腑。盖针有九九，人有九九，地有九九，皆上通于天之六六也。王子律曰：地之五行，上呈天之六气，故先论五行，而后论六气。

岁露论第七十九

黄帝问于岐伯曰：经言夏日伤暑，秋病疟，疟之发以时，其故何也？岐伯对曰：邪客于风府，病循膂而下，卫气一日一夜，常大会于风府，其明日日下一节，故其日作晏。此其先客于脊背也，故每至于风府，则腠理开，腠理开则邪气入，邪气入则病作，此所以日作尚晏也。卫气之行风府，日下一节，二十一日，下至尾骶，二十二日，入脊内，注于伏冲之脉，其行九日，出于缺盆之中，其气上行，故其病稍益。

全章大义，论卫气充行于皮肤肌腠，为形身之外卫。昼行于阳，夜行于阴，应天运之开阖。一日一夜大会于风府，其明日日下一节，二十二日内注于伏冲之脉，其行九日，上出于缺盆。应月行一月而一周天，海水西盛，人血气积，肌肉充；海水东盛，人血气虚，卫气去，形独居，应海水之消长。盖一日一夜，天道绕地一周，水天之气，上下相通，而月以应水也。卫气行于肌腠之间，寒则皮肤急而腠理闭，暑则皮肤缓而腠理开，故以夏伤于暑，秋成痎疟，以证卫气之行焉。疟者，暑邪藏于肌肤，秋时阴气外出，阴与阳遇，寒与热争，邪正相持，而发为疟也。风府，督脉穴，在脑后发际中，邪气客于风府，循脊膂而下，卫气一日一夜，大会于风府，其明日日下一节。故其日作晏，此邪先客于脊背也，故卫气每至于风府，则腠理开，开则邪气入，而与卫气相遇，则病作。卫气日下一节，故作日晏也。盖卫气日下一节，则开其下节之腠理，邪气因开而入，与卫气相遇，而病乃作也。伏冲者，冲脉伏行背里，为经络之海，卫气循外而下，从内而上。环转一周，应天道也。卢良侯曰：卫气行阳行阴，应天与日之晦冥，循脊膂而下注冲脉而上。应天道之运行于外，而复通贯于地中，卫气内注于伏冲之脉，外注于足阳明之脉，犹司天在泉，上下环转，泉在天之下，而与地中之经水相通。眉批：故曰：地有经水，人有卫气。

至其内搏于五脏，横连募原，其道远，其气深，其行迟，不能日作，故次日乃蓄积而作焉。内搏五脏者，邪留于五脏之募原。募原者，横连于脏腑之脂膜。疟邪内搏于五脏募原之间，则其道远，其气深，不能与卫气俱行而外出，故不能日作而间日乃发也。此言卫气夜行于阴者，行于五脏募原之间也。

黄帝曰：卫气每至于风府，腠理乃发，发则邪入焉。其卫气日下一节，则不当风府奈何？岐伯曰：风府无常，卫气之所应，必开其腠理，气之所舍节，则其府也。此承上文申明卫气出于缺盆之中，其气上行，一日一夜，大会于风府，明日日下一节矣。盖岁有三百六十日，而气盈五日九百四十分，则一月该盈四百九十五分，是出于缺盆之第九日，行一日一夜，正朔日之平旦，而大会于风府也。其明日日下一节，则邪与卫气亦会于下节，而大会于风府矣。盖卫气之所应，必开其腠理，开则邪循脊膂而下入，与卫气相遇，则病乃作。故风无常府，谓卫气日下所舍之节，则其府也。故曰：常大会于风府，常者，谓一岁之中，常十二大会于风府也。大会者，与督脉相会，盖始于风府，其日下所舍之节，即其府也。眉批：昼夜合一千分。从缺盆循咽而上巅，从巅循项而下膂，故日下，则日晏也。止每月朔日会于风府。

黄帝曰：善。夫风之与疟也，相与同类，而风常在，而疟特以时休，何也？岐伯曰：风气留其处，疟气随经络，沉以内搏，故卫气应乃作也。帝曰：善。风乃天之阳邪，故留于表阳之分，疟乃风寒暑湿之邪，主阴阳寒热之往来，故随经络之出入，沉以内搏，与卫气相应乃作。盖卫气随经络，交相逆顺而行者也。

黄帝问于少师曰：余闻四时八风之中人也，故有寒暑，寒则皮肤急而腠理闭，暑则皮肤缓而腠理开。贼风邪气，因得以入乎？将必须八正虚邪，乃能伤人乎？少师答曰：不然。贼风邪气之中人也，不得以时。然必因其开也，其入深，其内极病，其病人也卒暴；因其闭也，其入浅以留，其病也徐以迟。此言邪气必因其开而入深也。四时有寒暑之往来，故八风之中人也，有寒风而有暑风，寒则皮肤急而腠理闭，暑则皮肤缓而腠理开。然贼风邪气之中人也，盖因人气之虚实开阖，而入有浅深，不因寒暑之开闭也。

黄帝曰：有寒温和适，腠理不开，然有卒病者，其故何也？少师答曰：帝弗知邪入乎？虽平居其，腠理开闭缓急，其故常有时也。黄帝曰：可得闻乎？少师曰：人与天地相参也，与日月相应也。故月满则海水西盛，人血气积，肌肉充，皮肤致，毛发坚，腠理郄，烟垢著，当是之时，虽遇贼风，其入浅不深。至月郭空，则海水东盛，人气血虚，其卫气去，形独居，肌肉减，皮肤纵，腠理开，毛发残，腠理薄，烟垢落。当是之时，遇贼风则其入深，其病患也卒暴。此承上文申明人气之虚实开阖，应天时之盛衰，人与天地相参，与日月相应也。卫气日行于阳，夜行于阴，应天道之开阖，日丽天而绕地一周，卫气从风府而下至骶骨，注冲脉而上出缺盆，应一月而月与天会。月乃阴魄，故月之盈亏，应水之消长。月郭满则海水西盛，月郭空则海水东盛。盖月有盈亏，亏于西则满于东，月生于西，故从西而盛于东也。卫气者，所以温分肉，充皮肤，肥腠理，司开阖者也。故卫气盛则肌肉充，皮肤致，毛发坚，腠理郄，烟垢著，当是之时，虽遇贼风，其入浅不深。至月郭空，则海水东盛，人气血虚，其卫气去而形独居，肌肉减，皮肤纵，腠理开，毛发残。理者，肌肉之纹理，乃三焦通会之处，故曰焦理。烟垢者，火土之余也。三焦主火，肌肉主土，故焦理薄则烟垢落，谓肌肉减，腠理开，则肌腠之气亦消散也。当是之时，遇贼风则其入深，其病人也卒暴。夫卫气去者，去形身而内入于伏冲之脉也。二十二日，入于内，注于伏冲。其行九日，复出于缺盆，其气上行，是每月朔旦复出于形身，复会于风府也。故《八正神明论》曰：月始生则血气始精，卫气始行。夫月晦初苏曰朔，谓卫气至朔日始行于阳，而大会于风府也。此卫气之与天地相参，与日月相应者也。王子律曰：海水初入起汐，十五大潮，念三落汐，是以卫气应月满而盛，至念三而去形也。眉批：《典礼》曰：日生于东，月生于西。

　　黄帝曰：其有卒然暴死、暴病者何也？少师答曰：三虚者，其死暴疾也；得三实者，邪不能伤人也。黄帝曰：愿闻三虚。少师曰：乘年之衰，逢月之空，失时之和，因为贼风所伤，是谓三虚。故论不知三虚，工反为粗。帝曰：愿闻三实。少师曰：逢年之盛，遇月之满，得时之和，虽有贼风邪气，不能危之也，命曰三实。黄帝曰：善乎哉论！明乎哉道！请藏

530

之金匮，然此一夫之论也。逢年之虚者，六气司天在泉之不及也。逢月之空者，月郭空之时也。失时之和者，四时不正之气也。夫卫气与天地相参，与日月相应，是年之虚，月之空，时之违和，皆主卫气失常。盖卫气者，卫外而为固也。卫气虚则腠理疏，而邪气直入于内，故为暴病卒死。夫三虚三实，民所共由。帝曰：此一夫之论者，谓虚邪贼风，人逢之则中，非此下文之冲风，能伤天下人者也。故圣人避风如避矢石焉。

黄帝曰：愿闻岁之所以皆同病者，何因而然？少师曰：此八正之候也。黄帝曰：候之奈何？少师曰：常以冬至之日，太一立于叶蛰之宫，其至也，天必应之以风雨者矣。风雨从南方来者，为虚风，贼伤人者也。其以夜半至者，万民皆卧而弗犯也，故其岁民小病。其以昼至者，万民懈怠，而皆中于虚风，故万民多病。虚邪入客于骨，而不发于外，至其立春，阳气大发，腠理开。因立春之日，风从西方来，万民又皆中于虚风，此两邪相搏，经气结代者矣。故诸逢其风而遇其雨者，命曰遇岁露焉。因岁之和而少贼风者，民少病而少死；岁多贼风邪气，寒温不和，则民多病而死矣。八正者，冬至、夏至，春分、秋分，立春、立夏，立秋、立冬，定八方之正位，以候八方之风雨也。冬至之日，风从南方来；立春之日，风从西方来，此从其冲后来，为虚风伤人者也。冬至子之半，其气始蒙，故虚邪入客于骨而不即发。立春时阳气大发，腠理开，而立春之日，又逢西方来之冲风，两邪相搏，则经络结代矣。风者，天之气，雨者，天之露，故诸逢其风而遇其雨者，命曰遇岁露焉。一岁之中，得及时之风雨而少贼风者，是因岁之和，则岁美民安少病，如风雨不时，又多烈风邪气，而失时之和，则民多病而死矣。

黄帝曰：虚邪之风，其所伤贵贱何如？候之奈何？少师答曰：正月朔日，太一居天留之宫，其日西北风，不雨，人多死矣。正月朔日，平旦北风，春，民多死。正月朔日，平旦北风行，民病死者，十有三也。正月朔日，日中北风，夏，民多死。正月朔日，夕时北风，秋，民多死。终日北风，大病死者，十有六。正月朔日，风从南方来，命曰旱乡，从西方来，命曰白骨，将国有殃，人多死亡。正月朔日，风从东方来，发屋、扬沙石，国有大灾也。正月朔日，风从东南方行，春有死亡。正月朔日，天和温不风，籴贱，民不病；天寒而风，籴贵，民多病。此所谓候岁之风，贼伤人者也。二月丑不风，民多心腹病。三月戌不温，民多寒热。四月巳不暑，民多瘅病。十月申不寒，民多暴死。诸所谓风者，皆发屋，折树木，扬沙石，起毫毛，发腠理者也。正月朔日，候四时之岁气者，以建寅之月为岁首，人生于寅也。二月丑不风者，又常以冬至之日，太一始居叶蛰之宫，以候天之风雨，以建子之月为岁首，天开于子也。三月主辰，三月戌不温者，辰与戌合也。在十二月所主在十二辰，在六气所

532

主在三阴三阳，故曰三月戌不温，四月巳不暑，盖或从六气，或从十二辰也。寅申少阳主气，十月申不寒者，以六气之主时也。天干始于甲，地支始于子。如子午之岁，寅申少阳主五气之九月、十月。十月申不寒者，主气失时，民多暴死。盖四时主客之气，三阴三阳之所主也。以一日之四时，而应一岁之四时者，日日随天道环转一周，而岁与天会也。正月朔日，风从东方来者，正风也。因发木扬沙，故国有灾也。天寒而风，二月丑风，谓和风也。诸所谓风者，皆折木扬沙之烈风，又无和润之雨露，故民有死亡也。此章论人之虚实，因天气之盛衰，而四时之风露，又有和厉之异气。故圣人曰：避虚邪之道，如避矢石然，庶邪勿能害也。

大惑论第八十

黄帝问于岐伯曰：余尝上于清冷之台，中阶而顾，匍匐而前则惑。余私异之，窃内怪之，独瞑独视，安心定气，久而不解。独博独眩，被发长跪，俯而视之，后久之不已也。卒然自上，何气使然？岐伯对曰：五脏六腑之精气，皆上注于目而为之精。精之窠为眼，骨之精为瞳子，筋之精为黑眼，血之精为络，其窠气之精为白眼，肌肉之精为约束，裹撷筋骨血气之精，而与脉并为系，上属于脑，后出于项中。故邪中于项，因逢其身之虚，其入深，则随眼系以入于脑，入于脑则脑转，脑转则引目系急，目系急则目眩以转矣。邪其精，其精所中，不相比也，则精散。精散则视歧，视歧见两物。目者，五脏六腑之精也，营卫魂魄之所常营也，神气之所生也。故神劳则魂魄散，志意乱。是故瞳子黑眼法于阴，白眼赤脉法于阳也，故阴阳合传而精明也。目者，心使也；心者，神之舍也，故神精乱而不转，卒然见非常处，精神魂魄不相得，故曰惑也。清冷之台，东苑之台名也。惑，眩乱也。精，精明也。窠，藏也。眼者，瞳子黑白之总名也。骨之精为瞳子，肾之精也。筋之精为黑眼，肝之精也。血之精为络，心之精也。窠气之精，为白眼，肺之精也。约束者，目之上下纲，肌肉之睛为约束，脾之精也。裹撷筋骨血气之精，心主包络之精也。包络之精与脉并为目系，上属于脑，后出于项中，是诸脉皆上系于目，会于脑，出于项。此脉系从下而上，从前而后也。若邪中于项，则随眼系入于脑，入于脑则脑转，脑转则引目系急，目系急，则目眩以转矣。比，周密也。邪其精，其精为邪所中，则不相比密而精散矣，精散则视歧而见两物矣。夫心藏神，肾藏志，肝藏魂，肺藏魄，脾藏意，此五脏所藏之神志也。目者，五脏六腑之精也。是故瞳子黑眼法于阴，白眼赤脉法于阳，故阴阳相合，传于目而为睛明也。夫心者，五脏之专精也。目者，其窍也。华色者，心之荣也。故目乃心之使，心者，神之舍也。神精乱而不转，则卒然见非常处，精神魂魄散不

534

相得，故曰惑也。眉批：阴乃肝肾，阳乃心肺。

黄帝曰：余疑其然，余每之东苑，未曾不惑，去之则复，余唯独为东苑劳神乎？何其异也？岐伯曰：不然也。心有所喜，神有所恶，卒然相感，则精气乱，视误故惑，神移乃复。是故闻者为迷，甚者为惑。夫火之精为神，水之精为精，精上传于神，共凑于目而为精明，若神感于精，则精气乱而为惑矣。盖精明者，从下而上，从前而后也。是以上文论从后而逆于前，此论上而感于下，皆反逆而为惑也。心有所喜者，喜之东苑而上清冷之台也。神乃火之精，而恶清冷，故神有所恶，卒然相感者，神志相感也，神乃清冷而有所感，则神反下交于阴矣。神气下交，则精气乱矣。精气乱，则视误而为惑矣。候神移于上，而后乃复也。夫肾藏志而开窍于耳，是故志不上交于神则迷，甚则神反下交于志则惑也。按此章总结九针之道，贵在得神，能存乎精气神者，可无惑于天下，故帝设此问，而伯论其精气神焉。《宝命全形论》曰：凡刺之真，必先治神。又曰：浅深在志，远近若一。《八正神明论》曰：神乎神，耳不闻，目明心开，而志先慧然独悟。《离合真邪论》曰：诛罚无过，命曰大惑，反乱大经，真不可复。盖治针之要，贵在诊视审察，存神定志，适其常变，万举万全，可传于后世，令终而不灭。至于修身养生，治国治民，总在调养精气神三者，是以《内经素问》，首论《上古天真》，末结《解精微论》，所以修身养生也。本经首论

535

《九针》之道，末结《大惑》、《痈疽》，所以治国治民也。知修身则知所以治民，知治民则知所以治天下国家矣。眉批：水之精为志。

黄帝曰：人之善忘者，何气使然？岐伯曰：上气不足，下气有余，肠胃实而心肺虚，虚则营卫留于下，久之不以时上，故善忘也。本篇曰：目者，五脏六腑之精也，营卫魂魄之所常营也。《八正神明论》曰：观其冥冥者，言形气营卫之不形于外，而工独知之。又曰：养神者，必知营卫血气之盛衰。故此以下，复论营卫之行，所当详审者也。夫营卫生于中焦之阳明，运行于形身之外内。气者，先天之真元，生于下焦精水之中，上通于心肺，环转于上下。上气不足，下气有余，则肠胃实而心肺虚矣。虚则营卫留于下，久之不以时上，故善忘也。倪仲玉曰：肠胃，阳明也。先天之气逆于下，则后天之气亦逆于中，中下并逆，则上气大虚，故善忘也。眉批：上节论卫气之出入，此论卫气之降升。

黄帝曰：人之善饥而不嗜食者，何气使然？岐伯曰：精气并于脾，热气留于胃，胃热则消谷，谷消则善饥。胃气逆于上，胃脘寒，故不嗜食也。脾主为胃行其津液者也。精气并于脾，则脾家实而不能为胃转输，则热气留于胃，而消谷善饥矣。夫谷入于胃，五脏六腑，皆以受气，别出两行营卫之道，清者为营，浊者为卫。其大气之搏而不行者，积于上焦之胸中。胃气逆上者，谓之悍气，上冲于头而走空窍。盖脾不能为胃行其津液，

536

则营卫大气，留而不行，胃之逆气，反上冲于头，而别走阳明矣。胃脘者，胃之上脘，大气不行，则上焦虚而胃脘寒。上焦虚寒，不能主纳，故不嗜食也。以上二节，论营卫生始之因。

黄帝曰：病而不得卧者，何气使然？岐伯曰：卫气不得入于阴，常留于阳。留于阳则阳气满，阳气满则阳跷盛，不得入于阴则阴气虚，故目不瞑矣。黄帝曰：病目而不得视者，何气使然？岐伯曰：卫气留于阴，不得行于阳。留于阴则阴气盛，阴气盛则阴跷满，不得入于阳，则阳气虚，故目闭也。阳跷者，足太阳之别，起于足之外踝，循胁下肩髆，从口吻至目内眦，与阴跷会于足太阳之睛明。阴跷乃足少阴之别，起于然谷之后，循胸上入缺盆，从咽喉至目内眦，与阳跷会于足太阳之睛明。卫气行阳二十五周，下行阴分，而复会于目内，行于五脏之阴，亦如阳行之二十五周，而复会于目。是以卫气出于阳，则目张而寤；入于阴，则目瞑而卧。故卫气留于阳，则阳跷盛，不得入于阴，则阴气虚，故目不瞑；卫气留于阴，则阴跷满，不得入于阳，则阳气虚，故目闭也。此言卫气行阳行阴，皆从目以出入，故曰目者，营卫魂魄之所常营也。王子律曰：此节重见者再，盖其文则同，而各有所谓也。

黄帝曰：人之多卧者，何气使然？岐伯曰：此人肠胃大而皮肤涩，而分肉不解焉。肠胃大则卫气留久，皮肤涩则分肉不解，其行迟。夫卫气者，昼日常

537

行于阳，夜行于阴，故阳气尽则卧，阴气尽则寤。故肠胃大，则卫气行留久；皮肤涩，分肉不解，则行迟。留于阴也久，其气不精则欲瞑，故多卧矣。其肠胃小，皮肤滑以缓，分肉解利，卫气之留于阳也久，故少瞑焉。卫气外行于肌肉之纹理，内行于肠胃之募原。分肉者，肌肉之腠理。其人肠胃大，则卫气行于阴而留久。皮肤涩，分肉不解，则出于阳而行迟，留于阴也久，其气不精，则欲瞑而多卧矣。其人肠胃小，则卫气周于阴也速，皮肤滑以缓，分肉解利，卫气之行于阳也久，故少瞑焉。盖卫气日行于阳，夜行于阴，阳气尽则入于阴而卧，阴气尽则出于阳而寤，如留于阴久则多卧，留于阳久则少瞑焉。上节论卫气通贯于阳跷、阴跷之脉中，此论卫气出入于分肉募原之气分。夫卫者，阳气也，主外而夜行于阴。卫者，浊气也，注阳而复贯于脉。此应天道之运行，无往而不偏者也。眉批：此言卫气行于阳必尽十二周有奇，而后入于阴，行于阴必尽十二周有奇，而后出于阳，故曰阳气尽则卧，阳气尽则寤。

黄帝曰：其非常经也，卒然多卧者，何气使然？岐伯曰：邪气留于上膲，上膲闭而不通，已食若饮汤，卫气久留于阴而不行，故卒然多卧焉。膲、焦同。此言卫气留于上而不行于上，则卒然多卧。盖身半以上为阳，身半以下为阴也。非常经者，非日行于阳，夜行于阴之经常出入。此因邪气留于上焦，则上焦闭而不通，饮食于胃，则中焦满实，以致卫气久留于下之阴，而不能上行于阳，故卒然多卧也。

538

黄帝曰：善。治此诸邪奈何？岐伯曰：先其脏腑，诛其小过，后调其气，盛者泻之，虚者补之。必先明知其形志之苦乐，定乃取之。先其脏腑者，先调其五脏六腑之精气神志。诛其小过者，去其微邪也。后调其气者，调其营卫也。必先明知其形志之苦乐，定其灸刺熨引，甘药醪醴以取之。盖志者，精神魂魄志意也；形者，营卫血气之所营也。故志苦则伤神，形劳则伤精气矣。眉批：《生气通天论》曰：烦劳则张，精绝。

痈疽第八十一

黄帝曰：余闻肠胃受谷，上焦出气，以温分肉，而养骨节，通腠理。中焦出气如露，上注溪谷而渗孙脉，津液和调，变化而赤为血，血和则孙脉先满溢，乃注于络脉皆盈，乃注于经脉。阴阳已张，因息乃行，行有经纪，周有道理，与天合同，不得休止。切而调之，从虚去实，泻则不足，疾则气减，留则先后。从实去虚，补则有余，血气已调，形气乃持。余已知血气之平与不平，未知痈疽之所从生，成败之时，死生之期有远近，何以度之，可得闻乎？岐伯曰：经脉流行不止，与天同度，与地合纪。故天宿失度，日月薄蚀，地经失纪，水道流溢，草蓂不成，五谷不殖，径路不通，民不往来，巷聚邑居，则别离异处，血气犹然，请言其故。夫血脉营卫，周流不休，

539

上应星宿，下应经数。寒邪客于经络之中则血泣，血泣则不通，不通则卫气归之，不得复反，故痈肿。寒气化为热，热胜则腐肉，肉腐则为脓，脓不泻则烂筋，筋烂则伤骨，骨伤则髓消，不当骨空，不得泄泻，血枯空虚，则筋骨肌肉不相营，经脉败漏，熏于五脏，脏伤故死矣。泣、涩同。此篇归结首章之义，盖人之血气流行，与天地相参，与日月相应，昼夜环转之无端也。一息不运，则留滞而为痈为痹。故圣人立九针之法，所以治未病也。若积久而成痈疽，则多不治之死证矣。夫营卫血气之行，皆从内而外，应寒暑往来，经水流行，皆从地而出。帝复论上焦出气，以温分肉而养骨节。通腠理，中焦出气如露，上注溪谷而渗孙脉，从孙脉而注于络脉、经脉，是从气分而注于经脉之中，乃从外而内，应天道之运行于外，而复通于经水之中，人与天地参也。故经脉流行不止，与天同度，与地合纪，天宿失度，日月薄蚀，地经失纪，水道流溢，人之血气犹然。夫血脉营卫，周流不休，上应星宿，下应经数。如寒邪客于经络之中，则血泣，血泣则不通，不通则卫气归之。归，还也。盖营行脉中，卫行脉外，交相逆顺而行者也。营血留泣不行，则卫气亦还转而不得复反其故道，故痈肿也。骨空者，节之交也。痈肿不当骨空之处，则骨中之邪热，不得泄泻矣。血枯而经脉空虚，则筋骨肌肉不相营矣。经脉外络形身，内属脏腑，经脉败漏，则熏于五脏，脏伤故死矣。眉批：如露者，津液也。溪谷者，

540

分肉也。血泣则卫气亦还逆而不行。经脉者，所以行血气而荣阴阳，濡筋骨利关节者也。

黄帝曰：愿尽闻痈疽之形，与忌日名。岐伯曰：痈发于嗌中，名曰猛疽。猛疽不治化为脓，脓不泻，塞咽，半日死；其化为脓者，泻则合豕膏，冷食，三日而已。夫皮脉肉筋骨，五脏之外合也。而脏腑之血气循行，又各有部分，故有轻重死生之别焉。嗌乃呼吸出入之门，发于嗌中，其势甚猛，故名猛疽。若脓不泻而塞嗌，则呼吸不通，不待半日而死矣。嗌乃肺之上管，肺肾上下交通，豕乃木畜，冷饮豕膏者，使热毒从下而出也。

发于颈，名曰天疽，其痈大以赤黑，不急治，则热气下入渊腋，前伤任脉，内熏肝肺。熏肝肺，十余日而死矣。颈乃手足少阳、阳明血气循行之分部，故不急治，则热气下入渊腋，渊腋乃足少阳胆经穴，在腋下三寸，盖从外而将入于内也。任脉居阳明少阳四脉之中，故前伤在脉，内熏肝肺。此在外腑经之毒，内熏于脏，故至十余日而死。经云：上工治皮肤，其次治经脉，其次治六腑，其次治五脏。治五脏者，半死半生，为疡医者，不可不知也。眉批：少阳主枢，阳明主合，故不急治则从枢而内入矣。

阳气大发，消脑留项，名曰脑烁，其色不乐，项痛而如刺以针，烦心者，死不可治。阳气大发者，三阳之气并发也。三阳者，太阳也。太阳经脉入于脑，出于项，故阳气大发，留于项，名曰脑烁，此纯阳之气，消烁脑髓也。夫心为阳中之太阳，心与太阳，标本相合，心气受郁，故其色不乐。若烦心者，腑毒干脏，死不可治矣。眉批：太阳为诸阳主气。上节论少阳、阳明，此论太阳。

发于肩及臑，名曰疵痈，其状赤黑，急治之。此令人汗出至足，不害五脏，痈发四五日逞焫之。焫、热同。肩臑乃肺脏之部分，故令人汗出至足，此痈生浮浅，如疵之在皮毛，故名疵痈，而不害五脏。逞，快也。速焫治之，则毒随气而散矣。姚氏曰：火气能消肺金之毒。眉批：肺之俞在肩背，肺之脉循臑腋。

发于腋下赤坚者，名曰米疽，治之以砭石，欲细而长，疏砭之，涂以豕膏，六日已，勿裹之。腋者，亦肺脏之部分。米者，言其小也。治之以砭石者，痈亦浮浅也。毒气在于皮肤之间，六日则气已周而来复，故已。勿裹之者，使毒气外泄也。夫痈发于腑部者，反熏脏而死，发于脏部者易已，此皆浅深内外之别。为疡医者，不可不知。其痈坚而不溃者，为马刀挟缨，急治之。"缨"当作"瘿"。其痈坚而不溃者，承上文而言，痈在膺腋之间，坚而不溃者，此为马刀挟瘿。《金匮要略》曰：人年五六十，其病脉大，痹挟背行，苦肠鸣。马刀挟瘿者，皆为劳得之。夫马刀挟瘿，足阳明之证也。四肢为诸阳之本，劳其四体，则伤阳明而有是证，故宜急治之，以保胃气。

发于胸，名曰井疽，其状如大豆，三四日起，不早治，下入腹，不治，七日死矣。胸者，膻中之分，

542

宗气之所居也。宗气出于阳明，故不早治，则下入于腹，而伤阳明胃气，胃气伤，则七日死矣。

发于膺，名曰甘疽，色青，其状如谷实瓜蒌，常苦寒热，急治之，去其寒热，十岁死，死后出脓。瓜，音括。蒌，音楼。膺乃足厥阴、阳明之部分，故疽发于此。其名曰甘，其色青也，状如谷实瓜蒌者，如米谷如栝蒌之子实也。阳明从太阴之化，厥阴从少阳之化，阴阳互交，故往来寒热也。急治之，以去其寒热，此疽至十年而后发，乃死。死后出脓者，谓至将死之候，然后出脓而死，此即乳岩石痈之证也。夫寒热者，厥阴、阳明之气病也。如谷实瓜蒌者，肝脏胃腑之郁毒，留于脉络之间，即如鼠瘘寒热之毒。其本在脏，其末在脉，故不易消，而亦不即发也。至十年之久，脏腑之气将衰，则毒气发而溃烂死矣。

发于胁，名曰败疵。败疵者，女子之病也。灸之，其病大痈脓治之，其中乃有生肉，大如赤小豆，剉𦰡翘草根各一升，以水一斗六升，煮之，竭为取三升，则强饮厚衣，坐于釜上，令汗出至足已。𦰡、菱同。胁在腋之下，肺肝之部分也。此亦发于皮肤，故名曰败疵。夫肺主气，肝主血，女子之生，有余于气，不足于血，此因气血不调而生，故为女子之病，其病大痈脓治之者，谓如治大痈之法以灸之也。其中乃有生肉，大如赤小豆，是虽名败疵，而不至于腐肉烂筋伤骨矣。菱乃水草。翘，连翘也。二草根各一升煮之，强饮厚衣

543

坐于釜上，令汗出至足乃已。盖水草能清病发汗，翘能解毒者也。眉批：皮肤肌肉之血，肝所生也。强，平声。

发于股胫，名曰股胫疽，其状不甚变而痛脓搏骨，不急治之，三十日死矣。发于股胫，足少阴之毒也。其状不甚变者，毒附于骨而不外发，故皮肤不甚变为痈毒之状也。不急治之，三十日死。肤为水脏，月为阴而应水，故应月一周而死。

发于尻，名曰锐疽，其状赤坚大，急治之，不治，三十日死矣。尻乃足太阳之部分，太阳之上，寒水主之，故亦应月而死。夫肾与膀胱，为水脏水腑，肾为阴而主骨，故痈脓抟骨而不外发。腑为阳，而太阳之气主于肤表，故其状赤坚而大。夫阳毒起发于外，而亦致死者，太阳为诸阳主气也。噫！能知脏腑阴阳，营卫血气，表里标本，多能死中求生。为疡医者，可不知《内经》乎！

发于股阴，名曰赤施，不急治，六十日死，在两股之内，不治，十日而当死。股阴者，足三阴之部分也。以火毒而施于阴部，故名曰赤施。六十者，水之成数也。十日者，阴数之终也。闵士先曰：股阴者，足少阴之分也。两股之内者，足太阴厥阴之分也。

发于膝，名曰疵痈，其状大痛，色不变，寒热，如坚石，勿石，石之者死，须其柔，乃石之者生。膝者，筋之会，足少阳之分也。色不变者，色与皮肤相同而不赤也。其状如大痈而色不变者，毒在外内之间也。

544

盖少阳主枢，故其色状如此，而为寒为热也。如坚石者，勿砭石之，石之则死，毒气入于内也。须其柔软而石之者生，毒气出于外也。盖少阳主枢，可内而可外也。余伯荣曰：坚石者，毒气尚未透发，柔则发于外矣，故有外内死生之分焉。

　　诸痈疽之发于节而相应者，不可治也。发于阳者，百日死；发于阴者，三十日死。此论痈疽之发于背也。节者，脊之二十一椎，每椎有节之交，神气之所游行出入者也。相应者，内应于五脏也。发于阳者，发于三椎，而内应于肺脏；发于四椎，而内应于心主包络；发于五椎，而内应于心脏也。发于阴者，发于七椎，而内应于肝脏；发于十一椎，而内应于脾脏；发于十四椎，而内应于肾脏也。百日死者，日之终也。三十日者，月之终也。余伯荣曰：痈疽，发于背而偏者，或伤及脏腑之腧，犹有可生之机。正中者，伤及督脉，而况相应于五脏乎？闵士先曰：痈者，壅也。疽者，阻也。毒者，痈疽之总名也。上古以痈疽所发之处，分阴阳而命名，后世以发于背者，即名曰发背，发于臂者，即名曰臂痈。是以古今之命名，各不同焉。姚士因曰：节之交，骨空处也。周身三百六十五节，而四肢有十二大节，皆髓孔易髓之处。上文曰：不当骨空，不得泄泻，谓痈不当于骨空之处。其伤骨消髓之热邪，无从而出。若诸痈疽之发于节者，正当邪热所出之空，非死征也。马氏云：其节之外廉为阳，内廉为阴，是发于四肢之内外廉者，皆不治之死证耶？噫！经义渊微，不易阐发，岂可以粗疏

545

之学，贻误后人。眉批：倪冲之曰：近时疡医以痈生于臂者，名曰手发背可发一笑。

发于胫，名曰兔啮，其状赤至骨，急治之，不治，害人也。兔乃阴类，发于胫。名曰兔啮者，发于阴胫也。其状赤至骨者，从外而内也。故曰，急治之。不治，害人也，犹言外贼之来害人也。夫冲脉者，十二经之海也，与少阴之大络起于肾下，出于气街，循阴股内廉，邪入腘中，循胫骨内廉，下入内踝之后，此邪客于冲脉之中，则血泣不通，有如兔啮之微肿也。眉批：啮，音业，噬也。胫骨内廉阴胫也。

发于内踝，名曰走缓，其状痈也，色不变，数石其输，而止其寒热，不死。此邪客于足少阴之脉而为肿也。夫痈疽之变，有病因于内，而毒气走于外者；有肿见于外，而毒气走于内者。此邪留于脉而不行，故名曰走缓，其状若痈而色不赤也。足少阴之脉，起于小指之下，邪越足心，出然谷之下，循内踝之后，以上端内，故当数石其输，去其邪而止其寒热。盖足少阴秉先天之水火，故能为寒为热也。余伯荣曰：鼠瘘，寒热病也，发于少阴。

发于足上下，名曰四淫，其状大痈，急治之，百日死。眉批：正月主左足之少阳，六月主右足之少阳，二月主左足之太阳，五月主右足之太阳。阳明者，两阳合并，是为阳明，故下文独论其阳明之厉痈焉。上节论太少，此论阳明，犹上文之先论少阳、阳明而后论太阳也。盖皮肤经脉，三阴三阳之所生也，痈之所发在于皮肉血脉之间也。卫气，阳明之气也。四淫者，邪气行于左右之太少也。少阳主初阳之生气，而发于肾脏，太阳乃肾之腑，而为诸阳主气，故当急治之，不则阳气伤而百日死矣。

发于足傍，名曰厉痈，其状不大，初如小指发，急治之，去其黑者，不消辄益，不治，百日死。此寒邪客于足阳明之脉而为痈也。足阳明之脉，起于足大指次指之厉兑，故发于足傍，名曰厉痈。夫在地为水，在天为寒。黑者，水之气色也。不急治之，以去其黑，则寒淫而土败矣。姚士英曰：少阳、太阳之气，生于下焦，故邪客于下，其状大痈，阳明之气，生于中焦，故邪客于下，其状不大，盖经络伤而气未伤也。闵士先曰：初如小指发者，谓初发如小指，其状肿而长，乃邪在经络之形也。卫气归之，则圆而坟起矣。

发于足指，名曰脱痈，其状赤黑，死不治；不赤黑，不死。不衰，急斩之，不则死矣。此足少阴之毒，从内而发于外，故曰脱痈，谓从阴而脱出于阳也。发于足指者，发于足大指也。《动输篇》曰：足少阴之经，下入内踝之后，入足下，其别者，邪入踝，出属跗上，入大指之间，注诸络。夫足少阴，秉先天之水火。其状赤黑者，水火之淫毒太盛，故为不治之死证。不赤黑者，其毒气少衰，故为不死。如痈肿不衰，急斩去其指，不则毒气注于诸经之络而死矣。

黄帝曰：夫子言痈疽，何以别之？岐伯曰：营卫稽留于经脉之中，则血泣而不行，不行则卫气从之而不通，壅遏而不得行，故热。大热不止，热胜则肉腐，肉腐则为脓。然不能陷骨髓，不为焦枯，五脏不为伤，故命曰痈。黄帝曰：何谓疽？岐伯曰：热气淳盛，下陷肌肉，筋髓枯，内连五脏，血气竭，当其痈下，筋骨良肉皆无余，故命曰疽。疽者，上之皮夭以坚，上如牛领之皮。痈者，其皮上薄以泽。此其候也。上文分别部位之阴阳死生，此总论痈疽之浅深轻重。盖人之血气流行，环转出入，而淫邪泮衍，变易无常，且气秉有厚薄，邪客有微甚，是以死生成败，各不同焉。按：《内经》论痈疽所发，有因于喜怒不测，饮食不节，脏腑不和，则留积而为痈者，有因于脏腑之寒热相移而成痈者。本篇止论外因之邪，盖以人之血气流行，与天同度，与地合纪，因息乃行，不得休止，少有留滞，则为痈为痹矣。是以圣人立九针之法，配合三才之道，以回造化之功，立数十万言，传之竹帛，使天下后世，子孙黎民，不罹灾眚①之患，同归生长之门，圣人之教化大矣。

---

① 眚 shěng：灾祸，疾苦。

出版说明

　　中医古籍文献是中医药学继承、发展、创新的源泉，然而，中医古籍文献的整理研究工作，特别是对珍本古医籍全面系统的挖掘、整理研究工作一直较为薄弱。所以，《中医药事业发展"十一五"规划》明确提出："系统开展文献整理研究，重点对 500 种中医药古籍文献进行整理与研究。"基于此，我社策划了"100 种珍本古医籍校注集成"项目，重点筛选出学术价值、文献价值、版本价值较高的 100 种亟待抢救的濒危版本，珍稀版本以及中医古籍中未经整理排印的有价值的，或者有过流传但未经整理或现在已难买到的版本，进行点、校、注的工作，进而集成出版。

　　珍本古医籍整理出版是中医药继承创新的基础，是行业发展的必需。对中医古籍文献的整理出版工作既可以保存珍贵的中医典籍，又可以使前人丰富的知识财富得以充分的研究与利用，广泛流传，服务于现代临床、科研及教学工作。为了给读者呈献最优秀的中医古籍整理作品，我社组织权威的中医文献专家组成专家委员会，选编拟定出版书目；遴选文献整理者对所选古籍进行精心校勘注释；成立编辑委员会对书稿认真编辑加工、校对。希望我们辛勤的工作能够给您带来满意的古籍整理作品。

"100种珍本古医籍校注集成"项目得到了国家中医药管理局、中国中医科学院有关领导和全国各地的古籍文献整理者的大力支持，并被列入"十二五"国家重点图书出版规划项目。该项目历时两年，所整理古医籍即将陆续与读者见面。在这套集成付梓之际，我社全体工作人员对给予项目关心、支持和帮助的所有领导、专家、学者表示最真诚的谢意。

中医古籍出版社

2012 年 3 月